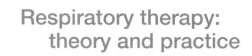

Respiratory therapy:
theory and practice

呼吸治疗：
理论与实践

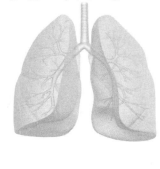

主　编　葛慧青
　　　　应可净
副主编　段开亮
　　　　何国军
　　　　徐培峰

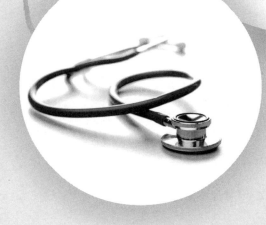

ZHEJIANG UNIVERSITY PRESS
浙江大学出版社

图书在版编目（CIP）数据

呼吸治疗：理论与实践 / 葛慧青，应可净主编. — 杭州：浙江大学出版社，2021.10（2024.6 重印）
ISBN 978-7-308-21796-5

Ⅰ.①呼… Ⅱ.①葛… ②应… Ⅲ.①呼吸系统疾病—治疗 Ⅳ.①R56

中国版本图书馆CIP数据核字（2021）第200127号

呼吸治疗：理论与实践

主　编　葛慧青　应可净
副主编　段开亮　何国军　徐培峰

责任编辑　金　蕾（jinlei1215@zju.edu.cn）
责任校对　蔡晓欢
封面设计　沈玉莲
排　　版　杭州兴邦电子印务有限公司
出版发行　浙江大学出版社
　　　　　（杭州市天目山路148号　邮政编码310007）
　　　　　（网址：http://www.zjupress.com）
印　　刷　杭州宏雅印刷有限公司
开　　本　787mm×1092mm　1/16
印　　张　27.00
字　　数　520千
版 印 次　2021年10月第1版　2024年6月第4次印刷
书　　号　ISBN 978-7-308-21796-5
定　　价　155.00元

主编简介

葛慧青 浙江大学医学院附属邵逸夫医院呼吸治疗科主任

主任医师/主任呼吸师/浙江大学医学院硕士生导师

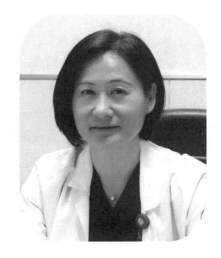

从事呼吸治疗临床、教学和科研 20 余年。在呼吸治疗相关疾病的评估、方案制定及实施、危重症呼吸衰竭患者的个体化机械通气策略等具有丰富的临床经验。专注于呼吸力学和膈肌功能障碍、困难撤机患者的呼吸治疗诊治、慢性呼吸疾病及围术期患者的呼吸康复与呼吸治疗。分别于 2007、2015 年赴美学习。2010 年成为美国呼吸治疗学会国际访问学者。2014 年获美国呼吸治疗学会（AARC）颁发的"成人重症呼吸治疗年度嘉奖"。发表 SCI 30 余篇，主编参编专业书籍 11 部。以第一作者和通讯作者编写呼吸治疗相关专家共识 5 篇。主持和参与国家自然科学基金、浙江省自然科学基金、国家重点研发计划等项目。

社会兼职：

- 世界卫生组织（WHO）呼吸治疗专家组成员
- 国际呼吸治疗继续教育评审委员会（IERS）委员，美国呼吸治疗学会 Fellow
- 国家肺脏移植专业质控中心专家委员会委员
- 中华医学会呼吸分会呼吸危重症学组委员
- 中国病理生理危重症学会呼吸治疗学组副组长
- 中国医师协会呼吸医师分会呼吸相关职业发展工作委员会第一届委员
- 中国医学装备协会呼吸病学装备专业委员会常委/呼吸支持学组副组长
- 中国康复学会呼吸康复专委会危重症学组副组长/吞咽障碍专委会常委
- 中国老年学和老年医学学会老年呼吸与危重症医学分会常委
- 浙江省呼吸治疗联盟执行主席
- 浙江省肺功能联盟副主席

应可净 医学博士、主任医师,浙江大学医学院教授、博士生导师,浙江大学医学院呼吸与危重症学科带头人,国家呼吸区域医疗中心主任,国家呼吸专科医师培训基地主任。

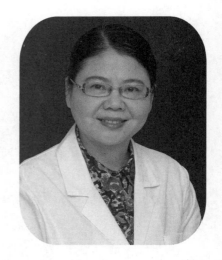

从事呼吸与危重症临床、教学及科研 38 年。擅长呼吸重症疾病、疑难罕见病、复杂肺血管病的诊治,成功救治无数呼吸危重患者。第十届中国优秀呼吸医师。主持多项国家自然科学基金面上和重点项目,对肺血管疾病及肺癌早期诊断有较深入的研究,以通讯作者在 *Am J Physiol Lung Cell Mol Physiol, Respirology, Respir Res,J Breath Res,Int J Chron Obstruct Pulmon Dis* 等国际呼吸疾病研究领域专业杂志上发表论文 60 余篇。主要参与制定国家临床诊疗指南 3 部,主编全国高等学校教材《呼吸诊断和治疗设备》。

社会兼职:
- 中华医学会呼吸分会全国委员
- 中国医师协会呼吸分会管理委员会副主任
- 中华医学会呼吸病学分会肺栓塞与肺血管病专家委员会委员
- 国家心血管病专家委员会右心与肺血管病专业委员会委员
- 浙江省医学会呼吸系病分会主任委员
- 浙江省医师协会呼吸分会副会长
- 浙江省呼吸慢病防办副主任

序 一

呼吸治疗是临床的一个专业分支,北美经验证明呼吸治疗有其独到性,可改善和提高呼吸衰竭的抢救治疗水平。我国台湾地区已建立呼吸治疗体系多年,而我国大陆也自 20 世纪 80 年代中期开始尝试,经过不断认识、融合,至今已逐步形成体系。

浙江大学医学院附属邵逸夫医院从建院初期按照美国罗马琳达大学管理体系建立了独立的呼吸治疗队伍。目前,浙江大学医学院附属邵逸夫医院的呼吸科室成长为国内呼吸治疗规模最大、业务开展最全的规范化团队,也是国内首批 PCCM 呼吸治疗单修基地。通过 20 余年的积极实践,呼吸治疗工作得到全面、系统的开展,建立起完整的呼吸治疗师工作体系,形成了全院全流程的呼吸治疗管理特色。

2020 年新型冠状病毒肺炎疫情期间,我院 10 名呼吸治疗师参与了武汉和荆门的抗疫。湖北一线支援的 140 余名来自全国的呼吸治疗师中有将近有一半曾在我院学习呼吸治疗,这让我们充分认识到我院在呼吸治疗人才培养中的责任和使命。

呼吸治疗是一门实用技能学科,操作技术的正确与规范至关重要。在此,我们和浙江省医学会联合举办了"浙江省初级呼吸治疗师培训课程",并撰写了《呼吸治疗:理论与实践》,以期此书能作为呼吸治疗的培训教材和工作蓝本,希望此书能为正在开展或希望开展呼吸治疗工作的医院提供一定的帮助。

浙江大学医学院附属邵逸夫医院院长
中国医师协会外科医师分会微创外科医师委员会主任委员
国务院学位委员会临床医学学科评议组成员

序　二

呼吸治疗是随着医学技术的发展，应临床实践需要而出现的一门临床学科，20世纪40年代，因大量早产儿过度用氧导致失明，为规范用氧，呼吸治疗的雏形——规范的氧气治疗技术开始由专门的氧气技术员负责管理。至20世纪50年代，脊髓灰质炎的爆发，扩大了氧气治疗专业技术人员的职能，增加了吸入治疗、正压支持等技术。至1974年，呼吸治疗师（respiratory therapist，RT）成为联合健康专业人员，并制定了行业标准。RT主要关注评估、诊断测试、治疗、教育和对心肺系统缺陷和异常患者的诊断治疗。吸入治疗学会（Inhalation Therapy Association, ITA）于1947年在美国芝加哥成立，是第一个呼吸治疗领域的专业协会。历经近40年的发展，1984年成为美国呼吸治疗学会（American Association for Respiratory Care，AARC）。AARC正式隶属于美国所有50个州的呼吸学会，AARC开始大力推动基于美国国家呼吸治疗委员会（National Board for Respiratory Care，NBRC）证书的注册RT认证。经过半个多世纪的发展，目前全球许多国家和地区已经拥有比较成熟的呼吸治疗队伍，在呼吸疾病、急危重症患者的治疗和其他心肺疾病的诊治上发挥了重要作用。

近30年来，呼吸治疗专业逐渐被我国医学界认识并重视。首个学会组织——中华医学会呼吸病学分会呼吸治疗学组于2011年成立。2020年3月2日，人力资源社会保障部会同市场监管总局、国家统计局公布了新职业"呼吸治疗师"（respiratory therapist，RT）等16个新职业，极大地推动了我国呼吸治疗专业的发展。这是自2015年版《中华人民共和国职业分类大典》颁布以来发布的第二批新职业。2020年新型冠状病毒肺炎疫情爆发，从全国各地支援湖北的数万名医护人员中，有100多名呼吸治疗师参与新型冠状病毒肺炎重症患者的救治。作为医疗工作的有机组成部分，呼吸治疗贯穿呼吸功能不全以及呼吸衰竭的预防、诊断、控制、治疗、康复的各个环节中。浙江省卫生健康委员会在新型冠状病毒肺炎疫情后积极组织呼吸治疗专项培训，有利于呼吸治疗技术的推广和落地，有利于突发呼吸传染性疾病的救治工作，值得关注与推广。

浙江大学医学院附属邵逸夫医院葛慧青主任和应可净主任主编的《呼吸治疗：理

论与实践》一书，内容涵盖呼吸治疗专业相关的理论基础和临床实践，系统地介绍了呼吸治疗的专业理论和技术，非常适合临床工作者学习参考。该书不仅可以作为呼吸治疗师学习的参考用书，而且也同样适合于呼吸、急诊、危重症等学科的医护人员及学生、学员学习。

中国工程院院士
中国医师协会呼吸医师分会会长
国家呼吸医学中心主任
国家呼吸临床研究中心主任
中日友好医院呼吸中心主任

序 三

在许多国家和地区,呼吸治疗作为临床医学的一个分支,在医院和社区的呼吸系统及其相关疾病和危重症患者诊治中发挥了重要作用。在我国,因呼吸治疗专业起步较晚,相应的专业教育比较薄弱,专业书籍仍然缺乏。

浙江是我国开展呼吸治疗较早的省份,浙江大学的几家附属综合性医院均已成立呼吸治疗专业团队,呼吸治疗师与临床医师、护士一起参与到急慢性呼吸系统疾病和危重症患者的诊治管理中。他们不但埋头于业务第一线,而且积极关注学习国外先进经验,有了自己的切身体会和临床经验。浙江的呼吸治疗师梯队正在逐步形成。

2020年新型冠状病毒肺炎疫情来袭,浙江省对呼吸治疗师的需求迅速增加,但我省专门从事呼吸治疗工作的人员较为稀缺,各级医疗卫生机构需要更多专业的呼吸治疗师充实到临床救治中。鉴于此,浙江省医学会联合国家级呼吸治疗单修基地——浙江大学医学院附属邵逸夫医院共同举办了"浙江省初级呼吸治疗师培训课程",并主编《呼吸治疗:理论与实践》一书。该书以专业理论为基础、临床实践指南为主线,对呼吸治疗相关专业技能进行了透彻的阐述,十分适合相关临床工作者学习。

衷心希望《呼吸治疗:理论与实践》一书的出版发行有助于呼吸治疗专业在中国的推广和发展,有助于对各种急慢性呼吸系统疾病和危重症患者进行高品质、规范化的诊治管理,也希望相关人员通过阅读此书,取得更大的进步。

陆新成

浙江省医学会驻会副会长

前　言

呼吸治疗是生命支持与慢性呼吸疾病、呼吸衰竭患者呼吸管理重要组成部分,其重要性日益为人们所认识。近 30 年来,我国的呼吸治疗有了长足的进步和发展。呼吸治疗在重症患者抢救以及近年的突发公共卫生事件、灾难面前显示出重要的作用。浙江大学医学院附属邵逸夫医院是国内最早开展呼吸治疗建设的团队之一,历经近 30 年的临床积累和总结,邵逸夫医院的呼吸治疗培训已成为国际认可的最佳呼吸治疗培训项目。

《呼吸治疗:理论与实践》一书由浙江大学医学院附属邵逸夫医院呼吸、危重症及呼吸治疗团队组织相关领域的专家、教授、呼吸治疗师编写。本书在浙江省呼吸治疗师规范化培训的前提下,结合国际、国内理论、技术和实践,提供一本从基础到临床救治、通熟易懂、系列实用并利于掌握的教材。全书共 51 章,从呼吸重症到慢性呼吸疾病康复,内容涵盖呼吸治疗体系建设、呼吸治疗相关的理论基础,包括呼吸病理生理、物理学、药物;以及呼吸治疗技术的临床应用,包括呼吸功能评估、肺功能质控、人工气道管理、气体疗法、雾化吸入治疗;生命支持相关技术,包括有创无创呼吸支持、呼吸力学评估、肺和膈肌保护性通气、呼吸系统超声技术、撤机流程规范、困难撤机及拔管预测;呼吸康复,包括慢性呼吸疾病、神经肌肉疾病治疗等。本书适用于呼吸与危重症、呼吸治疗、急危重症、全科、康复医学等临床相关医护人员,从基础知识到临床救治,是一本通俗易懂实用易学的教材,结合呼吸治疗基础理论及临床实践,促进呼吸治疗临床规范、提高临床呼吸治疗诊断治疗能力。

衷心感谢王辰院士对本书从立意到出版的勉励和指导!感谢为本书付出辛勤劳动的作者们以及呼吸治疗小伙伴们的努力;感谢浙江省卫生健康委员会及浙江省医学会对该项目的大力支持;感谢各培训基地同道的付出和努力;感谢浙江大学出版社对本书的编辑工作。希望本书的出版发行有助于临床呼吸治疗水平的提高和发展。由于时间紧迫,书中可能存在不足之处,我们也期待专家和读者对《呼吸治疗:理论与实践》的批评与指正。

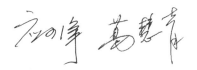

目 录 Contents

第 1 章　呼吸治疗学科建设

由于全球慢性呼吸疾病负担日趋严重,人口老龄化、大气污染、呼吸道新型传染性疾病高发流行以及危重症患者数量增多等诸多因素的影响,呼吸系统和危重症疾病防治体系的建设亟待进一步加强和完善。呼吸治疗是急诊、重症、呼吸与危重症、慢性呼吸疾病和呼吸衰竭患者综合管理的重要组成部分,呼吸治疗学科的发展旨在改善和满足患者高质量呼吸治疗需求,降低我国呼吸系统疾病发生率与减少危重疾病负担。

1.1　呼吸治疗和呼吸治疗师

呼吸治疗(respiratory care)是一门专注于心肺功能评估、支持和功能恢复的学科。该学科体系主要以心肺生理学、病理生理学和生物医学工程学为基础,由呼吸与危重症医学、麻醉、物理治疗、康复、护理、预防医学等多学科交叉渗透而成,专业性强,弥补了相关学科的不足。

呼吸治疗师(respiratory therapist,RT)是从事呼吸治疗工作的医疗专业技术人员,是多学科医疗团队中的成员。其主要职责是运用专业知识和技术为心肺功能不全的患者提供心肺功能评估、诊断、治疗、管理,以及心肺疾病预防和健康指导。国际上已建立呼吸治疗学科体系的国家和地区在其医院内设立呼吸治疗科。基于呼吸治疗的理论和临床技能,其业务范围辐射到急诊,重症监护病房,抢救小组成员,普通病房,门诊,辅助检查(如气管镜室、肺功能检查室、心肺运动检查、睡眠监测实验室等),撤机中心,康复医疗中心,社区医疗,家庭,护理院和教育机构等。

1.2　呼吸治疗国内外发展

美国是世界上最早建立呼吸治疗体制的国家,在学科建设、执业体制、教育培训和资格认证体制等方面发展较为完善。20 世纪 40 年代,美国率先提出和构建了临床医学的一个分支学科——呼吸治疗学科,并逐渐形成了一套成熟的职业资格认证体系和呼吸治疗专业人员(呼吸治疗师)的培训教育体系。据美国呼吸治疗协会(American Association for Respiratory Care,AARC)统计数据显示,2014 年美国现有专职呼吸治疗师逾 17 万人,呈逐年增长的趋势。美国呼吸治疗学会定义呼吸治疗是以支持患者生命和提高患者生活质量为主要目的,而且是独立的健康治疗专业。加拿大呼吸治疗学会(Canadian Society of Respiratory Therapist,CSRT)定义呼吸治疗为一门高技术含量的健康治疗专业,其主要工作内容为评价、治疗和维持患者的心肺功能。呼吸治疗师必须具备专业的医学知识,掌握相关的高级临床操作技能。作为临床医学团队中的一部分,RT 主要负责患者的心肺功能治疗和康复,包括在疾病的急性加重期和慢性期。

中国台湾、菲律宾及中美洲等部分国家和地区也在相应机构设立呼吸治疗专业从业人员(respiratory care practitioner,RCP),并形成完整的呼吸治疗学科体系,包括人才培养、医疗服务与科室建设、学术交流与行业管理、社会认同等。加拿大、菲律宾、新加坡、中国台湾等数十个国家和地区也相继建立了成熟的呼吸治疗学科制度,包括教育、职业认证与岗位考核、行业标准、继续医学教育等。

近年来,随着中国大陆呼吸病学、危重症医学等学科的迅速发展,呼吸治疗相关技术的推陈出新,以及《健康中国行动(2019—2030 年)》规划中慢性呼吸系统疾病防治行动目标的提出,呼吸治疗学科的发展问题日趋得到国内学者们的广泛关注。自 20 世纪 90 年代,中国大陆开始初步构建了较为完善的涵盖教学到临床的呼吸治疗学科体系,其包括本科、专科大学教育和在职培训等培训体制。

1.3 呼吸治疗工作的职责范畴

呼吸治疗工作的职责范畴,与不同医疗机构的管理结构和人员配置相关。

1993 年,浙江大学医学院附属邵逸夫医院率先成立呼吸治疗科,其工作范畴和北美国家接近,包括患者呼吸生理监测、呼吸功能评估、心肺运动测试、呼吸支持、机械通气患者管理、辅助建立人工气道、人工气道管理(包括气管镜气道廓清治疗)、氧疗、雾化治疗、气道廓清分级管理等。至今,全国数十家医院也已成立了呼吸治疗科/中心/组;部分三甲医院的呼吸科或 ICU 也安排了 1~3 名专职呼吸治疗师来负责科室的呼吸治疗工作;目前,国内从事呼吸治疗相关工作的医务人员(包括肺功能和睡眠监测等在内)约万人。

1.4 呼吸治疗团队服务于全院

呼吸治疗师的人员安排,与呼吸治疗工作量相关,也和不同医院的人员配置相关。在人员配置充足的医院,可以在每 20~30 张床位的区域配备 6~7 名呼吸治疗师,保证 24 h 不间断为患者服务。在人员配置受限的医院,呼吸治疗师主要负责白天的工作,并需要承担培训指导的工作。呼吸治疗师参与主诊医师团队查房和多学科会诊,对所有患者进行评估,提出解决方案。如对接受呼吸机治疗的患者,要评估呼吸支持、参数设置是否合适及人机同步性问题。人员统一管理有助于医教研协同发展,呼吸设备统一调配则可实现管理规范化、专业化,大大降低仪器故障率、意外发生率。

目前,中国大陆尚缺乏专业呼吸治疗师的毕业生,因此,不同专业背景的人员进入呼吸治疗科需要经过专业临床培训和综合教育。新进人员经过一个阶段系统的知识培训和集中教学后可进入临床培训。呼吸治疗科实行导师负责制,导师由资深呼吸治疗师担任,具有丰富的教学和临床带教经验。科室的导师组负责临床教学,包括每周病例讨论和教学查房。

1.5　呼吸治疗教学培训

为满足国内呼吸治疗学科的发展需求,1997 年四川大学华西医学院开始开办呼吸治疗本科教育,培养了优秀的呼吸治疗人才,这些人才活跃在各三甲医院。随后,中山大学、浙江大学城市学院、郑州铁路职业技术学院等高校陆续招收呼吸治疗专业方向的本科和专科学生。四川大学和北京大学医学部先后设立了呼吸治疗专业方向的硕士和博士培养点。

尽管院校教育开展历程逾 20 载,教育部于 2004 年就将"呼吸治疗技术"列入专业目录,但国内大多数医学院校尚未设立呼吸治疗专业,呼吸治疗行业仍缺乏规范、系统的培养模式。加之医院普遍未设置呼吸治疗专科,就业前景不明朗,生源并不充足。

呼吸治疗短期培训项目是呼吸治疗专业人员临床需求的主要补充。中国大陆呼吸治疗培训从陆续增加的各医院的各级继续教育项目申请,到 2018 年开始启动的中国医师协会呼吸病分会发起的呼吸治疗单修项目,逐步走向成熟。新型冠状病毒肺炎(简称新冠肺炎)疫情期间,呼吸治疗师在对新型冠状病毒肺炎呼吸衰竭患者的管理中发挥了其专业特色,做出了重要的贡献。浙江省卫生健康委员会在疫情控制后,组织浙江省医学会和浙江大学医学院附属邵逸夫医院共同开办初级呼吸治疗师培训项目,旨在让更多的在职医疗人员学习呼吸治疗相关知识,掌握规范的呼吸治疗技术,为患者提供高质量的医疗服务。

目前,中华医学会呼吸病学分会、中国医师协会呼吸病学分会、中国医学装备协会呼吸病学装备专业委员会、中国康复医学会呼吸康复专业委员会、中国病理生理学会暨危重症医学专业委员会、中国老年医学会等全国学术组织以及多个省市医学会陆续成立了呼吸治疗学组(或委员会),并初步制定了呼吸治疗行业规范化培训标准,编写了多项与呼吸治疗相关的专家共识与指南。2020 年,呼吸治疗师正式纳入国家人社部新职业名录,这对于中国大陆呼吸治疗的发展具有重要的历史性意义。

1.6　呼吸治疗师对新型冠状病毒肺炎患者的诊治工作

1.6.1　呼吸支持

氧气治疗是对新型冠状病毒感染患者最常用的治疗措施,呼吸治疗师的一项重要任务是根据患者的氧合水平制定个性化的氧疗方案。为更好地对使用呼吸机的患者实施监测,呼吸治疗师为每台机器加装了数据采集装置,医护人员可远程实时监测多台联网呼吸机的状态,并根据情况及时提出或调整治疗方案。

1.6.2　气道管理

重症新冠肺炎患者往往会丧失保持气道通畅的能力,而呼吸治疗师则会根据病情及时辅助建立人工气道、精确应用机械通气和气道管理,帮助患者维持呼吸功能。

1.6.3　重症危重症患者的转运

重症、危重症新冠肺炎患者大多有呼吸支持的需求,患者在转运过程中仍需获得不同程度的呼吸支持,呼吸治疗师所要完成的工作是密切监护转运过程中患者的呼吸相关指标并保障呼吸支持手段的安全实施。

1.6.4　呼吸康复

重症、危重症新冠肺炎患者的肺功能会有不同程度的下降,呼吸治疗师会对其进行评估,制定相应的肺康复计划以加速患者呼吸功能的恢复。

1.6.5　呼吸机的管理和维护

全院集中管理具有很大优势,可以对人员和设备进行有效分配。呼吸治疗师熟练地掌握着各种型号的呼吸机的结构、性能和检测方法,可以完成呼吸机的接口适配、运行参数调整、气管插管等一系列操作。

1.6.6　重症超声与体外膜肺氧合机实施、监测

除操作各种呼吸机外,呼吸治疗师还掌握重症超声、体外膜肺氧合机(extracorporeal membrane oxygenation,ECMO)等高级别生命支持设备的管理,这在对危重症新冠肺炎患者的救治中异常重要。

1.7　展　望

技术的进步和变革往往会成为学科发展的巨大动力。近年来,经鼻高流量吸氧、体外肺辅助技术、肺保护性通气策略、俯卧位通气、持续气囊上滞留物吸引、新型人工气道材料设备等呼吸治疗新技术、新理论的出现和普及,对患者的临床预后产生了重要影响。随之而来的是对专职呼吸治疗从业人员提供高质量、高水平规范化呼吸治疗

服务的要求。医疗行业认识到了呼吸治疗的重要性,对此的需求越来越大。重症医学、呼吸与危重症、康复医学等学科日渐需要呼吸治疗的支持。

学科发展上,人才是根基。目前,国内从事呼吸治疗相关工作的医务人员仅约万人(包括肺功能和睡眠监测等在内),与日渐上升的需求相比,人才缺口十分明显。由于呼吸治疗专业人才紧缺,但与此同时,医院人才流失的现象也始终存在。矛盾背后隐藏的一个更大的困境是呼吸治疗师的职业发展和认证难题。

在北美国家和中国台湾地区,为神经肌肉疾病、慢性呼吸疾病等患者提供的家庭呼吸治疗正在兴起,因为这些患者离不开呼吸评估和规范的治疗计划的实施。家庭、社区会是未来呼吸治疗很重要的一个领域。

葛慧青　应可净

第2章　呼吸治疗物理学基础

2.1　理想气体特性与状态方程

描述气体的三个状态参数是压力、温度和体积。气体分子之间存在距离,很容易压缩和膨胀。当一定数量气体的体积减小时,气体分子间距离缩小,相互之间碰撞和作用力加剧,气体压力增加。同样数量的气体在体积增加时,气体分子间距离增加,相互之间碰撞和作用力减少,气体压力降低。

气体的压力、温度和体积之间遵循着一定的规律,使用物理定律可以了解不同条件下气体的上述特征。这些定律都有三个基本前提:在分子碰撞过程中没有能量损失;分子本身的体积可以忽略不计;这些分子之间不存在相互吸引的力。这三个前提即为"理想气体"的特性。正常情况下,大多数气体都表现出这种特性,属于理想气体。

气体的三项状态参数之间的关系可以用如下所示的气体状态公式来表示(表 2.1)。

表 2.1　气体状态公式

定律	恒量	关系	公式
玻意耳定律	温度	$P \times V = K$	$P_1 V_1 = P_2 V_2$
盖吕萨克定律	压力	$V/T = K$	$V_1/T_1 = V_2/T_2$
查理定律	体积	$P/T = K$	$P_1/T_1 = P_2/T_2$

玻意耳定律(Boyle's law):一定物质的量的气体在温度保持恒定时,气体压力与体积成反比,也可解读为相同温度下气体压力和容积的乘积不变。用公式表示为:

$$P \times V = K$$

盖吕萨克定律(Gay-Lussac's law):一定物质的量的气体在压力保持不变时,气体体积和温度成正比,即相同压力下气体的体积和绝对温度的商不变。用公式表示为:

$$V/T = K$$

查理定律(Charles' law):一定物质的量的气体在体积保持不变时,气体压力和温度成正比,即相同体积下气体的压力和绝对温度之比恒定。用公式表示为:

$$P/T = K$$

以上几个方程中的温度均为绝对温度,单位为开尔文。综合以上几个定律,一定物质的量的气体压力、体积和温度之间的关系可以总结为理想气体状态方程:

$$P \times V = nkT(n \text{ 为物质的量}, k \text{ 为玻耳兹曼常数})$$

2.2 道尔顿分压定律

在临床实践中,大多数气体定律计算时必须考虑到水蒸气的存在。和其他气体相似,水蒸气占据空间。在恒定压力和温度下,水蒸气的干燥体积始终小于其饱和体积。从干燥状态校正到饱和状态始终会产生较大的气体量。受温度和相对湿度的影响,水蒸气形成的压力独立于其混合的其他气体。在混合气体中若存在水蒸气,会降低其他气体的分压。在讨论肺内气体分压时,不应该忽略这个因素,水蒸气在人体温度下处于饱和状态,所以不遵循理想气体定律。

混合气体的总压力(P_b)等于各种成分气体分压(P_p)的总和,这就是道尔顿分压定律。根据此定律,某种气体的分压等于总气体压力乘以该气体的浓度,某种气体的浓度等于该气体的分压除以总气体压力。用公式表示如下:

$$P_b = P_1 + P_2 + P_3 + \cdots$$
$$P_p = P_b \times 浓度$$
$$浓度 = P_p / P_b$$

由于水蒸气容易受环境温度和是否蒸发影响,水蒸气分压并不遵循道尔顿定律。若是混合气体中存在水蒸气,应排除其影响而校准道尔顿分压定律。在人体温度条件下,若吸入气体的总压力为一个大气压,混合气体达到饱和湿度,那么水蒸气分压为 47mmHg。

$$P_p = (P_b - P_{H_2O}) \times 浓度$$

2.3 流体力学

2.3.1 连续性法则

最常用的描述流量的度量单位是升每分(L/min)或升每秒(L/s)。速度是单位时间内流体移动的线性距离的度量。厘米/秒(cm/s)是呼吸生理学常用的速度单位。尽管流体流量和速度是不同的度量,但这两个概念密切相关,与流速相关的关键因素是传导系统的横截面积。对于连续性流动的流体,运动过程中各个分支流体的流速和横截面的乘积总和是一个恒定的值,这称为连续性法则。流体在运动过程中横截面积若变小,则流速必然增大,反之亦然。

$$(A_1 \times v_1) + (A_2 \times v_2) + \cdots + (A_n \times v_n) = k$$

静态液体的压力仅取决于流体的深度和密度。相反,运动中的液体所施加的压力取决于流动本身的性质,流体在流动过程中受到的主要阻力是流体和载体壁间的摩擦力,横截面积越小,流速越大,受到的阻力越大,如图 2.1 所示。

$$R = \Delta P/v$$

其中，R 为阻力$[\mathrm{cmH_2O/(L \cdot s)}]$，$\Delta P$ 为两点之间的压力差$(\mathrm{cmH_2O})$，v 为流量$(\mathrm{L/s})$。

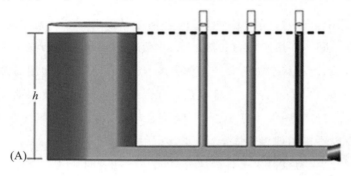

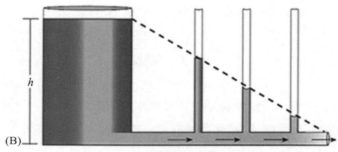

图 2.1　不同状态下流体的压力

2.3.2　泊肃叶定律

流体运动产生的压力差和流体的运动类型相关，最常见的流体运动类型分为三类：层流、湍流、过渡流（图 2.2）。层流是流体均匀有序地在一直线上流动，中心部分分子间阻力小、速度快，外周部分阻力大、速度慢。层流运动时克服气道阻力的压力和流速关系如下：

$$R = \Delta P/v$$

流体在光滑的圆柱体内以层流方式运动时，压力差大小可以用泊肃叶定律来表示：

$$\Delta P = P_1 - P_2 = 8nLv/\pi r^4$$

整合上述两个公式后可得出：

$$R = 8nL/\pi r^4$$

其中，n 为黏滞系数，L 为长度，r 为半径。由此看出，阻力和管道半径的四次方成反比，尤其在临床中，人工气道型号、呼吸机管路的通畅与否显得尤为重要。

在某种情况下，管道的流体会发生显著变化，从而失去规则的流线，流体分子不断和管壁进行碰撞从而形成不规则的涡流，这种运动方式为湍流。湍流运动时克服气道阻力的压力和流速的平方相关：

$$R = \Delta P / v^2$$

过渡流是层流和湍流的混合。呼吸道中的气流主要是以过渡流的方式运动的。总驱动压力等于层流和湍流产生的压力之和。

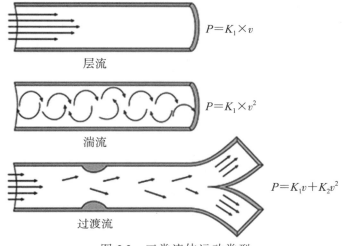

图 2.2　三类流体运动类型

2.3.3　雷诺系数

流体运动的方式由雷诺系数决定，雷诺系数和管径、速度、密度、阻力都相关，用公式表示为：

$$Re = \rho v dh / v$$

其中，Re 为雷诺系数，ρ 是密度，v 是流速，dh 是直径，v 是黏度。

当 $Re < 2000$ 时，流体以层流方式运动；当 $2000 < Re < 3000$ 时，流体以过渡流方式运动；当 $Re > 3000$ 时，流体以湍流方式运动。

2.3.4　伯努利定律

流体在流动的过程中，其压力、动能、势能总和不变，遵循能量守恒定律，这就是伯努利定律。同一水平上的流体，排除重力势能不变以后，可以简化为流体的动能和压力之和恒定，当流体速度增加时，对管壁的压力减小，反之亦然。

$$P + 1/2 \rho v^2 + \rho gh = K$$

其中，P 是对管壁的压力，ρ 是流体密度，v 是流体速度，h 是高度。

伯努利定律的扩展就是文丘里面罩原理：流体流经文丘里管时，若装置内径变小，远端发散角不大于 15°，降低的压强可以从狭窄处的侧孔卷入外周的气体或液体（图 2.3）。文丘里装置的浓度受本身孔径大小（喷口）和侧孔大小的双重影响。喷口越大，流体速度越小，卷入的外周气体量越少；反之，喷口越小，速度越大，压力越低，卷入的气体量越大。喷口和侧孔的大小改变均会影响最终所提供的氧浓度大小。经过文丘里喷口的基础流速改变后，整个输出系统的总流量也同时改变，但两种气体的输送比例并不会发生改变，最终提供的氧浓度保持恒定不变。

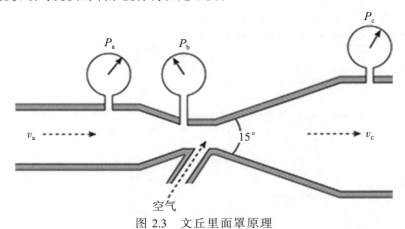

图 2.3 文丘里面罩原理

2.3.5 表面张力

表面张力是一个向内的力，存在于气体和液体之间或两种液体之间。内聚力从各个方向均等地影响液滴内部的分子，向内的力会影响表面上的分子。力的不平衡导致表面膜收缩到最小可能的表面积，通常是球体或曲线，这种现象解释了为什么液滴和气泡保持球形。

根据拉普拉斯定律，气泡内部的压力直接随液体的表面张力而变化，而与其半径（r）成反比。内表面张力（ST）将试图使气泡收缩，但会受到气泡内部压力（P）的反作用力。拉普拉斯定律常用公式如下：

$$P = 2ST/r$$

对于气泡来说，由于存在内外两个表面，表面张力是液滴的两倍，计算公式如下：

$$P = 4ST/r$$

如图 2.4 所示，如果两个大小不同的肺泡相连，较小肺泡内的压力更大，气体将排入较大的肺泡，最终较小的肺泡趋于萎陷。但在生理情况下，这不会发生，这是因为肺泡内的表面活性物质薄层抵消了表面张力。随着肺泡半径减小，肺泡内的压力增加，但表面活性剂的体积保持不变，厚度增加，降低了表面张力。因此，在所有其他因素相等的情况下，两个肺泡将达到平衡，此时它们具有相同的半径。肺泡表面张力异常的现象会在某些临床情况下发生，例如早产，这可能导致继高表面张力的肺泡塌陷。

2.4　呼吸功

正常呼吸时呼吸肌做功克服弹性阻力和摩擦力。在正常的安静呼吸期间，吸气是

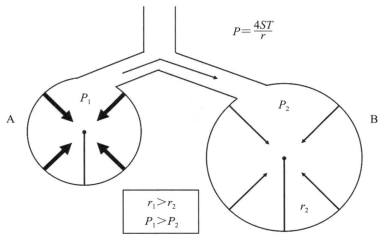

$$P = \frac{4ST}{r}$$

图 2.4　两个半径不一致的肺泡模型

主动的,呼气是被动的。呼气功是在吸入过程中从存储在扩张的肺和胸腔中的势能中获得的。但是,用力呼气需要呼气肌做额外的功,用力呼气的实际做功取决于肺部和胸部的机械特性。

物体在力(F)的作用下移动的距离(D)即为功(W),用公式表达为:

$$W = F \times D$$

应用到呼吸系统上时,压力(P)为单位区域上的力,容量(V)是在力的作用下移动的距离。

$$W = P \times V$$

图 2.5 中的三角形区域 1 代表克服弹性阻力做的功,克服非弹性阻力(摩擦力)所做的功用区域 2 表示。一次呼吸的总功是克服弹性阻力和摩擦阻力所做功的总和,即区域 1 和 2 的总和。在健康的成年人中,克服弹性阻力所做的功大约占三分之二的呼吸功,而剩下的三分之一是克服摩擦阻力所做的功。

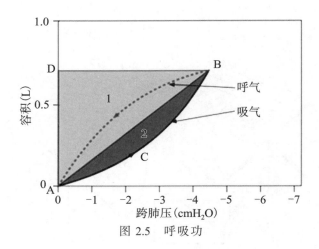

图 2.5 呼吸功

王吉梅

第3章　低氧血症与缺氧

从环境中吸入的氧气通过肺泡毛细血管膜进入血液,大部分的氧与红细胞中的血红蛋白结合,被运输至外周组织并释放,为细胞的有氧代谢提供能量。此过程包括氧合、氧输送和氧耗三个过程。氧合是氧从肺泡至肺毛细血管被动弥散的过程。氧在肺泡毛细血管与红细胞中的血红蛋白结合,部分溶解于血浆。低氧血症的定义为血液中的氧含量低于正常水平,即低氧分压。当全身或特定区域氧含量不足时为缺氧(全身性缺氧或组织缺氧)。氧输送是氧从肺输送至周围组织的过程,包括肺通气、肺换气、氧在血液中的运输及氧在组织的释放四个阶段。氧耗是指单位时间里全身组织消耗氧的总量,它取决于机体组织的功能代谢状态。

3.1　低氧血症

3.1.1　低氧血症的机制

低氧血症定义为血液中氧分压过低。低氧血症常见机制包括吸入氧分压过低、通气不足、通气/血流(ventilation/perfusion ratio)失调、右向左分流、弥散障碍。

(1) 吸入氧分压过低。

了解肺是否参与低氧血症的关键是肺泡和动脉血氧分压差,称为肺泡-动脉血氧梯度(alveolar-arterial oxygen gradient),用以下公式表示:肺泡到动脉(A-a)氧梯度 $=P_AO_2-P_aO_2[P_{(A-a)}O_2]$,该值通常很小。A-a氧分压差表明肺泡毛细血管膜的完整性和气体交换的有效性。动脉血氧水平(P_aO_2)直接从动脉血气测定中获得。由于肺泡空气中的氧气与其在空气中的组成呈正比,因此可以计算肺泡血氧水平(P_AO_2)。大气压会因水蒸气压而降低。平均肺泡氧压,正常是 100mmHg。肺泡气体方程详见如下:

$$P_AO_2=F_iO_2\times(P_{atm}-P_{H_2O})-(P_ACO_2/R)$$

其中,F_iO_2 为吸入氧分数(室内空气时为 0.21),P_{atm} 为大气压(海平面 760mmHg),P_{H_2O} 为水蒸气压(37℃ 为 47mmHg)。P_ACO_2 是肺泡中二氧化碳的张力,假定它等于动脉 P_aCO_2;R 是呼吸商,在标准饮食、稳定状态下约为 0.8。当 F_iO_2 减少,则 P_AO_2 降低,降低肺泡至动脉氧梯度使氧弥散下降,导致低氧血症,常见于高海拔情况下。

（2）通气不足。

通气不足的标志是 P_aCO_2 含量高。在肺正常的情况下,低氧血症的发生很多是由于低通气引起的。通气不足时肺泡二氧化碳分压(PCO_2)和动脉血二氧化碳分压(P_aCO_2)均增高,进而导致肺泡氧分压(P_AO_2)下降,氧从肺泡弥散至肺毛细血管减少,出现低氧血症和高碳酸血症。一般情况下,呼吸商(释放 CO_2/吸收 O_2)为0.8;通气不足时,P_aCO_2 比 O_2 受影响的程度更大。

单纯低通气引起的低氧血症的特点:1)通过增加 F_iO_2 易得到纠正;2)P_aCO_2 增高;3)$P_{(A-a)}O_2$ 通常正常,但长期低通气可导致部分肺不张以及肺 $P_{(A-a)}$ 氧梯度增加。

通气不足通常由于呼吸泵功能不正常而发生:脑干的呼吸中枢、脊髓、供应呼吸肌的神经、神经肌肉接头、呼吸肌和胸壁的顺应性下降。呼吸驱动由延髓中心控制,影响呼吸速率和每次呼吸的深度。呼吸驱动的调节受血液二氧化碳水平的影响,由位于中枢神经系统以及颈动脉和主动脉体的中枢和外周化学感受器调节。当呼吸中枢无法正常工作或信号不正确时,会发生缺氧。脑卒中、癫痫病和颈椎骨折均会破坏髓性呼吸中枢,从而产生节律性冲动,并将其沿膈神经传递至膈肌。呼吸驱动力下降也可能是代谢性碱中毒的结果,这是血液中二氧化碳减少的状态。若存在中枢性睡眠呼吸暂停,也会导致呼吸驱动力下降,并可能导致严重后果。

导致通气不足的常见原因如下:

A. 中央驱动受损:①药物过量:阿片类药物、苯二氮䓬类药物、酒精;②脑干出血、梗死;③原发性肺泡通气不足。

B. 脊髓水平:①肌萎缩性侧索硬化症;②颈脊髓损伤。

C. 神经传导受损:格林-巴利综合征。

D. 神经肌肉接头:①重症肌无力;②兰伯特-伊顿综合征。

E. 呼吸肌无力:重症肌无力、特发性膈肌麻痹、肌营养不良等。

F. 胸壁缺损:①脊柱后凸;②胸廓成形术;③纤维胸腔。

（3）V/Q 失衡。

V/Q 失衡是肺内通气灌注分布异常和不均衡的一种表现。进入肺部的 O_2 通常会通过肺泡毛细血管膜弥散到血液中。但是,当肺泡通气不足时,经过肺泡的血液则相对处于低氧状态。当将这种血液与通气良好的肺泡区域混合时,混合血的肺氧分压低于肺泡空气中的氧气分压,因此会产生 A-a 差异。V/Q 失衡是导致肺部疾病患者发生低氧血症最主要的原因。正常的肺部虽然由于不同区域肺通气灌注的不均一,也存在 V/Q 失衡(如直立位时肺底的通气和灌注大于肺尖的),但是在肺部疾病的状况下,这种失衡会进一步扩大。

正常 V/Q 为 0.8。人体肺各部分的通气、灌注和 V/Q 不均匀。由于大气下胸膜内压力和重力的变化,V/Q 存在区域异质性。肺底部的通气和灌注较高,而肺顶端的通气和灌注较低。然而,V/Q 在顶端较高,在底部较低。由于灌注量的增加远大于通气量的增加,基底部的比率较低。肺尖处 V/Q 比较高,因为灌注下降高于心尖处通气下降。

当 V/Q 下降时,肺泡氧分压(P_AO_2)降低而导致低氧血症,通常机体会通过缺氧肺血管收缩而减少肺区域的灌注,从而来代偿以维持正常的 V/Q,这是肺部血管系统所特有的。当 V/Q 为 0 时,这是 V/Q 不平衡的一种特殊类型,即有血液灌注但没有通气,其结果等效于从右到左的解剖分流。

当 V/Q 增加时,高 V/Q 区域的 CO_2 清除率较低。虽然高 V/Q 部位对血氧的影响很小,但如果总通气没有代偿性升高,可引起低氧血症。由于高 V/Q 部位接受的灌注较少,该区域的血液被分流到其他区域,导致肺部其他区域出现低 V/Q。通气量的代偿性增加可使低 V/Q 区的 V/Q 正常化。V/Q 不匹配患者常出现低氧血症(低 P_aO_2)和低碳酸血症(低 P_aCO_2)。

V/Q 不匹配导致低氧血症的常见临床原因,包括:哮喘、慢性阻塞性肺疾病、支气管扩张、囊性纤维化、间质性肺病和肺动脉高压。临床呼吸治疗的目的是改善肺泡通气的分布,优化肺灌注。

由 V/Q 不匹配导致低氧血症的特征:①通过氧疗很容易纠正;②氧梯度增加。

(4) 右向左分流。

分流指的是没有经过肺的通气区域而进入动脉系统的血液。它可能是由肺内引起的,例如肺泡水肿、动静脉畸形;或由肺外引起的,例如心脏从右向左分流。当分流是由肺泡不通气(例如肺泡水肿)引起时,可视其为一种极端形式的 V/Q 不匹配。尽管 V/Q 不匹配是呼吸系统疾病患者发生低氧血症最常见的原因,但生理分流也很常见,特别是在危重症患者中。P_aO_2/F_iO_2 是分流率的粗略估计。要区分由 V/Q 不匹配引起的低氧血症和由分流引起的低氧血症,请遵循以下 50/50 规则:如果 F_iO_2 大于 50%,而 P_aO_2 小于 50mmHg,则存在显著分流;否则,低氧血症主要由简单的 V/Q 不匹配引起。

人体在正常状态下可能会发生分流:通过支气管循环进行的解剖分流为肺组织提供血液,但其量占心排血量的 2% 以下。在 V/Q 比例失调的改变中,若通气少于血流量,即可引起不同程度的静脉血掺杂,或肺内分流样改变;若通气完全停止,而血流继续,则形成病理性肺内分流,这是换气障碍中最严重的一种。一些冠状静脉也可能直接被排入左心室,被称为贝比斯静脉。生理上的分流,是由于重力影响而引起的,肺循环中血流最高的地方是在肺支气管树的底部,而压力最高的地方是在肺的顶端。

病理右向左分流,如动脉导管未闭、卵圆孔未闭、房间隔缺损或室间隔缺损等先天性心脏或血管异常，以及肺泡塌陷（如肺不张）、肺泡积水（如心源性和非心源性肺水肿以及急性呼吸窘迫综合征）、肺泡实变（如肺炎）。右向左分流的患者通常有低 P_aO_2 和低 P_aCO_2。由于混合静脉血被加入到体循环中，吸入 100% O_2 后 P_aO_2 增加不明显，这是分流的一个显著特点。通过氧气疗法未能改善 P_aO_2 的原因是氧气无法改善未通气的肺部单位中的 P_AO_2。存在分流的患者由于化学感受器的作用会增加通气量，通常 P_aCO_2 正常或者降低。重度急性呼吸窘迫综合征（acute respiratory distress syndrome，ARDS）患者存在严重的 V/Q 失衡，当分流量＞50% 时会引起 P_aCO_2 的显著增高。

分流导致低氧血症的特征：①$P_{(A-a)}O_2$ 升高；②对氧气疗法的反应较差（区别于其他低氧血症机制的特征）；③P_aCO_2 通常正常。

（5）弥散障碍。

当肺泡和毛细血管的 O_2 张力平衡不充分时，或当氧气从肺泡进入肺毛细血管膜的运输受到损害时，就会出现弥散障碍。正常的肺毛细血管通过时间为 0.75s，完成气体交换所需的时间为 0.25s。在肺部疾病中，弥散障碍通常由肺泡和肺间质炎症与纤维化所致，如间质性肺疾病。这类疾病中，弥散障碍和 V/Q 失衡往往会同时存在。弥散障碍的特点是运动诱发或运动加重低氧血症。静息时，血液相对缓慢经过肺泡，有足够时间进行氧合，因此，即使有弥散障碍，低氧血症也不明显。运动过程中，心排血量增加，流经肺泡的血流增快，氧合时间减少，无法通过增加气体交换的表面积代偿，导致显著的低氧血症。

由弥散障碍导致的低氧血症的特征：①低氧血症对氧疗反应良好；②$P_{(A-a)}O_2$ 升高；③P_aCO_2 通常是正常的。

3.1.2　氧合作用的评估

（1）动脉血氧饱和度（S_aO_2）。

血氧饱和度（S_aO_2）是血液中被氧结合的氧合血红蛋白（HbO_2）的容量占全部可结合的血红蛋白（hemoglobin，Hb）容量的百分比，即血液中血氧的浓度。功能性氧饱和度为 HbO_2 浓度与 HbO_2＋Hb 浓度之比。监测动脉 S_aO_2 可以对肺的氧合和血红蛋白携氧能力进行估计。因为组织缺氧具有多因素的性质，未确定 S_aO_2 低于何阈值才会出现组织缺氧，因此目前尚未界定异常 S_aO_2。通常认为静息时 S_aO_2＜95% 或者运动期间 S_aO_2 下降＞5% 为异常，但临床不能以单一的数值来判断。通常，患者的氧疗目标在海平面静息状态下为 S_aO_2 94%～98%，慢性阻塞性肺病患者的氧疗目标为 S_aO_2 88%～92%。

（2）动脉血氧分压（P_aO_2）。

动脉血氧分压（P_aO_2）是指动脉血中物理溶解的氧分子所产生的张力，反映机体缺氧敏感指标。采用动脉血气检测。与 S_aO_2 类似，不确定 P_aO_2 低于何阈值可以确定组织缺氧，因此尚未精确界定 P_aO_2 的异常值。目前认为将 $P_aO_2 < 80mmHg$ 视为异常较为合理，但不能孤立地以该数值为异常标准。

（3）肺泡-动脉 A-a 氧梯度（$P_{(A-a)}O_2$）。

肺泡-动脉（A-a）氧梯度是氧合功能的常用测定指标。该指标即肺泡内氧分压（P_AO_2）和溶解于血浆的氧分压（P_aO_2）之差：

$$A\text{-}a\ 氧分压差 = P_AO_2 - P_aO_2$$

P_aO_2 通过动脉血气测量，P_AO_2 采用肺泡气公式计算：

$$P_AO_2 = [F_iO_2 \times (P_{atm} - P_{H_2O})] - P_aCO_2/R$$

其中，F_iO_2 为吸入氧气分数（室内空气为 0.21），P_{atm} 是大气压（海平面为 760mmHg），P_{H_2O} 为水蒸气压（37℃时为 47mmHg），P_aCO_2 为动脉二氧化碳分压，R 为呼吸商，一般情况下，呼吸商为 0.8，会随机体对碳水化合物、蛋白质和脂肪相对利用率的变化而变化。由于计算方法是从复杂严谨的公式中简化而来的，因此采用该肺泡气方程式计算的 A-a 氧分压差值与实际值会存在 10mmHg 的偏差。由于随着年龄的增加，肺功能下降，正常 A-a 氧分压差随年龄而变化，可以根据公式计算，吸入室内空气下：

$$A\text{-}a\ 氧分压差 = 2.5 + 0.21 \times 年龄$$

需注意：A-a 氧分压差受 F_iO_2 的影响，随 F_iO_2 的升高而增加。当患者吸入较高 F_iO_2，P_AO_2 和 P_aO_2 均增加，P_AO_2 增加得更明显。

（4）a-A 氧比值。

动脉-肺泡（a-A）氧比值由 P_aO_2/P_AO_2 计算确定。a-A 氧比值常用于预测 F_iO_2 变化时 P_aO_2 产生的变化，正常情况下为 0.77～0.82；当 $F_iO_2 < 0.55$ 时，该值最可靠。

（5）氧合指数（oxygenation index，OI）。

氧合指数最常用于持续性肺动脉高压的新生儿和 ARDS 患者，以确定低氧血症的严重程度并指导干预时机。

OI=[平均气道压（MAP）$\times F_iO_2/P_aO_2$]$\times 100\%$。当 OI>25 时，提示重度低氧性呼吸衰竭。

（6）P_aO_2/F_iO_2。

其中，P_aO_2 为动脉氧分压，F_iO_2 为吸入氧浓度百分比。P_aO_2/F_iO_2 的正常值为 400～500mmHg，当 P_aO_2/F_iO_2 小于 300mmHg 时，则提示呼吸功能障碍。

P_aO_2/F_iO_2 于 1974 年由 Dr. Horovitz 提出,因为计算容易且与肺内分流(Q_{sp}/Q_t)的相关性好,所以临床应用甚广。$P_{(A-a)}O_2$ 因加入了 F_iO_2 及 P_aCO_2 两指数,所以可以分辨出因通气量过低导致二氧化碳累积而造成的氧合不良,但影响 $P_{(A-a)}O_2$ 的因素很多,包括 F_iO_2、V/Q 失衡、肺内分流及右向左的心内分流,其中肺内分流又随着各种肺疾状况、病患年龄及不同的体位而改变。此外,$P_{(A-a)}O_2$ 也受混合静脉氧气含量的相关因素影响,如组织氧气消耗量、心搏出量及血红素量。一般而言,$P_{(A-a)}O_2$ 对吸入空气的病患有无氧合障碍相当敏感,但由于它与肺内分流间的相关性不佳且受太多非肺因素影响,所以在重症病患中并不实用。P_aO_2/P_AO_2 及 $P_{(A-a)}O_2/P_aO_2$ 分别由 Dr. Gilbert 与 Dr. Goldfarb 提出。若与肺内分流做相关性分析,P_aO_2/F_iO_2、P_aO_2/P_AO_2 与 $P_{(A-a)}O_2/P_aO_2$ 三者较近似(r＝0.72～0.74),$P_{(A-a)}O_2$ 则稍差(r＝0.62)。

3.1.3 低氧血症的临床表现

低氧血症患者可表现为明显的呼吸窘迫和发绀。然而,发绀是低氧血症的不敏感标志,没有发绀并不排除低氧血症。严重低氧血症患者可能会有精神错乱。病情较轻的患者有较轻微的临床体征,包括呼吸急促或心动过速。密切观察患者呼吸辅助肌(如肋间外肌、腹部活动肌、鼻孔扩张肌)的使用,有助于识别呼吸系统受损的患者。

急性低氧血症和慢性低氧血症的临床表现不同。在急性情况下,低氧血症会引起呼吸窘迫等症状,包括呼吸困难,呼吸频率增加,使用胸部、腹部和鼻唇部肌肉进行呼吸。慢性低氧血症可能是有代偿的或无代偿的。代偿的可能症状在最初会被忽视,会掩盖现有的低氧血症。在代偿状态下,供应肺部不通气区域的血管可以选择性地收缩,将血液重新定向到肺部通气更佳的区域。但是,在慢性环境中,如果肺部总体通气不佳,这种机制会导致肺动脉高压,心脏右心室超负荷并导致肺心病和右侧心力衰竭。在儿童中,慢性低氧血症可能表现为神经系统发育和运动发育等生长迟缓,睡眠质量下降以及频繁的睡眠唤醒。低氧血症的其他症状可能包括发绀、杵状指以及可能与低氧血症原因相关的症状,如咳嗽和咯血。严重的低氧血症通常发生在 P_aO_2 低于 60mmHg 时,这是氧与血红蛋白解离曲线陡峭部分的开始,其中氧分压的小幅下降会导致血氧分压的大幅度下降。

3.2 缺 氧

缺氧(hypoxia)是指因组织的氧气供应不足或用氧障碍,而导致组织的代谢、功能和形态结构发生异常变化的病理过程。缺氧是临床各种疾病中极常见的一类病理过程,脑、心脏等生命重要器官缺氧也是导致机体死亡的重要原因。机体对氧的摄取和利用是一个复杂的生物学过程。一般来讲,判断组织获得和利用氧的状态需检测三方面因素:氧合、氧输送和氧消耗。

3.2.1 氧输送和氧消耗

理解缺氧的原因及分类,需要了解以下基本概念。

（1）氧含量。

动脉氧含量(arterial oxygen content,C_aO_2)是动脉血中结合的氧气量和溶解的氧气量之和:

$$C_aO_2(mL\ O_2/dL) = (1.34 \times HB \times S_aO_2) + (0.0031 \times P_aO_2)$$

公式中 S_aO_2 指动脉血氧饱和度,P_aO_2 指动脉血氧分压。在异常血红蛋白血症情况下,这个公式也用来计算氧含量,但在特定 P_aO_2 时 S_aO_2 不同。正常的 C_aO_2 约为 20mL O_2/dL。

同样,混合静脉血的氧含量(mixed venous blood oxygen content,C_vO_2),为混合静脉血中与血红蛋白结合的氧含量与溶解含量的氧之和:

$$C_vO_2(mL\ O_2/dL) = (1.34 \times HB \times S_vO_2) + (0.0031 \times P_vO_2)$$

公式中 S_vO_2 指混合静脉血氧饱和度,P_vO_2 指混合静脉血氧分压。正常的 C_vO_2 约为 15mL O_2/dL。注意混合静脉血取自右心房,不能用外周静脉血代替(检测外周静脉血将高估静脉氧含量)。

（2）氧输送。

氧输送(oxygen delivery,DO_2)是氧从肺部输送至微循环的过程:$DO_2(mL/min) = Q \times C_aO_2$。其中 Q 为心排血量(cardiac output,CO)。正常的 DO_2 约为 1000mL/min。如果用心脏指数(Cardiac index,CI)代替 Q,则 DO_2 约为 500mL/($min^2 \cdot m$)。CO 采用肺动脉导管通过热稀释法测定,也可以用 Fick 公式计算:

$Q(L/min) = $氧耗量(oxygen consumption,$VO_2$)/(10×动静脉氧含量差)。

其中动静脉氧含量差(mL O_2/dL)$= C_aO_2 - C_vO_2$。

（3）氧消耗。

氧消耗(VO_2)是组织从血液中摄取氧以供利用的量。氧消耗可以直接测定,也可以计算得出,前提是假设所有未利用的氧均经过动脉循环进入静脉循环。采用呼吸测定法可直接测定 VO_2,过程中患者持续通过含传感器的腔室或面罩进行呼吸,测定腔室中减少的氧气机产生的二氧化碳和水蒸气,从而测定 VO_2。呼吸测定法可以用于机械通气患者。当氧浓度过高($F_iO_2 > 80\%$)时,直接测定 VO_2 的准确性下降。人在清醒、静息状态下正常的 VO_2 约为 250mL O_2/min。

用 Fick 方程式计算 VO_2:$VO_2(mL\ O_2/min) = Q \times (C_aO_2 - C_vO_2)$。其中,心排血量需要测定。

（4）氧摄取。

氧摄取是氧输送与氧消耗之间关系的比率。最常表达的方法是氧摄取率，即血液经微循环时被摄取的动脉氧比例：

$$O_2 \ 摄取率 = (C_aO_2 - C_vO_2)/C_aO_2$$

正常的 O_2 摄取率为 $0.25 \sim 0.30$。

3.2.2　缺氧类型

（1）按缺氧部位分类。

缺氧包括全身性缺氧和局部性缺氧。

A. 全身性缺氧

全身性缺氧症状取决于其严重程度和发病的速度。在高原反应的情况下，缺氧逐渐发展，症状包括疲劳、四肢麻木/刺痛、恶心和大脑缺氧。这些症状往往难以识别，但早期发现症状至关重要。严重缺氧或缺氧快速爆发，共济失调，混乱/定向障碍/幻觉/行为变化，剧烈的头痛/减少的意识水平，呼吸困难，苍白，心动过速，肺动脉高压并最终导致后期黄萎病迹象，减缓心率/肺心病，低血压，紧随其后的是心脏衰竭，最终导致休克和死亡。因为血红蛋白在未与氧气结合时会显示为深红色（脱氧血红蛋白），而与氧结合时会显示出鲜红色（氧合血红蛋白），因此从皮肤上看，它具有向后反射蓝光到眼睛的趋势。如果氧气被另一种分子（例如一氧化碳）置换，则皮肤可能会出现"樱桃红"而不是发紫的现象。缺氧会导致早产，伤害肝脏以及有其他有害作用。

B. 局部缺氧

局部缺氧中，如果组织没有被正确灌注，可能会感觉冷，看起来苍白；严重缺氧会导致发绀，皮肤变蓝。如果缺氧非常严重，组织最终可能变成坏疽。在该部位或周围也会产生极度疼痛感。低氧输送引起的组织缺氧可能是由于血红蛋白浓度低（贫血性低氧）、心排血量低（停滞性低氧）或血红蛋白饱和度低（低氧性低氧）。组织缺氧的后果是在细胞水平上转向无氧代谢。因此，减少的全身血流量可能导致血清乳酸的增加。血清乳酸水平与危重症成年人和呼吸窘迫通气新生儿的病情严重程度及死亡率相关。

（2）按病因分类。

血液、心脏和循环系统以及肺部疾病都可能产生某种形式的缺氧。临床常根据发病原因，将缺氧分为低张性缺氧、血液性缺氧、循环性缺氧和组织性缺氧。

A. 低张性缺氧

进入组织血液中的氧气压力过低，血红蛋白饱和度下降。在临床上特别是指动脉血氧含量不足的低氧状态。其原因可能是呼吸驱动的改变、肺疾病导致通气-灌注不匹配(如肺栓塞),或环境或肺泡中氧分压改变(如高海拔或潜水时)发生(详见第一节)。

健康人在高海拔或潜水状态下也可能会发生缺氧。在高海拔处,吸入氧分压降低了血液中的氧饱和度,最终导致缺氧。高原反应的临床特征包括:睡眠问题、头晕、头痛和水肿。高海拔还可导致严重甚至危及生命的并发症,如高海拔肺水肿(high altitude pulmonary edema,HAPE)和高原脑水肿(high altitude cerebral edema,HACE)。

运动性动脉血氧不足发生在运动过程中,即受过训练的人的动脉血氧饱和度低于93%,发生在不同年龄和性别的健康人群中。训练引起的适应性改变,包括:心排血量增加,静脉回流改善,肌肉血管舒张以及最大摄氧量增加。运动发生低氧血症是由于肺血流量增加引起分流。

B. 血液性缺氧

血液性缺氧(hemic hypoxia)指 Hb 量或质的改变,使 C_aO_2 减少或同时伴有氧合 Hb 结合的氧不易释出从而引起组织缺氧。由于 Hb 数量减少引起血液性缺氧,因 P_aO_2 正常而 C_aO_2 减低,又称等张性缺氧(isotonic hypoxemia)。

贫血时功能性血红蛋白量少,血液携带氧气的能力降低。慢性贫血可通过上调促红细胞生成素的水平来增加红细胞的水平从而补偿。贫血代偿不良可能导致慢性低氧状态。贫血性缺氧机制包括血红蛋白量的减少(贫血或大出血)和血红蛋白失去功能(如一氧化碳中毒、获得性高铁血红蛋白血症)。

一氧化碳(CO)中毒:CO 与氧争夺血红蛋白分子的结合位点。由于 CO 与血红蛋白的结合比氧气紧密数百倍,它可以阻止氧气的运输。CO 中毒可以是急性的(如烟雾中毒),也可以是慢性的(如吸烟)。生理情况下,CO 维持在 4~6ppm 的静息水平。城市地区居民(7~13ppm)和吸烟者(20~40ppm)这一比例有所增加。CO 还有第二种毒性作用:即使氧解离曲线的底部向左移动,血红蛋白组织释放氧能力下降。

高铁血红蛋白血症:当发生亚硝酸盐、过氯酸盐、磺胺等中毒时,可以使血液中大量(20%~50%)Hb 转变为高铁血红蛋白(methemoglobin,$HbFe^{3+}OH$)。高铁 Hb 形成是由于 Hb 中 Fe^{2+} 在氧化剂的作用下氧化成 Fe^{3+},故又称为变性 Hb 或羟化 Hb。高铁 Hb 中的 Fe^{3+} 因与羟基牢固结合而丧失携带氧的能力;另外,当 Hb 分子中有部分 Fe^{2+} 氧化为 Fe^{3+},剩余吡咯环上的 Fe^{2+} 与 O_2 的亲和力增高,氧离曲线左移,高铁 Hb 不易释放出所结合的氧,加重组织缺氧。患者可因缺氧而出现头痛、衰弱、昏迷、呼吸困难和心动过速等症状。临床上,常见的病因是食用大量新腌咸菜或腐败的蔬菜,由于它们含有大量硝酸盐,经胃肠道细菌作用将硝酸盐还原成亚硝酸盐并经肠道黏膜吸收后,引起高铁血红蛋白血症,使患者皮肤、黏膜(如口唇)呈现青灰色,因此这种症状也称为肠源性发绀(enterogenouscyanosis)。

Hb 与氧的亲和力异常增加：见于输入大量库存血液或碱性液体，也见于某些血红蛋白病。库存血液的红细胞内 2,3-DPG 含量低，使氧合血红蛋白解离曲线左移；基因发生突变，a 链第 92 位精氨酸被亮氨酸取代时，Hb 与 O_2 的亲和力比正常高几倍。

临床表现：当单纯 Hb 减少时，因氧合血红蛋白减少，患者的毛细血管中还原 Hb 未达到出现发绀的阈值，所以皮肤、黏膜颜色较为苍白；CO 中毒患者的血液中 HbCO 增多，皮肤、黏膜呈现樱桃红色，严重缺氧时由于皮肤血管收缩，皮肤、黏膜呈苍白色；高铁血红蛋白血症时血中高铁血红蛋白含量增加，患者的皮肤、黏膜出现深咖啡色或青紫色；单纯地由 Hb 与 O_2 亲和力增高时，由于毛细血管中脱氧 Hb 量少于正常值，所以患者的皮肤、黏膜无发绀。

C. 循环性缺氧

循环性缺氧是指通过毛细血管的血流量不足以为组织供氧，可以是全身性的，也可以是局部的，流向组织的血流减少或分布不均。

临床表现：单纯性循环障碍时，血氧容量正常；P_aO_2 正常，C_aO_2，S_aO_2 正常。由于血流缓慢，血液流经毛细血管的时间延长，使单位容积血液弥散到组织氧量增加，C_vO_2 降低，所以 A-VO_2 血氧差也加大；但是单位时间内弥散到组织、细胞的氧量减少，仍然引起组织缺氧。局部性循环性缺氧时，血氧变化可以基本正常。循环性缺氧还可以分为缺血性缺氧（ischemic hypoxia）和淤血性缺氧（congestive hypoxia）。缺血性缺氧是动脉供血不足所致；淤血性缺氧是静脉回流受阻所致。由于静脉血的 C_vO_2 和 P_vO_2 较低，毛细血管中脱氧 Hb 可超过 50g/L，可引发皮肤、黏膜发绀。

D. 组织性缺氧

组织性缺氧（histogenous hypoxia）是指由于组织、细胞利用氧障碍所引起的缺氧。常见病因包括细胞氧化磷酸化受抑制（如硫化氢、砷化物和甲醇等中毒是通过抑制细胞色素氧化酶活性而阻止细胞的氧化过程，抗霉菌素 A 和苯乙双胍等能抑制电子从细胞色素 b 向细胞色素 c 的传递，阻断呼吸链从而导致组织中毒性缺氧）；线粒体损伤（如强辐射、细菌毒素、热射病、尿毒症原因，可以导致组织细胞利用氧障碍和 ATP 生成减少）；呼吸酶合成障碍（如缺乏维生素 B_1、维生素 B_2、烟酰胺等机体能量代谢中辅酶的辅助因子会导致组织细胞对氧利用和 ATP 生成发生障碍）。

临床表现：组织性缺氧时，血氧容量正常，P_aO_2、C_aO_2、S_aO_2 一般均正常。由于组织细胞有利用氧障碍（内呼吸障碍），所以 P_vO_2、C_vO_2、S_vO_2 增高，(A-V)dO_2 小于正常水平。患者的皮肤、黏膜颜色因毛细血管内氧合 Hb 的量高于正常，故常呈现鲜红色或玫瑰红色。

机体吸入氧气，并将氧气通过血液运输到达组织，最终被细胞所利用。缺氧的本质是细胞对低氧状态的一种反应和适应性改变。当急性严重缺氧时，细胞变化以线粒体能量代谢障碍为主(包括组织中毒性缺氧);慢性轻度缺氧细胞以氧感受器的代偿性调节为主。缺氧对器官的影响,取决于缺氧发生的程度、速度持续时间和机体的功能代谢状态。慢性轻度缺氧主要引起器官代偿性反应;急性严重缺氧时,器官常出现代偿不全和功能障碍,甚至引起重要器官产生不可逆损伤,导致机体死亡。

庄金阳　葛慧青

第4章　神经调控

呼吸有两种类型：一种类似于心跳，无须意识知觉干预，就可保持自主活动，称为自主呼吸；另一种不同于心跳，可接受意识调控，称为随意呼吸。虽然呼吸模式可以有意识地改变，但如果故意屏住呼吸一段时间，强烈的自主神经调控机制会抑制随意呼吸，触发自主呼吸。正常的自主呼吸调控机制非常复杂，目前尚未被完全明确。呼吸调控的基本中枢位于脑干，而较高位的大脑以及许多系统性感受器和反射可以调节神经冲动的输出。不同的结构协调工作，可以精准调控通气速率和深度，满足人体的气体交换需求。本章可帮助呼吸治疗师了解呼吸调控的基本生理机制，以及各种治疗和疾病过程对通气的影响。

4.1　基本呼吸中枢

通过动物试验发现，于延髓下方离断脑干与脊髓（见图 4.1，Ⅳ 级），呼吸完全停止；而于脑桥上方离断脑干（见图 4.1，Ⅰ 级），呼吸仍旧有节奏地进行。因此，生理学家认为脑干是呼吸产生的基本中枢。过去，研究人员认为，延髓具有独立的吸气和呼气神经元，调控产生呼吸的基本循环模式，吸气和呼气神经元功能上相互抑制。而最近的研究证据表明，吸气和呼气神经元在解剖学上混合在一起，并且不会互相抑制。延髓含有广泛散在分布的呼吸相关神经元群，如图 4.1 所示。背侧呼吸群（dorsal respiratory groups，DRG）主要包含吸气神经元，而腹侧呼吸群（ventral respiratory groups，VRG）同时包含吸气和呼气神经元。

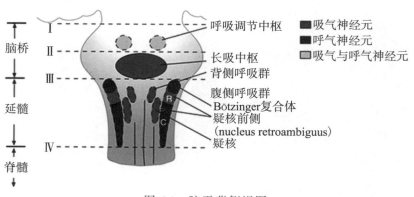

图 4.1　脑干背侧视图

4.1.1　背侧呼吸群

如图 4.1 所示,DRG 神经元主要是位于延髓两侧的吸气神经元。这些神经元将主要的吸气冲动传递至膈肌和肋间外肌的运动纤维。许多 DRG 神经纤维可延伸到 VRG 神经纤维中,但很少有 VRG 神经纤维延伸到 DRG 中。因此,用 DRG 与 VRG 相互抑制,不太能解释自主呼吸的节律。

肺、气道、周围化学感受器和关节本体感受器通过迷走神经与舌咽神经向 DRG 传递许多感觉冲动,这些冲动可以调节基本呼吸节律。

4.1.2　腹侧呼吸群

VRG 神经元是位于延髓两侧边缘的两个不同核团,包含吸气和呼气神经元(见图 4.1)。部分 VRG 吸气神经元通过迷走神经将运动冲动传递到喉和咽肌,外展声带、增加声门的直径。另一部分 VRG 吸气神经元将冲动传递到膈肌和肋间外肌。其他 VRG 呼气神经元将冲动传递至肋间内肌和腹部呼气肌肉。

到目前为止,基本的节律性呼吸的确切来源尚不清楚,尚未发现单一来源的起搏细胞。

4.1.3　吸气斜坡信号

DRG/VRG 吸气神经元在呼气结束后放电逐渐增强,产生斜坡信号(见图 4.2)。这说明呼气结束后,吸气肌肉平稳收缩,肺部逐渐扩张,而非吸气初肺部突然充盈。运动过程中,各种反射和感受器影响延髓吸气神经元,使斜坡信号变得更陡,肺部的充盈速度更快。

平静呼吸时,呼气后吸气神经元放电逐渐增强,大约维持 2s,随后突然关闭,开始呼气,呼气约维持 3s。值得注意的是,为避免呼气初始阶段呼气过快,呼气初吸气神经元会再次短暂放电(见图 4.2)。

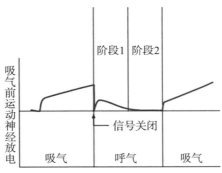

图 4.2　呼吸时吸气神经元的放电情况

4.1.4　脑桥呼吸中心

离断脑桥与延髓(见图 4.1，Ⅲ级)，动物仍有自主呼吸，但节律不规则。这说明脑桥虽然不产生节律呼吸，但可调节延髓发放的冲动，从而调控呼吸节律。图 4.1 显示了脑桥中的两组：长吸(apneustic)中枢和呼吸调整(pneumotaxic)中枢。

4.1.5　长吸中枢

长吸中枢没有明确的解剖位置，只有在与之相连的呼吸调整中枢及迷走神经被切断时才起作用。这种情况下，DRG 吸气神经元冲动无法关闭，导致吸气时间延长，只能偶尔被呼气中断，称为长吸式呼吸(apneustic breathing)。

4.1.6　呼吸调整中枢

呼吸调整中枢是一组位于脑桥上部两侧的神经元(见图 4.1)，可控制吸气斜坡的"开关"点，从而调节吸气时间。呼吸调整强信号可增加呼吸频率；弱信号则延长吸气时间，增加潮气量。

长吸中枢与呼吸调整中枢共同调节吸气时间及深度，但其相互作用机制尚未明确。

4.2　呼吸的反射性调控

4.2.1　黑-伯(Hering-Breuer)反射

1868 年 Hering 和 Breuer 发现，该反射是由位于大小气道平滑肌中的牵张感受器产生。肺扩张时，牵拉气道而刺激这些感受器，使其通过迷走神经向 DRG 神经元(背根神经节)发送抑制冲动，从而抑制进一步吸气。因此，该反射的作用类似于呼吸调整中枢。在成年人中，只有在大潮气量(≥800～1000mL)时才会激活该反射，所以在平静呼吸时，该反射一般不参与呼吸运动的调节。

在中度-剧烈运动期间，该反射对于调节呼吸频率和深度有重要意义。

4.2.2　肺萎陷反射

肺部突然萎陷会刺激吸气。这种吸气可能是牵张感受器活性降低的结果，也可能是刺激其他感受器(例如刺激性感受器和 J 感受器)引起的(详见下文)。尽管尚不清楚具体涉及哪些感受器，但很明显的是迷走神经是通路(同黑-伯反射)，其作用是增强呼吸。

肺萎陷反射可能是气胸时导致呼吸深快的原因。

4.2.3　海德异常(Head's Paradoxical)反射

1889 年 Head 观察到，如果通过冷冻迷走神经来阻断黑-伯反射，则肺过度膨胀会导致吸气进一步增加,而这与黑-伯反射相悖。该反射的感受器称为快适应感受器,因为它们会在肺容积进一步发生变化后立即停止冲动传递。该反射有助于在运动期间保持较大的潮气量;而在安静呼吸期间可参与周期性的深呼吸,防止肺泡塌陷或肺不张。另外,该反射可能是新生儿第一次呼吸的原因。

4.2.4 刺激性感受器

在较大的传导气道上皮中,存在快适应刺激性感受器,它们具有迷走感觉神经纤维。遇到刺激(吸入刺激物或机械因素)时,它们会引起反射性支气管收缩、咳嗽、打喷嚏、呼吸急促和声门变窄。其中一些反射称为迷走神经反射,它们既有感觉迷走神经纤维又有运动迷走神经纤维,主要负责喉痉挛、咳嗽和减慢心跳。气管插管、吸痰或气管镜检查,都容易引起迷走神经反射。对于传导气道的物理性刺激(比如吸痰或气管镜检查),可能导致剧烈的支气管痉挛、咳嗽和喉痉挛。

4.2.5 J 感受器（肺泡毛细血管旁感受器）

肺实质中靠近肺毛细血管的 C 纤维被称为 J 感受器(肺泡毛细血管旁感受器)。肺泡炎症(肺炎)、肺血管充血(充血性心力衰竭)及肺水肿均可刺激这些感受器,并且会导致呼吸浅快、呼吸困难以及呼气相声门变窄。

4.2.6 外周本体感受器

肌肉、肌腱和关节中的本体感受器,以及肌肉、皮肤中的痛觉感受器会向延髓呼吸中枢发送刺激信号。这种刺激信号会促进延髓吸气活动并导致呼吸加快。因此,在呼吸抑制患者中,活动四肢、拍打皮肤或皮肤冷刺激,以及其他痛觉刺激都可刺激通气。运动开始时,关节和肌腱中的本体感受器对启动和维持增加的通气量而言十分重要。在麻醉动物和未麻醉人体中,关节周围的被动肢体运动都会导致呼吸频率增加。

4.2.7 肌 梭

膈肌和肋间肌中的肌梭(muscle spindle)是反射弧的一部分,可以帮助肌肉适应增加的负荷。肌梭是梭内肌纤维上的传感元件,与梭外肌纤维平行排列。梭外肌纤维由 α 运动纤维支配,可抬高肋骨;而梭内肌纤维由 γ 纤维支配。主要的梭外肌纤维和梭内肌纤维同时收缩时,梭内肌纤维的传感元件(肌梭)伸展,并通过肌梭传入神经直接向脊髓传导冲动。肌梭的传入(感觉)神经突触与脊髓中的 α 运动神经元一起,直接将冲动传回梭外肌纤维,从而创建单突触反射弧。α 运动神经元冲动可使梭外肌纤维收缩力增大,附近的梭内肌纤维缩短。拉伸敏感性肌梭压力被释放,并停止冲动传导。吸气肌肌力就是通过这种方式适应肺顺应性下降或气道阻力增加而产生负荷。

4.3 呼吸的化学调节

人体通过调节通气来维持血液中适量的氧气（O_2）、二氧化碳（CO_2）、氢离子（H^+）浓度。人体中存在可以监测血液中这些物质的生理机制，而这些机制可以通过调节通气来维持体内这些物质的平衡。血液中 H^+ 浓度增加会刺激特殊的神经结构（化学感受器），化学感受器会将冲动信号传递到延髓，从而增加通气量。位于延髓的中枢化学感受器可以感受 H^+ 的变化，而 H^+ 的变化通常是由脑脊液中溶解的 CO_2 引起的。位于颈总动脉分叉和主动脉弓周围的化学感受器对 H^+ 敏感，对 CO_2 间接敏感。这些感受器对低氧血症有间接敏感性，因为低氧血症会增加外周化学感受器对 H^+ 的敏感性。

4.3.1 中枢化学感受器

H^+（而非 CO_2 分子）可刺激位于延髓两侧的、高度敏感的化学敏感性神经细胞，因此，这些中枢化学感受器以间接的方式对 CO_2 极度敏感。解剖结构上，这些化学感受器不与动脉血液直接接触（见图4.3）。相反，它们主要存在于脑脊液中，并通过血脑屏障（半透膜）与血液相隔。H^+ 和 HCO_3^- 不易通过此半透膜，但 CO_2 易通过。P_aCO_2 增加时，CO_2 会通过血脑屏障迅速扩散到脑脊液中，并与 H_2O 反应形成 H^+ 和 HCO_3^-（见图4.3）。由此产生的 H^+ 会刺激中枢化学感受器，从而刺激延髓中的吸气神经元。因此，P_aCO_2 间接地成为主要的通气控制因素。CO_2 从血液扩散到脑脊液中并立即产生 H^+，并在几秒钟内刺激化学感受器。P_aCO_2 平均每上升 1mmHg，肺泡通气量增加约 2～3L/min。

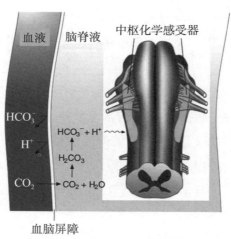

图 4.3 中枢化学感受器

长期高浓度的 CO_2 对中枢化学感受器的刺激作用会在 1～2 天内逐渐下降，因为肾脏会因呼吸性酸中毒而重吸收 HCO_3^-，促使血液 pH 恢复正常。最终，血液中增加的

HCO_3^- 会通过血脑屏障扩散到脑脊液中,并在脑脊液中缓冲 H^+,使脑脊液的 pH 恢复正常。此过程可降低对化学感受器的刺激,从而减少通气。因此,P_aCO_2 的急剧增加对通气有很强的影响,但适应 1~2 天后,该影响会减弱。

4.3.2 外周化学感受器

外周化学感受器是小型的、高度血管化的结构,主要为颈动脉体和主动脉体。颈动脉体位于双侧颈总动脉的分叉处,主动脉体位于主动脉弓内。无论 H^+ 来源于何处(即来自固定的酸积累,或来自 CO_2 的增加),这种神经结构都会因动脉中 H^+ 的增加而提高冲动传导速度。颈动脉体通过舌咽神经将其冲动传递至延髓的呼吸中心,而主动脉体则通过迷走神经将其冲动传递至延髓。颈动脉体对呼吸中枢的影响比主动脉体大得多,尤其是在动脉血氧不足和酸血症时。

由于颈动脉体接触的血流速度非常快,它们几乎没有时间去除血液中的 O_2。因此,离开颈动脉体时,静脉血中的 O_2 含量几乎与进入颈动脉体时动脉血中的 O_2 含量相同。颈动脉体始终暴露在动脉血(而非静脉血)中,因此,它们负责感受动脉(而非静脉)中的 H^+。

4.3.3 动脉氧降低对通气的影响

通常,人们认为颈动脉体可直接感受低 P_aO_2,这意味着低氧血症是呼吸的独立刺激,即所谓的"低氧驱动"。尽管缺氧更容易刺激外周化学感受器,但这只是因为血氧不足使外周化学感受器对 H^+ 更敏感。

当 P_aO_2 较低时,颈动脉体对 H^+ 的敏感性增加;此时,对于任何给定的 pH,缺氧都会增加通气。另外,P_aO_2 升高(高氧血症)会降低颈动脉体对 H^+ 的敏感性。颈动脉体对低氧血症的反应只是因为低氧使其对 H^+ 更敏感。这意味着如果动脉 H^+ 极低(高pH,比如存在严重碱中毒),缺氧对颈动脉体的刺激将会降低。简而言之,缺氧的最终影响是增加外周化学感受器对给定血液 H^+ 的敏感性,进而增加冲动传导速度,增加通气。由于血流速度极快,颈动脉体会以间接的方式对动脉氧分压降低(而不是实际的动脉氧含量降低)做出响应。颈动脉体从快速流动的每单位血液中提取的血氧含量非常小,因此它们对 O_2 的需求完全由血浆中溶解的 O_2 提供,而血浆中溶解的 O_2 又取决于 P_aO_2。这就是 P_aO_2 正常但动脉血氧含量低的某些疾病(例如贫血和一氧化碳中毒)不会刺激通气的原因。

当 pH 和 P_aCO_2 正常时(pH=7.40,P_aCO_2=40mmHg),颈动脉体的神经冲动传导速度不会显著增加,除非 P_aO_2 降至约 60mmHg。如果 P_aO_2 从 60mmHg 进一步降低至30mmHg,缺氧会导致颈动脉体对 pH(7.40)更加敏感,因此,冲动传导速度会急剧增加。P_aO_2 从 60mmHg 降至 30mmHg 时在 O_2—Hb 平衡曲线上对应于 O_2 含量的最大下降

（即曲线最陡峭的部分）。P_aO_2 降至 60mmHg 以下时，动脉血氧不足会剧烈地刺激通气。

在海平面地区，O_2 在健康人体呼吸驱动中不起作用。高海拔会导致通气增加，因为低压会降低吸入的 PO_2 和动脉 PO_2，从而增加外周化学感受器对其 H^+ 环境的敏感性。然而，过度换气会降低 P_aCO_2 并增加动脉 pH，因此通气量增加少于预期。pH 升高会抑制延髓呼吸中枢，抵消低 P_aO_2 对外周化学感受器的兴奋作用。在某些情况（例如严重的慢性阻塞性肺疾病）下，缺氧不太可能引起过度通气，由于其肺通气力学过于紊乱，缺氧对通气的刺激作用无法降低 P_aCO_2（无论患者做功情况如何）。在这种情况下，碱中毒无法抵消低氧血症对通气的刺激作用。

4.3.4　PCO_2 增高和 H^+ 增加对通气的影响

对于 P_aCO_2 或 H^+ 的增加，颈动脉体的反应性不如中枢化学感受器。外周化学感受器在高碳酸血症通气反应中仅占 20%～30%。

但是，颈动脉体对动脉 H^+ 增加的反应比中枢化学感受器更快。因为与中枢化学感受器不同的是，颈动脉体直接暴露在动脉血中。即使 H^+ 难以透过血脑屏障，人体对代谢性酸中毒的初始性通气反应速度也相当快。如前所述，低氧血症会增加外周化学感受器对 H^+ 的敏感性，并间接增加对 P_aCO_2 的敏感性。相反，高 P_aO_2（高氧血症）会使外周化学感受器对 PCO_2 敏感性降低至几乎为零。

这意味着当 P_aO_2 较高时，对 P_aCO_2 的通气反应主要来源于中枢化学感受器（不被缺氧影响）。由于缺氧对外周化学感受器的唯一作用是增加其对动脉 H^+ 的敏感性，以及对 P_aCO_2 的间接敏感性，因此可以认为：①高 PO_2 会导致外周化学感受器对 PCO_2 几乎无反应；②低 P_aCO_2 会导致外周化学感受器对缺氧几乎无反应。

动脉血氧不足、酸血症和高 P_aCO_2 并存（即窒息）时，可以最大限度地刺激外周化学感受器。

江叶

第5章　通　气

肺的主要功能是为人体提供氧气并清除二氧化碳。要执行这些功能,必须使肺充分通气。通气是气体(通常是空气)进出肺部的过程。与呼吸不同,呼吸是指在细胞水平上代谢 O_2 的生理过程。健康人群可对通气进行调节以适应人体的各种需求。而在疾病下,此过程可能会明显受阻,导致通气不足和/或呼吸做功增加。为了帮助患者维持充分而有效的通气,呼吸治疗师应熟悉掌握正常的通气过程以及疾病对通气的影响。

5.1　通　气

通气包含两个阶段:吸气和呼气。在每个呼吸周期中,都有一定量的气体进入和离开呼吸道。在吸气或呼气期间测量的该体积称为潮气量(tidal volume, V_T)。V_T 刷新了肺中存在的气体,去除 CO_2 并供应 O_2 以满足代谢需求。为了进行通气,呼吸肌肉必须做功产生压力变化,以使气体流入或流出肺部。为了更好地理解通气过程中肌肉必须克服的力,我们使用呼吸系统运动方程的简化公式:

ΔPressure(压力) = [Resistance(阻力) × ΔFlow(流量)] + [Elastance(弹性) × ΔVolume(容量)]

因此,我们可以看出,为了实现气体流动,呼吸肌必须做功克服呼吸系统弹性和阻力。对于弹性高或/和阻力高的患者,通气所需的压力就会高。而在健康肺中,呼吸肌做功很少,并且只需要在吸气阶段进行,呼气通常是被动的(由肺弹性回缩力提供压力)。

5.2　通气模型

在讨论通气时,首先应建立通气数学模型。该模型将全部气道的所有阻力集中到单个导流管中,并将全部肺泡和气道的所有弹性组织都集中到单个弹性隔室内。模型如图 5.1 所示,"肺"周围还存在代表胸膜腔的另一个弹性隔室。因此,我们可以定义呼吸系统中的各个压力:

- P_{AO}:气道开口处压力。
- P_A:肺泡内压力。
- P_{PL}:胸腔内压力。

- P_{BS}：体表压力。

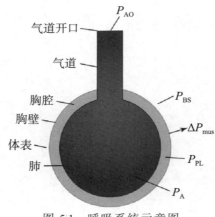

图 5.1 呼吸系统示意图

5.3 呼吸时的压力梯度

压力梯度的存在使得气体从压力高处流动到压力低处。简化运动方程中的压力差可以通过数学模型不同组成(气道、肺和胸壁)之间的压力梯度来定义。

因此：

- 跨呼吸系统压(P_{TR})被定义为整个呼吸系统两侧的压力梯度,等于气道开口处压力减去体表压力($P_{TR} = P_{AO} - P_{BS}$)。
- 跨气道压(P_{TAW})被定义为气道两侧的压力梯度,等于气道开口处压力减去肺泡内压力($P_{TAW} = P_{AO} - P_{A}$)。
- 跨肺泡压(P_{TA})被定义为肺泡两侧的压力梯度,等于肺泡内压力减去胸腔内压力($P_{TA} = P_{A} - P_{PL}$)。
- 跨肺压(P_{TP})被定义为肺系统两侧的压力梯度,等于气道开口处压力减去胸腔内压力($P_{TP} = P_{AO} - P_{PL}$)。
- 跨胸壁压(P_{TCW})被定义为胸壁两侧的压力梯度,等于胸腔内压力减去体表压力($P_{TCW} = P_{PL} - P_{BS}$)。
- 跨胸腔压(P_{TT})被定义为胸腔两侧的压力梯度,等于肺泡内压力减去体表压力($P_{TT} = P_{A} - P_{BS}$)。

我们通过呼吸系统各种压力梯度来分析通气过程中气体的流入和排出。对于自主呼吸的人,呼气末-吸气前没有气体进出呼吸道时的状态,称为静息状态：

$P_{PL} = -5cmH_2O$,$P_{A} = P_{AO} = 0cmH_2O$,$P_{TAW} = P_{AO} - P_{A} = 0cmH_2O$,说明此时气道内无气体出入。

$P_{TP} = P_{AO} - P_{PL} = 5cmH_2O$,说明此时肺内存在一定的气体,即功能残气量。

吸气:肌肉收缩使胸腔扩张,P_{PL} 下降,P_{TP} 和 P_{TA} 上升,气体流入肺内,直至 P_A 重新回到 0。

吸气末-呼气前:$P_A = P_{AO} = 0$,此时 P_{TP} 最大,$P_{TP(max)} = 10cmH_2O$。

呼气:肌肉松弛,此时 $P_A > P_{AO}$,气体从肺内流出。

简易运动方程也显示了这一点,此时:驱动压 $P_{mus=0}$ = （Resistance $\times \Delta$Flow）+（Elastance $\times \Delta$Volume ）→Elastance $\times \Delta$Volume = Resistance $\times$（$-\Delta$Flow），该方程说明了两点重要的情况:①负的流量表示呼气;②呼气气流的驱动压（=弹性 $\times$ 容积）是存储在肺和胸壁中的弹性势能。

正常吸气和呼气期间,P_{PL} 始终为负值（低于大气压）。值得注意的是,在用力吸气且膈肌向下运动较大的情况下,P_{PL} 可降至 $-50cmH_2O$,而用力呼气时,P_{PL} 可高于大气压,增加至 $50\sim100cmH_2O$。

5.4　对抗肺扩张的力

肺扩张需要克服几个相反的力才能产生吸气。如运动方程所示,对抗肺扩张的力可分为两类:弹性阻力和摩擦阻力（非弹性阻力）。弹性阻力涉及肺、胸和腹部组织弹性力,以及肺泡的表面张力。摩擦阻力包括气体通过气道以及组织运动所引起的阻力。

5.4.1　肺泡表面张力

肺泡上皮内表面分布有极薄的液体层,其与肺泡气体形成了气液界面,由于界面液体分子间的吸引力大于液气分子间的吸引力而产生的表面张力,使液体表面有收缩的倾向,因而使肺泡趋向回缩,是吸气时的主要弹性阻力之一。

5.4.2　肺弹性回缩力

弹性是弹性物体形变后返回初始状态的物理趋势。肺实质具有弹性蛋白和胶原纤维,这赋予了肺弹性,同样是吸气时的主要弹性阻力之一。

5.4.3　顺应性

顺应性（compliance）为弹性的倒数,由肺弹性回缩力和表面张力引起。定义为弹性系统中体积（V）与压力（P）之间的比例常数,常以 mL/cmH_2O 为单位。

用 $C = \Delta V/\Delta P$ 计算肺顺应性时,使用 P_{TP} 来代替 P;计算呼吸系统顺应性时,使用 P_{TR};而计算胸壁顺应性时,使用 P_{TCW}。

5.5　对抗肺扩张的摩擦阻力

摩擦阻力与弹性阻力不同的是,只有系统处于运动时才会产生摩擦阻力,包括组织黏滞力与气道阻力。

5.5.1　组织黏滞力

通气过程中组织位移所产生的运动阻抗占通气总阻力的20%。在肥胖、胸膜纤维化和腹水等情况下,组织黏滞力会增加。

5.5.2　气道阻力

气体流经气道所产生的摩擦阻力,定义为流体系统中压力(P)和流量($\tilde{V}$)之间的比例常数,常以 $cmH_2O/(L \cdot s)$ 为单位,占通气总阻力的80%。

$R = \Delta P / \Delta \tilde{V}$,计算呼吸系统阻力时,使用 P_{TP}。

5.6　呼吸做功

呼吸时需要做功来克服弹性阻力和摩擦阻力。生理学上,呼吸功用跨结构的压力差(P)和容积变化(V)表示。

用呼吸功 $= P \times V$ 来计算呼吸系统做功时用 P_{TR},计算肺系统做功时用 P_{TR}。

如图 5.2 所示,正常人的呼吸功 $\approx$ 1/3 弹性阻力做功 + 2/3 摩擦阻力做功。

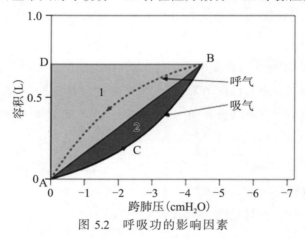

图 5.2　呼吸功的影响因素

5.7　新陈代谢做功

呼吸肌肉做功本身需要消耗氧气,称为新陈代谢做功。正常个体每增加 1L 通气量,需要增加 0.5～1.0mL 的氧耗,小于全身氧耗的5%;而在高通气水平(>120L/min),呼吸的氧耗大大增加,大于全身氧耗的30%。

5.8　通气分布

即使是健康肺,通气也并非完美,通气与灌注呈不均匀分布状态。在某些疾病中,通气分布显著失衡,导致通气-灌注(V/Q)比值显著失衡,严重影响气体交换。

影响通气分布因素:①胸廓扩张的差异:胸部成锥形结构,下胸部扩张可超过上胸部近 50%;另外由于膈肌作用,优先扩张肺下叶。②跨肺压(P_{TP})差异:胸腔不同区域的 P_{PL} 不同,使得相同做功下 P_{TP} 不同,从而影响肺泡膨胀程度。外周肺泡通气＞中央区;底部肺泡＞顶部 。

综合来看,吸气时下肺扩张明显超过上肺,这与血液灌注相适应,有利于气体交换。

5.8.1　时间常数

顺应性和阻力决定了肺泡充盈和排空的局部速率,呼吸力学中的时间常数指:任何顺应性及阻力下,肺充盈/排空到 63% 时所需的时间。不同肺区域顺应性和阻力不同,因此,时间常数不同,气体分布也不相同。

5.9　通气的效率及效益

为了有效,通气必须满足人体利用 O_2 和清除 CO_2 的需求。为了高效,通气应尽量少消耗 O_2,并产生最少的 CO_2。

5.9.1　效　率

即使是健康肺,通气也并非完全有效。每次呼吸都会浪费部分的气体量,被称为无效腔量,包括①解剖无效腔(VD_{anat}):气体进出肺泡的通气气道,存有气体,但不参与气体交换;②肺泡无效腔(VD_{alv}):有通气但没有血液灌注的肺泡区。解剖无效腔与肺泡无效腔统称为生理无效腔(V_{dphy}),如图 5.3 所示。

使用 V_{dphy} 计算的 V_D/V_T,是衡量通气效率的首选临床指标。比值越高,通气的效率越低,O_2 利用率与 CO_2 清除率越低。

成年人患者的 V_D/V_T 可用以下公式计算:

$$V_D/V_T = 0.32 + 0.0106(P_aCO_2 - P_{ET}CO_2) + 0.003(RR) + 0.0015(age)$$

（1）RR、V_T & V_D 与每分钟肺泡通气量(V_AE)的关系。

最高效的呼吸模式为缓慢的深呼吸。若疾病造成 V_D 增加,则需要增加肌肉做功来代偿,若代偿后的 V_AE 仍旧无法满足机体需求,则会发生 PCO_2 潴留,通常需要机械辅助通气。

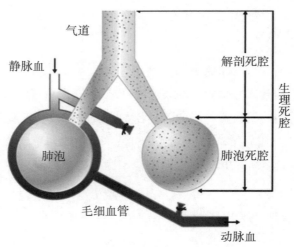

图 5.3　不同无效腔的成分

5.9.2　效　益

通气的效益（或有效性）取决于 PCO_2 及与此相关的 pH。肺泡二氧化碳分压（P_ACO_2）与动脉二氧化碳分压（P_aCO_2）成正比，与肺泡通气量（V_A）成反。V_A 越低，PCO_2 越高，可能导致低通气；V_A 越高，PCO_2 越低，可能导致过度通气。当保持一定水平的 PCO_2，并维持 pH 在正常范围时，通气是有效的。

江叶

第6章 换 气

6.1 换气的定义

新鲜空气经肺通气进入肺泡后与血液进行气体交换,氧(oxygen,O_2)从肺泡弥散入血液,二氧化碳(carbon dioxide,CO_2)从血液弥散入肺泡,称为肺换气,也称外呼吸。气体分子从分压高的区域向分压低的区域运动的过程称为弥散。

血液流经组织细胞时,O_2从血液弥散入细胞,CO_2从细胞弥散入血液,称为组织换气,也称内呼吸。

所以说换气是 O_2 和 CO_2 在大气与组织之间交换的过程。

肺和组织细胞之间的 O_2 和 CO_2 通过循环系统的移动,称为气体运输。

6.2 换气的部位

换气的部位包括发生在肺泡毛细血管水平的肺换气,以及发生在组织细胞水平的组织换气。

6.3 O_2 和 CO_2 在体内的移动形式

O_2 和 CO_2 均以物理溶解和化学结合的形式在体内运输。

6.3.1 O_2 在体内的存在形式

血液以两种形式携带 O_2,一种是物理溶解,另一种是化学结合,少量的 O_2 溶解在血浆和红细胞的细胞内液中,大部分 O_2 与红细胞内的血红蛋白(hemoglobin,Hb)以可逆化学结合的形式携带。1分子的 Hb 能携带 4 分子的 O_2。物理溶解:在 P_aO_2 约为 100mmHg 的正常动脉血中,大约有 0.3mL/dL 的溶解 O_2。物理溶解的 O_2(mL/dL)= PO_2(mmHg)×0.003。正常人吸入纯氧,约有 2mL/dL 的溶解 O_2;3 个大气压下吸入纯氧,物理溶解 O_2 可增加到 6.5mL/dL。化学结合:O_2 与 Hb 化学结合形成氧合血红蛋白,$Hb+O_2 \leftrightarrow HbO_2$。在全血中,1g 正常 Hb 大约可以携带 1.34mL 的 O_2,15gHb 可携带 1.34×15=20.1mL/dL O_2。

O_2 和 Hb 结合的特点为反应快、可逆、不需酶的催化、受氧分压(PO_2)的影响。当血液流经 PO_2 高的肺部时,Hb 与 O_2 结合而形成氧合血红蛋白(oxyhemoglobin,HbO_2);当血液流经 PO_2 低的组织时,HbO_2 迅速解离,释放 O_2,成为去氧血红蛋白

(deoxyhemoglobin)。

氧合血红蛋白呈鲜红色，去氧血红蛋白呈紫蓝色，当体表表浅毛细血管床血液中去氧血红蛋白含量达 5g/100mL 血液以上时，皮肤、黏膜呈浅蓝色，称为发绀。

血液中的总氧含量(oxygen content)＝物理溶解 O_2 含量＋化学结合 O_2 含量。

$$C_aO_2 = 0.0031 \times P_aO_2 + 1.34 \times Hb \times S_aO_2$$
$$= 0.0031 \times 100 + 1.34 \times 15 \times 0.97$$
$$\approx 0.3 + 19.5$$
$$= 19.8(mL/dL)$$

（C_aO_2：动脉血总氧含量；P_aO_2：动脉血氧分压；Hb：血红蛋白；S_aO_2：动脉血氧饱和度）

正常的 C_aO_2 为 16～20mL/dL，溶解的 O_2 仅占血液总氧含量的一小部分（0.3/19.8×100％＝1.5％），在实际讨论和计算中经常被忽略。

6.3.2　CO_2 在体内的存在形式

血液以三种形式携带 CO_2。

（1）与 Hb 结合。

Hb 不仅能携带 O_2，还能以化学结合的形式携带 CO_2。CO_2 与 Hb 结合位点在 Hb 的氨基部分。大约 20％的 CO_2 与 Hb 的氨基结合生成氨基甲酰血红蛋白。

（2）以碳酸氢盐（HCO_3^-）形式运输。

组织细胞利用 O_2 生成 CO_2，CO_2 从浓度高的组织细胞内弥散到毛细血管、红细胞中，在碳酸酐酶作用下生成 HCO_3^-（$NaHCO_3$、$KHCO_3$）。红细胞中的 HCO_3^- 浓度更高，可与胞外 Cl^- 进行交换，称为氯化物转移。

HCO_3^- 运输到肺毛细血管处，HCO_3^- 与 H^+ 生成 H_2CO_3，并迅速解离成 H_2O 和 CO_2，CO_2 进入肺泡，随呼吸排出体内。以碳酸氢盐形式溶解的 CO_2 约占 70％。

（3）溶解在血浆中。

CO_2 在血里的溶解量比 O_2 多，约占 CO_2 运输量的 10％。

6.3.3　O_2 和 CO_2 的正常弥散梯度

O_2 和 CO_2 的弥散都是从气体分压高的区域弥散到分压低的区域。毛细血管中的氧分压从正常的吸入气 PO_2（159mmHg）逐步降低到 40mmHg 或更低；细胞内 PO_2 最低（约 5mmHg）。

CO_2 的弥散梯度与 O_2 的弥散梯度相反，二氧化碳分压在细胞中最高（约 60mmHg），组织和肺泡气的 PCO_2 逐步下降，气道内更低，而在室内空气中最低（1mmHg）。

6.4　肺换气

肺泡与肺毛细血管血液之间的气体交换过程称为肺换气。O_2 从肺泡顺着分压差弥散到静脉血,静脉血中的 CO_2 则向肺泡弥散。静脉血中的 PO_2 逐渐升高,PCO_2 逐渐降低,最后接近于肺泡气的 PO_2 和 PCO_2,肺换气过程完成。

6.4.1　肺泡内的气体成分

肺泡内的气体成分有:氧气、二氧化碳、氮气、水蒸气。由于水蒸气张力和氮气分压都保持恒定,因此肺泡中改变的分压是 O_2 和 CO_2。根据肺泡空气方程,如果吸入氧浓度(F_iO_2)保持恒定,肺泡气氧分压(Alveolar PO_2,P_AO_2)必定与肺泡气二氧化碳分压(alveolar PCO_2,P_ACO_2)成反比。

肺泡气氧分压计算公式为:$P_AO_2 = F_iO_2 \times (P_B - P_{H_2O}) - (P_ACO_2 \div RQ)$。

[$F_iO_2 = O_2$ 浓度;$P_B =$ 大气压(mmHg);$P_{H_2O} =$ 水蒸气压,标准大气压下常为 47mmHg;$P_ACO_2 =$ 肺泡 CO_2 分压(mmHg);RQ = 呼吸商,约为 0.8]。

吸空气时 $P_AO_2 = 0.21 \times (760 - 47) - (40 \div 0.8) = 99.73$mmHg。

对于处于室内空气和海平面($F_iO_2 = 0.21$,$P_B = 760$)的患者,公式可以简化为:$P_AO_2 = 150 - P_aCO_2 \div 0.8$。

P_ACO_2 与人体产生的 CO_2 量呈正相关,而与肺泡通气量(V_A)呈负相关,该关系由以下公式表示:$P_ACO_2 = (VCO_2/V_A) \times K$。

$P_ACO_2 =$ 肺泡 CO_2 分压(mmHg)。

$VCO_2 = CO_2$ 消耗量(单位 mL/min,标准大气压[STPD])。

$V_A =$ 肺泡通气量(单位 L/min,体温大气压[BTPS])。

因为 VCO_2 和 V_A 是在不同条件(分别为 STPD 和 BTPS)下测量的,校正因子 K = 0.863。那么,假设 VCO_2 为 200mL/min,肺泡通气 4.315L/min,可产生约 40mmHg 的 P_ACO_2,$P_ACO_2 = 0.863 \times 200 \div 4.315 = 40$mmHg。

除 CO_2、O_2 和水蒸气外,肺泡通常还含有氮气(N_2)。N_2 是惰性气体,不参与气体交换,但长时间高浓度氧吸入,可使 N_2 被置换出肺泡,发生吸收性肺不张。

根据道尔顿定律,$P_AN_2 = P_B - (P_AO_2 + P_ACO_2 + P_{H_2O})$,$P_AN_2 = 760 - (100 + 40 + 47) = 573$mmHg。

6.4.2　气体在肺内的交换

O_2 和 CO_2 在肺和肺毛细血管间的弥散必须穿过一层重要的屏障——肺泡毛细血管膜,也称呼吸膜。呼吸膜在电子显微镜下可分为 6 层,自肺泡内表面向外依次为:含肺泡表面活性物质的液体层、肺泡上皮层、上皮基底膜层、肺泡与毛细血管之间的间质层、毛细血管基膜层和毛细血管内皮细胞层。

气体分子从分压高的区域向分压低的区域运动的过程称为弥散。气体弥散机制遵循菲克定律：$V_{gas} = A \times D \times (P_1 - P_2)/T$。

（A：可用于弥散的横截面积；D：气体的弥散系数；T：膜的厚度；$(P_1 - P_2)$：跨膜的分压梯度）

根据菲克定律，表面积、弥散系数和压力梯度与弥散呈正相关，与跨膜的距离（厚度）呈负相关。鉴于健康人的肺泡-毛细血管膜的面积和距离是恒定的，正常肺中的弥散主要取决于气体分压梯度，在临床实践中，无法测量膜的面积和厚度，因此，该公式通常被重写为：$V_{gas} = D_L \times (P_1 - P_2)$。

D_L（肺的弥散能力）结合了气体和膜的面积、厚度和弥散特性，可以帮助评估某些疾病。肺弥散容量是测定呼吸气体通过呼吸膜能力的重要指标，指气体在 1mmHg 分压差作用下，每分钟通过呼吸膜弥散的气体毫升数。

$$D_L = V_{gas}/(P_A - P_C)$$

［V_{gas}：每分钟通过呼吸膜的气体容积（mL/min）；P_A：肺泡气中该气体的平均分压；P_C：肺毛细血管血液内该气体的平均分压］

正常人安静时 O_2 的肺弥散容量约为 20mL/(min·mmHg)，CO_2 的肺弥散容量为 O_2 的 20 倍。运动时肺弥散容量增加；肺疾病情况下，肺弥散容量可因有效弥散面积减小或弥散距离增加而降低。

6.4.3　弥散时间

O_2 和 CO_2 的弥散速度极快，仅需约 0.3s 即可完成肺部气体交换。肺毛细血管中红细胞的正常通过时间约为 0.75s，一般血液流经肺毛细血管的时间约 0.7s，因此当血液流经肺毛细血管全长约 1/3 时，肺换气过程基本上已完成。

剧烈运动等血液流量增加的情况下，红细胞的通过时间可减少到 0.25s，若存在弥散限制，完成气体交换需要更长的时间，因此，许多肺部疾病患者在休息时氧饱和度正常，轻微活动即可出现氧合下降。

6.4.4　影响肺换气的因素

气体弥散速率 $\propto \Delta P \times T \times A \times S/[d \times (\sqrt{MW})]$

［ΔP：气体分压差；T：温度；A：弥散面积（呼吸膜的面积）；S：气体在溶液中的溶解度；d：弥散距离（呼吸膜的厚度）；MW：气体分子的分子量］

影响肺换气的因素主要有：

（1）气体分压差（ΔP）：气体交换的动力是气体的分压差，气体的分压差越大，则弥散越快，弥散速率越大；反之，分压差越小，则弥散速率越小。气体的分压差也决定气体交换的方向,气体总是从分压高的区域向分压低的区域运动。

（2）气体的溶解度与分子量:在其他条件相同时,气体弥散速率与气体在溶液中的溶解度（S）成正比,与气体分子量（MW）的平方根成反比。气体的溶解度与分子量的平方根之比称为弥散系数。

CO_2 在血浆中的溶解度（51.5%）约为 O_2 的（2.14%）24 倍,CO_2 的分子量（44）大于 O_2（32）,CO_2 的弥散系数是 O_2 的 20 倍。尽管 O_2 的分压差比 CO_2 的分压差大将近 10 倍,CO_2 的弥散速度仍为 O_2 的 2 倍,因此临床上易出现缺氧而 CO_2 潴留少见。

（3）呼吸膜的面积:正常成年人的约 3 亿个肺泡的呼吸膜总面积约为 $70m^2$。在安静状态下,机体仅需 $40m^2$ 的呼吸膜便足以完成气体交换。因此,呼吸膜有 $30m^2$ 的贮备面积。运动时肺毛细血管开放数量和开放程度增加,呼吸膜面积增加,加快 O_2 和 CO_2 弥散的速度。反之,肺不张、肺实变、肺气肿时呼吸膜弥散面积减小,气体交换减少。

（4）呼吸膜的厚度:呼吸膜的总厚度（d）不到 $1\mu m$,最薄处只有 $0.2\mu m$,气体易于弥散通过。肺毛细血管平均直径不足 $8\mu m$,血液层很薄,红细胞膜通常能接触到毛细血管壁,使 O_2 和 CO_2 不经大量的血浆层即可到达红细胞或进入肺泡,弥散距离短,气体交换速度加快。

病理情况下,如肺纤维化、肺水肿时呼吸膜增厚或弥散距离加大都会降低弥散速率,减少 O_2 和 CO_2 的弥散量;此时若增加运动,可因血流加速而缩短气体在肺部的交换时间,进一步降低气体交换,加重呼吸困难。

（5）温度:温度越高,气体分子运动速度愈快。

（6）通气/血流比:通气/血流比（ventilation/perfusion ratio,V_A/Q）,是指每分肺泡通气量（V_A）和每分肺血流量（Q）（心排血量）的比值。正常成年人安静时肺泡通气量约为 4200mL/min,心排血量为 5000mL/min。因此,V_A/Q 为 0.84,意味着肺泡通气量与肺血流量的比例适宜,气体交换的效率最高,即流经肺部的静脉血变成了动脉血。通气血流比的详细介绍请参阅下一章节。

气体弥散速率公式主要是从肺泡内气体的角度来讨论肺换气的影响因素,但肺泡内的气体还需要与流经肺部的血液进行气体交换。因此,肺换气还须考虑到通气与血流的匹配问题。

6.5　组织换气

组织细胞与组织毛细血管血液之间的气体交换过程称为组织换气。组织中的气体分压梯度与肺内的分压梯度相反,随着细胞代谢消耗 O_2,细胞内 PO_2 降至 P_aO_2 以下,O_2 从组织毛细血管血液（$PO_2 = 100mmHg$）弥散到细胞（$PO_2 < 40mmHg$）;同时,CO_2

从细胞（$PCO_2 > 46mmHg$）弥散进入毛细血管血液（$PCO_2 = 40mmHg$）；平衡后，血液以约 $40mmHg$ 的 PO_2 和约 $46mmHg$ 的 PCO_2 离开组织毛细血管。就像动脉血反映了肺部气体交换一样，静脉血也反映了组织中发生的气体交换。

6.5.1 影响组织换气的因素

影响组织换气的因素有：组织氧供、Hb 对 O_2 的亲和力及细胞利用氧的能力。

（1）组织氧供：是指组织在单位时间内能获取的 O_2 量，等于心脏指数和动脉血氧含量的乘积，$DO_2 = C_aO_2 \times CO$。

（C_aO_2：动脉血中的氧含量；CO：心排血量）

当组织 O_2 输送不足以满足细胞需求时，就会发生缺氧。如低氧血症时动脉血中 O_2 含量降低，休克时的心排血量下降或局部缺血时组织灌注降低，均会引起细胞缺氧。

血液中的总氧含量 ＝ 物理溶解 O_2 ＋ 化学结合 O_2，即：

$$C_aO_2 = 0.0031 \times P_aO_2 + 1.34 \times Hb \times S_aO_2$$

正常的 C_aO_2 浓度为 $16 \sim 20mL/dL$，当血红蛋白数量明显减少时，O_2 的化学结合部分成比例下降，血液中的总氧含量会出现明显下降。Hb 为 $5g/dL$ 时，即使饱和度为 100%，血液总氧含量也下降为正常的 1/3 左右。

$$
\begin{aligned}
C_aO_2 &= 0.0031 \times P_aO_2 + 1.34 \times Hb \times S_aO_2 \\
&= 0.0031 \times 100 + 1.34 \times 5 \times 1 \\
&= 0.31 + 6.7 \\
&= 7.01(mL/dL)
\end{aligned}
$$

（2）Hb 对 O_2 的亲和力：氧离曲线（oxygen dissociation curve）或氧合血红蛋白解离曲线是表示 PO_2 与 Hb 氧结合量或 Hb 氧饱和度关系的曲线。该曲线表示 PO_2 不同时，O_2 与 Hb 的结合情况。

氧离曲线呈 S 形，是 Hb 的变构效应所致。当前认为 Hb 有两种构型：去氧 Hb 为紧密型（T 型）结构，氧合 Hb 为疏松型（R 型）结构，当 O_2 与 Hb 的 Fe^{2+} 结合后，盐键逐步断裂，Hb 分子逐步由 T 型变为 R 型，对 O_2 的亲和力逐步增加。R 型 Hb 的 O_2 亲和力为 T 型 Hb 的数百倍。Hb 的 4 个亚单位无论在结合 O_2 还是释放 O_2 时，彼此间都有协同效应，即当 1 个亚单位与 O_2 结合后，由于变构效应的结果，其他亚单位更易与 O_2 结合；反之，当氧合血红蛋白的 1 个亚单位释出 O_2 后，其他亚单位更易释放 O_2。

氧离曲线的上段相当于 PO_2 $60 \sim 100mmHg$ 的部分，即 PO_2 较高的水平，可以认为是 Hb 与 O_2 结合的部分。这段曲线较平坦，表明 PO_2 的变化对 Hb 氧饱和度的影响不大。

PO_2 为 $80mmHg$ 时，Hb 氧饱和度为 95.8%，将 PO_2 提高到 $160mmHg$，Hb 氧饱和度为 100%，也只增加了 4.2%。而在高原、高空或患有某些呼吸系统疾病时，即使吸入气

或肺泡气 PO_2 有所下降，但只要 PO_2 不低于 60mmHg，Hb 氧饱和度仍能保持在 90% 以上，血液仍可携带足够量的 O_2，不至于发生明显的低氧血症。

氧离曲线的中段相当于 PO_2 40～60mmHg 的部分，是氧合血红蛋白释放 O_2 的部分。该段曲线较陡直，表明 PO_2 改变与 Hb 氧饱和度变化呈线性相关。

PO_2 40mmHg 相当于混合静脉血的 PO_2，此时 Hb 氧饱和度约为 75%，血 O_2 含量约 14.4mL，即每 100mL 血液流过组织时释放了 5mL O_2。安静状态下人体每分钟消耗 O_2 量约为 250mL，血液流经组织时释放出的 O_2 容积所占动脉血 O_2 含量的百分数称为 O_2 的利用系数，以心排血量 5L 计算，安静时 O_2 的利用系数为 25% 左右。

氧离曲线的下段相当于 PO_2 15～40mmHg 的部分，也是氧合血红蛋白解离的部分，是曲线坡度最陡的一段。即 PO_2 稍降，氧合血红蛋白就可大幅度解离，代表 O_2 储备。

在组织活动增强时，PO_2 可降至 15mmHg，氧合血红蛋白进一步解离，Hb 氧饱和度降至更低的水平，血氧含量仅约 4.4mL，这样每 100mL 血液能供给组织 15mL O_2，O_2 的利用系数提高到 75%，是安静时的 3 倍。

与 Hb 对 O_2 亲和力改变相关的因素通常会造成曲线的左移或右移。P_{50} 是 Hb 饱和度为 50% 时的 P_aO_2，通常为 26.6mmHg。P_{50} 低于正常值，表示 Hb 对 O_2 的亲和力增加，曲线左移，不利于组织细胞水平的 O_2 解离；P_{50} 高于正常值，表示 Hb 对 O_2 的亲和力下降，曲线右移，组织细胞水平的 O_2 解离相对更容易。氧离曲线左移见于 H^+ ↓（pH ↑）、CO_2 ↓、体温 ↓、2,3-DPG ↓、碳氧血红蛋白、高铁血红蛋白、异常血红蛋白；氧离曲线右移见于 H^+ ↑（pH↓）、CO_2 ↑、体温 ↑、2,3-DPG ↑、异常血红蛋白。

基于组织细胞水平的 O_2 解离部分是组织细胞的氧供的重要来源，曲线右移时，尽管是同样的血氧分压水平，Hb 饱和度低于正常，但亲和力下降也意味着更容易解离，所以在组织细胞水平更易得到 O_2，有"宁酸勿碱"的原则（宁右移勿左移）。

（3）细胞利用氧的能力：组织细胞利用氧的能力与组织气体交换相关。将足够多的 O_2 输送到组织水平，需要细胞有利用 O_2 的能力，才能完成正常的组织气体交换。即使有充足的组织氧供，细胞利用氧障碍时也会因为无法利用 O_2 而导致细胞缺氧。组织细胞利用氧功能障碍的原因有：中毒（氰化物、砷化物、甲醇等）、细胞损伤（大量放射性照射、内毒素损伤线粒体）、呼吸酶合成障碍。

6.6　总　结

换气是 O_2 和 CO_2 在大气与组织之间交换的过程，发生在肺泡和组织细胞水平，即肺换气与组织换气。气体在肺和组织之间的弥散主要取决于气体分压梯度，由分压高的区域弥散到分压低的区域。

少量 O_2 溶解在血液中(1.5%)，更多的则与 Hb 结合形成氧合血红蛋白(98.5%)。

70%CO_2 以离子化的 HCO_3^- 形式在血液中运输；20%与 Hb 的氨基酸结合，10%物理溶解。根据菲克定律，气体弥散与表面积、弥散系数和压力梯度呈正相关，与跨膜的距离(厚度)呈负相关。但肺泡内的气体需要与流经肺部的血液进行气体交换，因此，肺换气还须考虑到通气与血流的匹配问题。组织换气也需要考虑组织细胞利用氧的能力的问题。

动静脉氧含量差($C_{a-v}O_2$)是每 100mL 血液通过组织时释放的 O_2 量，代表组织利用的 O_2 量；动脉血中 O_2 含量降低、血流量降低或细胞功能异常阻止了 O_2 的适当摄取，组织就会缺氧。Hb 对 O_2 的亲和力影响 O_2 的摄取与释放，亲和力增加(氧离曲线左移)不利于组织 O_2 释放；Hb 数量和质量的异常也会影响 O_2 的摄取与释放，并可能导致缺氧。

韩一骄

第7章　无效腔与分流

7.1　无效腔

7.1.1　无效腔的定义

呼吸过程中发生通气,但没有参与气体交换的部分称为无效腔。

生理无效腔(physiological dead space,V_D)指未参与气体交换的呼吸道和肺泡容积,是解剖无效腔和肺泡无效腔之和。正常人的解剖无效腔与生理无效腔基本相等。

由于机械通气的使用需要建立人机连接界面(气管内导管或面罩),会产生部分的器械无效腔,这也属于潮气量(tidal volume,VT)的组成部分。

7.1.2　无效腔的分类

(1) 解剖无效腔(anatomical dead space):是指从口鼻至细支气管的呼吸道容积(传导气道),该部分既无肺泡上皮,又无肺循环血液供应,不能参与肺泡与血液之间的气体交换。正常成年人的约为 2.2mL/kg,120～150mL。

(2) 肺泡无效腔(alveolar dead space):是指通气良好但血液灌注不良的肺泡,疾病状态如肺动脉栓塞会导致对应血流分布区域的肺泡有正常进出的气体,但无血流通过与之进行气体交换,从而形成肺泡无效腔,使无效腔比例增加。

(3) 器械无效腔(apparatus dead space):是指人工呼吸回路中的无效腔。机械通气人机界面对无效腔的影响,可增加或减少。有创机械通气时气管插管或气管切开,可减少部分上气道的生理无效腔,无创机械通气时口鼻面罩等人机界面的使用会增加器械无效腔,使无效腔比例增加。

每次呼吸参与气体交换的容积为(V_T-V_D)。V_D 越大,V_T 越小,参与气体交换的有效肺泡通气量(V_A)越少。经鼻高流量可通过减少 V_D 来减少 CO_2 重吸入,即 V_T 不变,通过减少 V_D,肺泡有效通气量增加,增加气体交换效率。

V_D、V_D/V_T 是判断肺功能损害程度的常用参数。

$$V_D = 解剖无效腔 + 肺泡无效腔$$

$$V_T = 器械无效腔 + V_D + V_A$$

7.1.3　无效腔的计算方式

$$V_D/V_T = (P_aCO_2 - P_ECO_2)/P_aCO_2 \times 100\%$$

(P_aCO_2:动脉血二氧化碳分压;P_ECO_2:呼末二氧化碳分压)

例如 P_ECO_2 为 37mmHg，P_aCO_2 为 40mmHg，则 $V_D = (40-37)/40 \times 100\% = 7.5\%$。

7.2 分 流

7.2.1 分流的定义

静动脉血分流（shunt）指静脉血未经肺泡气氧合，即进入左心房。这种分流可发生在生理情况下，称为生理性分流，主要为心内分流，还有一部分来源于支气管血管和肺循环的吻合支，一般小于 5%。在疾病状态下，则称为病理性分流，如急性呼吸窘迫综合征患者肺泡萎陷和实变时。

7.2.2 解剖分流

肺动脉内一部分静脉血经支气管静脉和极少的肺内动-静脉交通支直接流入肺静脉，称解剖分流或真性分流。正常人中存在两种从右到左的解剖分流：①支气管静脉分流；②心最小静脉循环，是心脏特有的最小冠状静脉，直接流入左心。

7.2.3 肺泡动脉氧分压差 $[P_{(A\text{-}a)}O_2]$

肺泡和动脉氧分压之间的差异，通常为 5～10mmHg，造成这种差异的因素有：①肺和心脏循环的右向左分流（3/4）；②肺通气和血流的区域差异。

$$P_AO_2 = F_iO_2 \times (P_B - P_{H_2O}) - (P_ACO_2/RQ)$$

$$吸空气时 P_AO_2 = 0.21 \times (760-47) - (40/0.8) = 99.73mmHg$$

$$简化公式 P_AO_2 = 150 - P_aCO_2/0.8$$

$$P_{(A\text{-}a)}O_2 = P_AO_2 - P_aO_2$$

$P_{(A\text{-}a)}O_2$ 每增加 100mmHg，对应分流增加 5%，$P_{(A\text{-}a)}O_2$ 可用来判定低氧血症是否仅由高碳酸血症（低通气）引起。正常差值提示低氧血症可能是高碳酸血症的结果，异常差值提示肺实质病变。例如，患者吸入室内空气情况下 P_aO_2 40mmHg，P_aCO_2 80mmHg，$P_{(A\text{-}a)}O_2 = 150 - 80/0.8 - 40 = 10mmHg$，提示低氧血症是低通气的结果，仅需要辅助通气。患者吸入室内空气情况下 P_aO_2 45mmHg，P_aCO_2 60mmHg，$P_{(A\text{-}a)}O_2 = 150 - 60/0.8 - 45 = 30mmHg$，提示低氧血症的原因既有低通气，又有肺泡水平气体交换障碍，需要的处理方式为辅助通气加氧疗。

7.2.4 异常的心内分流

心腔内出现异常通道时，血流能从右心直接流到左心，右向左的分流会使含 O_2 量低的静脉血直接进入动脉循环，从而降低了动脉血中的 O_2 含量，造成缺氧。正常左心是高压系统，右心是低压系统，左心压力大于右心压力，初期的分流一般为左向右的分流，此时，左心系统内含 O_2 量高的血流流入右心，不会出现动脉系统的低氧。右向左的分流通常涉及心腔压力梯度改变,如右心肥厚使右心压力大于左心压力。

7.2.5　异常的肺内分流

任何引起肺泡水平(肺实质)气体交换障碍的原因都可能造成异常的肺内分流。

7.3　肺通气

肺通气是气体随呼吸运动出入呼吸道的过程。

每分钟静息肺通气量是指基础代谢状态或静息状态下每分钟呼出的气体容积(V_E),是潮气量(V_T)与呼吸频率(RR)的乘积,即 $V_E = V_T \times RR$。每分钟静息肺泡通气量(V_A)指静息状态下每分钟呼出的气体容积中从肺泡内呼出的部分,$V_A = (V_T - V_D) \times RR$。

深漫呼吸比浅快呼吸更有效,就是因为深漫呼吸时,有效的肺泡通气量更大。例如,同样以 9L/min 的分钟通气量进行通气,V_D 以 150mL 计算,深漫呼吸时,$V_T = 900mL$,RR = 10 次/分,则 $V_A = (900 - 150) \times 10 = 7.5L/min$;浅快呼吸时,$V_T = 300mL$,RR = 30 次/分,则 $V_A = (300 - 150) \times 30 = 4.5L/min$。

受肺的重量和重力的影响,肺尖的胸膜腔内负压(低于大气压)比肺底部的负压更大,每下降 1cm,压力变化 $0.25cmH_2O$。直立位时肺尖到肺底的通气本身就存在变化,肺尖的肺泡在较大的胸膜腔压力作用下维持在较高的静息体积,位于压力容积曲线的上部,即高位平坦段,即使在较大的压力作用下,也仅能产生较小的容积变化,即肺尖的肺泡能产生的有效扩张少。而肺底部的肺泡静息体积较小,位于压力容积曲线较陡直的部分,轻微的压力变化就能引起容积发生相应的改变,所以吸气时肺底部的肺泡比顶部的肺泡扩张更多。生理情况下,肺部的通气更多发生在肺底。

7.4　肺血流

肺有两套供血系统:一套来自体循环的支气管循环,另一套为肺循环。

7.4.1　支气管循环

支气管循环包括支气管动脉及其分支、毛细血管和静脉,是肺、气道和胸膜等的营养血管,正常情况下占心排量的 $1\% \sim 2\%$。

支气管循环有 4 条通路。通路 1——支气管血液流经大气道和胸膜的毛细血管床流入肺动脉;通路 2——供应周围肺血供,进入肺毛细血管;通路 3——通过支气管肺静脉直接进入肺静脉(解剖分流);通路 4——通过支气管静脉流到奇静脉。通路 3 的支气管肺静脉的路线允许含 O_2 量较少的血液与含 O_2 量高的血液混合,返回左心系统,为解剖分流的一部分。

7.4.2 肺循环

由肺动脉及其分支、毛细血管和肺静脉组成,肺循环将来自全身各器官的静脉回心血输送至肺,并在肺内进行气体交换。

肺组织和肺血管的可扩张性较大,肺循环可看作体循环的储血库。当机体失血时,肺循环可将一部分血液转移到体循环,起代偿作用,肺血容量(约 600mL)足以在几个心动周期内维持正常的左心室充盈。静息状态下,肺毛细血管床可容纳 60～80mL 血液,在心排血量较高的情况(例如运动)下,可扩张至 200mL。肺循环也可以作为全身循环的过滤器。肺毛细管的内径约为 7～10μm,理论上,在进入体循环之前,颗粒(例如血凝块)在肺毛细血管内被截留,若肺毛细血管发生大面积堵塞,可能威胁生命。

肺循环为低压系统。肺循环途径比体循环短,肺动脉管壁薄,弹性纤维较少,易于扩张;肺血管分支多而短,口径粗,外周阻力小,肺动脉压只有主动脉压的 1/6。成年人全身和肺血管系统的静息血流动力学值在 CO 为 5L/min 时,血压分别为体循环 120/80mmHg、肺循环 25/10mmHg。肺毛细血管平均压仅为 7mmHg,血浆胶体渗透压平均为 25mmHg,因此,肺毛细血管将组织液吸收到毛细血管的力量较强,有利于吸收肺泡内液体,防止肺泡水肿。在某些病理情况(如左心衰竭)下,肺静脉压和毛细血管静水压差升高,造成肺水肿。

7.5 通气血流比(V/Q)

7.5.1 正常的通气与血流分布呈重力依赖性

肺尖的肺泡静息体积较大,能产生的扩张容积小,即 V↓;血流呈重力依赖分布,肺尖区域血流量非常少,尤其在 $P_A > P_a > P_v$(P_A:肺泡压力;P_a:动脉压力;P_v:静脉压力)区域,无血流通过肺泡表面,Q↓↓;所以,肺尖 V↓/Q↓↓→V/Q>1。

肺底的肺泡静息体积较小,能产生较大的扩张容积,即 V↑;血流的重力依赖分布使肺底区域血流量较多,Q↑↑;所以,肺底 V↑/Q↑↑→V/Q<1。

7.5.2 体位对通气血流比的影响

直立位肺的垂直跨度大(约 30cm),仰卧位肺的垂直跨度小,所以仰卧位时肺部的通气血流比的差异没有直立位时的差异大,但仍为腹侧区域 V↓/Q↓↓→V/Q>1,背侧区域 V↑/Q↑↑→V/Q<1。控制性机械通气的时候,因为抑制了患者的自主呼吸,腹侧肺区域 V↑↑,Q↓↓↓,背侧肺区域 V↓↓,Q↑↑↑,加剧了通气血流比例的失衡。出现重力依赖变化的肺部病变,严重影响通气与氧合时,可考虑改变体位——实施俯卧位通气来改善 V/Q 比值,改善气体交换。

7.5.3 通气血流比的计算方式

通气血流比在各部位的比值不一样,因为决定最终气体交换效率的是整个肺泡毛细血管网,所以整体来说通气血流比为综合结果。例如,流经通气良好的肺泡的血流有 3L/min,有效的肺泡通气量为 4.5L/min,则此部位的 $V/Q = 4.5/3 = 1.5$;另一部分 1.5L/min 的血流量经过完全无通气肺泡区域,为分流效应,则这个部位的 $V/Q = 0/1.5 = 0$;但最终的混合效应为全部的通气与全部血流的比值,即 $V/Q = 4.5/(3+1.5) = 1$,所以最终的有效的 V/Q 为 1。

7.5.4 通气血流比失衡

(1) 低 V/Q:即通气少、血流多的情况。气体交换不充分使含 O_2 量低的血流进入动脉系统,降低动脉系统的 O_2 含量而影响动脉氧分压。通过完全无通气的肺泡区域的血流完全没有得到气体交换,造成静脉血分流入动脉的效应,$P_aO_2\downarrow$,严重影响氧合;流经这部分肺泡的血里的 CO_2 没有机会从肺循环排出,$P_aCO_2\uparrow$,影响通气。

当气道阻塞等原因造成气道阻力增加,或是肺顺应性下降,肺泡通气量下降时会影响氧合,此时,增加吸入氧浓度可通过提高吸入气氧分压来改善氧合;但肺泡完全无通气时,增加吸入氧浓度对氧合改善效果不佳,因为无通气的肺泡表面毛细血管内血流不会得到任何的气体交换,仍为静脉血分流入动脉。

任何导致有效肺泡通气量减少的因素都会引起低 V/Q 的改变,即有血流通过,但肺泡通气不足,气体交换不充分。肺泡通气不足一般与气道阻力增加和顺应性下降有关。如肺炎时肺泡腔内充满液体,影响气体交换;哮喘时气道炎症,细支气管因痉挛而收缩使气道阻力增加;支气管炎时气道因感染(急性)或刺激(慢性)产生炎症,分泌黏液或脓液,使气道阻力增加;肺纤维化时纤维结缔组织在肺部堆积,降低肺弹性,顺应性下降。

(2) 高 V/Q:即通气充分但血流减少的情况。任何导致有效的肺血流减少的因素都会引起高 V/Q 改变,有肺泡通气,但无血流与之交换。如失血性休克时 $CO\downarrow$、过高的正压通气的压力、肺实质疾病(如肺气肿)、肺血管堵塞等。

肺循环是低压系统,易受正压通气压力的影响。过高的压力会减少回心血量、减少肺循环血量;过高的正压也会使肺泡内压增加,压迫肺泡表面血流,肺泡毛细血管血流减少,引起高 V/Q。最佳的呼气末正压(positive end expiratory pressure,PEEP)水平设置目的在于维持功能残气量,在功能残气量时肺血管阻力最低。

无效腔样通气指肺循环栓塞、弥漫性血管内凝血、肺小血管收缩或肺动脉炎、肺动静脉瘘、肺内动静脉短路开放等使得相应部位肺泡的血流量减少或无血液灌流,进入这些肺泡的气体几乎不能进行气体交换,其成分与气道内的气体基本相同。肺动脉栓塞时栓塞部位的远端肺泡完全无血流灌注，造成无效腔通气效应，CO_2 没有机会从肺循环排出，使 P_aCO_2 升高。

　　临床上常存在多种 V/Q 不匹配现象。如慢性阻塞性肺疾病时肺泡破裂融合成较大的空腔，气体交换的表面积减少；肺泡体积增大、弹性下降，肺泡可扩张性下降（V↓）；肺毛细血管床的破坏使肺泡表面进行气体交换的血流减少（Q↓）；气道黏液处于高分泌状态，长期呼气阻力增加导致小气道重构，均显著增加气道阻力，使肺泡通气进一步下降，因此慢性阻塞性肺疾病患者存在多种 V/Q 不匹配现象。

　　V/Q 不匹配的代偿性保护机制。缺氧性肺血管收缩是维持通气血流比相适应的代偿性保护机制。血氧减少时肺血管收缩，血氧增加时血管舒张。当肺的某一部分肺泡通气不足，氧分压降低时，该部分的血管收缩，血液流量减少，使较多的血液流经通气充足的肺泡，进行有效的交换。但长时间的缺氧会引起血管内皮细胞损伤，血管内皮合成和分泌的各种血管舒张因子平衡失调，导致后期的肺血管重建，发生肺动脉高压等一系列严重后果。

7.6　总　结

　　无效腔是呼吸过程中发生通气，但没有参与气体交换的部分；包括解剖无效腔、肺泡无效腔和器械无效腔；不恰当的人工呼吸回路装置连接会增加器械无效腔，使 V_D/V_T ↑，影响肺泡通气。

　　分流是静脉血未经肺泡气氧合即进入左心房，包括生理性分流和病理性分流。肺部气体交换效率影响 P_aO_2 和 P_aCO_2 水平；V/Q 不匹配的极端模型是分流和无效腔通气。

　　P_aO_2 水平降低可能是由于环境 PO_2 低、通气不足、弥散受损、V/Q 不匹配以及右向左的解剖或生理分流导致的；提高吸入氧浓度可以改善氧合，但存在分流时氧合改善效果不佳。P_aCO_2 的升高与 CO_2 生成增多、排出减少相关，无效腔通气会使 CO_2 没有机会从肺循环排出，使 P_aCO_2 升高。

　　缺氧性肺血管收缩是维持通气血流比相适应的代偿性保护机制，但长时间缺氧会引起肺血管重构，导致肺动脉高压等一系列严重后果。

韩一骄

第8章 气道廓清药物

有效排出气道内分泌物是预防和治疗支气管、肺部感染的基本措施。黏液纤毛摆动机制常因为老化、吸烟、环境暴露和支气管扩张等因素受损；而咳嗽能力也会因为脑血管病变、镇静镇痛和肌松药应用或 ICU 获得性衰弱等因素下降或丧失，导致气道分泌物潴留。应用药物的和非药物的方法帮助排出气道分泌物、减少和控制与其相关的并发症的措施就是气道廓清技术。本章就气道廓清药物治疗做介绍。

8.1 呼吸道黏液的病理生理机制

呼吸道总共有 24 级分支，分为有纤毛区和无纤毛区。纤毛区分布在第 0～19 级分支，远端的肺泡管和肺泡囊无纤毛分布。在无纤毛分布的呼吸区，肺表面活性物质呈膜状覆盖在肺泡表面，对肺泡功能起重要作用：有助于稳定肺泡，保证通气；防止肺泡塌陷和水肿；改善清除率，调节气道液体平衡；调节呼吸道炎症细胞的功能。当存在肺部疾病时，肺泡表面活性物质的含量和组成会受到影响，引起表面活性降低、肺不张、肺泡填塞等，从而使得肺通气受限，甚至有可能导致呼吸衰竭。

覆盖气道内衬上皮细胞表面的液体至少包括 2 层：黏液层（凝胶）和包绕纤毛的纤周层。传统模型认为纤周层为液体（溶胶），但近期一个模型认为它是由黏合细胞的黏蛋白和多糖构成的凝胶网。黏液是漏出液和表面上皮及黏膜下腺体的分泌物的混合物。其主要成分是水（95％）和糖蛋白（2％～3％），还有少量蛋白聚糖（0.1％～0.5％）、脂类（0.3％～0.5％）、蛋白质和 DNA。糖蛋白成分由分泌型黏蛋白构成，尤其是大分子聚合物 MUC5AC 和 MUC5B，它们使黏液具有流变性。黏液是维持水分的可移动屏障，含有抗多种病原体的防御因子。黏液的正常分泌量约为 15mL/d，黏液纤毛清除率为 $50\mu m/s$。黏液的液体样、黏性性质使其能被腺体排出，而黏液的固体样、弹性性质使其能将由运动的纤毛给予的能量转移、储存并转化成为运动所用。糖蛋白对于黏液的这种弹性是必要的。在黏液凝胶和纤周溶胶之间的表面活性物质层作为润滑剂，会促进能量从摆动的纤毛传送到黏液。黏液分泌量在慢阻肺中可增至 3 倍，在囊性纤维化中可增至 10 倍。黏液成分在疾病状态下也可发生改变。正常情况下，水分含量为95％，吸烟者降至 90％，囊性纤维化患者降至 83％以下。吸烟可能是气道黏液失水的一个促发因素。因为疾病状态下黏蛋白浓度增加，黏液纤毛清除率会下降，黏附的分泌物只有通过咳嗽才能清除。未清除的黏液则会导致气道梗阻和增加感染风险。

在确定某种药物促进分泌物清除的能力时,需要同时考虑黏液纤毛清除功能和咳嗽清除功能这两方面。能改善黏液纤毛运输的因素包括:较高的黏液弹性(存储被传输的能量)、较低的黏液黏度(以减少能量损失)、较高的黏附性(阻碍凝胶层波的形成)、较高的可纺性(衡量黏液拉丝能力的指标)、较高的纤毛摆动频率、更薄的黏液层,以及略低于纤毛高度的纤周溶胶层(以改善与纤毛尖端的耦合度)。相反,能提高咳嗽清除功能的因素包括:较高的黏液黏度、较低的黏液弹性(以降低咳嗽剪切的黏液的弹回力)、较低的黏附性(以促进凝胶层波的形成)、较低的可纺性(黏液拉丝的能力)、较厚的黏液层,以及高于纤毛高度的纤周层。痰液脓性增加导致黏度、表面张力、弹性系数、接触角增加,并使咳嗽运输能力降低,但这些作用可能继发于水分含量的减少。哮喘患者的痰液黏度最高,而囊性纤维化患者的痰液黏度较低。存在慢性支气管炎和支气管扩张患者的痰液黏度居中。

对有严重的呼吸系统疾病或咳嗽受损的人,黏液分泌过多可能是病理性的。在健康个体中气道纤毛会不断清除黏液,但是在存在炎症或感染的情况下,黏液产生会增加,纤毛功能可能会受损,并且痰的生物物理特性可能会导致黏液分泌过多与肺功能和生活质量下降,咳嗽不适。文献报道,近50%的慢阻肺患者存在气道高分泌症状,气道黏液高分泌与慢阻肺患者的肺功能加速下降,急性加重和高住院治疗率有关。气道黏液高分泌导致慢阻肺死亡的风险是非气道黏液高分泌的3.5倍。哮喘患者的气道黏液纤毛清除功能较对照者明显下降,约20%～40%的患者痰量增加,存在气道黏液高分泌症状,且其气道黏液比慢阻肺更黏稠,气道易被胶状黏液栓阻塞,与重症哮喘导致死亡密切相关。支气管扩张症是由于支气管及其周围肺组织慢性化脓性炎症和纤维化,使支气管壁结构破坏,导致支气管变形及持久扩张。气道黏液高分泌也是支气管扩张症的基础病理生理与临床特征。黏液长期蓄积在气道中,导致细菌定植,出现反复咳嗽、咳痰症状。气道黏液高分泌已成为严重影响患者生活质量的因素之一。

8.2 促黏液活性药物

促黏液活性药物是指能够改变黏液产生、分泌、黏液的性质和组成,或黏液与黏液纤毛上皮相互作用的药物。促黏液活性药物包括黏液溶解剂、黏液调节剂、黏液动力药、祛痰剂。

8.2.1 黏液溶解剂

黏液溶解剂包括硫醇和硫醇衍生物使二硫键断裂的药物。例如,N-乙酰-L-半胱氨酸(NAC)、2-巯基乙磺酸(美司钠)直接作用于黏蛋白,使黏液液化并降低其黏度。这些药物可能具有其他相关的抗氧化、抗炎和抗菌性质。硫醇制剂的副作用包括恶心、呕吐和过敏反应。

一项 meta 分析纳入了评估黏液溶解剂(如 NAC、厄多司坦、羧甲司坦)用于慢性阻塞性肺疾病(chronic obstructive pulmonary diseases,COPD)的随机试验,发现与安慰剂相比,只有高剂量 NAC(1200mg/d)可预防疾病发作(OR = 0.56,95％ CI = 0.35~0.92)。不同研究之间的结果存在差异,其原因可能包括:NAC 的剂量依赖效应(如剂量低于1200mg/d 时缺乏抗氧化作用)、口服时进入支气管肺泡液的穿透性差,以及在使用吸入性糖皮质激素(inhaled corticosteroid,ICS)的患者中 NAC 作用降低。早期研究中,NAC通过吸入或支气管镜检查时直接灌注给药,因为人们发现 NAC 直接应用 1min 内可使黏液液化,在 5~10min 达到最大效应。然而,雾化 NAC 可导致急性支气管痉挛,由于缺乏有效性的证据且存在支气管痉挛的潜在风险,哮喘患者应避免使用雾化的 NAC。

厄多司坦也是一种疏醇类药物,安全性确定,一般而言其胃肠道副作用比其他硫醇衍生物少。对不能使用 ICS 联合长效 β 受体激动剂或长效毒蕈碱类药物的 COPD患者,厄多司坦可能是治疗 COPD 频繁发作的一种选择。然而,此药物作为更确切的吸入性治疗方案的辅助手段,其减少发作和疗效程度的相关证据不一。EQUALIFE 研究纳入 155 例 COPD 患者,进行随机试验,发现与安慰剂组相比,治疗组的发作率降低了 30％,住院天数减少了 58％,健康状况改善并且 COPD 相关疾病花费降低。在另一项针对 445 例中度 COPD 患者的 RESTORE 试验中,与安慰剂组相比,常规治疗中加入厄多司坦后减少了轻度发作的发生率,但未减少中度和重度发作的发生率,也没有改善圣乔治呼吸问卷测定的生存质量。而且,厄多司坦治疗者出现了中度或重度 COPD发作增加的趋势。厄多司坦除黏液溶解特性外,可能还有抗炎作用,在一项关于未戒烟 COPD 患者的研究中,它能降低白三烯(leukotriene,LT)B4 和氧化应激标志物的水平。

羧甲司坦在中国开展的 PEACE 研究是一项随机、双盲的试验,其中 709 例中度至重度 COPD 患者被随机分配至 500mg 羧甲司坦(S-羧甲基半胱氨酸)治疗组或安慰剂组,一日 3 次,治疗 12 个月。与安慰剂组相比,羧甲司坦治疗组的患者每年每人发作平均减少 0.34 次(分别为 1.35 次 vs 1.01 次)。圣乔治呼吸问卷调查显示,12 个月时治疗组患者的生存质量也有明显改善。

8.2.2 黏液调节剂

吸入性糖皮质激素通过影响黏液高分泌的基础病因而起到黏液调节剂的作用。研究表明,倍氯米松喷雾剂量＞800μg/d 时能明显改善慢性支气管炎患者的肺量测定结果。由于倍氯米松并不影响黏液纤毛的清除功能,这种获益源于其控制气道炎症的作用。

目前，尚无官方指南将大环内酯类药物作为经典的祛痰剂，对有使用抗生素指征的慢阻肺患者可推荐使用大环内酯类药物，达到抗感染和祛痰的双重治疗目的。

8.2.3 黏液动力药

口服祛痰剂（如愈创甘油醚、溴己新及其代谢物氨溴索、吐根和铵盐）能刺激胃神经，促进迷走神经介导的气道分泌物增加。

（1）氨溴索是目前临床应用最广泛的黏液动力药，可刺激呼吸道表面活性剂的形成及调节浆液性与黏液性液体的分泌，同时改善呼吸道纤毛区与无纤毛区的黏液消除作用，降低痰液及纤毛的黏着力，使痰容易咳出。可以降低慢阻肺患者的急性加重并缓解咳嗽/咳痰症状，缩短支气管扩张患者的住院时间。碘制剂通过降低黏液黏度、促进蛋白水解酶对蛋白质的分解以及增加纤毛摆动频率，从而发挥黏液溶解剂的作用。碘制剂包括碘化钾饱和溶液（saturated solution of potassium iodide，SSKI）、多米奥醇和碘丙甘油。由于这些制剂存在较多的不良反应，不推荐将其作为 COPD 患者的黏液溶解剂使用。

（2）桃金娘油类祛痰剂包括桉柠蒎和标准桃金娘油，主要成分均为桉油精和柠檬烯。标准桃金娘油可重建上、下呼吸道的黏液纤毛清除系统的清除功能，从而稀化和碱化黏液，增强黏液纤毛摆动，显著增加黏液的移动速度，促进痰液排出。可作为咳痰困难慢阻肺患者的选择，改善慢阻肺患者的血气分析结果。

（3）支气管扩张剂通过改善气流和促进黏液清除而有黏液动力药的作用。β-受体激动剂联合抗胆碱能药的双支扩剂能显著改善呼吸困难症状；双支扩剂联合吸入激素的三联药物能进一步降低高风险慢阻肺患者的急性加重风险，改善预后。β-受体激动剂主要通过影响纤毛摆动频率来改善气道黏液的清除。抗胆碱能药异丙托溴铵可改善气道梗阻，而对黏液纤毛清除力无不良影响。在小型研究中，噻托溴铵对黏液纤毛清除功能的影响与安慰剂相同，但噻托溴铵不如福莫特罗。甲基黄嘌呤类可增加纤毛摆动频率，并促使水流向管腔，这应该能够改善黏液清除，但它们同时也会增加下气道的黏液分泌。口服氨茶碱能增加 COPD 患者的气管支气管黏液纤毛清除能力，但不能显著改善肺功能或咳嗽。磷酸二酯酶抑制剂罗氟司特虽然不是一种促黏液活性药物，但其对 COPD 反复发作且为慢性支气管炎表型或伴有较高咳嗽/咳痰评分的患者最有效。随机试验已证实，使用罗氟司特可减少 COPD 发作频率，改善 FEV_1 并改善呼吸困难评分。短效支气管扩张剂用于缓解 COPD 的间歇性症状时，短效 β 受体激动剂（short-acting beta agonist，SABA）和短效抗胆碱能药物可单用，也可联用。所有短效支气管扩张剂都能改善症状和肺功能。SABA 的优点在于快速起效，缺点是作用持续时间较短（4～6h）。通常首选联合治疗。

8.2.4　祛痰剂

高渗盐水气雾剂传统上用于诱导痰液咳出以行诊断性评估。高渗盐水辅助痰液清除的作用包括：刺激排痰性咳嗽；降低痰液的可纺性（形成拉丝的能力）；降低痰液的黏弹性。但患者对高渗盐水的疗效和治疗反应可能不同，部分患者在高渗盐水雾化过程中易出现喘憋，诱发呼吸困难。因此，临床工作中应注意高渗盐水治疗的适应证。

8.3　成年人吸入性药物的给药

吸入治疗是很多呼吸系统疾病的重要治疗措施。治疗的优势包括：将药物直接输送到作用部位，可能起效更快，通过减少药物的全身利用度来尽量减少不良反应。吸入装置主要包括压力定量吸入器（pressurized metered dose inhaler，pMDI）、干粉吸入器（dry powder inhaler，DPI）、软雾吸入器（soft mist inhaler，SMI）和雾化器（详细介绍请参见相关章节）。

周勇　陈恩国

第9章 镇静、镇痛、肌松药的应用

重症加强护理病房(intensive care unit,ICU)患者因为疾病本身、各种有创操作和环境因素,会出现应激反应。患者主要表现为躁动,尤其是插管患者或沟通困难的患者。由于躁动会增加交感神经张力,造成不良的生理效应,因此需要控制患者的躁动从而使患者感觉舒适。临床需要基于评估进行镇静、镇痛药物的使用。

9.1 ICU患者的疼痛、谵妄和躁动评估

ICU收治的危重症患者经常遭受各种性质和不同部位的疼痛。疼痛引起应激反应。应激反应是一种多因素生理的以及代谢的级联反应,最初表现为患者焦虑、躁动和兴奋,进而引起机体新陈代谢增加,交感神经系统活动增强,循环中肾上腺素和去甲肾上腺素水平升高,相应地,副交感神经的活动降低,同时引起包括调节垂体激素交替改变的内分泌功能的广泛性变。

常规的患者处理(如吸引、重新摆放体位和理疗),制动,创伤,手术,气管内导管以及其他监测设备都会引起疼痛。疼痛的证据可能包括面部扭曲、退缩、好斗、出汗、过度通气和/或心动过速。虽然自我报告比疼痛行为量表好,但对于疼痛的评估,疼痛量表仍优于单独的生命体征评估。无论患者是否有沟通能力,都应将疼痛评估与治疗视为优先考虑的事情,因为在ICU入住期间,疼痛很可能被少报,一转出ICU,就有相当大比例的患者会报告在ICU治疗期间经历了中重度的疼痛。

焦虑为对真实或感知威胁产生反应,而出现的一种恐惧和自主觉醒的持续状态。对痛苦和死亡的恐惧、丧失控制与无法有效沟通所致的受挫是危重症患者焦虑的典型原因。症状和体征包括:头痛、恶心、失眠、厌食、呼吸困难、心悸、头晕、口干、胸痛、出汗、过度通气、皮肤苍白、心动过速、发抖和/或过度警觉。

谵妄是一种器质性精神综合征,定义为一种急性且潜在可逆的意识和认知功能损害,其严重程度会发生波动。谵妄在ICU患者中的发生率可高达80%,但在年龄较大患者和活动减退型谵妄患者中经常未被发现。谵妄可能与潜在的因素(如感染)、医源性因素(如药物)或环境因素相关。在治疗之前,应当评估患者谵妄的诱因。在急性期,谵妄患者存在短期记忆受损、知觉异常及间歇性定向障碍,症状通常在夜间加重。脑电图可能呈弥漫性慢波。由药物或酒精戒断引起的谵妄通常表现为活动过度型

谵妄。

　　谵妄是造成危重症患者住院时间延长和死亡的一个危险因素。谵妄的危险因素包括：电解质紊乱（低钙血症和低钠血症）、高淀粉酶血症、高血糖、氮质血症、肝脏疾病（高胆红素血症和肝酶升高）、感染、药物戒断、酒精戒断、营养不良、癌症、脑血管疾病、心肺疾病、高龄，以及某些药物（苯二氮䓬类、皮质类固醇、抗组胺类、β-受体阻滞剂、抗心律失常药、洋地黄糖苷类和阿托品）。

　　用于镇静的评分标准有 Ramsay 镇静评分、镇静-躁动评分（sedation-agitation scale，SAS 评分）。SAS 评分包括从深度镇静且不能唤醒（1 分）到极度危险的躁动（7 分），其等级分法要比 Ramsay 镇静评分更可靠。镇痛评分有视觉模拟刻度尺（visual analogue scale，VAS）评分和数字比率刻度尺评分等。这些评分标准对于正确评价疼痛和镇静程度，改善对镇痛或镇静药物用量的调整等方面发挥了重要作用。谵妄评估工具［如 ICU 意识模糊评估法（confusion assessment method for the ICU，CAM-ICU）］用来常规评估危重症患者，并要了解觉醒水平可能影响评估。

9.2　危重症患者的镇静镇痛管理

　　应用镇静治疗必须在给予完善镇痛后进行。镇痛欠完善不仅容易导致过度镇静，而且会产生镇静过程中的躁动。

9.2.1　非药物治疗

　　人文关怀：安慰患者、频繁与患者沟通、定期的家属探视。另外，开放的 ICU 中家属可以陪伴，这种方法已经被越来越多的 ICU 采用。虽然一些 ICU 会使用物理约束，但这种方法绝不应作为处理 ICU 患者躁动的唯一方法。应作为其他更能接受的镇静方法的补充，并且应短暂使用。

　　改善环境：通过病房中灯光和背景的日夜变化，为视力和听觉异常的患者配备眼镜、助听器等，以建立正常的睡眠周期和认知行为治疗。认知行为治疗的例子有影音治疗、意象引导和放松疗法等，最方便的是让患者听音乐和看电影。

9.2.2　药物干预

　　1. 镇静-镇痛药物

　　非药物干预和针对躁动的病因治疗不能充分控制躁动状态时，需要使用镇静-镇痛药物。美国危重症医学学会（Society of Critical Care Medicine，SCCM）发布了关于危重症患者镇静-镇痛药物选择和启动的指南。

　　理想的镇静-镇痛药物特点：镇静作用强，对呼吸、循环影响小，有一定的镇痛作用，作用时间短，无药物蓄积作用。

ICU 常用的镇静药物包括：苯二氮卓类（如地西泮、劳拉西泮和咪达唑仑）；丙泊酚和右美托咪定；巴比妥类药物（如硫喷妥钠和美索比妥）；其他。巴比妥类药物由于不是强效镇静剂且易引起明显的心血管和呼吸抑制、减少脑血流量，因此并非理想药物，仅对其他药物不耐受或无反应的患者使用以控制患者在危重症期间的躁动状态。目前，国内 ICU 能获取并临床常用的镇静药物主要是地西泮、咪达唑仑、丙泊酚、右美托咪定和氯胺酮。

理想的镇静药物应具有的优点：起效快，剂量-效应可预测；半衰期短，无蓄积；对呼吸、循环抑制最小；代谢不依赖肝肾功能；具有抗焦虑与致遗忘的作用；停药后能迅速恢复。2018 年 SCCM 的 PADIS 指南建议使用非苯二氮卓类药物：右美托咪定或丙泊酚；而不使用苯二氮卓类药物（地西泮和咪达唑仑）。理由是前者缩短机械通气时间和降低谵妄发生率。

国内常用的三种镇静药物的临床特点分述如下。

（1）咪达唑仑。优点：抗惊厥剂；可用于治疗震颤性谵妄；有致遗忘的作用；对血压影响极小。缺点：呼吸抑制；在危重症患者中的清除情况不可预知；增加谵妄发生率；增加机械通气时间。

（2）丙泊酚。优点：镇静效果是剂量依赖性的；起效时间短，适用于程序性镇静和气管插管；谵妄较苯二氮卓类少；在人机对抗的处理过程中，可用于抑制呼吸驱动力。缺点：低血压；心脏抑制；呼吸抑制；高甘油三酯血症；丙泊酚相关性输注综合征；脂肪乳剂高热量；不适用于 ECMO 患者；缺少镇痛效果；经外周末梢输注会引起灼热感。

（3）右美托咪定。优点：对呼吸抑制极少；谵妄较苯二氮卓类少；停止输注后快速苏醒；可用于非机械通气患者。

依据 PADIS 指南，镇静应依据病情和病房医护比，尽可能在保证医疗安全下浅镇静，保持 RASS 评分为 -2 到 +1。建议应在达到镇静目标前使用镇痛药物，通常为阿片类药物。医疗机构应有一个评估工具和流程方案，使用经过验证的工具定期进行疼痛和镇静评估，提供明确的药物选择和剂量指导，疼痛治疗管理优于镇静治疗。支持使用多模式药物疗法作为镇痛的组成部分，以减少阿片类药物和镇静剂的使用。

对于常见的镇痛药物，分述如下。

（1）对乙酰氨基酚：使用对乙酰氨基酚作为阿片类药物的辅助剂，以降低危重症患者的疼痛强度和阿片类药物剂量，与围手术期安慰剂相比，每 6h 使用静脉注射对乙酰氨基酚 1g 与术后 24h 疼痛强度减弱和阿片类药物使用减少有关。静脉注射对乙酰氨基酚相关性低血压的风险可能会限制在部分患者中的使用。考虑到这些因素，专家组建议使用对乙酰氨基酚（静脉注射、口服或直肠）治疗重症患者的疼痛，特别是阿片类药物相关安全性问题风险较高的患者，以减轻疼痛强度和阿片类药物的使用剂量。

（2）奈福泮（Nefopam）：使用奈福泮（如果可行的话）作为阿片类药物的辅助或替代品，以减少阿片类药物的使用。奈福泮是一种非阿片类镇痛药，20mg 剂量能产生与 6mg 吗啡静脉注射相当的镇痛效果。与阿片类药物和其他非阿片类镇痛药（如环氧合酶 1 选择性非甾体类抗炎药）相比，奈福泮具有潜在的安全性优势，因为它对凝血、胃黏膜完整性、肾功能、呼吸抑制和肠运动无任何影响。但奈福泮的使用可能与心动过速、青光眼、癫痫发作及谵妄有关。在心脏手术中，患者自控镇痛时，奈福泮的镇痛作用类似于静脉注射芬太尼，恶心程度较低。

（3）氯胺酮：使用低剂量氯胺酮 $1\sim2\mu g/(kg \cdot h)$ 作为减少 ICU 术后成年人阿片类药物使用的措施。静脉注射氯胺酮，虽然减少了腹部手术患者入住 ICU 时对阿片类药物的需求，但没有改善患者主观疼痛的强度。氯胺酮和对照组之间的副反应（即恶心、谵妄、幻觉、通气不足、瘙痒和镇静）的发生率相似。虽然来自非 ICU 患者的随机对照试验的间接证据支持氯胺酮作为阿片类药物的镇痛辅助用药的作用，但证据表明其在 ICU 的作用仍然是有限的。

2. 神经性疼痛药物

使用神经性止痛药（如加巴喷丁、卡马西平及普瑞巴林），与阿片类药物一起，用于神经性疼痛管理中的危重症患者及 ICU 成年人心血管手术后的疼痛管理。神经性疼痛药物作为阿片类药物的佐剂已在患有格林巴利综合征的危重症患者或最近接受心脏手术的成年患者中得到了研究。在这两个群体中，它们的使用显著降低了阿片类药物在其 24h 内的用量。在心脏手术患者中，神经性疼痛药物的使用不影响拔管时间或 ICU 停留时间。

3. 阿片类药物

PADIS 指南推荐静脉应用阿片类药物作为一线首选用药治疗非神经病理性疼痛。所有可应用的静脉阿片类药物，在滴定至相似的疼痛强度终点时，均具有同等效应。常用阿片类药物的药代动力学见表 9.1；常用阿片类药物的药效动力学见表 9.2；芬太尼家族镇痛效价见表 9.3。

表 9.1　常用阿片类药物的药代动力学

项目	吗啡	芬太尼	舒芬太尼	瑞芬太尼
代谢部位	肝脏（吗啡-6-葡萄糖醛酸，2 倍）	肝脏	肝脏（去甲舒芬太尼，1/10）	血浆酯酶（RBC 和组织细胞）
排泄部位	多在肾脏、胆道（7%～10%）	肾脏	肾脏、胆汁，原形从尿排泄 1%～2%	肾脏
清除率[mL/(kg · min)]	—	13.3	12.7	2800

项目	吗啡	芬太尼	舒芬太尼	瑞芬太尼
排泄半衰期（min）	120～180	240	160	5～10
4h持续输注半衰期（min）	—	260	30	3～5
蓄积率	—	于胃壁和肺储存，90min后第二次血峰	很少	很少

表 9.2　常用阿片类药物的药效动力学

项目	吗啡	芬太尼	舒芬太尼	瑞芬太尼
作用部位	μ,κ	μ	μ	μ
起效时间（min）	—	2～3	1.3～3.0	1
最大效应时间（min）	20	5～8	3～5	1～2
持续时间	3～4h	25～30min	25～50min	3～6min
等效剂量	10	0.1	0.01	0.1
治疗窗（LD_{50}/ED_{50}）	70～90	277	25211	—

注：ED_{50}（median effective dose）——使半数试验动物发生阳性反应的剂量；LD_{50}（median lethal dose）——使半数试验动物死亡的剂量；TI（therapeutic index）—— LD_{50}/ED_{50}（表示药物安全性能的指标）。

表 9.3　芬太尼家族镇痛效价

药物（ng/mL）	效价	治疗指数
吗啡	1	70～90
哌替啶	1/10	4～7
芬太尼	100	277
舒芬太尼(肝功能不全的有蓄积)	1000	25000
瑞芬太尼	300	33000
阿芬太尼	10～20	1080

4. 神经肌肉阻滞剂

神经肌肉阻滞剂是选择性作用于骨骼肌神经肌接头的一类药物,通过与 N2 胆碱能受体结合,一过性阻断神经与肌肉间的兴奋传递,从而产生肌肉松弛作用。主要用途在于全身麻醉,需要在镇静-镇痛基础上使用。肌松药在 ICU 应用的场景有:气管插管,肺保护通气(如重度 ARDS 48h 内早期使用),治疗痉挛性疾病(如破伤风、癫痫持续状态、阵挛性抽搐等)和辅助低温治疗等。

理想的肌松药的特点:非去极化作用;起效快;时效短-可控性;恢复迅速;无蓄积作用;无心血管副作用;无组胺释放;能被完全拮抗;药效高;代谢产物无药理学上的活性。

在使用肌松药过程中需注意肌松药的不良反应,包括:干扰自主神经功能;过敏、过敏样反应、组胺释放;恶性高热(去极化肌松药);肌颤,高钾,高眼、颅、胃内压(去极化肌松药);术后肌松作用残留;长期用药对神经肌肉等的危害。

各种肌松药对自主神经作用、组胺释放的影响详见表 9.4。临床常用肌松药 2 倍 ED_{95} 的起效时间详见表 9.5。针对去极化肌松药不良反应及防治详见表 9.6。针对非去极化肌松药不良反应及防治详见表 9.7。肌松药是麻醉手术期使用的各种药物中引起过敏反应发生率最高的药物,但国内文献报道不多。对肌松药能引起过敏反应的现象需有足够的重视,对一种肌松药过敏的患者有可能对另种肌松药产生交叉过敏。

表 9.4 肌松药对自主神经作用、组胺释放的影响

药　物	自主神经节 N1 受体	内脏 M 受体	组胺释放
琥珀胆碱	兴奋	兴奋	轻度
筒箭毒碱	阻滞	无	中度
潘库溴铵	阻滞	阻滞	轻度
维库溴铵	无	无	偶尔
阿曲库铵	无	无	轻度
顺阿曲库铵	无	无	无
罗库溴铵	无	阻滞弱	轻度
加拉碘铵	无	阻滞弱	轻度
哌库溴铵	无	无	无

表 9.5 临床常用肌松药 2 倍 ED_{95} 的起效时间

分　类	起效时间	非去极化类		去极化类
特快起效类	＜1min	氨基甾类	苄异喹啉类	琥珀胆碱
快速起效类	1～2min	罗库溴铵		
中速起效类	2～4min	维库溴铵 潘库溴铵	米库氯铵 米库氯铵 顺阿曲库铵	
慢速起效类	＞4min	哌库溴铵	多库氯铵	

表 9.6　去极化肌松药不良反应及防治

不良反应	防治
窦性心动过缓或室性逸搏心律	预先给予阿托品或格隆溴铵预防；对于婴幼儿，不主张用琥珀胆碱
肌束震颤	预先给予小剂量非去极化肌松药
高钾血症	大面积创伤、烧伤、上运动神经元损伤者与高钾血症患者禁用琥珀胆碱
眼内压、颅内压、胃内压升高	闭角型青光眼和颅内压升高患者禁用琥珀胆碱
恶性高热	有恶性高热家族史或易感者禁用琥珀胆碱

表 9.7　非去极化肌松药物的不良反应和防治

非去极化药物	不良反应和防治
阿曲库铵	1. 可引起心血管反应和组胺释放增加
	2. 大剂量及注药速度较快可诱发支气管痉挛，甚至发生惊厥
	3. 哮喘患者禁用阿曲库铵
	4. 减小剂量及缓慢静注可预防低血压和心动过速
哌库溴铵	1. 无心血管不良反应，不引起组胺释放增加
	2. 主要由肾脏排泄，故肾功能不全患者禁用

　　镇静、镇痛和肌松药在 ICU 特别是机械通气患者中常用，但每种药物都有其优缺点，尤其是还有各自使用的场景。什么时候选用什么样的药物，是需要临床医生在临床上熟悉各种药物的前提下，依据临床检测和不同患者的特点来选择，并合理调整剂量。无论何种药物都有其"弊"的一面，临床应用始终是利弊的权衡，如符合条件，应尽可能减小剂量和及时停用。这些药物的使用都需要在临床严密监测下使用，调整各自的剂量时需要相应的量表来指导，需要医生和护士的配合，要设立相应的流程，然后针对使用过程中的问题，不断进行流程的调整和优化。没有完美的药物，但需要有完美的流程。

郭丰

第 10 章　血管活性药物

血管活性药物在抢救休克等危重症患者中起着不可替代的作用。平时常说的"血管活性药物"的精确表述应包含变力性药物和血管活性药物。

变力性药物主要是指能影响心肌收缩力的一类药物,包括正性变力性药物和负性变力性药物,临床常用的药物如拟交感胺类药物、洋地黄类、磷酸二酯酶抑制剂(如米力农和氨力农等)以及近年新出现的钙增敏剂(如左西孟旦)等。

血管活性药物是指通过调节血管舒缩状态,改变血管张力和改善微循环血流灌注的一类药物,如硝酸酯类和血管加压素等。

临床上大约有 $20\%\sim40\%$ 的重症患者在住 ICU 期间曾使用变力性药物或血管活性药物。而一项回顾性调查发现,超过 60% 的患者接受了不适当的变力性药物治疗,有将近 80% 患者的变力性药物的联合使用也是不合适的。药物的不恰当使用主要源自医务人员对药理学机制和临床使用缺乏了解。

本章重点讲述的是休克抢救常使用的正性肌力药物和缩血管药物。

10.1　血管活性药物的机制和效应

为了评估各种血管活性药物的差别,必须充分了解参与调节心脏、血管、细支气管、子宫及胃肠道的儿茶酚胺受体(肾上腺素能受体)的功能。一般将儿茶酚胺受体分成三大类:①α 受体(α_{1R} 和 α_{2R});②β 受体(β_{1R} 和 β_{2R});③多巴胺受体(DAR：DA_{1R} 和 DA_{2R})。

10.1.1　儿茶酚胺受体的生理及药理作用

α_1 受体主要分布于细小动脉及心肌,其受体活性为细小动脉收缩,微弱正性肌力作用及负性变时效应。

α_2 受体主要分布于交感神经末梢及中枢神经系统,其受体活性为突触前抑制去甲肾上腺素的释放。

β_1 受体主要分布于心脏(心房、心室、窦房结),其受体活性为正性肌力作用及变时效应,可提高房室传导性。

β_2 受体主要分布于细小动脉、动脉、静脉、细小支气管、子宫及胃肠道,其受体活性为外周血管扩张。

多巴胺受体主要分布于肾脏及肠系膜动脉，其受体活性为肾血管及肠系膜血管扩张，有利钠及利尿作用。

10.1.2　拟交感胺类药物的受体活性

表 10.1 对常见拟交感胺类药物的受体活性进行了详细介绍。

表 10.1　拟交感胺类药物的受体活性

药物		α_1	α_2	β_1	β_2	DA
多巴胺	$1\sim2\mu g/(kg\cdot min)$					
	$2\sim10\mu g/(kg\cdot min)$					
	$10\sim20\mu g/(kg\cdot min)$	+++	0	+++	0	0
多巴酚丁胺	$5\sim20\mu g/(kg\cdot min)$	+	0	+++	++	
肾上腺素	$0.01\sim0.05\mu g/(kg\cdot min)$	+	0	++++	+++	0
	$>0.05\mu g/(kg\cdot min)$	+++	+++	++++	+++	0
去甲肾上腺素	$0.05\sim3.00\mu g/(kg\cdot min)$	++++	+++	++	0	0
去氧肾上腺素	$40\sim180\mu g/min$	++++	0	0	0	0
异丙肾上腺素	$2\sim10\mu g/min$	0	0	++++	+++	0

10.1.3　不同血管活性药物的效应

（1）去甲肾上腺素。

去甲肾上腺素是去甲肾上腺素能神经末梢释放的主要递质。其激动 α 受体作用强大，对 α_1 和 α_2 受体无选择性；对心脏 β 受体作用较弱。

去甲肾上腺素可以激动血管 α_1 受体，使血管收缩，主要使小动脉和小静脉收缩。皮肤黏膜的血管收缩最明显，其次是肾脏血管。动脉收缩使血流量减少，静脉的显著收缩使总外周阻力增加。冠状血管舒张，主要是由于心脏兴奋、心肌的代谢产物增加所致，同时因血压升高，提高冠状血管的灌注压，使得冠脉血流量增加。

去甲肾上腺素激动心脏的 β_1 受体较弱，使心肌收缩性加强，心率加快，传导加速，心排出量增加。在整体情况下，心率由于血压升高而反射性减慢；另外，由于药物的强烈血管收缩作用，总外周阻力增高，增加心脏射血阻力，使心排出量不变或下降；当剂量过大时，心脏自动节律性增加，可能引起心律失常。

去甲肾上腺素是感染性休克和心源性休克抢救时的首选升压药物。

（2）肾上腺素。

肾上腺素是肾上腺髓质的主要激素，其生物合成主要是在髓质嗜铬细胞中首先形成去甲肾上腺素，然后进一步经苯乙胺-N-甲基转移酶的作用，使去甲肾上腺素甲基化从而形成肾上腺素。

肾上腺素主要激动 α 和 β 受体。作用于心肌、传导系统和窦房结的 β_1 及 β_2 受体，加强心肌的收缩性，加速传导，加快心率，提高心肌的兴奋性，使得心排出量增加。肾上腺素舒张冠状血管，改善心肌的血供。肾上腺素兴奋心脏，使得心肌耗氧量增加，剂量过大或静脉注射过快时，可引起心律失常，出现期前收缩，甚至引起心室纤颤。

肾上腺素可以激动血管平滑肌上的 α 受体，血管收缩；激动 β_2 受体，血管舒张。在体内各部位血管的肾上腺素受体的种类和密度各不相同，其对血管的作用取决于各器官血管平滑肌上 α 和 β_2 受体的分布密度以及给药剂量的大小。小动脉及毛细血管前括约肌血管壁的肾上腺素受体密度高，血管收缩明显；皮肤、黏膜、肾和胃肠道的血管平滑肌 α 受体在数量上占优势，故收缩最为强烈；在骨骼肌和肝脏的血管平滑肌上的 β_2 受体占优势，故小剂量肾上腺素可使得这些血管舒张；肾上腺素也可以舒张冠状血管。

在皮下注射治疗量的肾上腺素或低浓度静脉滴注时，心脏兴奋，皮肤黏膜血管收缩，使收缩压和舒张压升高；较大剂量静脉注射时，缩血管反应使收缩压和舒张压均升高。

肾上腺素对平滑肌的作用取决于器官组织上的肾上腺素受体的类型。激动支气管平滑肌的 β_2 受体，发挥强大的舒张支气管的作用，并能抑制肥大细胞释放组胺等过敏性物质；激动支气管黏膜血管的 α 受体，使其收缩，降低毛细血管的通透性，有利于消除支气管黏膜水肿；肾上腺素的 β 受体激动作用可使膀胱逼尿肌舒张，α 受体激动作用使三角肌和括约肌收缩，可引起排尿困难和尿潴留。

肾上腺素肌肉注射是过敏性休克抢救时的首选药物。肾上腺素静脉持续泵注也作为感染性休克重症患者抢救的二线治疗药物。

（3）去氧肾上腺素。

去氧肾上腺素为人工合成品，可以直接或间接地激动 α_1 受体，又称 α_1 受体激动药。

去氧肾上腺素收缩外周血管，引起外周血管阻力增加，可显著增高血压，与去甲肾上腺素相比，作用相似但较弱，其降低肾血流比去甲肾上腺素作用更为明显，作用时间更久。去氧肾上腺素仅作用于 α 受体而不激动 β 受体，在升高血压的同时，可反射性引起心率下降，临床上被应用于低血压伴心率加快患者的辅助治疗。

（4）异丙肾上腺素。

异丙肾上腺素是人工合成品，主要激动 β 受体，对 β_1 和 β_2 受体选择性很低，对 α 受体几乎无作用。

异丙肾上腺素对心脏 β_1 受体具有强大的激动作用,表现为正性肌力和正性频率作用,缩短收缩期和舒张期。与肾上腺素相比,异丙肾上腺素加快心率、加速传导的作用较强,心肌耗氧量明显增加,对窦房结有显著的兴奋作用。既往常用于治疗心动过缓,但因其会增加心肌耗氧量,引起或加重心肌缺血,需谨慎应用。

异丙肾上腺素可激动 β_2 受体,舒张支气管的平滑肌,并具有抑制组胺等过敏性物质释放的作用,但对支气管黏膜的血管无收缩作用,故消除黏膜水肿的作用不如肾上腺素。

（5）多巴胺。

多巴胺是去甲肾上腺素生物合成的前体。多巴胺主要激动 α 受体、β 受体和外周的多巴胺受体,并促进神经末梢释放去甲肾上腺素。

多巴胺对心血管的作用与用药浓度有关。多巴胺在低剂量时主要与位于肾脏、肠系膜和冠脉的多巴胺受体结合,导致血管舒张。舒张肾血管,可使肾小球的滤过率增加,具有排钠利尿的作用,但是并不能改善肾功能,所谓"小剂量多巴胺可以增加尿量,改善肾功能"的观点早已经被淘汰,因此,临床上不再建议应用小剂量多巴胺。

中等剂量的多巴胺作用于心脏 β_1 受体,会使心率加快,心肌收缩力增强,心排出量增加,体循环阻力增加不明显,可应用于收缩性心力衰竭患者。

多巴胺在高剂量时激动血管的 α 受体,导致血管收缩,引起体循环外周阻力增加,血压升高,可作为感染性休克的二线治疗用药。

（6）多巴胺丁胺。

多巴酚丁胺为人工合成品,其化学结构和体内过程与多巴胺相似,主要激动 β_1 受体。增加心肌收缩力,增加心排量。与异丙肾上腺素相比,其正性肌力作用比正性频率作用显著,很少增加心肌耗氧量,较少引起心动过速。

对于感染性休克患者,当充分进行液体复苏且应用去甲肾上腺素增高平均动脉压后仍存在低灌注伴心肌功能障碍者,应联合使用多巴酚丁胺以改善组织灌注。

（7）米力农。

米力农为磷酸二酯酶Ⅲ抑制剂,其通过提高心肌细胞内的 cAMP 浓度,增加细胞内的钙浓度,使心肌收缩增强,此效应不依赖于 β 受体兴奋;通过增加血管平滑肌细胞内的 cAMP 浓度来扩张血管,降低肺血管阻力,发挥正性肌力和血管舒张的双重作用。

米力农能增加心排血量,同时降低外周血管阻力和肺动脉压力,临床可单独应用或者与儿茶酚胺类药物联合应用于急性或慢性心衰患者,尤其合并右心功能不全和肺动脉高压者。

（8）左西孟旦。

钙离子增敏剂左西孟旦与肌钙蛋白 C 结合，可增加肌钙蛋白 C 与钙离子复合物的构象稳定性，增强心肌收缩力。与传统正性肌力药物不同的是，左西孟旦不增加细胞内的钙浓度，因此不增加心肌耗氧量，也不易诱发恶性心律失常。左西孟旦通过激活ATP 敏感的钾通道，扩张冠脉从而增加冠脉血流，扩张周围血管以降低外周阻力，扩张肺动脉以降低肺动脉压力，并且具有保护心肌的作用。

左西孟旦可以增加急性失代偿性心力衰竭患者的心排血量、降低体循环阻力和肺循环阻力，其血流动力学效应可以持续数日，亦可有效治疗慢性失代偿性心力衰竭。

10.2　常用血管活性药物的配制

因为血管活性药物在危重症患者的救治过程中起到举足轻重的作用，故需要做到安全、精准、有效。

血管活性药物的种类多样，用药配制浓度和剂量范围有相应要求，为方便配制和快速计算给药剂量，浙江大学医学院附属邵逸夫医院总结了常用血管活性药物的配制方法，见表 10.2.

表 10.2　ICU 常用血管活性药物配制和剂量转换

药名	剂量/支	配制方式 （加至总容量 50mL）	剂量转换	常规剂量
多巴胺	20mg×2mL	kg×3/5%GS 50mL	1mL/h：1μg/(kg·min)	5～20μg/(kg·min)
多巴酚 丁胺	20mg×2mL	kg×3/5%GS 50mL	1mL/h：1μg/(kg·min)	5～20μg/(kg·min)
肾上腺素	1mg×1mL	kg×0.03/5%GS 50mL	1mL/h：0.01μg/(kg·min)	0.01～0.04μg/(kg·min)
去甲肾 上腺素	2mg×1mL	kg×0.06/5%GS 50mL	1mL/h：0.02μg/(kg·min)	0.02μg/(kg·min)起始
去氧肾 上腺素	10mg×1mL	40mg/5%GS 50mL	3mL/h：40μg/min	40～180μg/min
米力农	5mg×5mL	kg×0.3/0.9%NS 50mL	1mL/h：0.1μg/(kg·min)	0.375～0.75μg/ (kg·min)
左西孟旦	12.5mg×5mL	12.5mg/5%GS 50mL	1mL/h：0.7μg/(kg·min)	0.05～0.2μg/(kg·min) 维持 24h

10.3　血管活性药物的使用的相关说明

在使用血管活性药物时，经常会用到的微量注射泵，其可以将药物精确、匀速、定量、持续地泵注到患者体内。

大多数患者对血管活性药物比较敏感，极小的速度改变或极短的中断都可能引起血压、心率的大幅度波动，甚至危及生命。在换管时需做到及时、快速更换药物，在剩余药物不多时（用至 5～10mL 以下时），及时备好下一组液体并做好更换准备以避免血压在换管时出现大起大落。使用血管活性药物的管路应尽量专管专用，因为混合用药有可能改变用药的起始速度，避免同时输液、推注其他药物及抽血。

应用缩血管药物及刺激性药物时，容易发生静脉炎或静脉硬化，渗漏时易发生局部缺血甚至坏死，因此应选择中心静脉管路输注。

用药期间应密切监测患者的生命体征和其他相关指标，设置合适的配制浓度和初始速度，然后根据血压、心率、心律和灌注指标等监测情况随时调整给药速度。应注意患者的药效具有个体差异。建议应用能达到治疗目标的最低有效剂量，既保证应用疗效，又避免药物使用过量带来的不良反应。

林玲　王琦

第11章　肺通气功能

肺功能检查是运用呼吸生理学知识和现代检查技术对人体呼吸系统的生理功能的基本状况进行客观、定性、定量的评价，并提供有关通气、换气的重要信息，描绘出相应的曲线，有助于诊断和评估肺部疾病，是呼吸系统检测与评估中至关重要的一部分。肺功能检查通常包括肺通气功能检查、肺换气功能检查、气道反应性检查、气道阻力检查等几部分。本章主要讨论肺通气功能。

11.1　检查设备及感染控制

11.1.1　设备及校准

肺通气功能检查需要测量呼吸容量、流量等，常用肺量计来进行检查。肺量计分为容量型和流量型两种：前者通过密闭系统直接测量呼吸气体的容量，较为直观，但仪器体积大；后者直接测量气体流量，呼吸阻力低，操作简便，广泛应用于临床。

由于气体容量受环境温度、压力、湿度等因素的影响而变化，故检查前应将测试环境校准为生理条件（BTPS），即正常体温（37℃）、标准大气压（760mmHg）及饱和水蒸气状态。只有通过环境校准，不同环境下的测试才具有可比性。

为保证检查结果的准确性，测试前还应对肺量计进行校准，即对实际测量值与理论值之间的误差进行校准。常用仪器为固定容量的定标筒（3L），连接至肺量计患者端，将通过多次推拉定标筒取得的测量值的均数与标准值进行比较，测得校正系数，分别进行容量及流量定标。容量定标比较固定容量与实测容量的差异。流量定标则测试仪器在不同流量下测试的准确性。定标前需确保肺量计与定标筒的连接无漏气、无阻塞。

11.1.2　感染控制

肺通气功能检查的过程中需要受试者反复进行呼吸动作，暴露的唾液或黏液可能会将传染性微生物传播给患者或操作人员，因此应采取标准的预防措施。每个受试者应当使用一次性高效细菌过滤器来有效减少交叉感染的发生。操作人员应佩戴口罩，尤其是在检查时引起咳嗽的情况下。接触可能有污染的管道或设备表面时，操作人员应戴手套并勤洗手。此外，保持检查场所通风良好也能有效降低感染的发生。对于确诊的呼吸道传播疾病患者,应暂缓执行检查。

11.2 肺通气功能检查的实施

11.2.1 适应证及禁忌证

肺通气功能检查的适应证包括:①诊断和评估肺部疾病,并对其严重程度进行分级;②监测疾病药物治疗的有效性;③评估胸腹部手术的耐受性及术后肺部并发症发生的风险;④公共卫生流行病学调查;⑤职业性肺疾病劳动力鉴定等。

肺通气功能检查的绝对禁忌证包括近 3 个月内发生心肌梗死,近 4 周内发生严重心功能不全,大咯血,癫痫,未控制的高血压、主动脉瘤等。患有气胸、肺大泡或妊娠期患者,因不宜用力呼气,应当综合评估风险,谨慎进行。此外,由于存在误吸的危险,恶心和最近呕吐的患者也不宜接受检查。肺通气功能检查的过程需要患者的努力配合,年老或精神障碍的患者可能无法获得最佳的结果,若尝试后不能获得可靠的结果,也不应继续进行。

11.2.2 检查前准备

(1) 检查前需询问用药物情况,以排除药物对结果的影响。基础肺功能测定前 4h 内不应使用短效支气管扩张药(如 β 受体激动剂:沙丁胺醇;抗胆碱能药:异丙托溴铵),长效 β 受体激动剂和茶碱药物应停止口服治疗 12h 以上。

(2) 准确测量身高和体重,胸廓畸形患者可测量臂距以估算身高。

(3) 检查取坐位,应挺胸坐直,不靠椅背,有助于受试者获得最大的呼吸量。

11.2.3 检查步骤

肺容量指标可包括 4 项基础肺容量(图 11.1),即潮气量(tidal volume,V_T)、补吸气量(inspiratory reserve volume,IRV)、补呼气量(expiratory reserve volume,ERV)和残气量(residual volume,RV)。基础肺容量互不重叠且不可分解,其组合构成 4 个临床常用的肺容量指标,即深吸气量(inspiratory capacity,IC)、肺活量(vital capacity,VC)、功能残气量(functional residual capacity,FRC)和肺总量(total lung capacity,TLC)。

肺通气功能检查主要包括慢肺活量、用力肺活量及最大自主通气量三部分。

(1) 慢肺活量。

嘱患者进行几次均匀、平静的呼吸,在潮气呼气末,深吸气至 TLC 位后缓慢呼气并持续呼气至 RV 位,再从 RV 吸气至 TLC 位。

常用指标:V_C(肺活量),指完全吸气至 TLC 位后缓慢呼气直至 RV 位的全部肺容量。

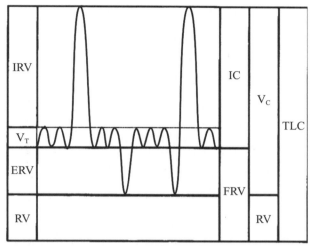

图 11.1　四项基础肺容量:潮气量(V_T)、补吸气量(IRV)、补呼气量(ERV)和残气量(RV)

（2）用力肺活量。

用力肺活量是最常执行的肺通气功能检查项目。嘱患者进行几次潮气呼吸后,最大吸气至 TLC 位,做最大努力、最快速度的呼气,直至 RV 位,然后再次吸气至 TLC 位。可描绘出容量-时间曲线(V-T)(图 11.2)和流量-容量曲线(F-V)(图 11.3),两种曲线分别反映容量随时间变化的关系和呼吸气体流量随肺容量变化的关系曲线。

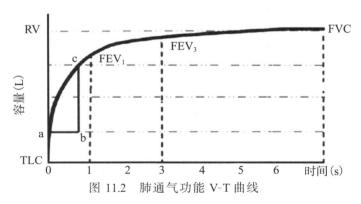

图 11.2　肺通气功能 V-T 曲线

图 11.2 中的 FEV_1、FEV_3、FVC 分别表示用力呼气时第 1 秒、第 3 秒、呼气完全的肺容量。纵轴 FVC 平分为 4 等份,bc 段为第 2 与第 3 等份,即 25%～75%FVC,与呼出此部分容量对应所需的时间之比(ab 段),则为最大呼气中期流量(maximal mid-expiratory flow curve,MMEF),即 MMEF＝bc/ab。

①FVC(用力肺活量,L)指完全吸气至 TLC 位后以最大的努力、最快的速度做呼气,直至残气量位的全部肺容量,是反映肺容量的主要指标。

②FEV_1(第一秒用力呼气容量,L)指完全吸气至 TLC 位后在第 1 秒以内的快速用

力呼气量。按呼气时间，也可用 FEV_3、FEV_6 等来表示在第 3 秒、第 6 秒内的用力呼气量（图 11.2）。

③FEV_1/FVC 是 FEV_1 与 FVC 的比值，常用百分数（%）表示，又称一秒率。气流受限时，呼气速度减慢，故一秒率下降，但患者在充分长的呼气时间内仍然能呼出全部气体，因此一秒率是反映气流受限的主要指标。

④PEF（呼气峰值流量，L）指用力呼气时的最高气体流量，是反映气道通畅性及呼吸肌肉力量的指标，F-V 曲线的最高点即 PEF，与 FEV1 呈高度直线关系。

⑤$FEF_{25\%}$、$FEF_{50\%}$、$FEF_{75\%}$ 分别指用力呼出 25%、50%、75% 肺活量时的瞬时呼气流量（图 11.3），单位为 L/s。$FEF_{25\%\sim75\%}$ 则是指用力呼出气量为 25%~75% 肺活量间的平均呼气流量，也称为最大呼气中期流量（MMEF），计算方法见图 11.2。$FEF_{50\%}$、$FEF_{75\%}$、$FEF_{25\%\sim75\%}$ 共同参与呼气中后期小气道功能的判断，反映是否存在小气道阻塞。

（3）最大自主通气量。

最大自主通气量是指 1min 内以尽可能快的速度、尽可能深的幅度重复最大自主努力呼吸所得到的通气量。通常嘱患者平静呼吸 4～5 次，待基线平稳，以最大幅度、最快速度持续重复呼吸 12s 或 15s。最大自主通气量（maximal ventilatory volume，MVV）的大小与呼吸肌力量、胸肺顺应性和气道阻力均相关，是一项综合评价肺通气功能储备的指标。

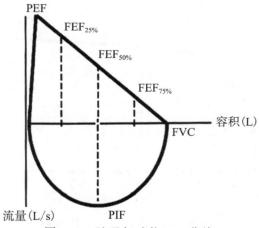

图 11.3　肺通气功能 F-V 曲线

图 11.3 中，最大呼气流量为 PEF，最大吸气流量为 PIF，横轴最大值为 FVC。把 FVC 平均分成为四等份，每一等份对应的纵轴值为呼出 $FVC_{25\%}$、$FVC_{50\%}$、$FVC_{75\%}$ 时的瞬间呼气流量，分别反映呼气早、中、后期的流量。

11.3 检查质控标准

11.3.1 FVC 呼气标准

进行 FVC 检查起始时,患者平静呼吸后应从 FRC 位迅速完全吸气至 TLC 位,迅速进行爆发式呼气。较满意的呼气起始是指时间零点开始前呼气容量小于 FVC 的 5% 或 0.15L(以较大者为准)(图 11.4)。其中在呼气时间零点开始前所呼出的气体容量称为外推容量(extrapolation volume,EV)。呼气爆发力越强,时间零点出现越早,EV 越少;而呼气爆发力不足时,EV 较大。呼气过程中,可接受的 FVC 曲线应是平滑、连续和完整的。若呼气出现咳嗽、停顿、漏气、舌头或牙齿堵塞过滤器等,均不符合要求。呼气结束的标准应以患者不能或不应继续呼气为准。应鼓励患者呼气完全,成年人和 10 岁以上的儿童呼气时间至少 6s(气道阻塞患者通常需要更长的时间),10 岁以下儿童呼气时间大于 3s,或 T-V 曲线显示呼气平台出现(容量变化<0.025L)持续 1s 以上(图 11.2)。

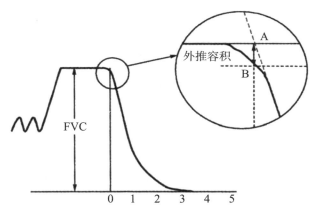

图 11.4　呼气时间零点为 T-V 曲线上吸气末延长线与最大呼气流量斜率延长线的相交点(A 点),A 点的垂线与 T-V 曲线的相交点(B 点)之间的容量即为外推容量(EV)

为确保检查结果的有效性,每位患者必须进行至少 3 次可接受的 FVC 动作,可接受的测试最佳和次佳值 FVC 偏差不应超过 0.15L,FVC 和 FEV_1 均取所有符合可接受标准的测试中的最大值。FVC 测试通常不超过 8 次。依检查的质量,可分为 6 个等级。①A 级:可靠(至少 3 次可接受及 2 次可重复的呼气,最佳 2 次 FEV_1 和 FVC 差值在 0.150L 之内);②B 级:可靠(至少 2 次可接受的呼气,最佳 2 次 FEV_1 和 FVC 差值在 0.150L 之内);③C 级:可靠(至少 2 次可接受的呼气,最佳 2 次 FEV_1 和 FVC 差值在 0.200L 之内);④D 级:存疑(至少 2 次可接受的操作,最佳 2 次 FEV_1 和 FVC 差值在 0.250L 之内);⑤E 级:不可靠或最低测试(只有 1 次可接受的测试);⑥F 级:不可靠,没有可接受的测试。

11.3.2 MVV 质控标准

要求呼吸频率保持 60 次/分以上,理想频率为 90~110 次/分,每次呼吸容量约为 50%~60%VC,至少进行 2 次测试,误差<8%。可以根据 FEV_1 来预计 MVV 的理想值,MVV 预计值公式: $MVV=FEV_1\times35$。

11.4　检查结果判读

11.4.1　肺通气功能的正常参考值

肺功能测定的正常值基于患者年龄、性别、身高、体重、种族、体力活动或工种、是否吸烟等影响。以 FEV_1 为例,儿童期 FEV_1 与年龄增长呈线性比例增加,在 20~30 岁之间存在平台期,男性可能在 30 岁中期达到峰值,后随年龄逐步下降。因此,正确解读肺通气功能测定结果需要使用个体化的正常参考值,并与实际结果进行比较。在患者首次进行肺通气功能检查前,必须准确录入年龄、性别等信息,以获得不同患者的标准参考值。

统计学正常范围推荐将第 5 百分位数作为正常范围的下限(lower limit of the normal range,LLN),即 95%可信限。理论上,LLN 是判断正常与否的标准,但计算烦琐,由于一般健康青年个体的变异约为 2 个标准差(约 20%),故临床上为了方便,将 FVC、FEV_1、MVV 等指标直接以参考值的 80%为 LLN,$FEF_{50\%}$、$FEF_{75\%}$、$FEF_{25\%\sim75\%}$ 由于范围较大,以 65%作为 LLN,但这种方法存在一定的偏差,诊断应予以注意。FEV_1/FVC 预计值随年龄增加而逐步下降,中青年的正常下限约为 70%~80%,老年人的正常下限约为 65%~70%。应用 FEV_1/FVC<70%这个固定比值可能导致某些健康老年人被过度诊断,对<45 岁的成年人造成诊断不足,故推荐以 FEV_1/FVC>92%预计值为正常下限,原则上应结合病史和其他肺功能指标、图形综合诊断,同时应注意避免与慢性阻塞性肺疾病(简称慢阻肺)的诊断标准(FEV_1/FVC<70%)混淆。

11.4.2　限制性通气功能障碍

限制性通气功能障碍是指许多疾病导致的肺容量下降但不伴随呼吸流量的下降。常见原因有:①胸壁疾病,可对肺产生机械性压迫,如脊柱畸形、漏斗胸;②肺间质疾病,导致肺组织弹性减弱,如间质性肺病、肺水肿、肺纤维化;③胸膜疾病,可限制肺的扩张,如胸腔积液、气胸、胸部肿瘤;④神经肌肉疾病,可导致呼吸肌扩张和缩小肺的能力下降,如重症肌无力等。肺通气功能以肺容量(TLC、VC、FVC)下降为主要表现,FEV_1/FVC 正常或增高,MVV 正常或下降。F-V 曲线横轴缩窄,呈狭长形,V-T 曲线纵轴下降,呼气平台提前出现。

11.4.3 阻塞性通气功能障碍

阻塞性通气功能障碍是指气道阻塞或狭窄导致呼气速率较慢、呼气流量下降。常见原因有：①大气道疾病：气管肿瘤、甲状腺肿大；②支气管疾病：哮喘、慢性阻塞性肺疾病、支气管扩张、闭塞性细支气管炎；③其他疾病，如纤毛运动障碍。肺通气功能以流量下降（FEV_1/FVC）为主要表现，FEV_1 正常或下降。MEF、$FEF_{50\%}$、$FEF_{75\%}$ 也下降。F-V 曲线呼气相降支向横轴凹陷，凹陷愈明显者的气流受限愈重，V-T 曲线呼气时间延长，严重者可达 20s 以上。值得一提的是，在正常情况下 VC 与 FVC 大致相等。当存在严重气道阻塞时，用力呼气可致气道陷闭，VC 可略大于 FVC，此时推荐以 FEV_1/VC 代替一秒率来评价气流阻塞。其他情况不宜使用，易导致误诊。

小气道功能障碍是气道阻塞的早期表现。由于小气道数量多，总横截面积大，对气流的阻力仅占总阻力的 20％ 以下，因此肺通气功能改变不明显。$FEF_{25\%\sim75\%}$、$FEF_{50\%}$、$FEF_{75\%}$ 反应呼气中、后期的流量改变，当该 3 项指标中有 2 项低于 LLN，可判断为小气道功能障碍。

11.4.4 混合性通气功能障碍

同时具备限制性及阻塞性通气障碍即为混合性通气功能障碍，主要以 TLC、VC、一秒率下降为主。应注意严重阻塞性通气功能障碍也会引起呼气容量下降，这是由肺内残气量增加所致，可通过气道反应性检查来鉴别。此外，应结合病史与图形进行综合诊断。

11.5 肺通气功能检查结果定量分析

不论阻塞性、限制性，还是混合性通气障碍，均依照 FEV_1 占预计值百分比来分级。①轻度：70％≤FEV_1＜80％；②中度：60％≤FEV_1＜70％；③中重度：50％≤FEV_1＜60％；④重度：35％≤FEV_1＜50％；⑤极重度：FEV_1＜35％。

徐诗行

第 12 章　弥散功能的评估

12.1　定　义

弥散功能是肺的换气功能的体现,由于许多疾病的病理生理改变会导致弥散功能的下降,因此临床上弥散功能的检测已经广泛应用。本节内容主要介绍弥散功能的评估方法。

肺弥散功能是指某种肺泡气通过肺泡-毛细血管膜(由肺泡上皮及其基底膜、肺泡毛细血管内皮及其基底膜以及 2 个基底膜之间的结缔组织所构成)从肺泡向毛细血管扩散到血液,并与红细胞中的血红蛋白结合的能力。弥散量是指肺泡-毛细血管膜(呼吸膜)两侧气体分压差为 1mmHg 时,每分钟所能通过的气体量。在肺泡-毛细血管膜中进行交换的气体主要是氧气和二氧化碳,二氧化碳的弥散能力是氧气的 20 倍,故不存在弥散障碍。因此,临床上所说的引起弥散障碍的气体主要指氧气。

12.2　氧气弥散的影响因素

气体总是沿着高压力侧向低压力侧弥散。氧气弥散量的大小受呼吸膜两侧的气体分压差、弥散距离、呼吸膜的面积三者的影响。任何一种因素的改变都会改变氧气弥散的能力。根据菲克定律得知,弥散量与呼吸膜的气体压力差及呼吸膜的面积成正比,与弥散距离成反比。这也很好地解释了疾病状态下弥散能力下降的原因。

12.3　如何选择用于测定弥散量的气体

由于氧气与二氧化碳的弥散途径都是沿着肺泡肺毛细血管的路径,而且这两种气体都能够与血红蛋白结合并转运,因此,这两种气体都可以用来考虑测量弥散量。但是直接计算氧气的弥散量的方法比较复杂且不准确,最终会影响检测结果的准确度。而一氧化碳与血红蛋白的结合力比氧气大 210 倍,除大量吸烟者外,正常人血浆中的一氧化碳含量几乎为零。一氧化碳的这种物理特性决定了更便于计算一氧化碳的摄取量。因此,一氧化碳就被认为是测定弥散功能的理想气体。

12.4　弥散功能的禁忌证

弥散功能检测适合大部分人群,可用来作为疾病的诊断与辅助诊断,也可用作各种研究和公共卫生流行病学调查。但是如果被检测者有重度贫血或者肺活量过小,小于 1L 的,或者有严重气促咳嗽而不能屏气(屏气时间低于 7s)且无法配合的均不适合做弥散检测,此类患者的检测结果也是不可靠的,不利于疾病的辅助诊断及指导治疗。其余禁忌证同常规肺功能检查。

12.5 弥散功能的检测方法

弥散功能的检查方法有一口气呼吸法、一氧化碳摄取法、恒定状态法、重复呼吸法、内呼吸法。其中,一口气弥散法因操作简单、准确度适中在临床中已被广泛应用,内呼吸法因配合容易、对患者要求不高,近几年在临床应用中也较多。如需用内呼吸法测定弥散功能,则需要购置相应功能的设备,方能实施。

12.5.1 以一口气弥散为例的检测流程

(1) 检查前受试者的准备。

①准确测量受试者的身高和体重,身高与体重的误差容易导致预计值存在误差,从而影响检查的结果。

②询问受试者病史,了解是否患有贫血及近期的血红蛋白值,为获得好的弥散检测结果,需要用血红蛋白值对弥散值进行校正。(若想要得到精确的弥散值,最好检查当天抽血测血红蛋白值)

③检查前禁止受试者吸烟 24h,禁止喝酒 4h,避免饱餐及剧烈运动。

④检查前需要受试者坐在凳子上安静休息至少 5min。

⑤检查前需准确测定受试者的慢肺活量及用力肺活量。

⑥向受试者详细讲解弥散功能检测的过程并让患者练习配合快速深吸气、屏气及自然呼气的动作。

(2) 仪器设备的准备。

仪器需满足 ATS/RES 标准,并配备标准气体(海平面水平:0.3% 一氧化碳、10% 氦气、21% 氧气和氮气平衡气)。在做弥散功能测定前一定要保证测试气体钢瓶的总阀打开,并已经进行气体分析仪的校准、定标和调零。使用肺功能检查专用的呼吸过滤器(做到一人一个过滤器以预防感染及交叉感染)。

(3) 检查环境的准备。

理想的肺功室的室内温度为 18~24℃,湿度为 50%~70%。

(4) 检查方法及步骤。

为受试者夹上鼻夹(或者用手捏紧鼻子从而保证鼻子不漏气),口含咬嘴,嘴唇紧密包住咬嘴后平静呼吸 4～5 个周期,待基线平稳后,指导其缓慢呼气直至呼不出为止,即残气量位(在呼气快结束前,操作人员需按下吸测试气体的按钮)。然后,令受试者快速用力吸气直到吸不进为止,即肺总量位,接着屏气 10s,最后均匀持续地将肺内气体呼出至残气量位。根据受试者的配合程度,至少重复测定 2 次(对测试结果取其平均值),一般小于 5 次。

一口气弥散功能测定见图 12.1。

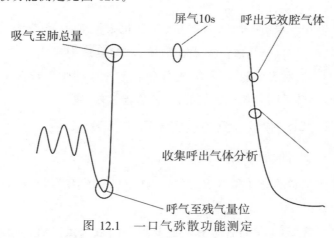

图 12.1　一口气弥散功能测定

需要注意的是 2 次重复测试的间隔时间至少要 4min,间隔中保持坐位,避免运动,让受试者做深呼吸动作,有助于促进排出测试气体以保证测试结果的准确性。因弥散功能检查需要患者的配合,由于有肺功能检查操作的不规范或者高龄患者的不配合,其结果往往存在较大的误差。

12.5.2　检查过程中的质量控制

为了确保检测真实有效,我们需要对检查过程做质量控制,具体标准如下。

(1) 吸气容量不少于 85%肺活量(VC);吸气时间不超过 2.5s(健康受试者)或不超过 4.0s(气道阻塞者);吸气时需要一定的力量和速度,并尽最大的能力吸足。

(2) 吸足后应立即屏气 10s,这中间不能漏气。若有较大的漏气量,需要对受试者再次测试。某些受试者确实不能达到屏气时间标准,但临床也确需了解肺弥散功能指标,可依据病情需要缩短屏气时间,但不可少于 7s,在检查报告中必须注明屏气时间以便提供临床参考。

(3) 呼气时间应控制在 2.0～4.0s 内,建议不超过 4s。注意整个检查过程中都不能让受试者快速用力呼气,尤其需要提醒受试者呼气要平滑,不能犹豫和中断。

12.6　影响弥散量的因素

影响弥散量的因素有很多,比如年龄相同的男性较女性的弥散量大。对于同一个受试者在不同的时间段测得的弥散结果也会有差异,上午所测得的数据会比下午及傍晚高。检查时不同的体位对弥散量也有一定的影响,卧位较坐位高,坐位较立位高,这是由于在不同的体位上肺血量不同,从而使得弥散的结果出现了差异。对于同一个受试者,若要比较治疗前后弥散功能的变化则需要注意检查时间与检查时体位的相对一致。对于贫血的受试者,血红蛋白对其的影响也很明显,受试者的血红蛋白每上升或下降 1g,弥散量便会上升或下降 7%。因此,在检查当日,如有条件,最好抽血检测血红蛋白值。此外,弥散功能的检查结果未对吸烟者做校正,香烟的烟雾中含有较多的一氧化碳,这些一氧化碳与血液中的血红蛋白结合从而使得血液中的 COHb 浓度增高,从而导致检测时弥散功能下降。检查前了解患者的吸烟史尤为重要。

12.7　弥散功能的分级

弥散功能的分级详见表 12.1。

表 12.1　弥散功能分级

级别	占预计值的百分比
正常	80%～100%
轻度下降	60%～79%
中度下降	40%～59%
重度下降	20%～39%
极重度下降	<20%

余镭来

第13章　气道反应性评估

13.1　定　义

气道反应性(airway responsiveness)指气道对各种物理、化学、变应原或运动的反应程度。气道高反应(airway hyper reactivity,AHR)指气道对各种刺激因子出现过强或过早的收缩反应。这种刺激在一些人身上呈无反应状态或反应程度较轻,而在另一些人身上却引起了明显的支气管狭窄的现象,称为气道高反应性。气道反应性的改变表现为气道的舒张和收缩。气道高反应可以通过支气管激发试验测定或者呼吸峰流速的变化来体现,而气道的舒张能力可以通过支气管舒张试验测定。

13.2　支气管激发试验

支气管激发试验可以辅助诊断支气管哮喘,其结果可用于临床对气道高反应严重程度的分析。支气管激发试验的方法有很多,包括运动激发试验、高通气激发试验、高渗盐水激发试验以及用组胺或乙酰甲胆碱直接作用于气道平滑肌以刺激气道平滑肌收缩的方法等。从各种激发试验的比较来看,乙酰甲胆碱和组胺的敏感性、特异性、可重复性及实用性均较高,最为常用。而高渗盐水与蒸馏水的敏感性相对偏低,临床应用较少;运动激发由于敏感性,较乙酰甲胆碱及组胺差,而运动中的副作用发生概率大,费用较高,因此临床并不常用。

13.2.1　激发试验的适应证

激发试验阳性有助于哮喘的诊断和慢性咳嗽查因。

13.2.2　激发试验的禁忌证

(1) 近期有哮喘发作或致死性哮喘发作的。

(2) 基础肺通气功能损害严重的,即 FEV_1 占预计值%<60%,或成年人<1L。

(3) 对吸入的激发剂有明确的超敏反应或有不能解释的荨麻疹的。

(4) 其余禁忌证同常规肺功能检查。

13.2.3　激发试验的并发症

激发试验的常见并发症包括:头痛、面红、咽痛、咳嗽、胸闷、气促、声嘶及哮喘急性重度发作。其中,哮喘的急性重度发作是激发试验里最为严重的一种并发症。操作者在检查过程中需要密切关注是否有此类不良反应的发生。

为了检查结果的准确可靠,支气管激发试验前操作者需要了解患者近期的药物使用情况。某些药物的使用会使激发试验结果出现假阴性,在检查前必须停药一段时间。具体影响肺功能检查结果准确性的药物及停药时间见表 13.1。

表 13.1 常见影响肺功能检查结果准确性的药物及停药时间

影响药物			停用时间(h)
支气管舒张药	吸入型	短效(沙丁胺醇、特布他林)	8
		中效(异丙托溴铵)	24
		长效(沙美特罗、福莫特罗、噻托溴铵、茚达特罗)	48
	口服型	短效(氨茶碱)	12
		中、长效(缓释茶碱、丙卡特罗、班布特罗)	24～48
糖皮质激素	吸入型(布地奈德、氟替卡松、丙酸倍氯米松)		12～24
	口服型(泼尼松、甲泼尼松)		48
抗过敏药及白三烯受体拮抗剂	抗组织胺药(氯雷他定、氯苯那敏、赛庚啶、酮替芬)		72
	肥大细胞膜稳定药(色甘酸钠)		8
	白三烯受体拮抗剂(孟鲁司特)		96
其他	食物(茶、咖啡、可口可乐饮料、巧克力等)		检测日
	剧烈运动、冷空气吸入、吸烟		4

13.2.4 激发试验操作流程

（1）激发药物的配制。

磷酸组织胺和二氯乙酰甲胆碱均为干燥晶体,可以用生理盐水稀释。先配制原液,如 5％组胺、5％乙酰甲胆碱等。需要时再将原液对半或 4 倍稀释。也可按以下浓度配制:组胺可配制成浓度为 0.03mg/mL、0.06mg/mL、0.12mg/mL、0.25mg/mL、0.50mg/mL、1.00mg/mL、2.50mg/mL、5.00mg/mL、10.00mg/mL,乙酰甲胆碱可配制成浓度为 0.075mg/mL、0.15mg/mL、0.31mg/mL、0.62mg/mL、1.25mg/mL、2.50mg/mL、5.00mg/mL、10.00mg/mL、25.00mg/mL,然后分别储存于不同的容器中。乙酰甲胆碱容易受潮,开封后需立即称重并配制成水溶液,溶液配制后需放入冰箱中 4℃保存,可用 2 周。

激发试验药物吸入方法包括手捏式雾化吸入法、定量雾化吸入法、2min 潮气吸入法、5 次呼吸法。其中,2min 潮气吸入法和 5 次呼吸法在临床上用得较多。如果用定量雾化吸入法,激发剂的浓度、给药时间、给药次数均可自行调整,但需保证最终的累积剂量组胺达到 2.4mg,乙酰甲胆碱达到 2.5mg。

（2）激发试验的流程。

第一步：检测基础肺功能，选取质控较好的一次作为比较对象。

第二步：吸入生理盐水重复检测肺功能，若吸入生理盐水后 FEV_1 下降≥10%，则其本身的气道反应性较高，容易诱发气道痉挛。激发过程需严密观察以确保检测过程的安全。

第三步：吸入激发剂，从低浓度开始，每次吸入均从残气位缓慢深吸气至肺总量位，吸入后重复检测肺功能，直至 FEV_1 较基础值下降≥20%，或出现明显不适或吸入最高浓度剂量为止。

第四步：吸入支气管舒张剂，经过 10～20min，重复测肺功能，直至肺功能指标恢复到激发前水平，终止试验。

13.3 支气管舒张试验及操作流程

通过给予支气管舒张药物的治疗，观察阻塞气道舒缓反应的方法，称为支气管舒张试验或支气管扩张试验。支气管舒张试验主要用以测定气道可逆性，有效的支气管舒张药物可使发作时的气道痉挛得到改善。

在肺功能检测时，我们一般会选择用于舒张支气管平滑肌的受体激动剂，以沙丁胺醇气雾剂为首选，用药前需确认患者是否有心动过速（基础心率<120 次/分 ），是否存在严重的心脏病或者药物过敏史。需停用影响试验结果的药物及避免相关的影响因素。若因病情需要未能停用相关药物的，应在报告中注明。用药中需要连接一个储物罐给药以减少口咽部药物的沉积量，增加药物的肺内吸入量。用药后需要观察是否有副作用，并记录用药的起始时间。

检测流程如下。

第一步：测定基础肺功能选取，以达到质控要求的一次作对比。

第二步：吸入支气管舒张剂并让受试者安静休息。一般的吸入剂量为沙丁胺醇 $400\mu g$ 或异丙托溴铵 $160\mu g$。不同药物的起效时间不同，沙丁胺醇给药后 15～30min 可行检查，异丙托溴铵给药后 30～60min 进行检查。

第三步：再次复查用药后的肺功能，质控标准须与测定基础肺功能时一致。

值得注意的是一般情况下支气管舒张试验适用于 FEV_1 占预计值<70%的患者。但对于一些特殊人群，如有呼吸道相关症状但肺通气功能正常的患者，还有一些运动员或重体力劳动者等，其个人最佳值高于正常参考值，当基础肺功能实测值显著低于个人最佳值时，即使基础肺功能在正常范围内，仍可考虑行支气管舒张试验。支气管舒张剂吸入方法的正确与否是直接影响试验结果的关键因素。因此，我们在给药时需

要确保有效的剂量进入肺内,并给予足够的时间等待药物起效。最后将 FEV$_1$ 用药后与用药前的值作比较,得出检查结果。

13.4 呼气峰流速的检测方法

呼气峰值流量(peak expiratory flowrate,PEF),指用力呼气时的最高流量,亦称最高(大)呼气流量、呼气峰流量(速)等。呼气峰值流量变异率是指一定时间内 PEF 在各时间点或时间段的变化程度,能较好地反映气道的舒缩功能,是检测气道反应性和(或)可逆性的重要肺功能检查项目之一,主要用于哮喘的诊断和病情的监测。

呼气峰流速的连续动态的检测适合哮喘的自我监测,评估慢阻肺等疾病的病情变化,同时能评价药物的疗效并指导用药,是基础医院慢阻肺筛查的简易方法。但是对于有气胸、巨大肺大疱、主动脉夹层动脉瘤及严重的心脏疾病引起不能用力的患者来说,仍不适用。

呼吸峰流速计主要分为两种:一种是机械式,另一种是电子式。这两种设备在价格上差距较大,电子式的价格较高,其测定数据不存在人为读数的误差,比较适合有经济能力的人购买。如果是机械式峰流量计,使用时应先细致观察峰流量计的游标,如果有不灵活或随意飘移者,应弃用。受试者在水平位手持峰流量计,检查前用手指轻轻将游标上的箭头放在"零位"处,并注意手指不要阻挡游标移动。若是电子式峰流量计,开启仪器后应先观察自检系统,若不正常,应弃用。

检测流程如下。

第一步:检查结束后峰流量计应继续保持水平位,观察并读取游标箭头所指的刻度,电子式的可直接读取数值。

第二步:将机械式峰流量计游标拨回"零位",将电子式峰流量计重新设置在待检状态后,重复之前的步骤。

第三步:至少检查 3 次,若 3 次实测值之间差异过大,应注意检查方法是否正确。可重复多次,使最佳 3 次之间的差异<5%,或 3 次中最佳 2 次的实测值差异<40L/min,取最高值计为 PEF。

监测时间可以早晚各检查一次,也可以出现症状时检查或者用药前后检查,具体视患者情况及检查目的而定。根据测得的结果,我们可以计算变异率。变异率的计算公式如下:

$$PEF\ 的变异率 = \frac{PEF\ 最高值\ -PEF\ 最低值}{(PEF\ 最高值+PEF\ 最低值)/2} \times 100\%$$

我们也可以用表格记录每次测得的 PEF 值,描绘出 PEF 随时间变化的曲线,对气道是否有高反应性做出初步的筛查与判断。

峰流量计的体积小、价格便宜、检测方法简单，适合哮喘患者作为常备的自我监测工具以动态观察病情是否加重，是否需要到医院就诊，也可指导临床医生调整药物剂量从而评估哮喘控制的情况。

余镭来

第 14 章　超声用于呼吸肌功能评定

超声手段是一种安全、可重复、准确且无创的,用以评估呼吸肌的解剖结构和功能的床旁技术,可以成功地应用于重症监护室和急诊科。熟练掌握这项技术可使专科医师快速评估和诊断危重而无法解释的呼吸困难患者的呼吸肌功能障碍。此外,超声可用于评估危重症患者的患者-呼吸机相互作用和患者的撤机困难原因。本章将对呼吸肌进行概述,主要是膈肌超声的基本原理和高级原理。同时还将介绍应用于监测呼吸肌的不同的超声技术和可能的治疗效果。将呼吸肌超声与重症超声结合使用,可对重症患者进行全面评估。

14.1　呼吸肌的解剖结构

膈肌是最主要的吸气肌,位于胸部和腹部之间的圆顶状薄肌。附着在胸腔出口的膈肌的圆柱状结构收缩会引起膈肌向尾端运动,并增加胸腔容积。当膈肌负荷增加时,辅助吸气肌肉(胸骨旁、肋间、斜肌和胸锁乳突肌)收缩辅助吸气,随着膈肌负荷进一步增加,呼气肌肉被激活以辅助呼气。最主要的呼气肌肉是腹横肌和内外斜肌。

14.2　技术与观点

14.2.1　膈　肌

有两种超声方法可以使膈肌可视化:腋中肋间入路以及使用肝脏或脾脏作为声学窗口的肋下入路。

(1) 肋间入路:是在第 8 至第 11 肋间隙中,将 10MHz～15MHz 线性阵列换能器置于头尾部方向,并垂直于腋中或腋前线之间区域的皮肤。膈肌为三层结构,在胸腹膜之间 2～4cm 深处。典型状况是在膈肌的中间位置可以看到白色的线性结构。我们建议在胸腹膜之间垂直于其纤维方向测量膈肌厚度,测量时需注意不包括隔膜。在健康受试者中,正常膈肌厚度的下限约为 1.5mm。膈肌厚度受体形和性别的影响。膈肌会随着活动的缩短而增厚,因此,增厚分数(thickening fraction,TF)会影响收缩力。

膈肌增厚百分比(TFdi)是在 B 模式或 M 模式下根据吸气增加百分比来计算:TFdi=(吸气末厚度－呼气末厚度)/呼气末厚度×气末厚度。膈肌的吸气增厚可用于评估肌肉功能。无辅助呼吸和机械通气时 TFdi 与膈肌产生的压力（或电活动）之间存在相关性。很少有研究直接评估 TFdi 与肌肉压力（P_{mus}）之间的相关性，因此，用 TFdi 评估 P_{mus} 时应谨慎。

（2）肋下入路：主要用来测量移动度。膈肌移动度是通过低频相控阵或弯曲阵（"腹部"）探头（2MHz～5MHz）测量的，将探头置于锁骨中线肋弓下方，患者处于半坐位，超声波束垂直于膜穹顶。膈肌犹如一条覆盖肝脏和脾脏的亮线。由于脾脏的声学窗口较差，很难获得清晰的图像。在吸气期间，膈肌应朝探头移动。移动度是在 M 模式下量化的，M 线垂直于运动方向放置。最好将扫描速度调整为 10mm/s 左右，以在一幅图像中至少获得 3 个呼吸周期。移动度仅应在无辅助呼吸（即 T 型管或持续气道正压通气最低容许水平）时测量，因为呼吸机的吸气压力无法将横膈的主动收缩与被动移动区分开来。患者需进行最大吸气努力以评估最大移动度。比较两侧的移动度，以识别是否单侧无力或麻痹。在平静呼吸时，观察到的成功率很高（>95%），然而在最大呼吸时，则相对难以观察到，尤其是左侧。如果遇到困难，可以从肋下窗观察到膈肌，则可以将平静呼吸过程中肝脏或脾脏的运动作为替代方案。为此，建议使用低频探头在 B 或 M 模式的并置区的肋间窗进行。由于膈肌和膈肌下偏移之间存在一些不一致，因此建议将这种方法用于对膈肌运动进行定性而不是定量评估。尽管有证据显示呼气早期有一些膈肌活动，但在正常情况下，呼气很大程度上取决于呼吸系统的弹性回缩力。位移引起的肌松弛率不应用作横隔功能的量度。

14.2.2 膈肌外吸气肌

超声评估辅助吸气肌肉可能有助于全面了解患者的吸气强度和患者-呼吸机相互作用的信息。胸骨旁肋间肌超声检查采用 10MHz～15MHz 线性探头在第 2 肋间定位。可以评估厚度和吸气增厚分数。在健康受试者中，仅在最大吸气努力期间才观察到胸骨旁肋间肌增厚，ICU 患者的初步发现表明，呼吸负荷与胸骨旁肋间增厚分数之间存在剂量反应相关性。

胸骨旁肋间肌超声检查可能是评估通气患者呼吸肌潜力/负荷平衡的有用工具，值得进一步深入研究。

14.2.3 腹壁呼气肌

让患者仰卧，对患者使用垂直于腹壁放置的 10MHz～15MHz 线性探头，可相对容易地观察到不同的呼气肌肉，如被筋膜鞘包住的低回声层。施加在探头上的压力应保持最小，以防止腹壁受压，因为这可能会改变肌肉的形状/厚度。为了使腹直肌可视化，将换能器横向放置在脐部上方约 2～3cm，中线外侧约 2～3cm 处，使探头沿尾侧方向滑动，同时使探头垂直于皮肤，然后，将探针横向移动。最先可辨识的厚的筋膜是半月线,它融合了腹直肌外侧和斜肌内侧。腹外斜肌、腹内斜肌和腹横肌可以被识别为三个平行层,通常最好在腋前线和肋骨下缘之间的中点上观察。

呼气腹肌增厚分数(TFabd)可以通过呼气期间厚度增加的幅度来计算:TFabd = (呼气末厚度－吸气末厚度)/吸气末厚度×气末厚度,并且可以反映呼气肌做功。初步数据似乎证明了 TFabd 与呼气力产生之间的合理相关性。应当注意,与膈肌相比,呼气肌肉具有更大的自由度;一个肌肉层的主动收缩可能直接影响相邻层的缩短和位置,这可能会使对 TFabd 的解释更加复杂。此外,由于收缩过程中腹肌的几何形状("收缩"的球体而不是像膈肌那样的"缩颈活塞")缩短,增厚和压力产生之间的关系非常复杂。未来的研究应确认呼气肌压力与 TFabd 之间的关系及其临床相关性。

14.3 呼吸肌超声的临床应用

14.3.1 呼吸肌超声在急性呼吸衰竭中的作用

呼吸肌无力作为急性呼吸衰竭的主要原因并不常见,但如果排除了更常见的原因,则应考虑。膈肌功能障碍的临床表现取决于原发疾病、严重程度和进展速度。双侧膈肌功能障碍的典型体征是仰卧腹部矛盾呼吸运动:辅助吸气肌肉的活动会产生负的吸气胸腔压力(尽管在增加呼吸负荷时可能会观察到相同的模式)。当膈肌瘫痪时,该负压转移到腹部,导致腹壁向内运动。超声波检查的必然结果是吸气过程中膈肌移动,以 M 模式测量。此外,严重的膈肌无力导致辅助呼吸肌的增厚分数增加。因此,在急性呼吸衰竭患者中,呼吸肌超声是诊断(单侧)膈肌无力或瘫痪的一种极好的方式。肌无力可通过平静呼吸中的移动<10～15mm 或 $TFdi_{(max)}$<20% 来诊断。在单侧膈肌麻痹的患者中,瘫痪膈肌的厚度和 TFdi 显著减小。厚度<0.5mm 或>1.6mm,应视为异常。值得注意的是,在单侧膈肌功能障碍的情况下,正常的一侧膈肌可能会出现相对较大的偏移,这是维持足够潮气量的一种补偿机制。对于双侧瘫痪患者,膈肌厚度和 TFdi 低于参考值。

对于 COPD 急性加重(acute exacerbation of chronic obstructive pulmonary disease, AECOPD)的患者,膈肌超声可用于预测无创通气(noninvasiveventilation,NIV)的成功。NIV 期间横隔位移增加(>18mm vs <12mm)与 NIV 成功和 1h 后 P_aCO_2 减低有关。已经发现,气体滞留是 COPD 患者膈肌移位的主要限制因素。因此,移位的改善可能是减轻肺部过度充气的迹象。在需要入住 ICU 的 AECOPD 患者队列中($n=41$),TFdi<20% 与 NIV 失败相关($R=0.51$),这在较大的随访中($n=75$)被确认。因此,膈肌超声可以降低需要 NIV 的严重 AECOPD 患者延迟插管的风险。但是,该结论仍需要更多临床研究验证。

14.3.2　呼吸肌超声在膈肌保护性机械通气中的作用

呼吸机过度辅助和辅助不足分别会导致肌肉萎缩和肌肉损伤，在危重症相关膈肌无力的病理生理学中起重要作用。为了减少这些有害后果，滴定呼吸机支持，使膈肌在生理限度内发挥作用，即所谓的膈肌保护性机械通气似乎是合理的。目前尚不清楚膈肌活动的最佳水平，在不同的情况下可能会有所不同（如脓毒症、虚弱）；然而，相对较低水平的膈肌活动，相应的食管内压力波动在 $4\sim8cmH_2O$ 可能是安全的。超声在膈肌保护性通气中的作用尚未被多中心临床研究证实，评估膈肌增厚百分比（TFdi）或许是一个适宜的方法。Goligher 及其同事表明，在机械通气初始几天，TFdi 在 $15\%\sim30\%$，与稳定的肌肉厚度和最短的通气时间有关。因此，低 TFdi（$<15\%$）的患者如果采用部分通气支持模式，可能会出现呼吸机过度辅助的情况。在严密监测其他呼吸参数（如潮气量、呼吸速率）的同时，减少辅助是一种安全的方法。膈肌保护性通气允许的 TFdi 上限是有争议的。虽然 TFdi 与膈肌做功（Pdi，PTP）之间存在一定程度上的统计学意义的相关性，但在特定的 TFdi 下，膈肌做功的范围较大。我们建议 TFdi 在 $>30\%\sim50\%$ 中的患者，在监测其他呼吸参数的情况下，可增加呼吸机支持，以避免过度通气。鉴于 TFdi 测量的精确性是不确定的，应该考虑其他监测呼吸努力的技术。

14.3.3　呼吸肌超声在脱机失败中的作用

呼吸系统负荷与通气需求的不平衡是自主呼吸试验（spontaneous breathing trial，SBT）失败和拔管失败的重要原因。因此，呼吸肌超声在脱机失败的鉴别诊断中可发挥重要作用。然而，需要强调的是，尽管有膈肌功能障碍，有相当一部分患者仍能够成功撤离呼吸机。此外，超声预测 SBT 结局的临床相关性也存在争议。从临床的角度来看，更有意义的是使用超声预测拔管成功。

14.3.4　膈肌位移

在 SBT 开始时，Kim 等评估了 89 名使用 T 管的患者的膈肌位移。膈肌功能障碍的定义是位移 $<10mm$，而且与脱机失败直接相关，但其预测性能较差（AUROC 为 0.61）。使用相同的截止时间，没有发现膈肌功能障碍和拔管失败之间的联系。有趣的是，在 2h 的 SBT 开始 30min 后测量膈肌位移时，以 10mm 作为临界值的预测性似乎更好（AUROC 为 0.88）。对于心脏手术后单侧膈肌麻痹患者，当对侧膈肌在最大吸气努力下位移 $>25mm$ 时，可以立即拔除插管。在一项评估膈肌偏移预测脱机失败的 10 项研究的荟萃分析中，灵敏度为 75%（95% CI：$65\sim85$），特异性为 75%（95% CI：$60\sim85$），存在显著的异质性。由于膈肌位移强烈依赖于肺容积，报道的异质性可以由患者的体位和测量时间来解释，例如，在 SBT 之前或期间，以及有无呼吸机辅助。

Spadaro 等评估了使用 T 管进行 SBT 期间的膈肌-呼吸浅快指数（D-RSBI：呼吸频

率除以膈肌偏移），发现比单独的呼吸浅快指数（rapid shallow breathing index，RSBI）具有更好的预测性能（D-RSBI AUROC 分别为 0.89 和 0.72，P＝0.006）。Palkar 等评估了膈肌位移时间乘积（即 E-T 指数）的性能，即吸气时间（s）与膈肌偏移（cm）的乘积。在采用辅助控制通气与压力支持通气（pressure support ventilation，PSV）（5/5H$_2$O）进行 SBT 时，E-T 指数＜3.8％预测拔管成功的敏感性为 79.2％，特异性为 75％。值得注意的是，在 191 名成功通过 SBT 的患者中，膈肌位移与拔管失败无关。这表明，一旦顺利通过 SBT，拔管的结果主要由膈肌功能以外的因素决定。

14.3.5　膈肌厚度变化率

在 SBT 过程中，TFdi 在＞30％～36％中被证明可以预测拔管成功。Ferrari 等评估了 46 例气管切开机械通气的患者，在 SBT 过程中将右半侧膈肌的 TFdi$_{(max)}$ 作为脱机结局的预测因子，结果显示 TFdi$_{(max)}$＞36％与 SBT 成功相关（敏感性 0.82；特异性 0.88；AUROC 为 0.95）。在另一项研究中，对脱机尝试失败的患者（$n＝63$）进行 T 管通气或低水平压力支持通气时的 TFdi 计算。TFdi 低水平压对于成功拔管的敏感性为 0.88，特异性为 0.71（AUROC 为 0.79）。在上述评估膈肌偏移预测值的 meta 分析中，TFdi/TFdi$_{(max)}$ 显示预测脱机失败的 AUROC 为 0.87，诊断优势比（OR）为 21（95％ CI：11～40）。OR 值是衡量诊断测试有效性的一个指标，它被定义为如果受试者患有疾病，则测试为阳性的概率与受试者没有疾病而测试为阳性的概率的比率。

总的来说，这些结果似乎表明了膈肌超声在脱机困难的患者鉴别诊断中的作用，允许床旁识别膈肌虚弱。然而，膈肌超声在预测 SBT 成功和拔管成功中的作用还有待进一步研究验证，目前还不能做出推荐。

14.4　总　结

呼吸肌超声是一种应用广泛、可行性高、无创、无辐射的临床易于实施的技术。因此，它已经成了 ICU 患者呼吸肌评估的影像学模式选择。掌握呼吸肌超声可以使临床医师快速获得呼吸肌泵的整体功能信息，特别是对膈肌无力或瘫痪诊断上。

徐培峰

第 15 章　人工气道的分类

人工气道是将特定的导管经口腔/鼻置入气道内(包括鼻咽、口咽、气管)，或气管切开所建立的一种气体通道，是保证气道畅通的有效手段。人工气道除了保证呼吸道的通畅外，还有保护气道、预防误吸、便于呼吸道分泌物的清除以及为机械通气提供封闭通道的作用。人工气道按放置位置可分咽部气道、喉罩、球囊面罩及气管内气道。

15.1　咽部气道

咽部气道可分为口咽通气道和鼻咽通气道。

15.1.1　口咽通气道(oropharyngeal airway，OPA)

口咽通气道又称口咽通气管(图 15.1)，多用塑料或橡胶制成的无创性通气管道。能防止舌后坠，起到迅速开放、建立临时人工气道、改善患者通气的作用，是维持气道开放的重要辅助用具。

临床常用的口咽通气道是截面为椭圆空心或工字形的塑料管，外观近似 S 形。按长短，有不同型号可选择。选择正确型号的方法是闭口状态下从患者耳垂或下颌角开始测量，通气道另一端位于口角处的即为合适型号。如口咽通气道太短，可能将舌体推向喉部来加重气道梗阻，如果太长，则可能阻挡会厌或损伤喉部。

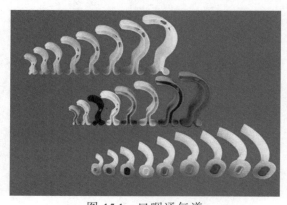

图 15.1　口咽通气道

(1)口咽通气道的适应证:因舌后坠造成的完全或部分上呼吸道梗阻，有自主呼吸且呼吸节律尚规则，暂时不需要气管插管或气管切开的患者。

（2）口咽通气道的禁忌证：有较强咳嗽反射或呕吐、误吸风险的患者。

15.1.2 鼻咽通气道（nasopharyngeal airway，NPA）

鼻咽通气道（图 15.2）的形状类似较短的无套囊气管导管，质地较软。鼻咽通气道型号的选择与口咽通气道类似，以从患者鼻尖至外耳道口/耳垂的距离为参照来选择型号。

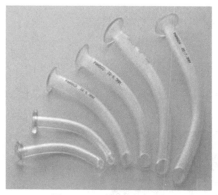

图 15.2 鼻咽通气道

（1）鼻咽通气道的适应证：清醒、半清醒或浅麻醉、开口受限、牙关紧闭或口咽损伤的患者。

（2）鼻咽通气道的禁忌证：出血性疾病、抗凝血药物使用、颅底骨折、鼻骨畸形、鼻部感染的患者。

鼻咽与口咽通气道相比较，优点：容易被半昏迷和清醒患者忍受；能较长时间放置；质地柔软，损伤较小。缺点：较容易全部滑入气道，需要可靠方式固定于面部；通气道需要每天更换，以防鼻腔损伤、压迫坏死；而且鼻咽通气道易阻塞鼻窦开口，引发炎症。

15.2 喉 罩

喉罩是一种安置于咽喉腔、用气囊封闭食管和咽喉腔、经由喉腔通气的人工气道，其前端为硅胶质地扁长型套，形状大小恰好能遮住喉头。按自身特点和用途，喉罩可分为四类：普通喉罩（麻醉中维持自主呼吸）、加强型喉罩（用于控制呼吸）、插管型喉罩（可辅助气管内插管）及双腔喉罩。

普通喉罩（图 15.3）常用的有 1 号、2 号、2.5 号、3 号和 4 号五种型号，可适用于新生儿、婴儿、儿童和男女成年人。加强型喉罩（图 15.4）的通气管可弯曲，与普通喉罩相比，通气道不易成角，可减少气道堵塞的风险。插管型喉罩（图 15.5）有固定的弯曲度且内径较大 ，可通过气管导管，主要用于已预料的困难插管。双腔喉罩（图 15.6）改进了通气罩且增加了引流管,有两个管腔(一个通气密封性更佳,另一个可放置吸痰管引流分泌物),适用范围更广。

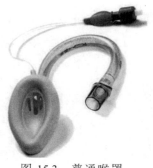

图 15.3　普通喉罩

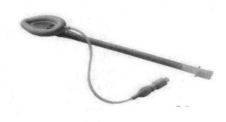

图 15.4　加强型喉罩

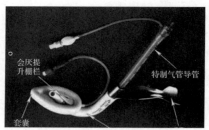

图 15.5　插管型喉罩

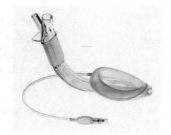

图 15.6　双腔喉罩

15.2.1　适应证

（1）急救复苏时使用喉罩建立人工气道,相对其他手段,简单方便,可争取抢救时间。

（2）对无呕吐反流危险的困难插管病例,喉罩可作为紧急有效的通气管。

（3）喉罩可用于行支气管镜激光声带、气管支气管内小肿瘤手术。

（4）对颈椎不稳定的患者行气管插管有困难时宜以喉罩通气。

（5）因为较少引起眼压增高,喉罩适于眼科手术,尤其青光眼患者。适用于不需要肌松的体表四肢类全麻手术。

15.2.2　优　　点

（1）操作简单,容易固定。

（2）置入喉罩时无须喉镜插入,因而不易发生喉头水肿、声带损伤、喉返神经麻痹等。

（3）不使用肌松药可减少肌松药拮抗药的使用,能保留自主呼吸,患者较少发生氧饱和度下降。

（4）对气道的刺激轻,分泌物少,不影响气管纤毛活动,能较好地维持气道自洁作用,术后肺部并发症少。

（5）喉罩的管道较粗,通气时气道阻力小,呼吸做功小,不易发生呼吸肌疲劳。

15.2.3 缺 点

（1）没有气囊,密闭性较差,实施正压通气时容易漏气。

（2）喉罩与食管间隔离不充分,麻醉气体入胃易出现呕吐、反流、误吸的风险。

（3）使用喉罩时置入吸痰管不畅,使吸痰较困难。

（4）2 号以下喉罩管腔较细,易扭曲,从而导致患者 CO_2 潴留。

15.3 球囊面罩

球囊（图 15.7）送气是机械通气最原始的状态,主要用于短期通气的急救现场。

15.3.1 简易呼吸球囊结构

简易呼吸球囊结构主要由面罩、单向阀、安全压力阀、硅胶球囊、储氧阀、储氧囊、连接导管等组成。（图 15.8）

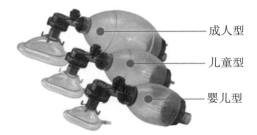

图 15.7　球囊

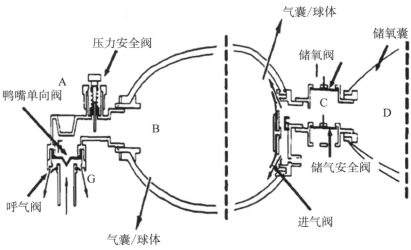

图 15.8　球囊结构

15.3.2 适应证

准备行气管插管前的预氧合；发生呼吸停止的患者；自主通气不足时辅助患者呼吸，减少做功。

15.3.3 禁忌证

除手法开放气道的禁忌证外，面部创伤、饱腹及存在误吸风险都是使用球囊通气的禁忌证。

15.3.4 注意事项

压力安全阀的作用是避免过高的氧气流量及球体和储气囊中压力过高，释放过量气体，从而起到调节肺部的压力，使其维持在一定水平。婴儿型和儿童型球囊安全阀限压在 $40cmH_2O$，成人型球囊限压在 $60cmH_2O$。使用中如果遇到气道痉挛、ARDS 等类型气道压力显著升高的患者，压力安全阀应放于锁住位置，使其在气道压大于 $60cmH_2O$ 情况下仍能送气。

不同型号球囊的容积不同：成年人型呼吸球囊的容积/输出容积为 1600/1300mL，儿童型的为 500/350mL，婴儿型的为 280/100mL。

15.4 气管插管导管

气管插管是将特定的导管经口/鼻置入气道内所建立的一种气体通道，是最简便快捷而可靠的人工气道建立方法。气管插管能有效地保持呼吸道通畅，减少解剖无效腔；有利于清除气道内分泌物，为气管内给药、给氧及机械通气提供条件。

15.4.1 适应证

（1）上呼吸道梗阻。

（2）气道保护机制受损：生理性的吞咽、呕吐、咳嗽反射减弱或消失，建立人工气道可防止反流误吸。

（3）气道分泌物潴留：气管插管可及时清除气道分泌物。

（4）急性通气需求：对呼吸衰竭需行有创通气的患者，气管插管为其提供连接通路。

15.4.2 气管插管导管按结构分类

（1）常规气插导管（图 15.9）：接头、X 线显示线、单向阀、指示球、气囊充气导线、导管、气囊、墨菲氏孔。

（2）带加强钢丝的气插导管：加强钢丝可以增加韧性，降低咬闭或扭曲打折的风险。

（3）声门下滞留物吸引式导管：较常规气插导管多了一根可以行声门下吸引的导管，通过该导管可随时吸除患者声门下气囊上方蓄积的分泌物。适用于口咽分泌物多、误吸可能大、VAP 发生风险高的患者。

（4）双腔气管导管（图 15.10）：主要用于分肺通气或单肺通气。

单肺通气是指气道隔离后，每侧肺能单独工作。双腔气管插管分别有一个彼此隔离的腔通到每一侧肺。当一侧肺萎陷时，可进行另一侧单肺通气或两肺分别进行机械呼吸。

双腔气管导管的适应证：需要保护健侧肺。避免与损伤肺相通的情况：如严重的单肺感染、一侧肺大咯血、支气管扩张痰量过多及对单侧肺内肺泡蛋白沉淀行灌洗治疗。其他包括：支气管胸膜瘘、大气道的开放手术以及巨大的单肺囊肿或肺大泡等需要通气转换，避免气流从瘘口丢失或造成肺损伤的情况。

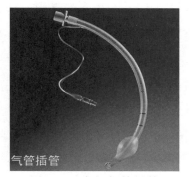

图 15.9　常规气管导管

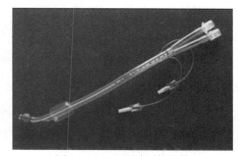

图 15.10　双腔气管导管

15.4.3　气管插管导管按气囊分类

（1）无套囊型气管导管：仅用于婴幼儿。

（2）高压气囊型气管导管（图 15.11）：充气后气囊呈球状，囊内压力较高，气管前壁受压可高达 $100\sim200$ mmHg，易致气道黏膜局部缺血坏死，现已经很少使用。

（3）低压气囊型气管导管（图 15.12）：也称高容低压型气管导管，气囊充气后呈圆柱状，在囊内压力较低的情况下就能封闭气道，可预防气道黏膜缺血损伤及气管食管瘘与气管狭窄等并发症。近年来出现的改良圆锥状气囊，也称低容低压型气管导管，使用了聚氨酯（polyurethane）材料，厚度低至 $7\mu m$，充气 $4\sim6$ mL 即可达到很好的密封及有阻止囊上滞留物下流的效果，目前常用。

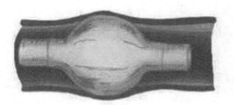
图 15.11　高压气囊型

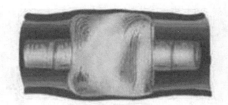
图 15.12　低压气囊型

15.5　气管切开导管

对于预期需要较长时间机械通气的患者可在 7～10 天后进行气管切开。中枢神经系统疾病的昏迷患者，因其短期内难以恢复分泌物自主清除能力，可以在更早时间，甚至 24h 内即进行气管切开。气管切开导管对患者的刺激较小，患者易忍受，易固定，吸痰方便，对气流的阻力小，患者可进食，而且可放置时间长。

15.5.1　适应证

（1）上气道梗阻，尤其是长期或永久性的梗阻，如双侧声带麻痹、颈部手术史等。

（2）因咽喉部疾病致狭窄或阻塞而无法气管插管的患者。

（3）因头颈部大手术或严重创伤、烧伤而需要保证呼吸道通畅的患者。

（4）下呼吸道分泌物多，长期自主清除能力差的患者，或者吞咽反射障碍、喉反射受抑制者，为防止误吸，可行气管切开。

（5）预期需要较长时间机械通气治疗者。

15.5.2　禁忌证

（1）气管切开部位存在感染。

（2）气管切开部位存在恶性肿瘤。

（3）解剖标志难以辨别。

15.5.3　常用气管切开导管的类型

（1）常规气切导管。

（2）带囊上吸引型气管切开导管（图 15.13）：声门下腔易成为来源于胃部和咽喉部病原菌的繁殖场所，因此在气囊上方开吸引孔，使气囊上方的分泌物可被吸出，能有效减低呼吸机相关性肺炎的发生率。

（3）可调节型气管切开套管（图 15.14）：也称加长型气管切开套管，适用于颈部生理异常或异常肥胖、消瘦及组织肿胀患者。

（4）金属气管切开套管：对气道化学刺激较轻，壁薄有内管，可取出内管进行消毒,但易引起气管壁的机械损伤。不能连接呼吸机进行机械通气。

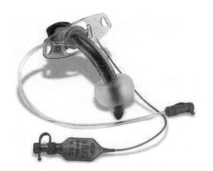

图 15.13　带囊上吸引型

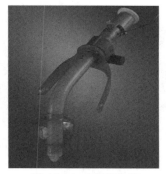

图 15.14　可调节型

许颖

第 16 章　人工气道的建立

建立人工气道的目的主要有以下几方面：保证呼吸道的通畅；保护气道，预防误吸；便于呼吸道分泌物的清除；为机械通气提供封闭通道。

16.1　开放气道

建立人工气道的第一步：开放气道。急救开放气道手法是指在没有辅助装置的情况下以徒手方式保持气道畅通，目的是解除由于舌根后坠造成的上呼吸道梗阻，从而保持气道畅通。常用开放气道手法有仰头抬颏法、仰头抬颈法和双手抬颌法。

16.1.1　仰头抬颏法（图 16.1）

患者仰卧，操作者站于患者一侧，将一手小鱼际放于患者前额处，用力下压使头部后仰，另一手示指与中指并拢置于下颏处，向上抬起下颏，帮助头部后仰，开放气道。注意手指不要压迫颈前软组织，以免压迫气管。

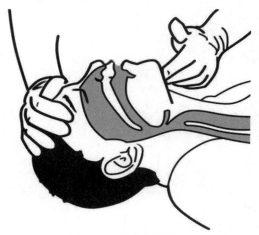

图 16.1　仰头抬颏法

16.1.2　仰头抬颈法（图 16.2）

患者仰卧，操作者站于患者一侧，将一手小鱼际放于患者前额处，将其头部向后下方推，将另一手置于患者颈后将颈部上抬，使其头部后伸，从而开放气道。

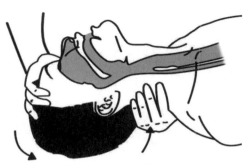

图 16.2 仰头抬颈法

16.1.3 双手抬颌法（图 16.3）

操作者站在患者头侧,将双手置于患者双侧下颌角下方从而使下颌向前上方托起,头部后仰,下颌骨前移,开放气道。对颈部外伤患者可用该手法,但需注意不能将头后仰及左右转动,而只是单纯抬下颌以开放气道。

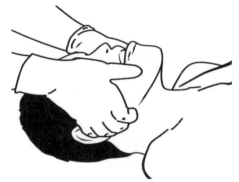

图 16.3 双手抬颌法

16.2 球囊面罩通气

手法开放气道后,使用球囊面罩通气可用于需要短期通气的急救现场。成功的面罩通气要求:保持气道开放,保证面罩与患者脸部的紧密贴合,以及维持恰当的分钟通气量。球囊面罩通气分单人操作法和双人操作法。

16.2.1 单人操作法（图 16.4）

患者处仰卧位,将面罩底部置于患者下唇和颏间的凹陷处,然后将面罩尖部置于鼻上方,操作者左手拇指和食指分别固定在面罩球囊接口的上下方,轻轻朝患者面部下压面罩,另三指则扣住下颌下缘,处仰卧状包绕面罩和面部软组织,保证面罩与面部贴合紧密,同时手腕旋转使颈过伸,手指屈曲上抬下颌来保持气道开放。

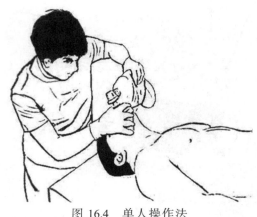

图 16.4　单人操作法

16.2.2　双人操作法（图 16.5）

操作者一人固定面罩，以双手的拇指和食指放在面罩的主体，中指和无名指在下颌下缘，小指在下颌角后，将患者下颌向前拉，伸展头部，畅通气道，另一人挤压球囊。

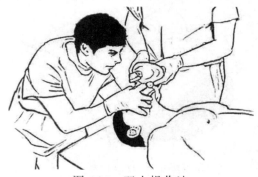

图 16.5　双人操作法

16.2.3　注意事项

在使用球囊通气时若按压球囊幅度过大或通气频率过快，均可导致过度通气、呼吸性碱中毒及胃胀气。因此，无自主呼吸的患者通气频率应控制在成年人 12～15 次/分，儿童 14～20 次/分，婴儿 35～40 次/分。对有呼吸的患者在吸气相定时给予正压通气。若患者呼吸急促，可每 3～4 次呼吸给予一次正压辅助。挤压球囊送气时间应为 1s 以上，潮气量以见到胸廓起伏即可，约 400～600mL。用手压迫球囊通气时需观察患者胸廓活动度及听诊呼吸音来判断潮气量是否合适。同时注意观察面罩有无漏气，若有漏气，及时调整面罩和头位。

16.3 放置口咽/鼻咽通气道

16.3.1 放置口咽通气道

患者取仰卧位,开放气道,清除口腔分泌物,保持呼吸道畅通。口咽通气道凸面向下,顶端朝向上颚从而置入口腔,以免舌体被推入喉部,当口咽通气道通过软腭后,旋转 180°使通气道顶端朝向喉部,继续向下推送直至口咽通气道翼缘到达唇部。也可以将通气管凹面向下从而直接放置到位。口咽通气道的正确置入位置应该是舌体被托起而通气道又未滑入喉部后方。

16.3.2 放置鼻咽通气道

放置前首先检查患者的鼻腔,确定畅通度及是否有鼻息肉或明显鼻中隔偏移;有无出血性疾病或使用抗凝药物史、颅底骨折及脑脊液漏等禁忌。然后,在鼻腔黏膜局部滴用麻黄素或肾上腺素稀释液来收缩黏膜血管,从而减少出血风险,用利多卡因局部浸润麻醉,以润滑剂润滑鼻咽通气道。所有准备完成后,选择较通畅的一侧鼻腔置入鼻咽通气道,直至到达鼻咽部,调整深度达到最佳通气效果。

鼻咽通气道的正确位置应处于会厌上和舌根下,因此需选择合适型号的鼻咽通气道。如通气道太短,则不能向上抬起舌根来解除呼吸道梗阻;太长又易刺激会厌及周围组织而诱发喉痉挛,甚至将会厌压向声门,或进入食管上端,加重气道梗阻。

16.4 放置喉罩

喉罩置入和维持阶段需要足够的麻醉深度,以防发生呼吸道保护反射。麻醉以异丙酚静脉诱导(可以不使用肌松药),配合镇静镇痛,吸入 O_2-N_2O(1∶2)及低浓度异氟烷全身麻醉。待咽喉反射消失、下颌松弛后,即可置入喉罩,注意麻醉不能过浅。喉罩置入法有盲插法和逆转法两类,盲插法又可分为食指盲插法和拇指盲插法。

16.4.1 食指盲插法

操作者站于患者头端,其左手置于脑后使头轻度后仰,右手拇指和食指持喉罩,罩口朝向下颌,紧贴上切迹内面将喉罩顶向硬腭并向下滑入,食指向左手方向用力形成对抗压力从而向咽下部推送,下端进入食管上口,上端紧贴会厌腹面底部,罩内通气口正对声门。位置正确时有脱空感,并感到阻力。随即固定导管,向套囊注气。

16.4.2 拇指盲插法

操作者站于患者肩侧,喉罩口朝下滑至顶住硬腭。当拇指顶到硬腭后向上用力,使头部伸展。然后向面部舒展手指,向下滑入。最后,左手内送右手拇指退出,完成置管。

16.4.3　逆转法

置入方法与常规法基本相同，只是先将喉罩口朝向硬腭，置入口腔至咽喉底部后，轻巧旋转 180°（喉罩口对向喉头），再继续往下推置喉罩，直至不能再推进为止。

喉罩置入的最佳位置是喉罩进入咽喉腔，罩的下端进入食管上口，罩的上端紧贴会厌腹面的底部，闭合声门和食管上段括约肌。若位置过高，则易漏气，发生反流；如套囊进入喉腔，则有气道梗阻风险。可采用纤维光导喉镜置入喉罩进行观察以确定喉罩是否到位。置入喉罩后施行正压通气，观察胸廓起伏的程度，听诊两侧呼吸音是否对称和清晰，以及听诊颈前区是否有漏气杂音。

16.4.4　注意事项

（1）注意通气效果，关注呼气末 CO_2 分压，小儿常有上升趋势。

（2）手术结束后，可吸引罩内积存的分泌物，但需注意吸痰管不能直接接触喉头，因易诱发喉痉挛。

（3）喉罩不产生食管括约肌闭合的作用，相反，能使食管下端括约肌张力降低。因此，要时时警惕突然发生胃内容物反流误吸的危险。

（4）有潜在呼吸道梗阻的患者，如气管受压、气管软化、咽喉部肿瘤、脓肿、血肿等，禁忌使用喉罩。

（5）置入喉罩后，不能做托下颌操作，否则易导致喉痉挛或喉罩移位。

16.5　放置气管插管

气管插管按置入途径不同分为经口气管插管和经鼻气管插管。

16.5.1　插管前评估

在决定插管后，应迅速进行气道评估，评估患者是否存在面罩通气困难或插管困难，尽可能避免未预见的困难气道。常规的评估包括：颌面部骨与组织有无畸形；Mallampati 分级；张口度测量；甲颏距测量；头颈屈伸度测量；上唇咬合试验等。

（1）麦氏 Mallampati 气道分级：坐位，受试者最大限度张口伸舌，然后根据口咽部可视结构进行分级。

Ⅰ级：可见软腭、咽峡弓、悬雍垂。

Ⅱ级：可见软腭、悬雍垂。

Ⅲ级：只能看见软腭。

Ⅳ级：只能看见硬腭。

（2）张口度测量：正常人的张口度相当于自己的示指、中指、无名指三指末节合拢时的宽度,平均值约为 4cm,张口度小于正常值,即为张口受限。

（3）甲颏间距是甲状软骨切迹至颏突的距离数值,是指颈完全伸展时甲状软骨切迹至颏突距离。正常值≥6.5cm。若甲颏距<6cm,会导致插管困难甚至无法入镜。

（4）颈部屈伸度是指患者做最大限度曲颈道伸颈的活动范围,正常值>90°。

（5）上唇咬合试验是下颌骨活动性的指标,患者用下切牙咬上嘴唇,高于上唇线为 1 级,低于上唇线为 2 级,不能咬住上唇为 3 级。3 级可能存在插管困难。

困难气道的危险因素包括:张口切牙间距<3cm;甲颏距<6.5cm;Mallampati 分级 Ⅳ级;上颌前突畸形（小颏症）;颈项强直,下颌尖不能触及前胸或不能后伸。面罩通气困难的危险因素有:年龄>55 岁;病态肥胖,体重指数>26;Mallampati 分级≥Ⅳ级;打鼾及睡眠呼吸暂停病史;大鼻子等。

16.5.2　插管前的药物准备

由于 ICU 患者生理储备功能有限,插管时使用静脉药物必须十分谨慎。临床常用的静脉诱导药物包括镇痛剂、镇静剂及肌松药。理想的药物应满足使患者迅速平稳地达到无意识、无反应和遗忘的效果,能提供有效镇痛,维持脑灌注压和血流动力学稳定,作用能被迅速逆转,副作用少。如丙泊酚、依托咪酯,氯胺酮。肌松药目前首选仍为司可林。有恶性高热家族史及易感因素的患者以及可能发生高钾等患者可以选择罗库溴铵替代。

16.5.3　插管用具——喉镜的分类

根据喉镜片的形状可分为弯镜片（MacIntosh 喉镜）和直镜片（Miller 喉镜）。临床上常用 MacIntosh 喉镜,其尖端应置于会厌谷（即舌根与会厌的咽面之间的间隙）,向前上方上提镜柄,暴露声门。镜片型号有 1~4 号,大多数成年人需用 3 号镜片。使用 Miller 喉镜显露声门时其尖端应位于会厌的下方来上抬会厌。Miller 喉镜片可更好地显露声门开口,但允许经过的口咽和喉咽部空间较小,镜片型号为 0~3 号,大多数成年人需用 2 号或 3 号镜片。其他喉镜还有短柄喉镜、可调角喉镜、McCoy 喉镜、可视喉镜等。

16.5.4　经口气管插管

（1）垫高患者头部并使口、咽、喉轴接近一直线。

（2）口腔清除干净后,开放气道,通过面罩球囊辅助通气预氧合。如效果较差,可加放口咽通气道或鼻咽通气道。

（3）喉镜沿患者右侧口角置入镜片,将舌体推向左侧,可见到悬雍垂。

（4）镜片进入咽喉部并见到会厌。

（5）弯镜片置入舌根与会厌交界处,上提喉镜,随之会厌翘起而显露声门。切忌以上颌门齿为支点上撬显露声门,以免损伤牙齿或牙龈。

（6）右手呈"执笔式"来持气管导管，从右侧口角插入口腔直至通过声带。将导管经声门裂插入气管内。

（7）将导管气囊近端置入声门后，拔除管芯。

（8）注意导管尖端到患者切牙的距离，成年女性约为 16～23cm，成年男性约为22～24cm。

16.5.5　经鼻气管插管

选择通畅的一侧鼻腔，用麻黄素滴鼻后，经鼻腔插入导管。保持患者自主呼吸，吸气时缓慢推进导管，并在导管末端听呼吸音，当导管接近声门时呼吸音逐渐变强，此时在吸气开始时顺势将导管送入气管内。成功插入气管的标志为剧烈咳嗽后深吸气，呼气时可在导管内见到水雾，无法说话，均提示导管进入气管。若呼吸音突然消失，提示导管进入食管、会厌谷或梨状窝，需后退导管重试。建议使用专用于经鼻插管的导管，选择型号为女性 6.0～6.5cm，男性 7.0～7.5cm。插入深度为女性 26cm（以鼻孔为界），男性 28cm。

16.5.6　逆行气管插管

其主要作为困难气道和紧急气道管理的一种插管方法。首先，利用穿刺针通过穿刺环甲膜，将导丝经穿刺针刺向头侧，置入呼吸道，使导丝逆行经声门到达口或鼻咽腔，再经口或鼻沿导丝引入中空导管，至声门下方，固定导管后拔出导丝，经导管插入气管导管。

16.5.7　环甲膜穿刺、切开

环甲膜是环状软骨弓上缘与甲状软骨下缘之间的纤维韧带组织。穿刺、切开环甲膜是对急性呼吸道梗阻、严重呼吸困难患者的急救方法之一。

环甲膜穿刺：患者仰卧头后仰，局部消毒后以粗针垂直刺入环甲膜，刺穿后有脱空感，回抽出空气表明穿刺成功。

环甲膜切开：患者局部麻醉后摸清甲状软骨和环状软骨间的凹陷，沿环状软骨上缘作 2～3cm 的横形切口，切开皮肤、皮下组织至环甲膜浅层，用尖刀于环甲膜处做1cm 横形切口，继而用气管扩张器扩大切口，置入气管插管，用缝线缝合固定插管。

16.5.8　放置双腔气管导管

双腔气管导管分左侧（图 16.6）和右侧双腔管（图 16.7）。因右上叶支气管开口距离隆突距离较短（女性的为 2.1cm，男性的为 2.3cm），左上叶支气管距离较长（女性的为5.0cm，男性的为 5.4cm），因此，原则上临床首选使用左侧双腔管（容易放置，容易定位，不易移位）。如有进入左总支气管通路异常或外科手术涉及左总支气管的，则用右侧双腔管。

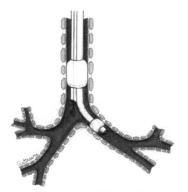

图 16.6　左侧双腔管

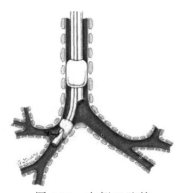

图 16.7　右侧双腔管

（1）双腔支气管导管插管法。

①全麻诱导并充分进行面罩给氧。

②喉镜显露声门。

③右手握导管，使分支端向上（前）。

④分支端进入声门。

⑤向所需插入的支气管方向旋转 90°。

⑥继续推进导管至适当深度，一般来说，男性 29～30cm，女性 27～29cm。

⑦将套囊充气。

⑧听诊两侧肺呼吸音，确定导管是否到位。

（2）支气管镜定位双腔气管插管是"金标准"，标准的左侧双腔管位置镜下观。气管导管的气管端位于左总支气管内，蓝色套囊可见充气并位于隆突下方。

16.5.9　气管切开

（1）常规气管切开术：体位一般取仰卧位，肩下垫一小枕，头后仰，使气管接近皮肤，暴露明显。麻醉：采用局麻。横行切口在对应第三气管环皮肤处横行皮下注射，可在正中处垂直麻醉，注意保护气囊。麻药采用 2% 利多卡因。切口多采用横切口，长度 2～3cm。

（2）经皮扩张气管切开术：相对传统气管切开术，创伤小，感染少，切口美观，操作迅速，过程安全可控。

①平卧，颈肩垫物使头后仰过伸位。

②确认穿刺点（2～3软骨环之间）。如有气插，调整气插至声门以上，以免损伤气管插管。

③在穿刺点做 1.5～2.0cm 的横切口。

④用空针抽半管生理盐水，接穿刺针穿入气道，回抽有气泡。

⑤送入导丝。

⑥沿导丝送入扩张器来扩开组织和气管壁。

⑦将内侧开槽的扩张钳夹在导丝上,沿导丝将扩张钳滑入气管前壁,张开钳子使气管前壁前方软组织扩张,在扩张钳打开的状态下移去扩张钳。

⑧用同样方法重新放入扩张钳,穿透气管前壁。将扩张钳手柄向患者头部推移,使扩张钳尖进一步进入气管内。打开扩张钳来扩张气管。在扩张钳打开的情况下移去扩张钳。

⑨沿导丝放入带内芯的气切套管,拔出内芯和导丝。

⑩对气囊充气,固定气切套管。

许颖

第 17 章　气囊管理

　　人工气道是保证气道通畅的有效手段,在危重症患者的呼吸支持过程中发挥极为重要的作用。然而,人工气道的建立也会在一定程度上损伤和破坏机体正常的生理解剖功能,给患者带来危害。人工气道设置气囊这一装置的目的在于封闭气道,固定导管,保证潮气量的供给,预防口咽部分泌物进入肺部,从而保障通气和减少肺部感染等并发症的发生。因此,气囊管理是气道管理的重要一环。

17.1　气囊概述

　　气囊是人工气道极其重要的组成部分。在临床上为了实现多种多样的功能,设计出了多种气囊供临床选用。依据气囊内压的大小不同可分为:低容高压型气囊(low volume high pressure cuff,LVHP)、高容低压型气囊(high volume low pressure cuff,HVLP)及等压气囊。目前,临床多采用高容低压气囊的人工气道。依据气囊形状,主要分为锥形气囊和圆柱形气囊两种。依据气囊材质,主要分为聚氯乙烯和聚氨酯材质两种,后者的气囊壁较薄,和气道贴合度较前者更好。其他特殊类型的气囊有双气囊等。

17.2　气囊压力管理

　　气囊充气不足导致漏气、误吸等;气囊压力<20cmH$_2$O 时,口咽部分泌物和胃内容物沿着气囊皱褶及气管壁进入肺部,可增加 VAP 风险。若气囊压力过高,则会影响气道黏膜供血。当人工气道气囊压大于 29.58cmH$_2$O 时,气管黏膜血供开始降低;达到 40.30cmH$_2$O 时,黏膜血流明显减少。当人工气道气囊压达到 68.3cmH$_2$O 时,15min 后气管黏膜可出现明显损伤、部分基膜剥离。Seegobin R D 等研究表明,当气囊压力超过 30cmH$_2$O(22mmHg)时气管黏膜毛细血管灌注明显减少,当气囊压力达到 50cmH$_2$O(37mmHg)时气管黏膜血供完全阻断。理想的气囊压力应在保持有效封闭气道的同时,又可防止气囊对黏膜的压迫性损伤。国内外指南大多推荐气囊压力范围为 25～30cmH$_2$O。

17.2.1　气囊充气测压的方法

　　气囊充气测压的方法包括间断压力测量(含压力估测法、实测法),连续压力测量以及持续压力控制。

1. 间断压力测量

估测的间断压力测量包含容积法、指触法和听诊法（最小闭合技术、最小漏气技术）。

容积法：临床常在高容量低压导管时选用。气囊充气一般为 5～10mL。操作简便快捷，适用于紧急抢救。因患者个体和导管型号不同而充气量不一，不能精确控制气囊压力的大小。

指触法：手捏压力感觉"比鼻尖软，比口唇硬"为适宜。因不同的个体感觉存在很大差异，仅适用于紧急判断，通常会导致气囊压力过高。

听诊法包括最小闭合技术（minimal occlusive volume，MOV）和最小漏气技术（minimum leak technique，MLT）。MOV 是持续正压通气治疗时，一人听诊，一人向气囊缓慢注气直到听不见漏气声为止。然后，每次抽出 0.5mL 气体，直到呼气时出现少量漏气为止。再从 0.1mL 开始注气，直到吸气时听不到漏气声为止。MLT 是正压机械通气时，一人将听诊器放于甲状软骨处监听漏气声。先用 10mL 注射器向气囊缓慢注气直到听不见漏气为止，再换用 1mL 注射器从 0.1mL 开始抽出气体。主要意义在于降低气囊对气管壁的损伤。由于有少量漏气，口鼻腔内的分泌物可通过气囊流入肺内。进食时易发生误吸，增加肺内感染的机会。听诊法的两种技术操作时间长、步骤多，需要两人配合，不宜作为首选方法。有研究结果显示，最小闭合技术与专用气囊压力表所测值接近，有较好的相关性，在缺少专用气囊测压表时，可采用最小闭合技术测定囊内压。

实测法是最常使用手持式气囊压力表来测量的。完全抽出气体，将导管充气接口连接到气囊压力表充气阀。在测压表检测下，慢慢挤压球囊逐渐充气，直至囊内压达 25～30cmH$_2$O。同时，监听呼吸机送气声音，直到漏气音刚好消失。在使用方法正确的前提下，气囊压力表测量数据准确。分离测压管时会有 2～3cmH$_2$O 的气体泄漏，因此需在理想压力值上＋2cmH$_2$O（临床差异较大），以补偿漏气。

2. 连续压力测量法

临床上常使用一次性压力传感器、电子气囊测压表等进行气囊压力持续监测。但只可用于气囊压力测量，同时需要配合人工进行压力调整。

3. 持续压力控制法

使用气囊压力监控仪，可有效确保人工气道气囊压力稳定于 25～30cmH$_2$O，封闭气道的同时可持续避免气囊压力下降，同时也避免导致气道黏膜压迫损伤。

建议使用间歇气囊测压表或持续气囊压力管理系统来进行囊压管理。特别需要强调的是,不同厂家、不同型号、不同材质的气囊以及患者本身的问题,气囊充气容积和指示气囊有非常大的差异,指触法和气囊充气容积不应作为日常气囊压力管理的手段。不宜常规采用最小闭合技术给予气囊充气;在无法测量气囊压的情况下,可临时采用最小闭合技术充气。

17.3 气囊位置管理

合理的气囊位置是保障气囊管理非常重要的因素。气道对气囊的限制作用使得气囊压力可保持相对恒定。而对于气囊的移位,气道内径的差异和其他因素可导致气囊压力有较大变化。患者本身的原因(比如躁动、咳嗽、吐管等)和医源性因素(比如气道内吸引、翻身、呼吸管路对人工气道的牵拉等)常导致气囊移位,包括深浅的改变和气囊对气道壁贴合度的变化。此时,虽然气囊压力可能尚在合理区间,但对气道的封闭效果通常已打折扣。因此,人工气道位置的相对固定是需要在临床上重点关注的细节。

气囊过浅:气管插管患者较严重的情况是气囊骑跨声门。此时引起气囊不能有效封闭气道,漏气和误吸是常见问题;而且存在引起声门损伤水肿的可能。当有明显漏气,而插管深度不足时需要首先考虑此原因。建议在喉镜直视下调整气管插管,不可盲目调整深度或单纯增加气囊压力。气切患者的气囊过浅也不少见,大多数因牵拉和固定带过松导致,也可见于气切套管选择不恰当,尤其见于肥胖颈短、气切管选择过短的患者。气囊可骑跨气管切口位置,较严重的直接脱出气道,移位到皮下组织内;因有导致窒息的可能,需要立即处理。

气囊过深:气管插管患者的气囊过深通常因医源性因素导致。除了日常管理以外,影像学的检查是及时发现该问题的重要手段。气管切开患者极少发生该问题,该问题通常因患者的特殊体型导致,使用加长型气切套管时也需要加以注意。

17.4 气囊漏气试验

气囊漏气试验见相关章节。

何国军

第 18 章　意外气道

本章主要针对人工气道的异常。

人工气道是将导管直接置入气管或经鼻/口腔插入气道所建立的气体通道，是复苏和抢救危重症患者的重要措施，人工气道意外情况的发生会直接威胁患者的生命安全。因此，气道管理是呼吸管理的基础。人工气道的主要作用是维持上呼吸道的通畅和防止误吸的发生。常见的气道相关问题主要是气道梗阻和误吸的发生。意外气道根据发生的事件可分为：人工气道建立过程中的意外气道、日常气道管理中出现的意外事件和人工气道拔除后相关的气道问题。

18.1　人工气道建立过程中的意外气道

18.1.1　困难气道

1. 困难气道的定义

困难气道，即经过正规训练的麻醉医师在行面罩通气和（或）气道插管时遇到的通气困难。困难气道插管，即经过正规训练的麻醉医师使用常规喉镜正确地进行气管插管时，经三次尝试仍不能完成。喉罩通气困难，即一个麻醉医师在无他人帮助的情况下不能维持正常的氧和与（或）合适的通气。

2. 困难气道的类型

根据气道困难发生的类型，分为通气困难和插管困难。

根据是否存在通气困难，分为：①急症气道。一般指通气困难同时，插管也很困难的又情况危急的患者，需要采取特别紧急的措施打开气道，并建立通气，通气困难往往发生在诱导后。②非急症气道。一般指患者能维持自主呼吸或在面罩辅助下能维持正常的通气与氧和，但插管困难，此种困难气道的处理比较从容，只要能维持好通气，允许选择其他的插管方法就完成气管内插管。

根据术前评估，分为：①已经确定或者预测可能存在的困难气道；②未能预料的困难气道，即术前估计未能发现气道问题和未做术前检查而常规诱导，诱导后发生了困难气道，这是产生急症气道的常见原因。

3. 困难气道的预测

一般表现：病史，有无肥胖（体重）＞90％，有无颈粗短、下颌短小、门齿前突，其他病理改变：颈部肿物、疤痕挛缩、气管移位等。

张口度：上下门齿间的距离，正常值为 3.5～5.6cm，小于 3cm 时气管插管有困难，小于 1.5cm 时无法用常规喉镜进行插管。

张口受限：下颌关节病变或损伤、疤痕挛缩等。

甲颏距离：头部后伸时，甲状软骨切迹至下颌缘的距离。成年人通常大于 6.5cm 时插管无困难，6～6.5cm 时插管可能有困难，小于 6cm 时插管大多失败。

马兰帕蒂分级（Mallampati）：根据患者张口伸舌后所看到的咽结构，等分为 4 级：Ⅰ级：可见咽腭弓，软腭和悬雍垂；Ⅱ级：可见咽腭弓，软腭；Ⅲ级：只可见软腭；Ⅳ仅可见硬腭。该分级约能预测 50％ 的插管困难。Ⅰ级和Ⅱ级不存在插管困难。Ⅲ、Ⅳ级可能存在插管困难。

寰枕关节伸展度：Ⅰ级，伸展度无降低；Ⅱ级，降低 1/3；Ⅲ级，降低 2/3；Ⅳ级，完全降低。

4. 困难气道插管的处理

已知的困难气道插管的处理原则：

（1）术前充分准备，包括操作技术和仪器设备等。

（2）避免用同一种方法长时间反复试插，以免加重损伤和并发症的产生。

（3）在确保患者生命安全的前提下，选择适当的插管方法（①吸入麻醉诱导；②清醒气管插管，充分表麻＋适当镇静）。

（4）若插管失败（患者不合作、器械不合适以及操作者本身的原因），此时可选择：①取消手术，重新准备；②如果患者极不合作，但面罩通气正常，可选择全麻诱导；③手术必须完成，可选择局麻下手术或气管切开。

未预料到的困难气道插管的处理原则：

（1）首先应保持患者呼吸通畅，利用面罩维持正常通气，保持正常氧和水平，排除 CO_2。

（2）根据喉镜显露情况判断插管程度。

（3）叫其他医护人员来帮忙。

（4）如保有较好的情况下（即指由相当有经验的麻醉医师操作，而肌松较好时），直接喉镜插管失败时，可采用两种处理方法：①只要能维持患者正常通气，则改用其他方法；②可以使患者清醒，转为清醒插管。

（5）注意事项：①切忌惊慌失措，否则会延误处理问题的时机，只要保持患者有效通气，便不会有生命危险。②若没有其他插管的方法，最理想的办法是辅助患者呼吸，直到患者自主呼吸恢复后，再考虑清醒插管；③插管操作应轻柔、准确，切忌使用暴力，同时避免长时间行气道插管。

- 喉水肿

常见于插管过程中声门暴露不佳时。部分患者会在较短时间内因反复插管对喉部软组织和声门的反复刺激发生急性水肿，导致气道狭窄，可危及患者的生命。

- 人工气道误入食管

与上述原因相似，主要发生于困难插管或因操作不熟练导致声门暴露不佳。临床上的识别方法有多种。

（1）根据机械通气波形判断。

（2）高度怀疑时可观察腹部膨隆情况和短时间胃肠减压气体是否较多。

（3）识别气管插管壁上有无随呼吸周期变化的气雾等，但都存在误判的可能。有条件的单位可进行呼气末 CO_2 监测和气管镜检查确认，这是较准确的方法，但存在时效性不强的缺陷。避免误入食管的最佳方法是充分暴露声门后在直视下确认气管插管通过声门而进入气道。

- 单肺通气

插管过程中未注意插管深度，导致插管过深而进入单侧气道。男性患者的气管插管深度通常为 22～24cm，女性患者为 21～23cm。插管后肺部听诊是常规的判断手段，若单肺呼吸音明显降低与插管前影像学或疾病表现不一致时，应高度怀疑插管过深的可能。由于部分重症患者的插管原因为低氧血症，因此临床上存在一定数量的单肺通气因患者本身氧合不佳而未及时发现。通过影像学或气管镜检查来识别是较可靠的方法，常可发现较隐匿的插管过深问题。

- 气切套管误入皮下

多见于外科气管切开过程中某些特殊肥胖体型的患者。目前，ICU 广泛使用的经皮穿刺气管切开通常同时进行气管镜下的定位，气切套管误入皮下发生较少。

18.2　日常气道管理中的意外事件

18.2.1　人工气道移位

人工气道移位属于日常气道管理中最常见的意外事件，常见原因是人工气道固定不佳。由于浅镇静策略的广泛实施，患者疼痛或不耐管等原因常导致躁动，从而引起人工气道被牵拉而易致移位。部分患者治疗过程中因水肿的发生和消退，常发生颈部周径的变化，此时需要每日多次进行人工气道固定是否合适的再确认，包括影像结果的评估等。

18.2.2 气道狭窄或梗阻

常见两类：人工气道折角和痰栓的堵塞。前者常见于部分材质较差、管壁较薄的气管插管，当长时间放置时可发生口内部分插管因温度较高而发生软化折角，导致部分阻塞，严重时发生梗阻，导致通气困难甚至窒息。也见于因部分患者咬合力较强导致插管被咬闭。为避免此种情况，除采用较好材质的插管外，日常进行插管维护时也要时刻注意气道的通畅情况（如吸痰时口内部分置管是否顺畅、牙垫位置是否合理等）；在进行深度调整时（尤其是调深时），一定在喉镜可视下进行，否则容易导致插管折角加重。痰栓的堵塞则主要归咎于气道温湿化的不足和气道内吸引不到位。防止此类梗阻的最佳方法是做到规范的吸入气的温湿化和有效吸痰（具体内容见相关章节）。

18.2.3 气道损伤

人工气道患者的气道损伤也是较常见的问题。除气囊压迫损伤外，人工气道位置不佳导致的头端反复刺激气道和吸痰不规范引起的黏膜损伤和溃疡也时有发生。较严重的事件是无名动脉的破裂出血，可短时间导致患者窒息死亡。

18.2.4 误吸相关事件

误吸相关事件见相关章节。

18.3 人工气道拔除后相关的气道问题

18.3.1 喉水肿

长期的气管插管压迫喉部软组织和声门，尤其是当患者本身体型肥胖、插管超过 7 天、插管型号过大等情况下较易发生。喉水肿通常导致双相的呼吸困难，通过开放气道常无法改善。

18.3.2 舌后坠

部分患者因高龄、原发疾病或药物原因导致舌咽部肌群力量降低，进而导致舌后坠问题；较严重者可发生上呼吸道的完全梗阻，严重影响通气。可通过监护仪上的呼吸波形的波幅来进行快速判断是否存在舌后坠，开放气道常可快速改善通气状态。若因药物原因导致舌后坠，应暂时停止给药。舌后坠严重时可尝试侧卧体位或使用口咽、鼻咽通气道临时处理。

18.3.3 喉部分泌物潴留

喉部分泌物潴留常见于老年患者，或意识状态较差（部分神经内外科患者）的患者。此类患者拔管后常缺乏主动咳嗽，对喉部分泌物刺激反应不佳。而且此类患者通常存在张口呼吸的问题,口腔水分丢失较多,也易导致咽喉部分泌物干结,从而阻塞上呼吸道。日常管理需要时刻关注患者主动咳嗽的情况,及时给予咳嗽提醒和指导,必要时按需进行吸痰来防止潴留。

18.3.4 吞咽障碍导致的误吸

因人工气道导致的咽喉部的局部水肿、喉部神经肌肉功能不全(尤其是喉上神经的损伤)以及喉部软组织的压迫损伤,常可导致与人工气道相关的拔管后吞咽障碍问题,进食前需要仔细评估。

何国军

第 19 章 湿 化

气道湿化是气道管理的重要内容,是呼吸治疗的重要课题,是一系列治疗过程而非简单的操作。湿化不良可导致痰液黏稠,黏液纤毛转运功能障碍,发生气道阻塞,引起气体交换障碍、呼吸做功增加及肺不张等,增加感染的风险。然而,实际临床工作中对气道湿化缺乏足够的重视,往往被忽略。本章将探讨湿化的病理生理基础、适应证与禁忌证、湿化器具及使用方法与注意事项等。

19.1 湿度与温度

湿度就是单位体积气体中所含的水蒸气。绝对湿度(absolute humidity,AH)指每升气体中含有水蒸气的量,一般以 mg/L 表示;相对湿度(relative humidity,RH)指在特定温度条件下,气体中含有水蒸气的量与其最大水蒸气容量的比值,以％表示。提高气体温度会增加其水蒸气的最大容量,降低气体温度会减少其水蒸气的最大容量。气体相对湿度为 100％时的温度也称为结露点或露点温度,以℃表示,此时的气体为含饱和水蒸气气体。当饱和气体的温度下降时,多余的水蒸气以冷凝水的形式析出。

19.2 生理机制

鼻腔是上呼吸道进行水分和热量交换最主要的器官,当用鼻吸气时,弯曲的鼻甲大大增加了气体与鼻腔黏膜的接触面积,水分从湿润的黏膜表层析出来,从而对气体进行加温、加湿,在呼气时,呼出气体通过对流作用将热量传递给温度相对较低的气管及鼻腔黏膜,呼气时水分在黏膜表面发生冷凝,水被黏膜重新吸收,补充体液。在寒冷的环境中,凝结水的形成可能超过黏膜重新吸收水的能力从而导致"流鼻涕"现象。而相较鼻腔而言,口腔黏膜表面积及血管鳞状上皮相对较少,在回收热量和水方面效率要低得多。

当吸入的气体进入肺部时,它通过加温、加湿达到 BTPS 界面[体温 37℃;大气压;饱和水蒸气(37℃处 100％相对湿度)]。这一点位于隆突以下 5cm 左右,称作等温饱和界面(isothermal saturation boundary,ISB)。在 ISB 以上,吸气时温度和湿度降低,呼气时温度和湿度增加。在 ISB 以下,温度和相对湿度保持不变(BTPS)(图 19.1)。

临床上很多因素可以使 ISB 向肺内下移。当患者经口呼吸时,当患者呼吸寒冷、干燥的医用气体时,当上气道被绕过(通过人工气道)呼吸时,或当分钟通气量高于正常时,ISB 发生远端移位。此时,额外的气道将参与加温、加湿以满足肺对温度和湿度的要求,使气道黏膜上皮完整性受损,因此,湿化是气道管理中的重要环节。

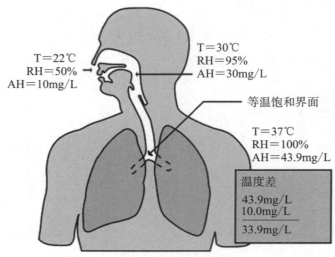

图 19.1　正常机体吸入气体的湿度和温度

19.3　适应证

　　湿化的主要目的是保持下气道的正常生理功能。适当的温湿化有助于黏液纤毛转运系统的正常功能。气体湿化也可用于治疗异常情况。表 19.1 总结了湿化治疗的适应证和禁忌证。在进行气体湿化时,气体输送的部位不同,对气体的温湿度的要求不同(表 19.2),在吸入医用气体>4L/min 情况下,会引起上呼吸道大量水分和热量丢失,若长时间使用,可能会造成黏膜上皮结构性破坏。当气道暴露在相对寒冷干燥的气体中,可能会出现气道湿化不足的临床体征和症状(表 19.3)。

表 19.1　湿化治疗的适应证

序号	适应证
1	未建立人工气道而使用干燥医用气体,尤其是流量>4L/min
2	建立人工气道者
3	高热,脱水
4	呼吸急促或过度通气
5	痰液黏稠或咳痰困难
6	气道高反应

序号	适应证
7	低体温
8	由冷空气引起的支气管痉挛

表 19.2 不同部位湿化推荐的气体温湿度水平

输送部位	温度（℃）	相对湿度（％）	绝对湿度（mg/L）
鼻/口腔	20～22	50	10
下咽部	29～32	95	28～34
气管	32～35	100	36～40

表 19.3 气道湿化不足的临床体征和症状

序号	气道湿化不足的临床体征和症状
1	肺炎
2	干咳
3	气道阻力增加
4	感染的风险增加
5	呼吸做功增加
6	主诉胸骨下疼痛或口咽干燥
7	黏稠气道分泌物

19.4 湿化装置

临床上气体湿化的方法有两种：被动湿化和主动湿化。

被动湿化器，又名人工鼻（heat and moisture exchanger，HME），是一只双向的空气过滤器，在呼气时保存患者呼出来的热量和湿度，并在下一次吸气时将 70％ 的热量和湿度返回给患者的装置。在其内部，采用多层滤纸或干脆采用泡沫塑料作为媒介，由于其接触面积非常大，而热量向周围空间的散发非常小，故湿热的截留效果高。目前，主要分为吸湿性 HME 和疏水性 HME。吸湿性 HME 通过使用低导热系数的冷凝元件（例如纸、羊毛或泡沫）和用吸湿性盐（钙或氯化锂）浸渍这种材料，从而从呼出气中捕获更多的水分，提高湿化效果。图 19.2 描述了用吸湿性 HME 加湿的总过程，显示了呼吸周期中温度的变化以及相对湿度和绝对湿度的变化。如图 19.2 所示，这些设备通常达到 70％ 的效率（40mg/L 呼出，27mg/L 回收）。疏水性 HME 由具有大表面积和低导热性的拒水元件组成，在呼气过程中，由于导热和潜伏热的作用，HME 可升温到 25℃，在吸气时,气体冷却和蒸发,温度降至 10℃,这种大的温度变化导致更多的水被用来加湿下一次呼吸,其加湿效果与吸湿性 HME 相似(如图 19.3)。一些提供细菌过滤的疏水性 HME 可以降低肺炎的风险,但不适用于呼吸储备有限的患者或容易发生气道堵塞的患者,因为它们可能增加人工气道阻塞的风险。

理想的 HME 应具备 70％的效率或更高的效率运行(即提供至少 30mg/L 水蒸气)、使用标准连接方式、低顺应性、重量小、无效腔小和流动阻力低等特点。HME 性能可能与不同品牌及制造商的规格不同而有所差别,一些情况下可能出现加温、加湿不足的现象,在患者高分钟通气量和高吸气流速下,HME 加湿性能会下降,通过 HME 时的阻力也是非常重要的,当 HME 干燥时,气体通过装置时的阻力是最小的。然而,随着几个小时后水分的吸收,阻力逐渐增大,临床上应多加观察。由于 HME 解决了呼吸回路冷凝水的问题,许多临床医生认为这些装置(特别是疏水性 HME)有助于预防院内感染和呼吸机相关性肺炎(ventilator associated pneumonia,VAP),与主动湿化器相比,HME 降低了呼吸机回路的细菌定植。然而,在采取常规的预防措施后,管路细菌定植在院内感染中起着次要作用。先前的研究表明,主动加湿器与 HME 在呼吸机相关性肺炎发生率上没有明显差异。HME 相对于患者气道的位置会影响其加热和加湿吸入气体的能力,先前的研究测试了直接放置在靠近气道端与距离气道 15cm 的呼吸机环路端的性能(图 19.4),研究结果表明 HME 连接到靠近气道端为最佳位置。

在临床某些情况下不适用 HME(详见表 19.4)。不推荐用于婴儿和幼儿。首先,HME 增加了 30～90mL 的无效腔量,超过婴儿的潮气量。此外,婴儿通常采用无气囊的气管插管进行通气,导致呼出气体泄漏,并绕过 HME,减少热量和湿度的回收。

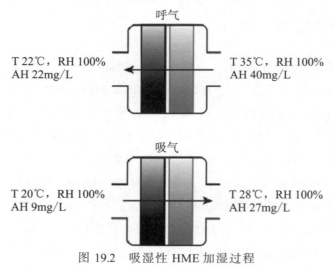

图 19.2　吸湿性 HME 加湿过程

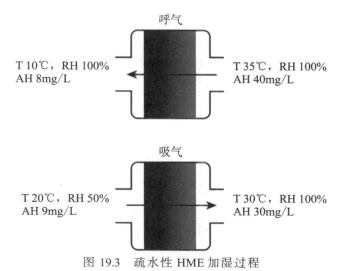

呼气

T 10℃，RH 100%
AH 8mg/L

T 35℃，RH 100%
AH 40mg/L

吸气

T 20℃，RH 50%
AH 9mg/L

T 30℃，RH 100%
AH 30mg/L

图 19.3　疏水性 HME 加湿过程

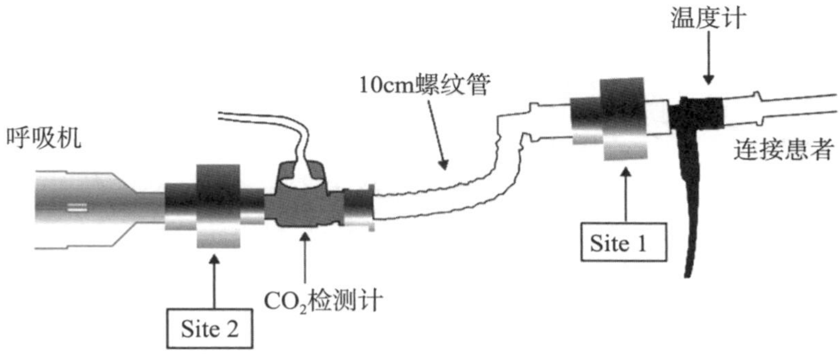

温度计

呼吸机

10cm螺纹管

连接患者

Site 1

CO_2检测计

Site 2

图 19.4　显示将 HME 放置在 Site1 上的湿化效果最佳

表 19.4　HME 的禁忌证

序号	HME 的禁忌证
1	大量黏稠气道分泌物或气道出血
2	呼出气＜70％吸入气(支气管胸膜瘘或气囊漏气)
3	低体温患者慎用(核心体温＜32℃)
4	自主分钟通气量＞10L/min
5	无创通气不适用 HME
6	低潮气量时,被动湿化器不被推荐,特别是肺保护通气时,会加重 CO_2 潴留和通气需求
7	雾化治疗时需取下被动湿化器
8	脱水、高烧等全身性情况难以保护自身气道的湿化状态,需要外加水分来保持气道的有效湿化
9	婴幼儿不适用被动湿化器

主动湿化是通过电加热器件进行水的调温,以大口径进出口与气路连接,通过气流与水的接触过程来吸收蒸发的水汽,借以提高吸入气流的湿度。一般分为有反馈调节的加热湿化器和无反馈的加热湿化器。有反馈的加热加湿器能同时监测进气端的温度,一般的温度探头安置在送气环路的 Y 型口端,电加热器件会根据监测到的进气端温度自动调整湿化灌的加热温度,以达到所需的饱和湿度气体要求,如 MR850 湿化器、MR730 湿化器。而在进气端无温度监测的加热湿化器称为无反馈系统的加热湿化器,如 MR410 湿化器、MR810 湿化器。无论使用哪种湿化设备,均应达到这种温度和湿度的要求。理想的湿化器应当具有以下特点:① 吸入气管的气体温度为 32～37℃,绝对湿度为 33.0～43.9mg/L(43.9mg/L,即 1 个大气压下 37℃时的饱和湿度);②在较大范围的气体流量内,气体的湿度和温度不受影响,特别是高流量通气时;③容易使用和保养;④多种成分混合的气体都可以湿化;⑤自主呼吸和控制通气都可以使用;⑥具有自身安全机制和报警装置,防止温度过高或过低、过度湿化和触电;⑦本身的阻力、顺应性和无效腔不会对自主呼吸造成负面影响;⑧吸入的气体能保持无菌。

主动湿化器主要由湿化器底座、湿化水罐、温度监测探头、带加热丝的呼吸管路等组成(以 MR850 为例)。具体操作流程参考表 19.5。

表 19.6 为主动湿化器的注意事项、不良事件。

表 19.5　主动湿化器的操作流程

操作流程	解释
1. 将水罐嵌入湿化器机座上	重复使用水罐和一次性水罐,使用过程中注意观察湿化罐的内侧壁水凝珠,判断湿化效果
2. 为水罐中加入湿化水:湿化水为蒸馏水或注射用水,不可用生理盐水	加水的时候,不可超过黑色水位线,否则会影响湿化效果;要随时注意水罐中的水位,不可过少,更不可无水加热。对于自动式加水罐,需要注意的是它的水位高低由悬挂的水袋所决定,所以水袋位置要足够高
3. 需加热导丝的湿化器(如 MR850)需连接穿好加热导线的管路	
4. 连接管路	湿化过程中关注管路是否存在冷凝水,并及时倾倒
5. 连接温度探头	温度探头需连接在吸气支回路上,远离 Y 型接头,防止呼出气中的气体温度影响,同时避免温度探头靠近其他一些加热设备,防止温度探头外部加热而错误反馈调节
6. 开启湿化器	

表 19.6 主动湿化器的注意事项、不良事件

序号	注意事项/不良事件
1	潜在触电的危险及高温的器件有烫伤操作者的危险
2	体温过低或过高
3	气道灼伤
4	当环路有加热导丝或环路与加湿器的功能紊乱时,会灼伤患者或者环路
5	湿化不足使黏液性分泌物不宜排出
6	痰栓阻塞气道,产生肺通气不足或气体陷闭,湿化器本身或者由于痰栓导致气道阻力增加
7	湿化器加水过量会造成意外气道灌洗
8	当脱开环路时,呼吸机可能因高速气流会使环路里的水飞溅,有导致患者和临床工作者院内感染的风险
9	环路的冷凝水会增加气道阻力,并引起误触发和人机对抗

用湿化灌进行气道湿化,常规采用灭菌注射用水,因其不含溶质,其也被广泛应用于呼吸机常规气道湿化。给湿化罐进行水位补充时有手动加水和自动加水系统。

手动加水需要瞬间断开呼吸机回路进行操作,反复将呼吸回路断开会增加发生交叉污染的风险。手动加水时水位不断变化,改变了呼吸机送气过程中的气体压缩系数和输送潮气量,而且临床上易发生遗忘疏忽而导致出现湿化水溢出、倒灌呼吸道的现象。而自动加水系统避免了不断检查水位和手动加水的需要。最简单的自动加水系统是水平补偿加水系统(图 19.5)。在这类系统中,外部水袋与加湿器水平对齐,保持水袋与加湿器之间相对一致的水位。采用浮选系统,浮标随水位升降。当水位低于预设值时,用浮标打开进水阀;当水上升回设定的填充水平时,用浮标关闭进水阀。或者采用光学传感器来感知水位,驱动电磁阀以允许加湿器水量的再补充。

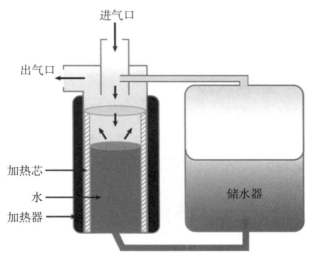

图 19.5 Concha-Column Wick 水平补偿加水型加湿器原理图

对于有人工气道的机械通气患者进行加热、加湿时，吸入气体的温湿度存在一定的争议。AARC临床实践指南推荐温度为33℃（±3℃），含有至少有30mg/L水蒸气的输送气体标准。在一项全面的回顾性研究中，Williams等建议将吸入气体的湿度保持在最佳水平（37℃，相对湿度为100%，浓度为44mg/L），以尽量减少黏膜纤毛功能障碍。理论上，最佳湿度提供了更好的黏液纤毛清除率。这种策略的优点是基于理论的，需要进一步的研究支持。

在临床使用加热加湿器进行湿化时，可能会存在一些问题或不良反应（表19.6），在使用时应关注以下几个问题：①有的加热加湿器需单独供电，有独立的电源线和开关，一定要注意接上电源，打开开关；②吸气管路越长，越影响加热、加湿效果，吸气管路若无加热丝，通常气体每经过10cm传送管道，温度下降约1℃，并会在吸气管路形成大量的冷凝水；③分钟通气量越大，湿化效果越差，流速越快，湿化效果越差。

最常见的问题是呼吸回路积水现象。随着饱和的气体离开加湿罐，在回路中气体温度下降，水蒸气含量降低，导致冷凝水发生。影响冷凝水的因素包括：①整个系统（加湿器到气道）的温差；②环境温度；③气体流量；④设定的气道温度；⑤呼吸回路的长度、直径和热质量（图19.6）。冷凝水的形成会造成水的浪费，同时冷凝水在回路中随着呼吸气流不断摆动，在呼吸机支持的情况下容易引起误触发，导致人机对抗，增加患者的呼吸功。同时，冷凝水易造成细菌定植，增加感染风险，医护人员应将呼吸回路冷凝水作为感染性废物处理。临床上可采用带加热导丝的有反馈调节的湿化器，降低温度差，同时在呼吸机回路中放置积水杯并及时倾倒，以减少冷凝水的发生。

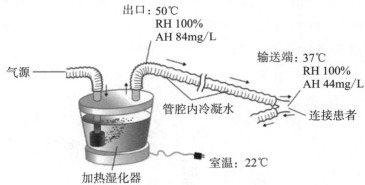

图19.6　呼吸回路的长度、直径和热质量对冷凝水的影响

除此之外，临床上还经常使用气泡式湿化器湿化，又名湿化瓶湿化，是氧疗中最常用的湿化方法，气体由气源流向插入湿化液中的毛细管，在尖端产生气泡，经湿化后输出，将接鼻导管或面罩供给患者。气泡式湿化器在流量5L/min以下时的湿化效率较高，绝对湿度在10～20mg/L，相对湿度在30%～40%，当氧流量超过5L/min以后，气泡与湿化液接触时间缩短，湿化效率下降。

　　因此，在临床操作中，医务人员应根据患者的实际情况选择湿化类型，同时要掌握适应证与禁忌证，实施规范的操作流程。

姜柳青

第 20 章　雾化治疗

雾化治疗主要指气溶胶吸入疗法,是现代呼吸治疗临床中最常用的治疗方法之一,也是支气管净化治疗的最主要手段。所谓气溶胶是指悬浮于空气中微小的固体或液体微粒。悬浮在气流中的液滴如能随气流被吸入进入气道内且又能在气道内膜上沉积下来,则可能发挥特定的治疗作用。因此,雾化吸入疗法是用雾化的装置将药物(溶液或粉末)分散成微小的雾滴或微粒,使其悬浮于气体中,并进入呼吸道及肺,达到局部或全身治疗的目的。

20.1　影响气雾吸入的因素

日常的气雾治疗看起来似乎非常简单,但事实上并非如此。微小液滴在气流中的存在及运动有着复杂的规律,要使雾化治疗起到预期的治疗效果,需要使选择的液体能以液滴的形式有效地进入气道并到达适当的部位,而且在这些部位上离开气流而沉积下来。这涉及气雾的稳定性、气雾的沉积规律等一系列物理学原理。

任何一种气雾器所产生的液滴的大小都不一致且有着较大的差别,不同大小的液滴有着不同的运动规律。不过,过大或过小的微粒终究是少数,数量最多的是大小接近中位者,这就使气雾团在进入气道后整体上表现为中位液滴的特性。所以,中位直径(mass median diameter,MMD)的大小常用来反映气雾运动规律的特性。

吸入气雾中的液滴一旦接触到呼吸道内壁,便附着其上而脱离悬浮的气雾状态,称为雾滴的沉积。总体来说,气雾中的液滴在吸入后都会不同程度沉积在呼吸道的不同深度上。沉积本身受物理规律的约束,如惯性撞击、弥散附着等,这些规律是不可改变的。但在实际雾化治疗时,却有很多因素可以通过影响液滴以及承载液滴的气流运动而改变沉积的实际结果。

20.1.1　液滴大小

液滴大小是决定气雾沉积最主要的因素。液滴越大,受到的重力影响越大,越容易从气体中沉积下来。通常,液滴直径如小于 $0.1\mu m$,重力影响就不再明显表现出来。对于由许多不同原因引起的上呼吸道黏膜水肿,需要使气雾沉积在咽喉部,较大液滴的冷气雾或血管收缩剂雾滴沉积在局部可以有效减轻或消退黏膜水肿。选择输出雾滴中位直径为 $8\sim10\mu m$,甚至 $10\mu m$ 以上的雾化器效果较好。支气管哮喘时,则宜以

2～3μm 且不超过 5μm 的雾滴吸入,可望主要沉积在毛细支气管内膜上。颗粒大小和其沉积部位见表 20.1。

表 20.1 颗粒大小和沉积部位

颗粒大小（μm)	沉积部位
＞100	无法进入呼吸道
5～100	嘴、鼻和上气道
3～5	支气管和细支气管
0.5～3	能进入肺泡
＜0.5	很稳定,很难沉积

20.1.2 液滴的渗透压张力

液体的渗透压影响着其亲水特性。由高渗盐水形成的雾滴,因其渗透压高、亲水性大,由气雾发生器输出后将会吸收水分子而增大其液滴体积,因而更容易发生沉积。低渗盐水及水雾滴因渗透压低,其液滴水分容易被周围气吸收而造成体积减小,会进入更深的气道,不宜发生沉积。所以,在雾化治疗中,有时可以通过选择适当的气雾器,或调整气雾液中的电解质浓度,以产生有适当中位直径的气雾,来控制气雾沉积部位。

20.1.3 呼吸形态

呼吸形态决定着吸入气流在气道内的流动状态。供吸入的气雾产生后,患者本身的呼吸形式,以及雾化吸入动作正确与否就成了影响吸入效果的关键因素。

气流的流态对雾滴的沉积有非常明显的影响。如果治疗需要雾滴沉积在较大气道时,除设法选用输出雾滴直径较大的气雾器外,可以让患者做用力吸气以造成较大的涡流,雾滴就相互碰撞而合成较大液滴,来增加雾滴的沉积。在气管支气管树内,沉积量的多少和潮气量及呼吸频率有关。潮气量越大,进入气道的气雾液滴量越大,其沉积量也就成比例增加。呼吸频率越慢,雾滴在气道内的时间就越长,也就有充分的时间让液滴沉积在气管壁上。此外,缓慢的气流可以减少涡流成分在大气道上的沉积,而有更多的雾滴得以进入远端小气道。所以,需要较多雾滴沉积在较小的远端气道时,应告诉患者做缓慢而深大的呼吸。

20.2 气雾吸入的应用

临床上,气雾吸入的目的主要在于为气道提供充分的湿化、促进患者的排痰以及气道内直接给药。

20.2.1　湿化呼吸道

吸入雾化气流使大量水分进入气道。由雾化吸入的水分有两种基本形态:液滴形式的液态水,以及吸入气体内水蒸气形式的水分子。从水的含量来说,雾化气体中以液滴形式存在的液态水为主要部分,而以吸入气湿度所体现的分子水则相对较少。气雾中的液滴不仅可以沉积在气道内膜上而发挥其刺激咳嗽排痰及传载药物的作用,而且也是气雾中湿度的主要来源。当气雾进入气道后,随着其温度逐渐接近体温,大量水汽从液滴中蒸发进入其承载气体中,使其湿度也随着提高,最后可能达到或几乎达到体温下的饱和湿度。加热气雾的液滴蒸发的绝对湿度较高,可以提供高于未加热气雾或加热湿化气流的湿化。

在临床上,以充分湿化呼吸道为目的的雾化治疗提供的气雾有加热及不加热两种。

对已做气管插管或气管切开等上呼吸道旁路而失去上呼吸道生理性加热湿化功能的患者,加热的水气雾能最大限度地满足气道内充分湿化的要求。相比之下,未加热的水气雾不能保证充分湿化。在射流式雾化器中,由射流喷嘴生成的雾滴还需经过不同程度的空气稀释后才会最后形成输出的气雾。特别是在气雾输出量大、稀释度高的情况下,因为输出气雾的温度低、雾滴密度小,如果室内空气又较干燥,则其充分湿化气道的功能是不能保证的。与气雾不同,加热的湿化气流,只能使气道内的湿化状态维持在生理水平,因其不含雾滴,并没有直接稀释痰液、促进排痰的治疗功能。

20.2.2　促进患者的咳嗽排痰

气管及支气管黏膜几乎对所有的吸入异物都有刺激性反应,其表现为黏液分泌的增加及反射性的咳嗽。气雾治疗即利用气雾液滴沉积到气管及支气管黏膜上时对其产生的刺激,来达到增加黏液分泌、促进咳嗽排痰的净化呼吸道的治疗效果。有时也用来收集痰液标本而达到诊断的目的。

形成气雾的液体是否能刺激咳嗽,主要取决于其雾滴沉积到气道上时的渗透压,与呼吸道黏膜细胞内渗透压差别较大的液滴,如高渗盐水或渗透压低下的淡水滴才足以刺激咳嗽。进入气道的盐水雾滴会因水分的蒸发而提高原有的渗透压,所以原本等渗的生理盐水雾滴因为浓缩往往有明显的刺激咳嗽的作用,而原本低渗的 0.45% 盐水则因浓缩而接近等渗,反而较少刺激咳嗽。

不同渗透压的液体增加气道内膜黏液分泌的作用和机制不同。高渗盐水因有较高的渗透压,可以自黏液层中吸收水分来增加黏液的分泌量;而蒸馏水等低渗液则因混合稀释黏液层表面的黏液而增加黏液量,从而达到促进黏液纤毛运动的排痰效果。

以增加黏液分泌、促进咳嗽排痰为目的的气雾治疗应该采用气雾生成量大、雾滴密度高的雾化器,通常,射流式雾化器及超声雾化器都能满足此临床治疗的需要。蒸馏水及生理盐水气雾进入气管-支气管树时,可能会引起确切机制尚不清楚的支气管痉挛而致气道阻力的增加。通常,蒸馏水气雾所致气道阻力的增加要较生理盐水更为明显,而且后者可由支气管扩张剂来舒缓而前者不易见效。临床上较为广泛接受的事实是,0.25%或者 0.45%的盐水要较蒸馏水及生理盐水较少引起气道阻力的增加,而且对支气管扩张剂有较好的反应。所以,如果气道阻力增加,可换成 0.25%或 0.45%盐水的气雾吸入,也可以先行支气管扩张剂的雾化吸入作为预先治疗。

当然,因大量水分在短时间内进入气道,或者原来积滞在气道内的黏稠分泌物吸收大量水分而造成体积膨胀,也会导致气道内阻力的增高。如为这类原因,应以改变患者体位、轻拍患者胸部等胸部物理治疗的方法,或气管内吸痰来解除气道内大量分泌物的堵塞。

20.2.3 药物的气道内投用

以雾化吸入为手段将药物直接投用到气道内是气雾治疗的重要内容。支气管扩张剂、黏液溶解药及抗生素是呼吸道疾病治疗中最常用的三种药物,将这些药物以气雾的形式直接投用到病变部位,在多数情况下可以收到较其他给药途径更好的效果,而且可以避免其他给药途径可能引起的一些全身及肺外系统性副作用。

雾化吸入给药最重要的优点在于,通过气道内的直接给药,可以在气道内局部造成较高的药物浓度,加强全身用药的效果。特别对抗生素而言,在患者感染重、痰量多时,口服或注射给药,在痰液内抗生素含量有限;在许多慢性呼吸道病变中,血液中的抗生素也很难通过分泌物或透过纤维组织到达内膜上的病灶,而气道内的直接给药往往能收到较好的效果。抗生素的气道内给药不易被内膜吸收,造成的全身性副作用及毒性也较少。此外,气道内给药方便,在多数急症情况下,雾化吸入支气管扩张剂足以迅速缓解症状,通常并不需要静脉注射等其他给药方法。

当然,雾化吸入给药后也有其他缺点。其最主要的缺点为,药物实际是进入气道的,而在内膜沉积的剂量并不能确定,难以对此进行监控和比较。而且,进入气道内的药量在很大程度上取决于患者自身吸入方法正确与否,患者对正确吸入方法的掌握和配合成为疗效的主要影响因素,这与其他给药途径不同。此外,在有气道内严重感染及阻塞时,雾滴可能难以到达最需要药物的、病变较重的部位。

20.3 气雾发生装置

用以产生气雾的器具称为雾化器。治疗用雾化器主要产生液滴气雾,即将液体激发成细小液滴并使其悬浮在承载气体中;但是也有产生粉末气雾的,使现成的极细药粉形成粉雾,悬浮在承载气体中。

现今的治疗用雾化器的种类、形式繁多。按其形成气雾的方式,通常可以分为气动式和机械式两大类。

气动式雾化器大多以空吸效应(伯努利效应)作为其基本工作原理,当高速气流经过液体吸管的细小开口时,在其周围产生负压效应,将治疗所需的液体吸入气流中,并将其冲击成悬浮其中的细小液滴,从而形成气雾。临床上用作驱动的气体多为空气或氧气。大容量射流式雾化器、小容量药物雾化器以及定量气雾剂等均属气动式雾化器。

机械式雾化器则通过不同的机械方式来形成气雾。比如,超声雾化器是主要的机械式雾化器,它以超声振动产生的能量而使液体被振动成微小液滴。不同雾化器的用途是由其各自设计上的工作特性而决定的。因此,了解各种雾化器的基本设计及工作性能,有助于我们在日常工作中准确使用。

20.3.1 大容量射流式雾化器

大容量射流式雾化器,是一类提供大流量气雾的装置。在给氧治疗中,它作为高流量输出的给氧器具,利用其提供大流量混合氧气流;而在气雾治疗中,则主要用来向气道提供充分湿化的气流。大容量射流式雾化器的工作可以分解为成雾及形成大流量混合气流两个环节,分别以空吸效应和射流作用为原理。其中,气雾的形成基于空吸效应。床边空气压缩机输出的压缩气流或由氧源供应的氧气流,在通过雾化器喷嘴后而形成高速气流;由于高速气流周围产生负压,当气流经过贴近喷嘴的细管开口时即可将液体吸入气流中,并将其冲击成细小液滴,只要气流不断,就有液体不断被吸上而形成连续的气雾。而在喷嘴的外周,在气雾不断喷出的同时,靠着射流作用,即气体分子间的黏滞力,将窗口外的空气不断卷入窗内而形成混合气雾,因此大大增加了输出气雾的总流量。射流式雾化器就是因这两方面的作用形成其输出高流量的液滴气雾。射流雾化器瓶的容量常在 1~2L 左右,其中所装的液体可供高流量气雾的长时间连续输出,故称大容量射流式雾化器(图 20.1)。

大容量射流式雾化器分为抛弃式和重复使用两种,一般氧浓度设定可为 30%~100%。大容量射流式雾化器产生的粒子为 2~20μm,其中 40%~50% 的粒子为 2~4μm,其输出量为 30~50mg/L,根据气体流量、空气混入量和雾化器是否有加热(有些产品可直接将加热器浸在储水槽或在储水槽底部加热来提高绝对湿度)而定。大部分大容量射流式雾化器的氧流量设置为 8~15L/min,因为大部分射流孔流量在墙式压力(一般为 50psig)驱动时,是无法大于 15L/min 的。

大容量射流式雾化器可接在面罩、气切面罩、T 型管,但不能作为机械通气的湿化。雾化器的储水罐内亦只能加入无菌蒸馏水。有些大容量射流式雾化器会产生很大的噪音,特别是当混入空气较多时,所以不建议给新生儿使用,有研究报道,大容量射流式雾化器可造成永久性的耳聋。

射流混合气流的形成,本质上是源气流的稀释过程,源气流在喷嘴附近形成气雾后会因周围空气的进入而有不同程度的稀释,如果源气流为氧气,氧气的浓度会被稀释,同时形成的气雾液滴的密度也会稀释下降。作为给氧器具,其输出气流的氧浓度与氧的稀释程度及总的气流输出量成反比,具体见表 20.2。而作为雾化器应用时,其雾滴浓度湿度与稀释程度虽也大致成反比,但没有确切的反比例数。

射流式雾化器湿化气道的能力应以其总的水分输出量来表达。所谓的水分输出量,即气雾液滴的输出量与承载液滴的气体湿度之总和。温度对湿度有着重要的影响,同样的规律也表现在温度对气雾液滴输出量的影响上,即温度与液滴输出量成正比,所以温度也就与气雾的水分输出量成正比。

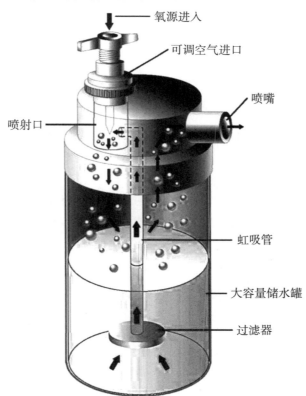

图 20.1 大容量射流式雾化器

表 20.2　大容量射流雾化器的供氧浓度和总氧流量

F_IO_2	空气：氧气	给氧流量 10L/min	给氧流量 15L/min
0.24	25：1	260	390
0.30	8.0：1	90	135
0.35	4.6：1	46	69
0.40	3.2：1	32	48
0.60	1.0：1	20	30
0.70	0.6：1	16	24
0.80	0.34：1	13.4	20
0.9	0.14：1	11	16
1.0	0：1	10	15

20.3.2　小容量雾化器

小容量雾化器(small volume nebunizer,SVN)是一类用来形成药物气雾供气道内投用的雾化器,其容量小,又称喷射雾化器、手持雾化器,是目前临床上最常用的气溶胶发生装置。小容量雾化器也以虹吸效应作为其工作原理,压缩空气或氧气(驱动力)以高速气流通过细口喷嘴。根据文丘里效应,在喷嘴周围会产生负压,负压将储液罐药液卷进高速气流并将其粉碎成大小不一的雾滴,其中 99% 以上为大颗粒的雾滴组成,大的雾滴通过喷嘴的拦截碰撞落回储液罐内重新雾化,剩下的细小雾粒以一定的速度喷出(图 20.2)。SVN 一般使用 6~8L/min 的驱动氧气流,置于储液槽内的药液为 2~3mL,使液滴 MMD 在 1~5μm,其中液滴的输出为 0.1~0.5mL/min。当氧气流大于 10L/min 时,由于治疗时间的缩短,药物吸入的有效量会减少;当氧气流小于 6L/min 时,则会延长用药时间。根据无效腔量的不同,最终会有 0.5~1.0mL 左右的液体残留在 SVN 中,最终大约 10% 的药物被送到下气道,大部分呼出体外或黏附于气道无效腔中。

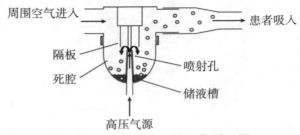

图 20.2　小容量雾化器工作原理图

机械通气患者使用小容量雾化器治疗时,其治疗效果受雾化器连接位置(图 20.3)、呼吸机参数、基础流量和气道湿化等多项因素影响。(参见本章机械通气时特有的影响因素)

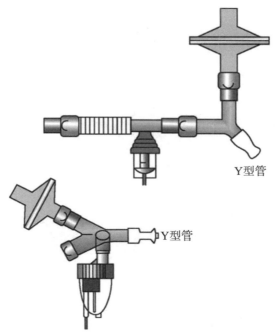

Y型管

Y型管

图 20.3　小容量雾化器用于机械通气时连接方法

20.3.3　定量气雾吸入器

定量气雾吸入器（metered dose inhalers，MDI）气溶胶发生装置具有定量、操作简单、便于携带、随时可用、不必定期消毒、无院内交叉感染问题等优点，因此其使用受到广泛欢迎。

定量气雾吸入器形成气雾的原理与其他气动式雾化器完全相同，即以一股高速气流将药液自毛细管中吸出，并将其冲击成微细液滴，从而形成混合气雾。定量气雾吸入器内有两室，分别装填药液及激发气雾的高压压缩液化气体助推剂，药物溶解或悬浮于液态的助推剂内，药液通过一个定量阀门可与定量室相通，再经喷管喷出，助推剂在遇到大气压后因突然蒸发而迅速喷射，卷带出药液并雾化成气溶胶微粒（图 20.4）。形成气雾的气体助推剂至今还采用在生理上不具活性的惰性气体，通常为氟化碳类。因此，由定量气雾吸入器喷出的气雾液滴实际上是一种复合液滴，虽然药物部分的中位直径仅约 $2\sim5\mu m$，但因其外层还包裹着助推剂，实际直径可达 $40\mu m$。气雾从吸入器中喷出的速度可高达 30m/s，因而从定量气雾吸入器喷出的大滴高速气雾非常容易冲击到喉部而沉积下来。据估计，大约仅有 10% 的气雾液滴能实际进入下气道。正因如此，使用定量气雾吸入器时更要掌握正确的吸入方法。

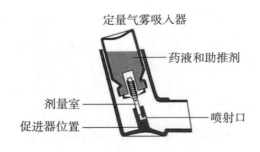

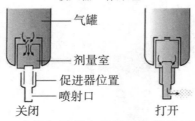

图 20.4　定量气雾吸入器形成气雾的原理

　　每次使用定量气雾吸入器前应摇匀药液,使患者深呼气至残气位,张开口腔,置 MDI 喷嘴于口前 4cm 处,缓慢吸气几乎达肺总量位,于开始吸气时即以手指揿压喷药,吸气末屏气 4～10s,然后缓慢呼气至功能残气位。休息 3～10min 左右可重复再使用一次。除婴儿外,此方法适于吸入任何药物的所有患者。

　　临床上,现在常在定量气雾吸入器上加接一段长度约 10～15cm 长的气雾吸筒(贮雾器),使气雾从气雾器喷出后经由贮雾器再被吸入口中(图 20.5)。贮雾器的作用在于延长了雾滴喷出到进入气道的距离和时间,增加了液滴外层液态助推剂的蒸发量而使雾滴直径明显缩小,有利于雾滴向气道深部沉积。MDI 与贮雾器连接的最大优点是对患者在喷药和吸气的协调动作上不做要求。它适用于对掌握 MDI 常规使用方法有困难的患者或不能配合的儿童、婴幼儿患者。

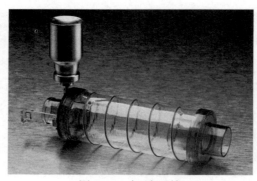

图 20.5　气雾吸筒

目前,临床上应用的定量气雾吸入器有单剂量吸入器和多剂量吸入器。单剂量吸入器(图 20.6)常为旋转式或转动式吸入器,其旋转盘和转动盘上带有锐利的针,将待吸入的药物干粉剂则盛于胶囊内。使用时将药物胶囊先装入吸纳器,然后稍加旋转即让旋转盘和转动盘上的针刺破胶囊,使患者通过口含管进行深吸气即可带动吸纳器内部的螺旋叶片旋转,搅拌药物干粉使之成为气溶胶微粒而被吸入。单剂量吸入器雾化微粒于肺内的沉降率约为 5%～6%,目前临床上的应用较少,常用于色甘酸钠干粉的吸入,从而预防儿童过敏性哮喘。

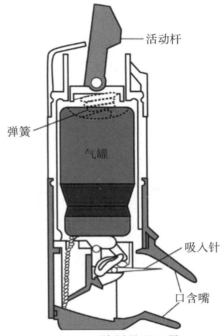

图 20.6　单剂量吸入器

多剂量吸入器(图 20.7)常有涡流式吸入器和碟形吸入器。将待吸入的药物干粉剂盛于胶囊内。吸入器内一次可装入多个剂量。使用时旋转外壳或推拉滑盘每次转送一个剂量,患者拉起连有针锋的盖壳,将装有药粉的胶囊刺破,即可口含吸入器的吸嘴以深吸气将药粉吸入,吸气后屏气 5～10s 再缓慢呼气。多剂量吸入器可反复使用,吸入气溶胶微粒为纯药粉,不含助推剂和表面活化物,操作方法比较简单,携带也较方便,因此颇受患者欢迎,也符合环保要求。多剂量吸入器的最大优点在于药粉的吸入是靠患者的呼吸驱动,不需要刻意呼吸配合和用手揿压的协调动作。缺点是需要较高的吸气气流,对于呼吸肌力降低的慢性阻塞性肺疾病患者、严重哮喘发作患者以及呼吸肌力较弱的婴幼儿和年龄较小的儿童,使用可能受限。而且药物有一定的选择性,不能用于机械通气患者,难以输送较大的药物剂量。

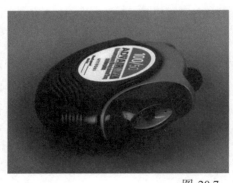

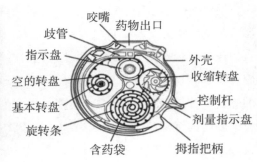

咬嘴　药物出口

歧管

指示盘　　　　　　　　　　外壳

空的转盘　　　　　　　　　收缩转盘

基本转盘　　　　　　　　　控制杆

　　　　　　　　　　　　　剂量指示盘

旋转条

　　　　含药袋　　　　拇指把柄

图 20.7　多剂量吸入器

20.3.4　超声雾化器

超声雾化器（ultrasonic nebulizer）是目前最常用的机械式雾化器。

超声材料通电时会产生高频振动，将电能转换成机械能。常用的超声材料为压电陶瓷晶体片。在通电的压电陶瓷晶体片上置一容器，将晶体片的振动传递到容器底部，并进而将能量传导给容器内的液体，液体的高频振动便可激发许多细小液滴飞出液面，此乃超声雾化器的基本原理（图 20.8）。

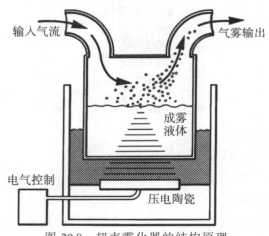

输入气流　　　　　　　　　气雾输出

　　　　　　　　　　成雾
　　　　　　　　　　液体

电气控制

　　　　　　　　压电陶瓷

图 20.8　超声雾化器的结构原理

振动波的运动特征通常是由其振动的频率及振动的幅度来描述的，超声振动亦然。当超声能量传导到液体，引起液体振动而产生液滴时，超声振动的频率决定着产生液滴的大小，而振动的能量（即振动幅度）则决定液滴产生量的多少。

通电时，超声材料振动的频率是由其本身的材料结构决定的，因此，振动频率是不可调节的。振动的幅度由其转换的能量所决定，通过调节加在超声材料上的电流强度可以改变其振幅。相对于超声雾化技术，气雾液滴的大小由超声振动的频率所决定。通常，制作超声雾化器的电瓷片产生相应的雾滴中位直径为 $6\mu m$，直径范围则在 $2\sim10\mu m$。另外，由电瓷片振动幅度所决定的气雾生成量则可通过改变其电流强度而得到调节。

在超声雾化器中,对于容器内生成的雾滴常用风扇将其吹出,或者也可将氧气流接入容器后将气雾带出,通过大口径的气雾螺纹管输送来供患者吸入。

超声雾化器可以提供含水量高达 0.5g/L 的气雾,约为体温下饱和湿度的 10 余倍。因此,超声雾化器主要用于向患者提供充分的气体湿化,而且也没有必要再对其加热以提高湿度,只需在室温下工作。

因为超声雾化器能提供高密度的气雾,有人担心其会造成患者吸入肺泡内的水分过多,从而产生类似于水或盐水灌入肺泡内所发生的破坏表面活性物质而使肺泡萎陷的可能。一些动物试验的结果表明,短时间,即 72h 之内的连续性生理盐水或蒸馏水的超声雾化吸入,并没有见到表面活性物质稳定性受到破坏的证据。而在超过 72h 的较长时间的连续性气雾吸入中,主要是生理盐水的气雾吸入者,确有与支气管肺炎相似的显微镜下病理改变的发生,此系生理盐水雾滴在吸入过程中因水分蒸发而成高渗盐水沉积在内膜而产生刺激之故。所以,一般认为,超声雾化特别是盐水气雾的长时间吸入,可能会对肺组织产生损伤,应避免;但是时间到底应限制在多长之内,临床上对此尚未有明确的共同意见。

根据超声雾化器的这些特点,临床上对其应用的一般意见如下。

• 超声雾化器主要用来向患者提供充分湿化的吸入气体,而不适宜也不必要在药物雾化治疗中使用。

• 超声气雾密度远超过其他任何种类的雾化器,因此,当常规的雾化器所提供的吸入气体不能满足气道对水分的要求时,超声雾化器无疑可以满足临床上的要求。

• 超声雾化器输出的蒸馏水气雾对气道黏膜有很有效的刺激作用,故无论用于治疗性或诊断性的咳嗽排痰,都能收到相当快的明显效果。至于稀释痰液,盐水与蒸馏水差别不大,都有相当好的效果。一般来说,只有气管切开的患者才可能有超声雾化吸入的需要。

• 超声雾化一般应仅限于以刺激咳嗽排痰为目的的间歇、短时间使用,不宜替代一般的气雾器作为常规手段。超声雾化器输出气雾的密度相当高,要警惕气道内干结的分泌物在吸收大量水分后体积膨胀,这会有堵塞气道的危险。所以,有关患者在应用超声雾化器时,气雾的输出量不宜定得很大,同时要有气管内吸引及高浓度氧气吸入等器械、技术上的准备,以应付紧急处理的需要。

20.4 雾化治疗可能有的副作用

气雾进入气道后,气雾颗粒、气雾所含的大量水分,甚至气雾所污染的细菌都可能会产生副作用。这些副作用的严重程度常常有很大差别,在实施气雾治疗时,必须对这些可能的副作用有所认识并了解其特点,以备在发生时采取有效的对策。

20.4.1 痰栓的胀大

气道内干结的痰栓常造成所在气道的不完全阻塞,如果阻塞范围不大,则往往没有明显的症状和体征,如低氧血症及局部呼吸音降低等。但这些干结的痰栓有亲水特性,极易吸收水分;当气道内有大量气雾吸入,特别是含水量大的超声雾化吸入时,干结的痰栓吸收水分后体积就会迅速胀大,造成远端气道的完全堵塞,患者会有呼吸气促、呼吸窘迫等急性缺氧的表现,严重者甚至会死亡。

一旦出现可疑情况,应立即停止气雾吸入。因为这类痰栓的堵塞部位往往在外周气道,在将痰栓移动到中心气道之前,气道内吸引无效。所以,应抓紧时间实施支气管扩张剂的雾化吸入及背部拍打、体位引流,促使痰栓松动,使其移动到中心气道后,再试行吸引排痰。

20.4.2 支气管痉挛

气雾颗粒作为外来颗粒,可能刺激支气管内膜而引起支气管痉挛,这种情况较多见于原有支气管哮喘的患者,而又以雾化颗粒小、密度大的超声雾化器使用时较多见。

对有这种病史的患者可在超声雾化吸入前,或在超声雾化液中加用支气管舒张剂以预防支气管痉挛的发生。如有发作,则投用支气管舒张剂作为针对性处理。

20.4.3 液体负荷过重

大量水分进入气道,可导致全身性的水平衡失调,即体内水分过多;表现为心脏及脑循环的负荷过重,而相应地有急性心力衰竭及意识障碍出现。不过,这种液体负荷过重通常不发生于成年人,而仅见于水平衡调节机制尚不成熟的新生儿及婴儿。

液体负荷过重也较多见于水分输出量大的超声雾化器。由于超声雾化治疗即使在间断性使用时也有效,所以应用于婴儿时,应以间歇性为宜。

20.4.4 交叉污染

雾化治疗器具极易被污染,是呼吸治疗医院内交叉感染的重要来源。细小的雾化颗粒是细菌播散的良好载体,如果雾化器有细菌污染,则极易通过气雾直接进入患者的气道,并进一步导致感染。

医院空气中不乏大量细菌,接触、暴露在空气中的雾化器具难保不受污染;而且,许多需要雾化治疗的患者本身就是感染来源。从这个意义上说,很难杜绝雾化器具的污染和由其所介导的交叉感染的可能。但是,通过医护人员的接触,特别是手的接触,或者由于雾化器具消毒处理不严格而介导的患者之间的交叉感染,则理应可以完全杜绝。

进行雾化治疗时,在接触患者前后仔细洗手,是切断医护人员所介导的交叉污染的最重要也是最有效的办法,应该要强调这一常规动作的执行。雾化器使用后不得给下个患者再次使用。在有些医院的气雾治疗室,仍可见到这样的气雾供吸入的做法:由一条总的管道提供驱动气流,再分接到每个患者的气雾器上。这样也极易发生交叉污染。气雾治疗应尽可能避免"资源共享",管道系统更不能采用分流共用的方式,否则,如因支气管净化治疗进行雾化吸入而引起严重的肺部交叉感染,则得不偿失。因此,在开展气雾治疗时必须高度重视交叉感染的问题,要尽可能做到为每位患者分开治疗。

20.5 机械通气患者的雾化治疗

人工气道的建立改变了气溶胶输送的环境和方式。气溶胶从雾化装置中产生,在呼吸机的正压作用下通过管路和人工气道输送,最后进入下呼吸道,整个过程受到一系列复杂因素的影响。可用于机械通气患者雾化吸入的装置有小容量雾化器(small volume nebulizer,SVN)和加压定量吸入器(pressure meter dose inhaler,pMDI)。

20.5.1 小容量雾化器

小容量雾化器主要用于雾化吸入药液,如支气管舒张剂、激素、抗生素、表面活性物质、黏液溶解剂等,使用范围广,包括喷射雾化器、超声雾化器以及震动筛孔雾化器。喷射雾化器需要压缩气体驱动,有的呼吸机如 Drager、伽利略等,配备了雾化功能,雾化器的驱动气源由呼吸机吸气相气流中的一个分支提供,是呼吸机给患者输送潮气量的一部分,因此不会影响呼吸机的工作;由于只在患者吸气时产生气溶胶,故不会造成呼气相气溶胶的浪费。但多数呼吸机向雾化器提供的驱动压力 < 15psi(1psi = 6895kPa),比压缩空气或医院常用的氧气(50psi)小;驱动压力的减小,降低了喷射雾化器的效率,使产生的气溶胶的直径增大,从而减少其到达下呼吸道的总量。有的呼吸机如 PB840、Simens Servoi 等,未配备雾化功能,只能应用额外的压缩气源驱动,外接气流增大了潮气量,影响呼吸机供气;增加了基础气流,容易造成患者的触发不良;持续雾化也造成呼气相气溶胶的浪费。因此,使用额外气源驱动雾化器时,需适当下调呼吸机预设的容量或压力。如果外接气源是压缩氧气,则会造成实际吸入氧浓度较呼吸机设置氧浓度高,所以对慢性阻塞性肺疾病(简称慢阻肺)患者进行雾化吸入,建议采用压缩空气驱动或适当下调呼吸机的预设吸氧浓度,以避免过高氧浓度对呼吸的抑制。当患者出现触发不良、造成通气不足时,可将呼吸机模式更换为辅助-控制通气模式,并适当上调预设的呼吸频率,以保证有效通气量。雾化结束后恢复原参数模式。若需抽取动脉血气,建议待雾化治疗结束 20min 后再执行,以保证结果的准确性。

超声雾化器和震动筛孔雾化器为电力驱动,不产生额外气流,因此不会对呼吸机送气造成影响。但其缺点是持续雾化造成呼气相气溶胶的浪费。振动筛孔雾化器是通过压电陶瓷片的高频振动,药液穿过细小的筛孔而产生药雾的装置,减少超声振动液体产热对药物的影响。筛孔的直径可决定产生药雾颗粒的大小。振动筛孔雾化器雾化效率较高且残留药量较少(0.1～0.5mL),并具有噪音小、小巧轻便等优点。与射流雾化器和超声雾化器比较,震动筛孔雾化器的储药罐可位于呼吸管路上方,方便增加药物剂量。根据振动模式可分为主动和被动两种。主动式通过筛网振动,被动式则由超声振动膜使药液剧烈振动,同时挤压技术使药液通过固定直径的细小筛孔,形成无数细小颗粒释出。也就是说,振动筛孔雾化器产生的颗粒大小取决于筛孔的直径。和超声雾化器相比,振动筛孔雾化器减少了超声震动过程中的产热,由此大大减少了对吸入药物的影响,是目前雾化效率最高的雾化器,但它的耐久性尚未得到确认,可供选择的设备种类较少,限制了它在临床上的广泛应用。

将持续产生气溶胶的雾化器直接连接在 Y 型管或人工气道处,容易造成呼气相气溶胶的浪费。体外和体内研究结果均表明,在使用与呼吸机配备的能与自主呼吸同步的雾化器时,气溶胶在下呼吸道的沉积量约为持续雾化器的 3 倍。将持续雾化器连接在吸气肢管路远离人工气道处,管路可发挥储存的作用,增加气溶胶输送量。体外研究结果证实,将持续雾化器分别置于吸气肢管路距 Y 型管 15cm 处、人工气道处和加热湿化器进气口处,当呼吸机未设置基础气流时,将雾化器置于距 Y 型管 15cm 处,气溶胶输送量最大;当设置基础气流后,将雾化器置于加热湿化器进气口处,气溶胶输送量最大。随着基础气流量增大,无论置雾化器于何处,气溶胶输送量均降低。然而,这种雾化器位置与气溶胶吸入量的相关性在临床研究中并未得到证实。

喷射雾化器通过 T 管连接于呼吸机管路中,药杯通常处于低位,易积聚管路中的冷凝水而造成污染,因此雾化前应清空管路中的积水,雾化结束后尽快卸除雾化器。将震动筛孔雾化器的药杯置于管路上方,没有被冷凝水污染的风险,使用更为安全。雾化器应专人专用,每次使用完毕后需用无菌蒸馏水冲洗干净,置于通风处晾干保存。

20.5.2 加压定量吸入器

使用前需要上下摇动 pMDI,雾化吸入时需注意在呼吸机送气初同步摁压 pMDI。Diot 等发现,在送气前 1～1.5s 摁压 pMDI,气溶胶输送量会降低 35%;而在送气后 1～1.5s 摁压 pMDI,输送进入下呼吸道的气溶胶量可忽略不计。故精确控制 pMDI 与呼吸机送气同步能有效提高气溶胶输送。此外,与两喷间隔时间<15s 相比,>15s 时气溶胶的输送量较高;使用常规剂量时,间隔 1min 与 15s 无显著差别,而在剂量加倍时,间隔 15s 的气溶胶输送量较高。在两喷之间摇动 pMDI 相比不摇动,气溶胶输送量降低。

20.5.3 机械通气时特有的影响因素

(1) 加热湿化:体外研究和临床研究结果显示,与不使用加热湿化器相比,使用加热湿化器后雾化吸入时气溶胶在肺内的沉积量下降。这可能是由于气溶胶在温暖湿润的环境中吸附水分后直径增大所致。如果为避免上述情况而关闭加热湿化器,则需要一定时间使管路完全干燥,长时间吸入干燥气体会造成呼吸道黏膜损伤等不良反应。权衡利弊,建议在雾化治疗时不关闭加热湿化器,可适当增加药量。另有学者发现,在加热湿化的管路中使用 pMDI 后肺内沉积量下降的原因,主要是气体中水分子与助推剂或药物的表面活性物质发生反应,使助推剂不易挥发。在应用储雾罐使助推剂充分挥发后,气溶胶的肺内沉积量得以提高。但是,若将储雾罐长时间(1h 以上)连接于应用加热湿化器的呼吸机管路中,再连接 pMDI 雾化吸入,气溶胶在肺内的沉积量下降一半以上。当使用人工鼻进行温湿化时,由于人工鼻可吸附大量气溶胶,雾化吸入时需要将人工鼻暂时取下。

(2) 药物剂量:由于机械通气时雾化吸入的效率比不上普通患者自主吸入的效率,因此机械通气时应适当增加吸入药物的剂量。支气管舒张剂是雾化吸入最为常用的药物,以沙丁胺醇为例,吸入剂量增加一倍即可达到支气管的扩张效果。再增加剂量,疗效无明显增加而不良反应明显增大,严重气道阻塞的患者除外。慢阻肺机械通气患者吸入沙丁胺醇疗效的维持时间(2～3h)明显短于普通慢阻肺患者(4～6h)。因此,机械通气时应缩短雾化吸入的间隔时间,增加治疗次数。

(3) 输送气体的密度:机械通气时由于送气流量过高,容易在气道狭窄处形成湍流,导致气溶胶在呼吸机管路和人工气道内发生撞击。氦-氧混合气体因密度低,在气道内多形成层流,可减少气溶胶撞击而增加其在肺内的沉积量。体外研究结果显示,与应用纯氧输送气溶胶相比,80/20 的氦-氧混合气体可提高肺内沉积量达 50%,而且气体密度越低,气溶胶输送效率越高。然而,从卫生经济学角度分析,氦-氧混合气体成本较高,不宜常规使用。当气道狭窄难以输送气溶胶,如重症哮喘发作时,或者需要雾化吸入昂贵药物时,可考虑应用。

如果用氦-氧混合气体驱动喷射雾化器产生气溶胶,由于密度较低,产生气溶胶的效率降低,因此其驱动的气流量需要增大,一般是应用氧气驱动气流量的 1.5～2.0 倍以上。一个优选的方法是仍应用压缩氧气或空气驱动喷射雾化器,用氦-氧混合气体输送气溶胶。应用氦-氧混合气体代替空氧气作为呼吸机的供气源时,会影响呼吸机的性能,因此在使用前需重新检测呼吸机。

(4) 人工气道:体外研究结果显示,由于气管切开的路径短,雾化吸入时输送至下呼吸道的药量较气管插管多。当气管切开患者脱机但未拔管时,如果需要使用小容量雾化器吸入,与用气管切开面罩相比,用 T 管连接可使药物进入下呼吸道的量更高。如果雾化同时用简易呼吸器辅助通气,进入下呼吸道的药量增加 3 倍。

(5) 呼吸机管路:呼吸机管路中往往有较多接头和弯头,例如连接 Y 型接头与人工气道之间的直角弯头,呼吸机送气时容易在这些部位形成湍流,导致雾化时药物大量沉积,使输送至下呼吸道的药量降低。一项最新研究结果显示,改进为流线型的管路可使输送至下呼吸道的药量明显增加。

(6)呼吸机设置:为了有效地输送气溶胶到下呼吸道,呼吸机输送的潮气量必须大于呼吸机管路和人工气道的容量,成年人潮气量≥呼吸机输送的潮气量即可。高流量可产生涡流,涡流中的气溶胶很容易发生碰撞而形成较大的液滴,无法进入下呼吸道。因此,雾化吸入时宜设置低流量和方波送气,以及较长的吸气时间,有利于气溶胶在肺内的沉积。然而,在慢阻肺机械通气患者的临床研究中却未得到证实。

(7)无创通气时雾化吸入:无创正压通气时,漏气量越大,气溶胶吸入越少。当使用带呼气阀的面罩时,小容量雾化器的气溶胶输送效率较普通面罩低,但对 pMDI 无明显影响。雾化器的位置也会影响气溶胶的输送效率。研究结果显示,将雾化器置于呼气阀与面罩之间,相较于置于管路与呼气阀之间,前者可提高气溶胶的输送效率。

20.6 总 结

雾化吸入疗法是治疗呼吸系统疾病的有效方法之一。雾化吸入疗法适用于多种药物,如糖皮质激素、支气管扩张剂、抗菌药物、祛痰药物等。雾化吸入直接到达靶组织,实现"精准打击"。吸入疗法的药物直接作用于肺部,具有起效迅速、疗效佳、安全性好的优势,慢性阻塞性肺疾病全球倡议(Global Initiative for Chronic Obstructive Lung Disease,GOLD)、全球支气管哮喘防治倡议(The Global Initiative for Asthma,GINA)和我国的相关指南共识均一致推荐吸入疗法作为慢阻肺和哮喘患者的一线基础治疗方法。同时,应规范并合理使用雾化吸入疗法,使雾化治疗提高局部药物浓度,靶向病变组织,减少不良反应。在疫情期间,还要注意雾化治疗的感染控制与防护。

徐培峰

第21章 气道内吸引

气道阻塞可由气道内分泌物及异物滞留、气道水肿、气管肿瘤或创伤等结构变化导致。气道内分泌物的滞留会增加气道阻力和呼吸做功,可能导致低氧血症、高碳酸血症、肺不张和感染等。人工气道的建立使得患者上气道的咳嗽能力显著下降甚至丧失,不能有效排除气道内分泌物包括痰液、血液、误吸的胃内容物及其他异物,需进行气道内吸引,以维持气道通畅。气道内吸引是医务工作者必须掌握的常规技术之一。

21.1 适应证及禁忌证

气道内吸引是通过柔软的吸引导管连接负压进行抽吸来完成的,负压会造成患者气道黏膜损伤,因此,应尽量避免不必要的操作。当患者出现需要维持人工气道通畅时、当因各种原因需要清除肺内分泌物时、当需要获得痰标本进行细胞学检查或辅助诊断时,进行气道内吸引。其中,需要清除肺内分泌物的各种原因有:①呼吸机波形显示流速曲线有锯齿状改变和(或)气道内闻及明显痰鸣音;②呼吸机容量控制通气时气道峰压增高,或压力控制通气时潮气量降低;③血氧饱和度或血氧分压下降;④人工气道中可见分泌物;⑤无法进行有效咳嗽;⑥出现呼吸窘迫;⑦怀疑有胃或上呼吸道分泌物误吸等。

通常无绝对的气道内吸引禁忌证。需综合评估患者是否存在因进行气道内吸引操作而产生不良反应或病情加重的风险。

21.2 吸引设备

常用气道内吸引导管包括开放式和封闭式两种。开放式吸引需脱开患者与呼吸机的连接,而且吸引导管不可重复使用。封闭式吸引使用无菌且密闭的导管连接至呼吸机患者端,吸引导管直接进入患者的气管内,保证操作过程的无菌性。此外,吸痰操作还需准备以下装置:①负压吸引器;②负压瓶和连接管;③手套;④清洁导管用的生理盐水或无菌水;⑤标准预防,如口罩、护目镜;⑥血氧监护仪;⑦无菌碗;⑧紧急设备,如复苏皮囊等。

21.3 操作步骤

当患者出现明确指征时,应进行气道内吸引。具体步骤如下。

21.3.1 选择操作用物

（1）吸引导管。

吸引导管包括有侧孔及无侧孔两种设计。有侧孔的吸引导管不容易被分泌物阻塞,能最大限度地减少黏膜损伤,其效果优于无侧孔的吸引导管。导管的管径越大,其形成的负压会越快排空肺部容积,吸引效果越好,但可能导致肺塌陷的风险越大。当吸引导管的管径超过人工气道内径的 50% 时,将显著降低气道内压力和呼气末肺容积。推荐成年人患者吸引导管不超过气管导管内径的 50%,婴幼儿不超过 70%。

将封闭式吸引导管直接连接呼吸机管路并重复使用,吸引时仍能维持呼吸机支持,而且不太可能发生交叉感染。当患者存在以下情况之一时,推荐使用封闭式吸引导管:①呼气末正压≥10cmH₂O;②平均气道压力≥20cmH₂O;③吸气时间≥1.5s;④ F_iO_2≥0.6;⑤经常吸痰（≥16 次/天）;⑥呼吸机断开可导致血流动力学不稳定;⑦存在空气传播或需要飞沫预防的呼吸道感染者。研究显示,封闭式吸引导管第 1 天、第 2 天、第 7 天更换时 VAP 的发生率、病死率等均无显著差异,较开放式吸引使用的一次性吸引导管相比,其使用成本并不高。推荐封闭式吸引导管在可见污染时及时更换。此外,管道的额外重量增加了呼吸机管路的压力,应注意适当给予支撑。

（2）负压吸引器。

吸痰的负压越大,造成的肺损伤越严重。压力应在有效清除分泌前提下越小越好。推荐成年人患者负压为 -150～-120mmHg,儿童为 -120～-100mmHg,婴儿为 -100～-80mmHg。对于痰液黏稠的患者,可适当增加。此外,操作前应检查吸引器及调节是否正常运行。在连接吸痰管后,应关闭导管的拇指端口以保持负压,并从倒入无菌水的碗中抽吸一些来测试压力水平。如果没有产生负压,则必须检查管路、负压瓶或调节器是否存在泄漏。负压瓶集满时能防止负压的传递。

（3）其他。

开放式吸引时准备无菌手套,封闭式吸引时选择清洁手套。

21.3.2 提高氧合水平

吸引操作前短时的高浓度氧气支持,可减少吸痰过程中的氧合下降以及由低氧导致的相关并发症,尤其是对有发生低氧血症风险的患者。建议给予成年人患者 30～60s 的 100% 吸氧浓度,对婴儿患者给予提高原吸氧浓度的 10%。一般通过调整呼吸机

F_iO_2 来完成,不建议通过皮囊手动通气,以免输送氧浓度过低,而且可能无意中施加的过高压力会导致肺损伤。

21.3.3 置入吸引导管

置入吸引导管时确保导管的拇指端口开放而无负压。根据吸引导管进入气道的深浅,分为深吸引和浅吸引。深吸引是指吸引导管插入人工气道直至遇到阻力,再回抽吸引导管 1cm。浅吸引则是指吸引导管插入一定的预设深度,通常为人工气道的长度加上辅助装置的长度。为防止气管黏膜损伤,推荐使用浅吸法进行吸引,尤其是对婴儿患者。

21.3.4 负压吸引并清洁导管

吸引时,保持拇指端口关闭,缓慢抽出吸引导管并进行抽吸。也可以快速、间歇地维持负压。吸痰时间越长,吸痰导致的不良反应越严重,推荐每次吸引时间不超过15s。密闭式吸痰管需通过导管连接的生理盐水或无菌水进行冲洗,冲洗时确保盐水被吸入导管而不是气道内。开放式吸引则遵循无菌操作,吸引后分离吸引导管并使用装满生理盐水的无菌杯对其进行清洗。

21.3.5 吸引后护理

吸引后给予至少 1min 的高浓度氧支持,尤其是对吸引前和(或)吸引中并发低氧血症的患者。当观察到有明显肺泡萎陷伤指征时可以尝试肺复张,推荐通过呼吸机进行,呼吸皮囊手法肺复张可能出现气道峰压及潮气量不容易控制、输送的氧浓度不能达到 100% 等情况,而且对于高呼气末正压支持的患者来说,PEEP 的丧失会导致肺泡塌陷,加重低氧血症的发生。

21.3.6 监测及评估疗效

吸引过程中需常规监测:①呼吸音;②血氧饱和度;③肤色;④呼吸频率和节律;⑤血流动力学指标(心率、血压、心电图改变);⑥痰液性状(颜色、量、黏稠度、气味);⑦颅内压;⑧呼吸机参数(气道峰压、平台压、潮气量、氧浓度);⑨呼吸机波形(压力、流速、容量曲线等)。

若观察到氧合指标改善、听诊呼吸音改善、呼吸机波形及参数明显改善,则疗效为佳。呼吸机参数改善可表现为吸气平台压降低,气道峰压降低,气道阻力降低,动态顺应性增加,压力控制通气时潮气量增加等。

21.4 并发症及处理

严格遵守操作步骤能避免或最大程度上减少并发症的发生。可能的并发症及处理如下。

21.4.1 低氧血症

低氧血症通常由吸引过程中的通气不足及负压导致。可以通过吸引前预给氧，以及使用封闭式吸引技术来避免与呼吸机断开连接来预防，尤其是对需要高 F_iO_2 或高 PEEP 支持或本身存在呼吸衰竭高风险的患者。

21.4.2 心律失常

吸痰时刺激迷走神经可能发生心动过缓，而患者烦躁或低氧血症的发生可能引起心动过速。一旦监测发现心律失常，应立即停止操作并恢复通气，进一步对症处理。

21.4.3 肺不张

负压吸引可能发生肺不张。应将压力调整在合适的范围内，选择合适尺寸的导管，确保吸引时间小于 15s，并进行封闭式吸引。

21.4.4 高血压或低血压

血压的改变可能由心律不齐，低氧血症，患者的焦虑、不适、疼痛或咳嗽等导致。一旦监测发现血压改变，应立即停止，恢复通气并进一步处理。

21.4.5 细菌下气道定植

吸引导管的置入过程及开放式吸引时脱开吸引导管可能会导致细菌进入下气道。应当严格遵循无菌操作并尽量避免使用开放式吸痰。此外，有学者认为吸痰前滴注生理盐水能有效稀释黏稠的痰液，增加痰量排出。有研究表明，滴注生理盐水并不会增加痰液量，反而导致细菌移位、血氧饱和度下降、VAP 发生率显著增加。因此，目前的研究尚不能确定该操作是否有益。推荐吸痰前不要常规滴注生理盐水，仅在痰液黏稠而常规治疗效果有限时，才应注入生理盐水。

21.4.6 黏膜损伤

为防止黏膜损伤的发生，应限制吸引负压并采用浅吸引法进行操作。

21.4.7 颅内压增高

吸痰的不适导致颅内压改变通常是瞬时的，患者可在 1min 内自行恢复。对于基础颅内压增高的患者，可在吸痰前 15min 使用局麻药物（利多卡因）雾化吸入，以最大限度地减少咳嗽和不适。

21.5 总 结

美国呼吸治疗学会发布 2010 年机械通气患者人工气道吸引指南推荐意见：①推荐仅在患者有痰时进行气道内吸引，而不是常规进行；②如果患者出现明显的血氧饱和度下降,建议吸痰前提高氧浓度;③建议对机械通气患者吸痰前不要脱开呼吸机;④建议浅吸引代替深吸引,尤其对婴幼儿患者做吸引操作时;⑤建议气道内吸引前不要予以生理盐水常规滴注;⑥对于机械通气予以 F_iO_2 或 PEEP 支持的患者、有肺泡塌陷风险的患者,使用密闭式吸引导管进行吸引;⑦建议新生儿采取密闭式吸引系统;⑧如果对急性肺损伤患者进行气道内吸引,会导致肺萎陷伤的发生,建议避免断开呼吸机吸引,并在吸引后进行肺复张;⑨建议对成年人及儿童患者使用的吸引导管直径小于气管内导管直径的 50%,婴儿患者则小于 70%;⑩建议每次吸痰时间不超过 15s。

徐诗行

第 22 章　呼吸机相关性肺炎

呼吸机相关性肺炎(ventilator-associated pneumonia，VAP)指气管插管或气管切开患者接受机械通气 48h 后发生的肺实质感染，以及机械通气撤机、拔管后 48h 内出现的肺实质感染。VAP 是医院获得性肺炎的一个重要组成部分。在需要有创机械通气的患者中，VAP 是最常见的院内感染之一。据统计，在机械通气患者中，有 9%～27% 会发生 VAP。根据不同的诊断标准，VAP 的发生率在 1.2～8.5 每 1000 呼吸机日之间。VAP 不仅增加病死率、增加 ICU 和医院滞留时间，还与医疗费用增加直接相关，对社会和经济效应产生较严重的影响。VAP 的防控是各相关医疗机构感染控制中十分重要的工作任务之一。

22.1　危险因素与发病机制

22.1.1　危险因素

与 VAP 发生相关的危险因素众多，往往因多种因素同时存在导致患者 VAP 的发生及发展。VAP 最重要的危险因素可能是基础临床状况，包括疾病严重程度及其症状。可将 VAP 主要危险因素分为患者因素和外部因素两大类，见表 22.1。

表 22.1　呼吸机相关性肺炎的常见危险因素

类型	危险因素
患者因素	基础疾病(如急慢性肺部疾病、糖尿病、恶性肿瘤、心功能不全等)
	免疫功能低下
	严重创伤
	意识障碍、精神异常
	长期卧床、肥胖
	长期不良生活习惯(如吸烟、酗酒)
	高龄
	误吸
	内环境紊乱(包括贫血、营养不良、低蛋白血症和电解质紊乱等)

续表

类型	危险因素
外部因素	ICU 环境因素
	院内交叉感染(呼吸器械及手污染等)
	有创通气时间、ICU 滞留时间
	镇静、麻醉药物应用
	胸部、上腹部手术
	留置胃管
	使用 H_2-受体阻断剂、质子泵抑制剂
	侵袭性操作,尤其是呼吸道侵袭性操作
	体位不当

22.1.2 发病机制

从定义可以发现,VAP 的发生主要与机械通气的人工气道相关。主要原因包括如下内容。

(1)气管插管使得原来相对无菌的下呼吸道直接与外界相通,有利于病原体的入侵。

(2)气管插管的存在增加了口腔清洁的困难,口咽部定植菌大量繁殖,含有定植菌的口腔分泌物在各种因素(气囊放气或压力不足、体位变动等)作用下通过气囊与气管壁之间的缝隙进入下呼吸道。

(3)气管插管的存在使得患者无法进行有效咳嗽,影响支气管上皮纤毛的呼吸道清除功能,降低气道保护能力,明显增高 VAP 发生风险。

(4)气管插管内外表面容易形成生物被膜,各种原因(如呼吸运动、吸痰等)导致生物被膜脱落,引起小气道阻塞,导致 VAP 的发生。

(5)为缓解患者气管插管的不耐受,需使用镇痛镇静药物,使咳嗽能力受到抑制,从而增加 VAP 的发生风险。

VAP 病原体除了通过上述的误吸和以气溶胶或凝胶微粒形式通过吸入到达支气管远端和肺泡,突破宿主的防御机制,在肺部繁殖并引起肺实质感染外,还可通过其他感染途径,如病原体经血行播散至肺部、邻近组织直接播散或污染器械操作直接感染,引起 VAP。

22.2 病原学

与 VAP 相关的病原体因多种因素而异，包括机械通气时间、VAP 发生前医院和 ICU 停留时间以及累积暴露于抗菌药物时间、当地任何潜在病原体的流行状况等。VAP 的病原体除了细菌以外，还包括病毒或真菌。临床上，非免疫缺陷患者的 VAP 通常由细菌感染引起，而病毒或真菌感染在免疫缺陷患者中较为多见。常见病原体的分布及其耐药性特点随地区、医院等级、患者人群及暴露于抗菌药物的情况不同而异，并且随时间改变。我国 VAP 常见的病原体包括鲍曼不动杆菌、铜绿假单胞菌、肺炎克雷伯菌、金黄色葡萄球菌及大肠埃希菌等。

22.3 诊　断

22.3.1 临床诊断标准

目前尚无临床诊断的"金标准"，VAP 的临床表现及病情的严重程度不同，从单一的典型肺炎到快速进展的重症肺炎伴脓毒症、感染性休克均可发生。传统的诊断由以下三个标准构成：临床表现、新的进展性的和持续存在的 X 线浸润、下呼吸道标本的微生物培养阳性。在这三个标准中，胸部 X 线或 CT 显示新出现或进展性的浸润影、实变影或磨玻璃影是最为重要的基本条件，所以疑似患者应常规行 X 线胸片，尽可能行胸部 CT 检查。加上下列 3 种临床症候中的 2 种或 2 种以上，可建立临床诊断：①发热，体温＞38℃；②脓性气道分泌物；③外周血白细胞计数＞10×10^9/L 或 ＜4×10^9/L。

在过去很长一段时间里，针对 VAP 有许多疑似诊断标准（如发热、白细胞增多、氧合下降等），但仅以它们单独或组合形式来诊断 VAP 是不够的。为了提高诊断的准确性，Pugin 等提出了临床肺部感染评分（clinical pulmonary infection score，CPIS）方式来计算分值，CPIS 评分根据 6 个变量（体温、白细胞、气管分泌物、氧合、胸片、半定量培养和革兰氏染色）进行评分，分值超过 6 分的患者有患 VAP 的风险。有研究显示，与固定抗感染时间的临床策略相比，使用 CPIS 来确定何时停止抗生素可减少抗生素的使用。然而，有人指出根据 CPIS 来确定何时开始使用抗生素可能会导致过度使用抗生素，原因在于其诊断特异性较低，特别是与获得下呼吸道标本的培养相比。因此，最近的指南不建议用 CPIS 诊断 VAP。

22.3.2 病原学诊断

在临床诊断的基础上，寻找致病病原体是进行针对性有效治疗 VAP 的根本保证，若病原学能同时满足以下条件的任何一项，即可作为确定致病菌并进行针对性治疗的依据。

（1）合格的下呼吸道分泌物（中性粒细胞数＞25 个/低倍镜视野，上皮细胞数＜10 个/低倍镜视野，或两者比值＞2.5：1）、经支气管镜防污染毛刷（protectedspecimenbrush，PSB）、支气管肺泡灌洗液（bronchoalveolar lavage fluid，BALF）、肺组织或无菌体液培养出病原体，与临床表现相符。

（2）肺组织标本病理学、细胞病理学或直接镜检见到真菌并有组织损害的相关证据。

（3）非典型病原体或病毒的血清 IgM 抗体由阴转阳或急性期和恢复期双份血清特异性 IgG 抗体滴度呈 4 倍或 4 倍以上变化。呼吸道病毒流行期间且有流行病学接触史，呼吸道分泌物相应病毒抗原、核酸检测或病毒培养阳性。

22.4 VAP 预防

VAP 预防是控制院内感染发生的重要工作内容，关于如何更好地预防 VAP 是目前公认的一大挑战，预防 VAP 的总体策略是尽可能减少和控制各种危险因素。

22.4.1 防控 VAP 的组织管理

有可能发生 VAP 的医疗机构都应建立严密的 VAP 防控组织管理机制，这些机制应包括但不限于以下内容。

（1）将预防 VAP 作为相关医疗机构优先重要的工作。

（2）对相关医护人员进行感染控制相关培训，内容包括需遵循医疗卫生机构消毒、灭菌和医院感染控制相关的基本要求和原则，加强员工感染控制的意识教育，提高手卫生的依从性，保障医疗器具消毒灭菌，严格无菌操作，落实目标性监测，合理应用抗菌药物等。

（3）建立基于医学证据、其他医院的经验、本单位和外单位专家的意见、结合医院的具体情况的 VAP 防控流程。

（4）医院员工参与防控流程的制订和执行并记录 VAP 的发病情况。

（5）对 VAP 的发病率进行系统回顾，判断 VAP 防控流程的有效性，并根据新的信息、新技术和疾病的变化不断更新防控流程。

22.4.2 积极治疗基础疾病

积极治疗基础疾病，加强危重症患者的营养支持治疗，及时纠正水电解质、酸碱失衡、低蛋白及高血糖等引起感染的危险因素，增加患者的免疫功能。做好体位引流、手法技术或机械装置等气道廓清技术。促进危重症患者的早期心肺康复，如实施早期活动、呼吸训练等。

22.4.3　医疗运作中的 VAP 预防措施

VAP 的发生有其特定的危险因素和发病机制,针对这些特定的危险因素和发病机制,临床上往往需要采取具有针对性的预防措施。

1. 预防误吸

相关指南推荐对接受有创机械通气的患者,床头抬高 30°～45°,除非患者存在抬高床头的禁忌证,必要时协助患者翻身拍背及震动排痰以帮助其呼吸道分泌物的排出。

气管导管的气囊上方堆积的分泌物是建立人工气道患者误吸物的主要来源,应用装有声门下分泌物吸引导管的气管导管,可降低 VAP 的发生率并缩短住 ICU 的时间。因此,指南推荐对预测有创通气时间超过 48h 或 72h 的患者使用有声门下分泌物吸引导管的气管导管。在气囊放气或拔出气管插管前尽可能清除气囊上方及口腔内的分泌物。气管导管气囊的充盈压应保持在 25～30cmH_2O($1cmH_2O=0.098kPa$)。

呼吸机管道中冷凝液的形成有助于病原体的生长繁殖。在临床管理中,既应避免含菌冷凝液直接流入下呼吸道而引起 VAP,也需要避免其反流到湿化罐,使湿化的含菌气溶胶吸至下呼吸道。因此,冷凝液收集瓶应始终处于管道的最低位置,保持直立并及时清理。

对湿化罐、雾化器液体应使用灭菌水。湿化液每 24h 倾倒更换。

呼吸机外部管道及配件应一人一用一消毒或灭菌。对于长期使用机械通气的患者,一般推荐每周更换一次呼吸机管道,但在有肉眼可见的污渍时或有故障时应及时更换。

改良营养支持方式,对机械通气的患者尽可能给予肠内营养。研究发现,早期肠内营养可促进肠道蠕动、刺激胃肠激素分泌、改善肠道血流灌注,有助于维持肠黏膜结构和屏障功能的完整性,减少致病菌定植和细菌移位,优于肠外营养。有学者对经鼻肠营养与经鼻胃内营养进行比较,发现前者可降低 VAP 的发病率,特别是对于存在误吸高风险的患者。间断喂养和小残留量喂养可减少胃食管反流,减少误吸的可能性,降低肺炎的发生风险及其病死率。同理,胃造口术也可降低 VAP 的发生率。

2. 减少病原体定植

口腔护理十分重要。有创机械通气患者,尤其是经口插管患者,要特别注意口腔卫生。指南推荐机械通气患者应常规进行口腔护理,包括使用生理盐水、氯己定或聚维酮碘含漱液冲洗、用牙刷刷洗牙齿和舌面等,6～8h 1 次。有证据提示,应用 0.12% 的氯己定溶液 15mL,2 次/天进行口腔护理至拔管后 24h,可降低 VAP 的发生率(10%～30%)。但也有学者发现,使用氯己定进行口腔护理可能会因某些患者的误吸而导致急性肺损伤。因此,需要注意在进行口腔护理时防止洗漱液的误吸。

选择性消化道去污染（selective digestive tract decontamination，SDD）指在口咽部使用并口服非吸收性抗菌药物，联合或不联合肠道外抗菌药物，清除患者口咽部及消化道可能引起继发感染的潜在病原体。此方法是否有效尚存争议，对特定患者的使用需权衡利弊。

有研究显示，镀银气管导管的使用可降低 VAP 的发生率，但由于镀银气管导管使用不多，加上需要更多的临床研究证据，指南没有常规推荐。

预防应激性溃疡是 ICU 机械通气患者重要的治疗手段之一，可能对 VAP 预防不利。临床常用的药物有胃黏膜保护剂（如硫糖铝）、抑酸剂（如 H_2 受体阻断剂）和质子泵抑制剂。胃黏膜保护剂对胃液 pH 的影响不大，不影响胃酸抑制胃内细菌的生长，与抑酸剂相比较可以降低 VAP 的风险。目前认为使用抑酸剂预防应激性溃疡可能增加胃肠道和气道内细菌的定植，但研究显示对 VAP 的病死率没有影响，应用时应注意掌握指征。

3. 减少人工气道的使用

建立人工气道并应用机械通气是发生 VAP 最重要的危险因素，气管插管大大增加肺炎风险，尤其是重复插管或插管时间较长的患者，同时频繁更换呼吸机管道可进一步增高 VAP 的风险。尽可能减少有创通气和缩短有创通气时间十分有利于预防 VAP。

临床上应严格掌握气管插管或切开的适应证，对需要呼吸机辅助呼吸的患者应优先考虑无创通气；对慢阻肺或充血性心力衰竭患者合并高碳酸血症或低氧血症时，应尽早合理应用无创正压通气，可减少气管插管，从而降低 VAP 的发生率；经鼻高流量氧疗（high-flow nasal oxygen，HFNO）可用于各种病因导致的呼吸衰竭患者，减少气管插管和再插管率。需要注意的是，尽管避免有创通气的使用可减少 VAP 的发生，但是如果应用无创通气和 HFNO 不能缓解患者病情或存在病情加重时，则应尽早建立人工气道进行有创通气，以免延误插管时机而影响预后。因此，在上述呼吸支持过程中要对患者进行严密监护，及时在有创通气、无创通气和 HFNO 间进行切换，以保证患者治疗安全、有效并且避免 VAP 发生为前提。

4. 减少镇静剂的使用

由于人工气道的存在，尤其是对于气管插管患者，有创机械通气时常常表现不耐受，需要使用镇静剂来减轻患者的痛苦。然而，镇静剂使用过多会影响患者的正常呼吸运动和气道分泌物的廓清，进而延长机械通气时间，增加 VAP 的发生率。所以，有创通气患者应尽可能减少镇静剂的使用，使用期间应每日评估其使用的必要性，并尽早停用。符合条件的患者应实施每日唤醒并进行自主呼吸试验，评估是否具备脱机、拔管的条件，以缩短机械通气时间，降低 VAP 的发生风险。

5. 集束化干预预防措施

如前所述，有众多因素可以影响 VAP 的发生、发展，所以，防控措施也应该是多样化并且集束组合化。目前的研究认为，实施包括前述的预防措施在内的以下干预可以明显减少接受机械通气患者的平均通气时间和住院天数，降低 VAP 的发病率、病死率和(或)医疗费用。

- 尽可能选用无创呼吸支持治疗技术。
- 每天评估有创机械通气及气管插管的必要性，尽早脱机或拔管。
- 对机械通气患者尽可能避免不必要的深度镇静，对确需镇静的患者应定期唤醒并行自主呼吸训练，每天评估镇静药使用的必要性，尽早停用。
- 对预期机械通气时间超过 48h 或 72h 的患者，建议使用带有声门下分泌物吸引的气管导管。
- 气管导管气囊的充盈压应保持 25～30cmH$_2$O。
- 无禁忌证患者应抬高床头 30°～45°。
- 加强口腔护理，减少口腔病原体定植。
- 加强呼吸机内外管道的清洁消毒，推荐每周更换 1 次呼吸机管道，但在有肉眼可见污渍时或有故障时应及时更换。
- 及时清理呼吸机管道内冷凝水，避免误吸。
- 在进行与气道相关的操作时应严格遵守无菌技术操作规程。
- 鼓励并协助机械通气患者早期活动，尽早开展康复训练。

在落实上述预防措施的基础上，各相关医疗机构可根据自身收治患者的特点及客观条件，选择性采用下列防控措施并注意积累循证医学和预防经济学依据，如对气管插管患者早期气管切开、预防应激性溃疡、预防性使用益生菌、选用特殊材质的气管导管(如表面涂有抗菌药物、涂银或超薄聚氨酯气管导管套囊)等。封闭式气管内吸痰对VAP 的发病率或患者的其他结局无影响，但对经气溶胶或空气传播的呼吸道传染的院内感染防控有一定的意义。

22.5 治 疗

VAP 患者的治疗应包括抗感染治疗和基础疾病综合、支持治疗。抗感染是最主要的治疗方式，包括经验性抗感染治疗和针对病原体的精准治疗。经验性抗感染治疗的选择和时机由疾病的严重程度(即死亡风险)，及多重耐药病原体的危险因素决定；针对病原体的精准治疗是在明确病原体的情况下进行的针对性治疗，临床医生应避免过度使用抗生素。

22.5.1 抗感染治疗

1. 经验性抗感染治疗

VAP 经验性抗感染治疗原则如下。

（1）抗感染治疗药物选择：正确评估多重耐药菌感染的危险因素和了解当地医院的病原学监测数据极为重要，在经验性抗感染治疗时应根据本地区、本医院甚至特定科室的细菌耐药特点针对性选择抗菌药物。

（2）抗感染治疗时机的选择：在确定 VAP 临床诊断并安排病原学检查后，应尽早进行经验性抗感染治疗；如果延迟治疗，即使药物选择恰当，仍可导致病死率增加及住院时间延长。因此，VAP 患者应尽早进行抗感染药物的经验性治疗。

2. 针对病原体的精准治疗

针对 VAP 病原体的精准治疗的目标之一是避免过度使用抗生素。对于病原学明确的 VAP 患者，一旦经培养结果和药敏试验确定，应使用窄谱抗生素。而如果培养结果没有病原体依据，则应停止使用抗生素。事实上，许多疑似 VAP 实际上并不是 VAP，对于此类患者需设法进一步明确原因。

3. 治疗疗程

综合多个指南意见，VAP 患者，包括非发酵革兰阴性杆菌（铜绿假单胞菌、不动杆菌属）感染者，抗感染治疗疗程为 7～8 天。但免疫功能低下的患者，以及脓胸、肺脓肿或坏死性肺炎患者可能需要更长的疗程。有学者建议，可以根据测得的降钙素原来决定抗感染治疗的疗程。

22.5.2 基础疾病的综合、支持治疗

基础疾病的综合、支持治疗是 VAP 治疗的基础，包括原发疾病的治疗和患者的营养支持治疗，及时纠正水电解质、酸碱失衡、低蛋白及高血糖、低氧血症、高碳酸血症等。此外，做好预防措施中的集束干预在 VAP 治疗防控中极其重要，需要贯穿整个机械通气过程。

VAP 是医院获得性感染最常见的疾病之一，它不仅提高病死率，增加 ICU 和医院滞留时间，还明显增加医疗费用，严重增加社会和患者家庭的负担。到目前为止，医疗界对 VAP 的诊断和治疗仍存在争议，相关研究仍在持续。预防是 VAP 防控的基础，预防 VAP 的首要原则是尽量减少机械通气的暴露时间和力争早期撤机，我们应该遵循这样的原则，结合集束化预防策略来做好 VAP 的防控。

袁月华

第 23 章　氧气治疗

　　氧气是一种无色无味的气体,分子量 32,密度较空气大。早在 1771—1772 年,氧气即被研究人员发现,当时瑞典药剂师舍勒通过加热氧化汞和硝酸钾获得了一种特殊气体,他发现这种气体可以使蜡烛燃烧得更剧烈,因此将其命名为"火气"。随后,在 1774 年,拉瓦锡通过对氧气的试验,提出了燃烧的氧化学说,推翻了燃素说,并将这种特殊气体命名为 Oxygen,即氧气。直至 1907 年,美国人林德才研制出大规模生产氧气的方法。

　　随着氧气治疗的发现和对氧气进一步了解,尤其是认识到氧气在人体生命活动中的重要作用,临床氧气治疗(简称氧疗)的序幕被拉开。1798 年,著名医生 Beddoes 在英格兰创立了肺病研究所,开始尝试吸氧疗法。1878 年,科学家发现缺氧会引起过度通气这一生理现象。第一次世界大战期间,霍尔丹用氧气成功治疗了氯气中毒,引起医疗界的轰动,氧疗被确立为一种疗法。随后,霍尔丹给受伤士兵吸氧,发现战伤士兵的死亡率大大降低,使人们对氧疗更加重视。20 世纪 60 年代后期,美国医学家开始系统观察氧疗对慢性低氧血症的疗效。从 20 世纪 70 年代开始,氧疗渐渐进入家庭。

　　氧气治疗(oxygen therapy)利用各种方式输送含氧气体,使患者吸入气体中的氧浓度和氧分压高于正常空气水平,进而提高肺泡内氧分压,最终达到预防或纠正机体低氧血症的目的。氧气治疗是目前最主要,也是最基础的气体治疗方法。但在临床运用的过程中,患者、家属甚至部分医护人员对氧疗的认识存在误区。部分人员将疾病严重程度和是否氧疗混为一谈,认为病情重的患者就一定需要氧疗,需要氧疗的患者的病情一定就很严重。还有部分人员在治疗的过程中过分强调低氧血症对机体的损害,而忽略了高氧血症的危害。

　　氧气治疗也是一种药物治疗手段。和其他医疗气体相同,氧气应被视为一种药物进行管理。使用前应检查是否存在治疗的适应证,治疗过程中应关注氧气的剂量、输送方式,监测患者的治疗反应并根据治疗目标及时调整治疗方案。

23.1　适应证

氧气治疗的主要目的是预防和纠正低氧血症。因此,判断患者是否需要氧气治疗的过程其实就是判断机体是否存在低氧血症的过程。低氧血症是指血液中含氧不足,动脉血氧分压(P_aO_2)低于同龄人的正常下限。对于人体而言,其正常 P_aO_2 和年龄的关系如下:$P_aO_2 = 100 - (0.3 \times 年龄) \pm 5$。60 岁以上老人年龄每增加 1 岁,$P_aO_2$ 可以生理性降低 1mmHg。大多数的学者将标准大气压下 $P_aO_2 < 60$mmHg、经皮血氧饱和度(S_pO_2)$< 90\%$ 作为低氧血症的标准。

低氧血症的准确判断依赖于实验室检查和临床监测。但在紧急情况或上述评估手段不可及时,常常根据低氧血症相关的症状和体征进行判断,如呼吸急促、心率增快、皮肤发绀、定向障碍、视物模糊等。CO 和血红蛋白的亲和力是 O_2 的 200～250 倍,碳氧血红蛋白(carboxyhemoglobin,COHb)的存在会导致氧合血红蛋白解离曲线左移和呈双曲线型,从而导致携氧能力和向组织释放氧气能力的显著降低。对于 CO 中毒患者,氧气治疗可促进血红蛋白和 CO 的解离。COHb 在环境空气下的半衰期为 4～6h,而在 100% 常压氧环境中降至 40～80min,当使用高压氧治疗时,COHb 的半衰期进一步降至 15～30min。

23.2　目　标

氧气治疗的主要目标是维持足够的组织氧合,其临床目标应包括:纠正已经存在或疑似的急性低氧血症;改善由于慢性低氧血症引起的相关症状;改善低氧血症引起的心肺负荷。

23.2.1　纠正低氧血症

氧气治疗过程中,机体吸入气体的氧分压增加,并进一步提高下游的肺泡和血液内氧分压,最终达到纠正低氧血症的目的。纠正低氧血症是氧气治疗最明确的目标,也是最容易测量和记录的指标。

23.2.2　改善低氧血症的相关症状

氧疗还能改善低氧血症的相关症状,包括呼吸困难、胸闷和慢性低氧血症导致的精神状态变化。

23.2.3　降低心肺系统做功

发生低氧血症时机体主要通过增加通气和心排血量来进行代偿。在急性低氧血症的情况下,补充氧气进行治疗可以减少对心脏和肺的需求。在呼吸空气的情况时,低氧血症患者改善动脉氧合的方法只有增加通气。而动脉低氧血症患者改善组织氧供只能通过增加心排血量来实现。氧气治疗通过纠正低氧血症和组织缺氧可以减少高通气需求和呼吸做功，可以减少对心脏和肺的需求。对于原本心肺功能不全或心肺处于高负荷的患者而言，这种心肺工作量的降低尤其重要。低氧血症引起肺血管收缩和肺动脉高压，长期右心负荷增加可导致右心室衰竭。氧气治疗可逆转肺血管受损，降低右心室负荷。

不同疾病的患者应选择不同的氧疗目标。有文献报道，对于单纯性低氧血症患者的氧疗目标宜为 60～80mmHg，低氧伴高碳酸血症的慢性呼吸衰竭患者的氧疗目标应为 50～60mmHg。2018 年我国急诊氧气治疗专家共识建议根据 ESCAPE 原则（表 23.1）评估患者是否存在 CO_2 潴留风险。对于有 CO_2 潴留风险的患者，S_pO_2 推荐目标为 88%～93%；对于无 CO_2 潴留风险的患者，S_pO_2 推荐目标为 94%～98%。

表 23.1 ESCAPE 原则

缩写	英文	中文
E	bronchi ectasia	支气管扩张
S	spinal disease	脊柱畸形或截瘫
C	chest disease	胸壁疾病
A	airway obstructed disease	气道阻塞性疾病（慢阻肺、哮喘、肺纤维化）
P	paralysis	瘫痪（神经肌肉接头疾病，药物过量）
E	elevated body weight	体脂量增加，肥胖

23.3 不良反应

适当的氧气治疗可以纠正或缓解低氧血症和组织缺氧。但应重视的是氧气作为一种药物，也存在不良反应和潜在毒性，尤其是对于长期吸入高浓度氧（50%以上）的患者。氧气治疗过程中主要的不良反应包括氧中毒、吸收性肺不张、早产儿视网膜病变、高碳酸血症加重等。

23.3.1 氧中毒

氧中毒的主要作用部位为中枢神经系统和肺部，其发生机制和机体内氧自由基产生增加及细胞的抗氧化防御能力耗尽有关。毒性反应的严重程度主要和两个因素有关，即氧分压和暴露时间。氧分压值越高，暴露时间越长，损伤的可能性就越大。氧气对中枢神经系统的影响往往在患者呼吸压力大于标准大气压（高气压）时发生，包括震颤和抽搐。富氧环境下，即使在正常大气压下，也可能发生肺型氧中毒。首先，会损伤毛细血管内皮，间质性水肿使肺泡毛细血管膜增厚。如果这个过程继续下去，Ⅰ型肺泡细胞被破坏,Ⅱ型细胞增殖。随后,出现渗出期,伴随有低通气/灌注比、生理分流和低氧血症。在末期,肺泡区会形成透明膜,并导致肺纤维化和高血压发生。

呼吸衰竭患者机械通气过程中,长时间吸入氧浓度(F_iO_2)>0.6,就有发生肺氧中毒的风险。发生病理性改变所需的时间与 F_iO_2 呈反相关,F_iO_2 越高(>0.6),发生损伤所需的时间越短。当 F_iO_2 为 1 时,通常 24h 内即可观察到氧中毒的证据。

究竟吸入多少浓度的氧气不会出现氧中毒,这是一个值得探讨的话题。大多数研究结果表明,成年人在长时间呼吸高达 50% 浓度氧气的过程中不会出现明显的肺损伤。但氧气治疗的策略应该是尽可能使用最低的 F_iO_2 来获得足够的组织氧,而不是严格限制吸入的氧浓度。

23.3.2　吸收性肺不张

吸入的氧浓度超过 50% 时,会明显增加吸收性肺不张的发生风险。氮气是空气中主要的组成部分,通常也是肺泡和血液中最丰富的气体。进行高浓度氧疗时,氮气被氧气替代,呼吸高水平的氧气会迅速耗尽体内的氮。另外,正常情况下肺泡-毛细血管膜厚度约 $0.3\mu m$,氧气极易通过交换膜进入血液,通常两侧氧分压在 0.25s 内即达到平衡。而氧气大部分被吸收到血液中,导致小的肺泡易发生塌陷,形成局部肺不张。

当患者存在与低潮气量或局部肺区通气不佳相关的其他危险因素,如镇静、手术疼痛、中枢神经功能障碍或大量分泌物潴留时,吸收性肺不张的可能性进一步增加。结果是由于塌陷的肺区只有血流而没有通气,吸收性肺不张加重了肺内分流并进一步导致氧合下降。

23.3.3　早产儿视网膜病变

早产儿视网膜病变是一种眼部疾病,已归因于氧的毒性作用,最常发生在大约 1个月大的新生儿接受过度氧气治疗时,此时新生儿视网膜动脉已经充分成熟。过高的血氧分压导致视网膜血管收缩并坏死。新的血管形成并增加数量,这些细小的新血管出血会在视网膜后面留下疤痕。瘢痕常常导致视网膜脱离和失明。一项纳入了 101例婴儿的队列研究显示,患儿视网膜病变的发生率和严重程度与经皮测得 $P_aO_2>$80mmHg 的持续时间存在着显著相关。

但需注意的是,过量的氧气不是早产儿视网膜病变的唯一因素,其他相关的因素包括高碳酸血症、低碳酸血症、脑室出血、感染、乳酸酸中毒、贫血、低钙血症和体温过低等。

23.3.4　高碳酸血症加重

通气量降低是高碳酸血症加重的主要原因之一。在吸入中至高浓度氧气的过程中,慢性阻塞性肺疾病(chronic obstructive pulmoriary disease,COPD)和其他慢性高碳酸血症疾病患者可表现为自主呼吸受到抑制。研究发现,这些患者在通气量平均下降20％的同时,动脉血 CO_2 分压会上升 20～25mmHg。

COPD 患者在过度氧疗时出现低通气的主要原因多和低氧性呼吸驱动受到抑制有关。在这些患者中,呼吸中枢对 CO_2 的反应变得很迟钝,外周化学感受器的主要刺激因素是低氧。增加患者血液中含氧水平可抑制外周化学感受器,抑制了呼吸中枢兴奋性。因此,对于存在缺氧的 COPD 患者应进行适当的氧疗,避免过度,此时能更好地控制和避免通气抑制。

高碳酸血症加重的另外一个机制可以用 Haldane 效应进行解释,即氧气和血红蛋白结合可促使二氧化碳释放,而去氧血红蛋白则容易与二氧化碳结合。过度氧疗还可导致患者通气/血流比例恶化。辅助供氧后肺泡氧分压升高,缺氧性肺血管收缩得以逆转,使血流发生重分布,从通气良好的肺泡流入通气不良的肺泡中。由于辅助供氧并未改变低通气的原因,局部肺区仍通气不良,通气-灌注的匹配度变差。

23.4 评 估

对患者氧合状况的监测不仅仅可用于氧疗效果的评估,而且能反映患者的病情变化,起到预警的作用。目前,临床用于监测患者氧合状况的手段主要包括经皮血氧饱和度监测与血气分析(血气分析请参见相关章节)。

经皮血氧饱和度监测是目前临床上最受欢迎也是运用最为广泛的氧合监测方法,主要采用光谱仪原理测量血液中血红蛋白氧饱和度。根据 Beer-Lambert 原理,通过液体的光密度与溶液的浓度有关。饱和度监测探头发射的光源一般是 660nm(红光)和940nm(红外光),氧合血红蛋白和去氧血红蛋白对这两个特定波长的光线有不同的吸收光谱。通过对两个吸收光谱的比较和计算,可以测得血液中的氧饱和度。

低氧患者接受氧气治疗时,建议常规进行经皮血氧饱和度监测,尤其是在治疗初期的 5～10min。若患者的氧合未改善,应积极分析原因并调整氧疗方案,必要时进行血气分析来全面评估患者的呼吸情况。若 S_pO_2 上升至目标范围内,对于有 CO_2 潴留风险的患者,建议在 30～60min 内进行血气检查以了解患者血中 CO_2 水平;若患者无 CO_2 潴留高危因素且临床情况稳定,则无须复查血气。

23.5 氧气治疗撤离

对于病情稳定患者,若观察到 S_pO_2 超过氧疗目标高限或长时间维持在氧疗目标高限时,建议每 4～8h 逐步降低吸入氧浓度,直至最后终止氧气治疗。在氧浓度调节过程中可酌情复查血气,根据血气中 P_aO_2/F_iO_2 进行指导。每次调节氧浓度后,应至少仔细观察患者心率、呼吸和 S_pO_2 等指标的变化情况 5min。若患者的 S_pO_2 低于氧疗目标低限,则应恢复之前的吸入氧浓度。在治疗和撤离的过程中,当患者出现氧合状况恶化,应当积极寻找原因并及时调整氧疗方案。

段开亮

第 24 章 氧疗设备

呼吸衰竭患者的氧气治疗有赖于氧疗设备来具体实施。氧气用于治疗已有上百年的历史,在此期间也出现了多种类型的氧疗设备,它们具有不同的性能。氧气被视为一种药物,因此,理想的氧疗设备应该能提供不同给药速度并可以稳定控制。

氧气的给药速度即为吸入氧浓度。要控制稳定的吸入氧浓度,需要氧疗设备提供的流量大于患者吸气过程中的峰值流量,如图 24.1 所示。临床上,根据给氧设备的上述特点,可分为低流量给氧设备和高流量给氧设备。此外部分氧疗设备还可提供一定的空间存储氧气,以补充气流量的不足。尽管设备的气流量不大,但是由于有较大的储氧空间,这些设备也能提高相对稳定的吸入氧浓度。深入了解这些装置的一般特征和氧气输送性能是做出正确设备选择的前提。

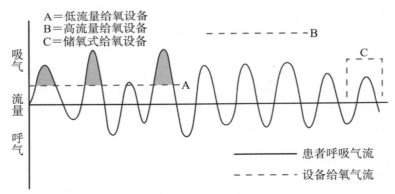

图 24.1 低流量、高流量和储氧式给氧设备

24.1 低流量给氧设备

低流量给氧设备是临床运用最为广泛的给氧设备。它的特点是尽管输送的气流多为纯氧,但患者使用时的实际吸入氧浓度不稳定,其根本原因在于:一方面,设备提供的氧流量低于患者的吸气峰流量,因此,吸气时会吸入周围环境气体而对氧气进行稀释;另一方面,在于患者自主呼吸的深浅快慢是变化的,当患者呼吸需求增加时,补充进入呼吸道内的环境空气量增多,实际的吸入氧浓度则降低。

低流量给氧设备主要包括鼻塞导管、鼻导管和经气管导管。

24.1.1　鼻塞导管

鼻塞导管(图 24.2)是一种一次性塑料装置,前端由两个约 1cm 长的尖头组成,使用者将尖头直接插入鼻前庭,同时将供应管直接连接到流量计或气泡加湿器上,即可进行氧气治疗。

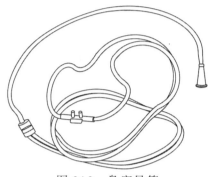

图 24.2　鼻塞导管

使用鼻塞导管时,氧气流量通常远低于患者的吸气峰流量,因此,鼻塞导管提供的吸入氧浓度不稳定。在使用鼻塞导管治疗时,每次吸入潮气量可由三部分组成:吸气时鼻塞导管提供的纯氧、上呼吸道内存储的气体和周围环境气体。

假设某一患者正在接受鼻塞导管吸氧,流量 6L/min,即 100mL/s,患者的呼吸形态相对正常,即潮气量 500mL,呼吸频率 20 次/分钟,吸气时间 1s,呼气时间 2s,上呼吸道存储空间 50mL。

此时,吸入潮气量的组成为:吸气时鼻塞导管提供的纯氧 100mL,呼气末 0.5s 上呼吸道空间内存储纯氧 50mL,吸入周围环境气体 350mL,吸入气体中的含氧量为 100＋50＋350×21％＝223.5mL,实际吸入氧浓度为:223.5/500＝45％。

当氧流量为 5L/min 时,吸气时鼻塞导管提供的纯氧 83.3mL,呼气末 0.5s 上呼吸道空间内存储纯氧 41.7mL,吸入周围环境气体 375mL,吸入气体中的含氧量为 83.3＋41.7＋375×21％＝203.8mL,实际吸入氧浓度为 203.8/500＝41％。

以此类推,当氧流量为 4L/min 时,实际吸入氧浓度为 37％;

当氧流量为 3L/min 时,实际吸入氧浓度为 33％;

当氧流量为 2L/min 时,实际吸入氧浓度为 29％;

当氧流量为 1L/min 时,实际吸入氧浓度为 25％。

因此,鼻塞导管吸氧时,吸入氧浓度＝21＋4×氧流量,临床常使用这一公式来估算患者的实际吸入氧浓度。但该公式成立的前提是健康成年人、相对正常的呼吸节律和深度。患者的实际吸入氧浓度受氧流量、潮气量、呼吸频率、吸气峰流量、吸气时间和吸呼比等因素影响。

鼻塞导管氧气流量增加大于 6L/min 时，呼气末上呼吸道内存储的氧气不再增加，此时实际吸入氧浓度变化不大，而且常常引起鼻腔黏膜不适。因此，成年人使用鼻塞导管时通常流量不超过 6L/min，新生儿及婴幼儿流量应控制在 2L/min 以下。

24.1.2　鼻导管

鼻导管（图 24.3）是最早的给氧设备之一，其本质是一条顶端有数个小孔的中空塑料软管。鼻导管的成功使用有利于正确置入和后期的良好护理。置入前应检查鼻导管的完整性，并连接已开启的流量表，通过气流判断通畅性。操作时对鼻导管的前 1/3～1/2 部分进行充分润滑，选择一侧鼻孔轻柔推送，如遇阻力，可更换为另一侧鼻孔，直至在悬雍垂后方观察到导管前端，此时再回拉 1cm 左右或导管刚隐藏在悬雍垂后面。对于不能直视咽部的患者，导管置入的深度可参考鼻尖至耳垂距离。确认装置在位后，使用胶布妥善固定在鼻子上。

与鼻塞导管相比，使用鼻导管时可增加上呼吸道的储氧空间。因此，理论上同样氧流量时，鼻导管的吸入氧浓度更高；维持同样氧疗目标时，鼻导管需要氧流量更低；鼻导管减少了张口呼吸时对氧浓度的影响。但鼻导管的放置毕竟是一种侵入性操作，不适用于婴幼儿。留置过程中不可避免地会增加鼻腔黏液的分泌和黏膜的损伤，至少8h 需更换至对侧鼻孔。临床上已被鼻塞导管替代。

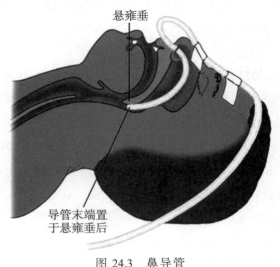

悬雍垂

导管末端置
于悬雍垂后

图 24.3　鼻导管

24.1.3　经气管导管

经气管导管（图 24.4）是一条中空的软管，使用时一端直接连接氧气流量表，另外一端需要在局部麻醉后经外科手术于 2～3 软骨环之间置入气管内，导管的末端通常距离隆突 2cm 左右。对于使用经气管导管的患者，在呼气相时其上气道无效腔可成为氧气的储存空间。因此,与鼻塞导管相比,经气管导管通常仅需一半的氧流量即可维持相同的氧合状况,实际氧浓度受影响的因素相对较小。

但经气管导管比较是一种有创和侵入性的操作,容易出现局部皮肤感染、皮下气肿、出血和肺部感染等情况。经气管导管也容易受到痰液的堵塞而影响正常供氧,每日需常规冲洗导管 2～3 次。

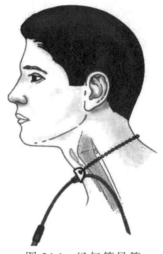

图 24.4　经气管导管

24.2　储氧式给氧设备

储氧式给氧设备具有在呼气相收集并储存氧气的功能。当患者的吸气流量超过流量表流量时,患者即可利用储存空间内的氧气,从而减少了环境空气的稀释作用。与低流量给氧设备相比,储氧式给氧设备可在相同氧气流量时维持更高的吸入氧浓度。临床上常见的储氧式给氧设备包括储氧式鼻塞导管、面罩。

24.2.1　储氧式鼻塞导管

储氧式鼻塞导管可分为胡须型和垂饰型,如图 24.5 所示,因为具有储氧空间,可减少对氧流量的需求,最终降低氧气消耗量。胡须型导管的储氧空间约为 20mL,患者吸气初期即可补充供氧,使用时较为舒适,但因为影响美观,所以相当数量的患者不愿意使用。垂饰型导管具有更大的储氧空间,约为 40mL,其储氧空间设备可置于胸壁前的衣服下,减少患者对美观的担忧。但垂饰型导管具有更大的重量,长期佩戴会压迫耳朵和面部的皮肤。

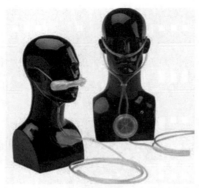

图 24.5　胡须型和垂饰型储氧式鼻塞导管

24.2.2　面　罩

面罩是最普遍的储氧式给氧设备,可分为普通氧气面罩、重复呼吸面罩和非重复呼吸面罩。通过面罩本身和外加的储氧袋,面罩可提供更大的储氧空间和中等以上的吸入氧浓度。总体而言,面罩的工作性能受氧气流量、储氧空间大小和面罩贴合程度的影响。

多数普通氧气面罩的储氧空间在 250mL 左右,吸气时可补充给氧,呼气时富含 CO_2 的气体亦可存储在此,为减少 CO_2 的重复吸入,使用时氧气流量应不低于 5L/min。重复呼吸面罩和非重复呼吸面罩在面罩下方还有一个 1L 左右的储氧袋,使用时氧气流量应保证吸气时储氧袋仍有 1/3～1/2 保持充盈。两者之间的区别在于非重复呼吸面罩上有两组单向阀,其中一组在面罩上的呼气孔处,可在吸气时密闭呼气孔来改善周围空气的吸入,另外一组位于面罩和储氧袋之间,可减少呼出气进入储氧袋中。因此,理论上非重复呼吸面罩可提供更高的吸入氧浓度,在氧流量足够且面罩和面部贴合良好的基础上,吸入氧浓度可高达 70% 以上。

24.3　高流量给氧设备

高流量氧疗设备的特点是提供的气体流量较高,超过患者的吸气峰流量。理论上,患者的吸入气流可以完全由氧疗设备提供,无须周围环境空气补充。因此,理论上氧疗设备提供的氧浓度即为患者的实际吸入氧浓度。

临床上最常见的高流量给氧设备是文丘里面罩。根据物理学原理,连续气体在流经管径更小的射流孔时速度将增加,并伴随压力降低,可卷入周围空气。在射流装置中,当空气入口大小不变时,空气卷入量随射流孔的缩小而增加;反之,当射流孔大小不变时,空气卷入量随空气入口口径增大而增加。射流装置的混合气流的氧浓度原则上取决于受射流孔和空气入口之比。随着氧源流量的增加,混合气流的流量成比例增加。

随着现代医学的不断发展,呼吸治疗技术和设备也在不断更新。费雪派克、迈思和斯百瑞等厂家研发了专门的高流量给氧装置。这些装置除了可提供高流量富氧气体外,还可精确控制和监测吸入气体中的氧浓度、温度和湿度,具备一定的呼吸支持及持续气道正压作用,目前已被广泛用于临床。

段开亮　刘萍

第 25 章　特殊的气体疗法

氧气治疗是临床上最常见的气体疗法。除此之外,临床上还可能将特殊气体用于疾病的诊断和治疗。本章将着重讨论高压氧、一氧化氮(NO)和氦氧混合气的临床运用。

25.1　高压氧治疗

标准大气压是温度为 0℃、纬度 45°海平面上的气压,1 个标准大气压(缩写为1.0atm)约为 760mmHg。当所处环境压力超过 1atm 时即称为高气压,在高气压下呼吸氧气称为高压氧治疗。临床上,高压氧治疗过程中最常用的压力为 2~3atm。高压氧可作为多种躯体疾病的一线治疗或辅助治疗手段。

25.1.1　高压氧治疗的历史

高压氧治疗虽然被认为是一种先进的医疗技术,但实际上其发展历史已有数百年。目前使用的技术和设备源于 17 世纪的医学试验。1662 年,英格兰的医生 Henshaw制造了能同时产生高压和低压的气疗箱(图 25.1),它的工作原理是利用一个风箱系统来改变密闭空间的压力,这是高压氧单人仓的雏形。当时,Henshaw 认为高压氧对患有急性疾病的人有益,而低压氧对患有慢性疾病的人有益。尽管这一观点是错误的,但 Henshaw 的发明对高压氧治疗的发展有着重大的意义。

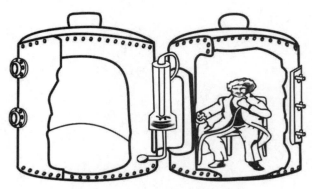

图 25.1　Henshaw 发明的气疗箱

1837 年,Pravaz 医生发明了一个能够同时治疗 12 个患者的大房间,即高压氧多人仓,它主要用来治疗肺部疾病。随后,在 1877 年,科学家 Fontaine 发明了第一个移动高压氧手术室。在当时,高压氧治疗变得非常普遍。至 19 世纪晚期,欧洲各大城市都有高压氧医生。我国高压氧医学起步较晚,新中国成立前仅上海打捞局有加压仓用于预防减压病。1964 年,第一台医用高压氧仓于福州协和医院投入临床使用。

25.1.2 高压氧作用机制

高压氧最常用于组织缺氧的情况(如 CO 中毒),也可用于治疗减压病或气体栓塞。其作用机制主要包括:增加氧输送、减小气泡体积、拮抗一氧化碳、促进创伤愈合。

人体内氧气在血液中的运输方式主要包括物理溶解和化学结合。正常情况下,与血红蛋白结合是氧气的主要运输方式,物理溶解的氧气仅占极小的一部分。亨利定律表明理想气体在溶液中的溶解量与气体分压成正比。在 1.0atm 时,给予 100% 氧气可使血浆氧溶解浓度从 0.3mL/dL 增至 1.5mL/dL,而在 3.0atm 压力水平可使氧溶解浓度进一步增加,理论上此时物理溶解的氧气可以满足静息时组织氧摄取的需求。

根据波义耳定律,气体体积与其所受压力呈负相关。因此,呼吸加压气体的潜水员太快返回水面,以及飞行员上升超过 5500m 时,随着气压降低,血液中氮气的体积明显增加,有发生减压病和动脉气体栓塞的风险。高压氧治疗的原理是通过提高气压来降低气体体积,在 3.0atm 水平时,气泡体积会大约减少为原来的 1/3。气泡进一步溶解是通过氧气替换气泡内的惰性气体氮气而完成,氧气随后可被组织快速代谢。高压氧是减压病和动脉气体栓塞的一线治疗方法,应在 2.5～3.0atm 下进行 1 次或多次治疗。大多数患者经 1 次治疗即有效,如果症状持续,则需增加治疗次数直到获得临床缓解。

CO 结合血红蛋白的亲和力是氧气的 200～250 倍。碳氧血红蛋白(COHb)的存在会导致氧合血红蛋白解离曲线左移和呈双曲线型,从而导致携氧能力和向组织释放氧气的能力显著降低。COHb 在呼吸环境空气下的半衰期为 4～6h,而在 100% 常压氧环境中降至 40～80min。当使用高压氧治疗时,COHb 的半衰期进一步降至 15～30min。

在体外,高压氧可调节急慢性损伤、缺血及炎症时的局部和全身效应。其中,许多效应是通过组织中产生的活性氧和活性氮来调节的。局部高氧可诱导血管收缩,减少急性创伤后的血管源性水肿;高压氧能改善缺血-再灌注引起的白细胞汇集;高压氧也可通过改变局部缺氧情况来促进成纤维细胞增殖、血管生成和创伤愈合;高压氧还能增强嗜中性粒细胞的杀菌活性,限制梭菌属外毒素和孢子产生,杀灭厌氧菌和抑制其他几种细菌性病原体的生长。

25.1.3 不良反应和禁忌证

高压氧治疗通常是安全的,患者的耐受性较好。其不良反应的多数症状较轻且可逆,主要可分为气压性创伤和氧中毒。中耳气压伤是最常见的副作用,发生率约为 2%,治疗过程中可通过咽鼓管通气动作(如吞咽)或通过鼓膜置管来缓解。

高压氧治疗的唯一绝对禁忌证是未经治疗的气胸。相对禁忌证包括:阻塞性肺疾病、胸片显示肺小疱或肺大疱但无症状、上呼吸道或鼻窦感染、近期耳部或胸腔手术、未控制的发热及幽闭恐惧症。此外，有癫痫发作性疾病史的患者接受高浓度氧气后可能发生中枢神经系统（central nervous system，CNS）中毒相关的并发症。理论上，高压氧治疗会加重一些药物（博来霉素）的不良反应，但目前尚缺乏充分的证据进行证实。

25.2　NO 吸入治疗

NO 是一种无色、无气味、高度扩散、脂溶性的气体，在有氧气存在时能迅速氧化为二氧化氮（NO_2）。NO 是血管内皮细胞产生的天然血管扩张因子，主要通过激活鸟苷环化酶，可催化环磷酸鸟苷（cGMP）的生成，随着 cGMP 水平的提高导致血管平滑肌松弛。

NO 吸入治疗的益处来自于肺血管阻力和肺动脉压降低，改善血液流向通气肺泡，结果是肺内分流减少，动脉氧合改善。NO 能快速和血红蛋白形成高铁血红蛋白而被灭活，不会发生体循环血管扩张，因此安全性较高。

急性血管扩张试验是 NO 在肺动脉高压（pulmonary artery hypertension，PAH）成年人患者中唯一充分确定且广泛接受的用法。目前未将持续长时间使用吸入性 NO 作为 PAH 长期治疗的一线疗法，因为其使用不便、有效性和安全性数据有限且有其他疗法可用。偶有危重和（或）血流动力学受损且有基础重度肺高压（pulmonary hypertension，PH）的患者吸入 NO 后病情得到稳定，有时吸入 NO 还可改善无 PH 患者的低氧血症。

吸入性 NO 一般是安全的。罕见情况下，使用吸入性 NO 可出现与其他肺血管扩张剂相似的速发性副作用，包括全身血管阻力下降、体循环血压下降、心率增加、肺水肿和低氧血症。对于持续治疗多日的患者，突然停药可引起反跳性 PH。因此，应该对这些患者逐渐降低剂量，每次减少 10ppm，经数日缓慢停用。一旦剂量达到 10ppm，停用一般是安全的，不过可能需要暂时提高 F_iO_2。若患者出现血流动力学损害和氧合恶化表现，可能需要将剂量逐渐减至 5ppm 或 1ppm，之后才停用。吸入 NO 还有一些仅在理论上存在的不良反应，包括细胞毒性、免疫抑制和诱发突变。

25.3　氦氧混合气

氦是一种惰性的、无毒的气体，它的治疗价值体现在其密度性低，氦气的密度比氮和氧低，仅次于氢。从呼吸力学的角度出发，气体进出呼吸道过程中需要克服气道阻力。气道阻力的大小取决于传导气道的阻力特征、气体的流速和运动形态。当气体以层流方式运动时，气道阻力与流速呈正相关；而运动方式改变为湍流时，气道阻力与流量的平方成正比。因此,以湍流方式运动时,克服气道阻力的呼吸做功明显增加。氦氧混合气体的密度较低,因此,与氧氮混合气体相比,流经狭窄气道时湍流更少,阻力更低。

在以气流限制为特征的各种疾病中,人们探索氦气的潜在治疗作用已有 70 余年历史。正如上文所述,氦气的治疗机制是利用降低气体密度的物理效应来改善气流。然而,目前还没有关于氦气使用的循证指南。尽管如此,有限的数据显示无论是单独还是与其他治疗如支气管扩张剂联合使用,氦氧混合气体似乎可以降低患者的呼吸频率、呼吸困难程度,以及插管和机械通气的必要性。因此,在伴有明显气道狭窄的临床情况下,使用氦氧混合气进行尝试治疗是合理的。在这种情况下,使用氦氧混合气暂时治疗可能为最终疾病的治疗提供桥梁。

理论上,治疗时混合气体中氦气比例越高,越可以更充分发挥上述作用。但因为氦气是惰性气体,不能维持生命,所以它必须与至少 20% 的氧气混合。氦氧混合气体通常由 70%~80% 的氦气和 20%~30% 的氧气混合而成。其中,最常见的组合是 80% 的氦气和 20% 的氧气,从氧合能力的角度来看,这种混合物可与空气相仿,但氦被用来代替氮。虽然空气的密度是 1.293g/L,但 80% 的氦氧混合物的密度是 0.429g/L。高氧浓度需求将降低使用低密度气体带来的益处,对于吸入氧浓度需要 ＞50% 的患者,不适合使用氦氧混合气体治疗。

值得注意的是,一些最常用的呼吸机在使用氦气时可能无法正常工作。此外,呼吸机传感器和流量计需要重新校准。常用的空气表和氧气表是根据空气和氧气的密度校准的,用于氦氧混合气时应为流量表读数乘以校正系数。80∶20 时校正系数是 1.8,70∶30 时校正系数是 1.6,60∶40 时校正系数为 1.4。

段开亮

第 26 章　机械通气对气体交换的影响

机械通气通过呼吸机提供正压（经人工气道或者面罩的连接）或者负压（胸壁外或者腹部外使用胸甲等）的方式，为患者提供呼吸支持或者通气辅助，以维持气道通畅、改善通气和氧合、防止机体缺氧和二氧化碳蓄积，机体有可能度过基础疾病所致的呼吸功能衰竭难关，为治疗基础疾病创造条件。正压机械通气是目前最常用的呼吸支持方式。

机械通气通过改善气体交换、减少呼吸做功，以达到维持患者生命体征稳定及酸碱平衡的目的，为导致呼吸衰竭原发病的救治争取时间。机械通气过程中气体交换的影响是一个复杂的过程，现简述如下。

机械通气通过施加一定水平的正压来克服呼吸系统的阻力，增加肺泡通气量、减少呼吸肌做功、改善病变区域气体分布。机械呼吸与自然呼吸主要的不同在于机械通气胸膜腔内压力、呼吸道内压力及肺泡内压力均为正压，而自然呼吸时胸膜腔内压力均为负压，呼吸道内、肺泡内吸气相为负压，呼气相为正压。呼气时，自然呼吸由于胸廓自然回缩将气体被动排出，而机械呼吸时某些附加在呼气时相的压力通气也靠胸廓回缩将气体排出。不同通气方式对呼吸生理的影响不同。

26.1　机械通气对通气的影响

26.1.1　分钟通气量和肺泡通气量

对于急性呼吸衰竭的患者，机械通气的目的是改善肺泡通气，以纠正患者无法维持正常 P_aCO_2 的能力。P_aCO_2 与肺泡通气量成反比，而肺泡通气量与每分钟通气量有关。对于无急性或慢性呼吸系统疾病的患者，可以由分钟通气量来估算所需要的支持水平：分钟通气量（V_E）是潮气量（V_T）与通气频率（f）的乘积：$V_E = V_T \times f$。肺泡通气量（V_A）与 P_aCO_2 成反比，遵循以下关系：$V_A = (0.863 \times VCO_2)/P_aCO_2$。正常的自主呼吸的肺活量约为 5~7mL/kg。对于术后机械通气患者，可以设置呼吸频率为 12~20bpm，根据血气 P_aCO_2 结果调整 V_E 或者 V_A。

机械通气应用不当，可加重通气功能障碍：通气支持不够，不足以克服呼吸系统阻力，肺泡通气量下降；机械通气过程中人机对抗，氧耗增加；V_T 增加时肺泡通气量增加,但是辅助支持过度会使中枢及外周感受器兴奋性下降,反而引起通气抑制、V_E 下降,同时也会增加呼吸机诱导的膈肌功能障碍等风险。影响通气的另一个机械通气参数是吸入氧浓度(F_iO_2),高浓度氧吸入引起病变区域肺泡膨胀不全甚至出现肺不张,进一步加剧 V/Q 失衡。

有创机械通气过程中,气管插管、气管切开患者的解剖无效腔减小,特别是气管切开。而无创通气时由于面罩的连接,解剖无效腔增加,增加压力或者呼吸机提供持续气流可以部分降低因此增加的无效腔容积。

26.1.2 呼气末肺容积

对于急性呼吸衰竭机械通气的 V_T,预测体重 4~8mL/kg(PBW)。特别是急性呼吸窘迫综合征(acute respiratory disease syndrome,ARDS)患者,需要关注小潮气量通气在肺保护通气中的作用,以降低驱动压。维持小潮气量通气、设置最佳 PEEP 水平,维持正常范围的 P_aCO_2 往往需要通过增加呼吸频率来实现。对 ARDS 患者实施肺复张和 PEEP 滴定过程中动态观察肺顺应性是否改善、驱动压是否下降、P_aO_2/F_iO_2 是否改善,除此之外,P_aCO_2 的改善往往也能提示病肺对肺复张及 PEEP 的反应性较好。

对于阻塞性通气功能障碍的患者,如慢性阻塞性肺疾病(chronic obstructive pulmonary disease,COPD)和急性哮喘加重的患者,则需要较低的呼吸频率以保证呼气时间,最大程度降低呼气末肺泡内气体滞留,改善 P_aCO_2。气道陷闭严重的 AECOPD 患者,可通过 PEEP 的滴定,改善部分的气道阻力,降低患者的吸气负荷,减少患者呼气末肺容积及呼吸做功。对气道阻力高或者气道陷闭严重的患者,增加呼吸频率或者增加潮气量反而易增加通气负荷,增加肺损伤的概率。

26.1.3 模式对通气的影响

以容量为目标的通气模式在不触发高压报警的情况下可基本保证 V_T 和 V_E,但易导致人机不同步而增加氧耗;以压力为目标的通气模式中,V_T 和 V_E 随着患者的呼吸系统顺应性和阻力的变化而变化,可能存在通气不良或者通气过度。控制通气模式可以改善急性期患者的 V/Q 失调,并降低呼吸驱动。自主呼吸模式有利于保留膈肌收缩能力,改善气体分布。

26.2 机械通气对肺换气的影响

气体交换是肺的主要功能,而且只能通过呼吸来实现。这是一个机械过程,需要在胸膜表面周期性地施加物理压力,并将这些压力传递到肺泡。肺的弥散能力在结构上受到肺泡表面积大小和气血屏障厚度的限制。因此,肺的内部结构显示了一个气体交换表面,它被划分为许多小亚单位,连接到分支导气管系统。气体的扩散使血液和

肺泡气体中 O_2 和 CO_2 的分压在肺气血屏障处达到平衡。肺泡 PCO_2（P_ACO_2）取决于肺循环血液中输送的 CO_2 量与肺泡通气（V_A）释放的 CO_2 量之间的平衡。

26.2.1 对气体分布的影响

自主呼吸可以改善肺通气/灌注比，改善心脏功能，防止呼吸机引起的膈肌功能障碍，镇静需求减少，降低谵妄发生率。自主呼吸时，吸入气体在周围肺组织及近膈肌处分布较多，而机械通气则主要使近中央部分肺组织扩张。自然呼吸时吸气气流波形为渐增、缓降的正弦波，气体不易形成涡流，而机械通气由于气流速度快而易形成涡流，不利于气体分布。尤其是在有病变的气道中更易发生气体分布不均，自然呼吸时吸入的气体更多分布于健康肺组织，而机械通气时由于正压的作用以及吸气时间的延长，病变肺组织通气增加，有利于气体交换。

然而，进行机械通气的 ARDS 患者在自主呼吸较强时，因高呼吸驱动力、过度的自主吸气努力、肺应力应变分布不均，导致局部肺损伤，可产生呼吸机诱导的肺损伤（ventilator-induced lung injury，VILI）。在以压力为目标或容量受限模式进行自主呼吸时，即使是保护性机械通气设置（如 $P_{plat} < 30cmH_2O$），也可能由于自主呼吸过强引起胸膜压降低后形成高 P_L 并产生损害。

26.2.2 对 V/Q 的影响

正压通气由于通气主要分布在非依赖性肺区，降低了基础肺区和依赖性肺区的 V/Q 比。正压通气对非依赖性肺区灌注也会产生影响，V/Q 也可能增加。不合适的正压通气可以压缩肺泡表面的毛细血管，这种压缩会增加肺血管阻力并减少这部分可通气肺区域的血流灌注，导致无效腔的进一步增加。并且，这些区域的血液将转移到血管阻力较低的区域（通常是更多依赖肺的区域）。正压通气期间的肺血流倾向于灌注通气最少的依赖性肺区域，降低了这些区域的 V/Q，并增加了 $P_{(A-a)}O_2$。

机械通气参数适当时，由于气体分布均匀，增加肺泡通气量，使通气差的肺泡通气量增加，可改善 V/Q。合理的氧疗进一步改善缺氧及二氧化碳潴留。由于缺氧改善，低氧性肺血管收缩减少，肺血管扩张，血流增加，进一步改善原来缺血肺泡的血流，改善 V/Q 失调。但机械通气不当，压力过大，吸气时间过长，肺泡过度膨胀时，流经这部分肺泡的血流减少，也同时使这部分肺泡血流向通气差的肺泡，再加上吸气时间长、压力大而影响心功能，均会加重 V/Q 失调。此外，机械通气时肺尖气体多而血流少，肺底气体少、血流多也影响 V/Q。

26.2.3 对气体弥散的影响

机械通气时由于正压作用，气道及肺泡内压力增加，肺泡壁毛细血管渗出减少，从而减轻了肺及间质水肿，有利于弥散；机械通气使肺泡通气增加，肺泡弥散面积增大。

正压通气肺泡内压增加,有利于氧向血液弥散。但机械通气不当导致心排血量下降,肺血流减少则会使弥散下降。

26.2.4 对气道阻力和顺应性的影响

机械通气时由于正压作用,气道扩张,能部分降低气道阻力。有效通气改善缺氧、高碳酸血症,气道痉挛减轻,也是降低气道阻力的因素之一。在机械通气过程中,相关肺区域会出现塌陷或过度膨胀,合理的 PEEP 的使用会使通气分布更加均匀,从而增加区域顺应性并减少非依赖性肺的过度伸展。肺泡压升高改变了肺的顺应性,使肺顺应性提高。

26.2.5 对肺循环的影响

正压通气对肺循环的作用是双向的。当肺泡塌陷通气不足时,区域肺循环阻力增高;当肺泡过度扩张时,扩张区域的肺血管阻力同样增高;最佳功能残气量时肺循环阻力最低,此时 V/Q 最佳。正压通气使肺内血向腹腔及外周转移,正常人通过全身血管收缩代偿,但在血容量不足、酸中毒、缺氧时毛细血管舒缩功能紊乱时则不能代偿,使肺内血流下降。

26.2.6 F_iO_2 对肺换气的影响

机械通气时呼吸机通常会输送氧浓度增加的吸入气体,范围从室内空气(0.21)到 $100\%O_2$(1.00)。合适的 F_iO_2 可以改善肺泡氧分压(P_AO_2)和动脉氧分压(P_aO_2)。F_iO_2 增加在低氧血症管理中的有效性取决于低氧血症的原因。与由弥散障碍或分流引起的低氧血症相比,由 V/Q 降低或通气不足引起的低氧血症对 F_iO_2 的反应更敏感。通气不足引起的低氧血症对 F_iO_2 的增加反应良好,但只有改善通气,才能恢复肺泡通气。弥散障碍引起的低氧血症和分流通常对 PEEP 的增加比对 F_iO_2 的增加反应更好。P_aO_2 对增加的 F_iO_2 反应良好的事实通常表明低 V/Q 是低氧血症的原因。如果患者正在接受机械通气并且有足够的肺泡通气,P_aO_2 无法对 F_iO_2 的增加做出反应,很可能意味着低氧血症是由弥散障碍或分流引起的。

26.2.7 俯卧位通气

俯卧位是对顽固性低氧血症的干预措施之一。其作用机制在于逆转受损肺内的重力梯度,并有助于复张基底及背段肺。另外,俯卧位姿势可以增加分泌物清除。ARDS 患者处仰卧位时,非依赖性肺区域的肺泡充盈更大,肺的重量、心脏质量、腹腔内容物的头部移位和局部机械特性以及肺部和胸廓的形状是可能影响跨肺压和密度的重力分布的主要因素;肺泡通气优先转移至肺的非依赖性部位;底部和后段的肺泡变得不稳定,分流增加,患者需要较高的 F_iO_2 和 PEEP 才能充分充氧。当将患者的体位改变成俯卧位时,血流多的区域接受更多的通气,使分流灌注减少,这种重新分布改善了 V/Q 匹配；俯卧位置可将心脏的重量从其在肺部的位置移开；非依赖性塌陷的肺中的胸膜压力负压下降，改善了肺泡复张；此外，胃囊不再位于下叶的相关基底后段之上，有利于基底段的扩张；由于降低了无效腔通气，P_aCO_2 下降。

俯卧位的过程管理很重要，需要注意避免在俯卧位时出现面部水肿和皮肤破裂，以及在置于俯卧位期间意外拔管或导管移位的情况。俯卧位对严重肺损伤患者的生理作用表现为氧合和呼吸力学的改善。但有证据表明，该技术要得到充分利用，可能是需要经验和足够的人员配备。大量的临床证据显示，新型冠状病毒肺炎呼吸衰竭患者经过俯卧位通气后有效改善氧合，并能降低无效腔通气。

葛慧青

第 27 章　正压通气对循环的影响

　　大量的研究表明,正压通气通过复杂的过程对循环系统产生显著的影响。这种影响有利有弊,如果应用得当,可扬长避短,把不利因素降到最低。反之,则可能对患者会造成损伤甚至危及生命。因此,了解正压通气对循环系统生理功能的影响尤为重要。

　　人体循环系统分为体循环和肺循环。每分钟的心排血量都需要经过这两个循环,正压通气中凡是影响这两个循环的因素都会对整个循环系统造成影响。大量的研究表明,正压通气主要通过改变胸腔内压和肺容量对循环系统产生影响。

27.1　自主呼吸与正压通气对胸腔内压的影响

27.1.1　自主呼吸时胸腔内压变化

　　自主吸气开始,吸气肌做功,膈肌下降,肋间外肌上移,胸腔容积逐渐增大。随着胸腔容积的增大,胸腔内压较大气压逐渐变负。胸腔内压由呼气末的 $-5cmH_2O$ 左右降至吸气初的 $-10cmH_2O$。胸腔内压传递至肺泡腔,肺泡腔较大气压也逐渐变负,因此气道开口的压力与肺泡内压形成压力差,压力差的驱动形成气流。结果在自主吸气过程中胸腔内压呈负值。

　　呼气是被动过程,吸气肌松弛,肺弹性回缩力作用,导致肺容量减少。膈肌上抬,肋骨回至静息位,胸腔容积缩小。胸腔内压由 $-10cmH_2O$ 恢复至 $-5cmH_2O$。

　　自主吸气时的胸膜负压会增加静脉回流,增加右心房血流,并改善肺血流。总的来说,这些因素加速了左心房和左心室的血液回流,增加了左心室的搏出量。图 27.1 为自主呼吸时胸腔内压变化。

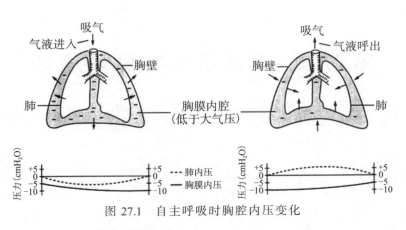

图 27.1　自主呼吸时胸腔内压变化

27.1.2　正压通气胸腔内压的变化

使用机械呼吸机通过气管导管或是面罩将气体输送入患者的肺部，称之为正压通气。吸气开始，对呼吸机设置一定水平的正压，使气道开口为正压，肺泡腔在呼末的压力为 0（等于大气压），气道开口与肺泡腔形成压力差，气体进入肺泡腔，肺泡腔内压力逐渐增加。肺泡腔内正压传至胸膜腔，胸腔内压逐渐变正。结果，在吸气末胸腔内压呈正压。

在正压通气过程中，呼气也是一个被动的过程。随着呼气开始，吸气肌松弛，由于肺泡腔与气道开口的压力差以及肺的弹性回缩力作用，气体逐渐被呼出体外。随着肺容量的下降，肺泡腔正压逐渐下降，胸腔内压也在下降，在呼气末胸腔内压回到 $-5cmH_2O$。

正压通气时，胸膜正压压迫胸腔静脉，增加中心静脉和右心房的压力。随着这些压力的增加，静脉回流到心脏受阻，右心室前负荷和搏出量减少，肺血流量也随之减少。图 27.2 为正压通气时胸腔内压变化。

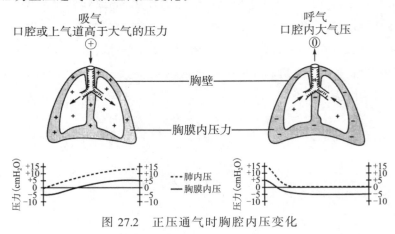

图 27.2　正压通气时胸腔内压变化

27.2 肺血管与肺循环阻力

肺血管分为两类。一类是肺泡血管,它是与肺泡壁紧密接触的肺毛细血管。肺泡膨胀程度决定了肺泡血管的直径。肺泡扩张,肺泡毛细血管被压缩,阻力增加。

另外一类是肺泡外血管,不与肺泡直接接触,包括所有的肺动脉、肺小动脉、肺小静脉以及与肺泡不直接接触的静脉。肺的弹性纤维对这些血管具有牵拉作用,同时受胸膜腔压力的影响。肺扩张时,血管直径随肺扩张而扩张。此外,胸膜腔负压也会使这些血管扩张,阻力下降。图 27.3 为肺泡血管与肺泡外血管。

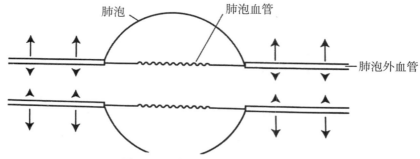

图 27.3 肺泡血管与肺泡外血管

总的肺循环阻力是肺泡血管和肺泡外血管阻力相互叠加的结果。在功能残气量位以下,弹性回缩力和胸腔负压下降,肺外毛细血管变窄、变短、扭曲,总阻力增加。在功能残气量位以上,压迫造成肺泡血管阻力增加,总阻力也增加。肺循环总阻力在功能残气量位是最低的。图 27.4 为肺容积对肺血管的影响。

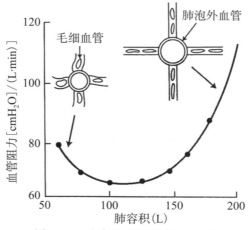

图 27.4 肺容积对肺血管的影响

27.3 正压通气对体循环的影响

27.3.1 对右心室前负荷的影响

右心室前负荷主要与回心血量有关。影响静脉回流的主要因素有 2 个：一个为驱动压，即循环平均充盈压与右心房压的差值；另一个为静脉回流的阻力。机械通气时由于胸膜腔内压升高，右心房压增加，从而导致驱动压下降，使静脉回流减少。此外，右心室前负荷还与机械通气压力持续时间的长短相关，吸气时间越长，呼气时间越短，呼气末正压越大，心脏循环的负担越重。机械通气对循环的不利影响在有效循环血量相对或绝对不足的患者中尤为突出。有研究显示，机械通气时 PEEP 从 0cmH$_2$O 逐渐上升到 12cmH$_2$O，右心室舒张末期的容积由 56mL 下降至 48mL。阻力增加在静脉回流的减少中可能扮演着更加重要的角色。有研究显示，肺容量的增加能通过血管瀑布现象引起下腔静脉膈肌入口处的塌陷，而 PEEP 增加亦能引起上下腔静脉的塌陷，静脉回流的阻力大于右心房压，而且阻力位于右心房的上游，使静脉回流减少。同时，在机械通气吸气相时，膈肌下降导致负压升高，使肝脏受压，促进肝静脉回流增加，维持总的静脉回流稳定。

27.3.2 对右心室后负荷的影响

右心室后负荷与肺血管阻力有关。肺血管包括肺泡周围血管及肺泡间质血管，肺血管阻力的变化取决于两者的综合作用，当肺容积为功能残气量时，肺血管阻力最小，而肺的过度膨胀及塌陷均可引起肺血管阻力增加。此外，肺血管阻力还受肺泡氧合及酸中毒的影响。当肺泡气氧分压小于 70mmHg 时，大部分毛细血管前微动脉处于收缩状态，导致右心室后负荷增加。酸中毒同样会引起肺血管收缩，在相同肺泡气氧分压的情况下，当 pH 由正常下降至 7.2 时，肺血管阻力增加 1 倍，如 pH 降至 7.1 时，肺血管阻力将增加 2 倍。因此，通过呼吸支持增加肺泡气氧分压，增加肺泡通气量，纠正酸中毒，可以降低肺血管阻力，进而降低右心室后负荷。

27.3.3 对左心室前负荷的影响

机械通气对左心室前负荷的影响可能来源于两个方面。首先，机械通气导致胸膜腔内压力增高，右心回心血量减少，从而进一步引起左心室充盈量下降，左心室前负荷减少。其次，当胸膜腔内压力升高导致右心室压力增高到一定程度时，可出现室间隔左偏，导致左心室前负荷进一步下降。

27.3.4 对左心室后负荷的影响

左心室后负荷指的是左心收缩时需要克服的阻力，即左心室的跨壁压。机械通气时,胸膜腔内压增加,心脏表面压力增高,使左心室跨壁压减少,左心室后负荷降低,潜在地加强左心室射血,使心排血量增加。另外,阻止胸膜腔内压的负压波动也降低左心室后负荷,比起胸膜腔内压增加,这一过程与临床更密切相关,主要原因有 2 个:一是许多肺疾病状态吸气时明显有胸膜腔内压降低;二是胸膜腔内压的降低需要用力呼吸,呼吸做功增加。因此,阻断这种胸膜腔内压明显的负压波动,不仅能减少静脉回流,也能将不成比例地降低左心室后负荷。与此类似的是,心力衰竭的患者应用 PEEP 或经鼻持续正压通气可通过降低左心室后负荷,进一步增加左心室输出量。

27.4　正压通气对肺循环的影响

肺循环相对体循环是一个低压、低阻以及高血流量的系统。正压通气会改变肺循环阻力和肺血容量。

27.4.1　肺循环阻力

正压通气对肺循环阻力的影响与肺泡内压以及肺容量有关。正压通气使用较大的潮气量和高 PEEP 时会使肺泡血管受压,胸腔负压消失,肺外血管牵拉受影响,肺血管阻力增加。肺循环阻力增加,会使右心后负荷增加,右心室会代偿性扩张。对于右心功能正常的患者,正压通气时肺循环阻力增加不会产生严重的后果。但对于右心衰竭的患者,正压通气会使右心功能进一步恶化。

另外,机械通气可以迅速纠正缺氧,缓解肺血管痉挛,从而降低肺血管阻力。同时,塌陷的肺泡扩张时,肺毛细血管床重新开放,肺血管阻力下降。

因此,机械通气对肺循环阻力的影响是因人而异的。

27.4.2　肺血容量

自主呼吸时,吸气相时肺血容量增加,约占全身血量的 9%,呼气相降至 6%。正压通气时吸气相肺血容量向腹腔以及周围血管转移。吸气压高达 $30cmH_2O$ 时,约 50% 的血被挤出胸腔。若机体血管神经反射正常,全身的毛细血管会收缩代偿来维持肺血容量。如果患者出现缺氧、酸中毒等情况,代偿作用就会减弱,肺部通气血流比就会失调。

27.5　正压通气对心肺功能正常机体的影响

在接受机械通气的心肺系统正常的个体中,心排血量或血压下降是罕见的。机体对抗心排血量减少的代偿机制包括心率增加、全身毛细血管和外周静脉收缩,引起阻力增加,血液从肾脏和下肢分流,从而维持血压稳定。由于这些代偿机制是通过血管反射发挥作用的,所以血管反射的功能必须是完善的。阻断或弱化这些血管反射因子的因素包括交感神经阻滞、脊髓麻醉、脊髓横断和多发性神经炎等。

在心血管系统正常、通气量正常的情况下，右心室或左心室功能无明显变化。如果患者处于低血容量，接受过多的 V_T，或接受超过最佳水平的 PEEP，则会出现右心室或左心室功能不全。常见原因是肺泡压过高，减少肺血流量或阻碍静脉回流。

在接受机械通气的心肺系统正常的患者中，肺血管压力或肺血管阻力没有明显增加，肺血流量也没有下降。然而，当肺泡因 V_T 增大或 PEEP 增高而扩张时，由于肺泡压迫肺毛细血管，肺血流受阻。这些因素会增加右心室前负荷和后负荷，降低右心室输出量。室间隔可向左移位，进而降低左心室的容量和输出量。

冠状动脉血流取决于全身舒张压和左心室舒张末压（以肺毛细血管楔压表示）之间的压力梯度。任何降低全身舒张压或增加肺毛细血管楔压的因素都会降低心内的灌注压。正压通气中过高的 PEEP、过大的 V_T、吸气时间过长均会降低循环系统的舒张压，过高的 PEEP 或左心室衰竭可增加肺毛细血管楔压，降低压力梯度，减少冠状动脉血流。

总的来说，当心血管系统正常，通气量正常时，心排血量、心脏指数或全身血压无明显变化。心排血量会受到正压通气使搏出量减少的影响，但这种减少可以通过心率的增加来代偿。心脏指数是心排血量和体表面积的商，所以心排血量的变化会在心脏指数中反映出来。由于血管反射代偿增加了全身血管阻力，全身动脉压保持稳定。心排血量、心指数和动脉压只有在高平均气道压和胸膜内压急剧升高时才会降低。单纯由正压通气引起的低血压是罕见的，因为临床医生会采取一切必要的措施来预防，包括适当的补液、适当的平均气道压和 PEEP 管理，以及使用缩血管活性药物。机械通气期间低血压的大多数病例是由脓毒血症以及伴随的血管塌陷引起的。

27.6　正压通气对不同疾病机体的影响

27.6.1　对左心功能不全患者循环的影响

不同疾病状态下，正压通气对心功能的影响不同。对于左心功能不全的患者，左心的收缩力会下降，左心会过度扩张，左心房的压力会增加，严重时会出现肺水肿。正压通气一方面可以减少回心血量，使左心过度充盈得到缓解，另一方面使左心室的跨壁压下降，左心的后负荷降低，使左心室的射血功能得到一定的改善。因此，正压通气对左心功能不全患者循环作用是有利的。这一现象解释了为什么当停止正压通气或从完全支持通气改为部分支持通气时，一些患者出现心衰等心血管情况的恶化。

无创通气越来越多地被应用于左心功能不全的治疗。通过鼻罩或面罩使用持续气道正压通气（continuous positive airway pressure，CPAP）等模式，增加氧合，改善左心功能,降低呼吸功耗,降低气管插管率。

27.6.2　对 COPD 患者循环的影响

COPD 患者的呼气阻力大,呼气不完全,具有较高的 PEEPi、肺容积过大以及胸膜腔内压过高。过大的肺容积和过高的 PEEPi 会使肺循环阻力增加明显,右心的后负荷增加,肺血流减少,左心房的回心血量减少,左心室充盈血量减少。COPD 正压通气下过高的胸腔内压使回心血量减少,进一步减少了左心室充盈血量。所以,正压通气对 COPD 患者的循环产生负面的影响。

COPD 患者进行正压通气支持,要避免这些不利因素对循环的影响。采取控制性通气,防止肺过度充气。设置合适的 PEEP,一般以不超过 PEEPi 80% 为佳,可以改善触发,降低呼吸功耗,同时也防止过高 PEEP 加重对循环的抑制。

27.6.3　对肺动脉高压患者循环的影响

对肺动脉高压患者进行正压通气,要避免引起肺血管阻力增加的各种因素,包括过高的 PEEP、过大的潮气量、酸中毒、缺氧以及肺不张等。肺动脉高压通常伴随着右心功能衰竭,右心过度扩张会使室间隔移动挤压左心室,最后引起全心功能不全。

对肺动脉高压患者进行正压通气时,提高氧浓度,改善氧合,可缓解肺血管痉挛。设置高频率小潮气量通气,可防止肺血管受压。不设置过高的 PEEP,防止过高的胸膜腔内压和过大的肺血管阻力使右心功能恶化。

27.6.4　对急性肺损伤患者循环的影响

急性肺损伤(acute lung injury,ALI)患者通常需要呼气末正压来维持肺泡膨胀和动脉氧合。ALI 的肺的顺应性下降,较高的吸气压和 PEEP 才能使萎陷的肺泡扩张,维持稳定。肺不张和氧合改善后,肺循环阻力下降,改善右心的后负荷。同时,高 PEEP 引起的心排血量的下降主要是由于周围静脉-中心静脉压力梯度的下降,使回心血量下降。

对于 ALI 患者,正压通气可以维持肺泡开放,防止肺不张,减少肺循环阻力,改善通气血流比。同时,由于高 PEEP 会引起高胸腔内压而导致心排血量下降,临床上可以通过液体复苏,胸腔内血容量恢复到 PEEP 前水平来对抗。

27.7　正压通气的合理设置

正压通气时设置合理的参数,可尽量减少对循环的不利影响。肺内压是影响肺循环变化的直接因素,胸腔内压的变化是影响体循环的直接因素,对肺间质血管也有较大的影响,因此只要确定整个呼吸周期内肺泡压和胸腔内压,就能确定正压通气对循环的影响。压力测量时对应一个时间点,整个呼吸周期的压力可以用平均肺泡压和平均胸腔内压表示。

27.7.1　平均气道压（P_{mean}）

平均肺泡压和平均胸腔内压具有密切的相关性，而平均气道压可以较好地反映平均肺泡压，故临床上常采用平均气道压去确定正压通气对循环的影响。一般认为，$P_{mean}<7cmH_2O$ 对循环无明显影响，但对于不同疾病的患者情况也不一样。

平均气道压包括克服气道阻力的压力，这部分压力对肺循环和体循环没有任何影响。因此，对于气道阻塞性疾病，P_{mean} 与实际肺泡内压有较大的差距，P_{mean} 也不能反映 PEEPi，不能准确反映正压通气对循环的影响。此时，肺容积的变化与肺内压和胸膜腔内压直接相关，因此对于严重的气道阻塞性疾病，要确定正压通气对循环的影响，应选择肺容积参数。

对于限制性疾病，P_{mean} 能较准确地反映正压通气对循环的影响，可以动态观察。肺实变或肺泡陷闭时，肺的弹性阻力和黏性阻力增加，平均气道压的大部分压力用于克服该部分阻力，传导至胸腔时，其大小会显著下降。

27.7.2　呼气末正压

呼气末正压（PEEP）会增加功能残气量，改善氧合，同时也会增加平均气道压。呼气末正压略高于低位拐点时，可改善肺循环，对体循环无明显影响，因此，对循环系统的作用是正面的。过高的 PEEP 导致肺过度膨胀，肺循环阻力增加，胸腔内压也会急剧增加，对循环系统的抑制作用显著增加。

27.7.3　潮气量和吸气时间

高气道压通过平台压来对循环系统产生影响。当 V_T 过大或吸气时间过长，会导致平台压增高，同时平均气道压也增高，对循环的抑制作用会增强。

27.7.4　通气方式

控制通气完全取代了自主呼吸主动扩张胸廓的作用，对循环的抑制作用最强。辅助呼吸，吸气早期，吸气肌收缩，并持续于整个吸气过程，胸廓主动扩张，胸腔负压有一定程度的增加，对体循环的抑制作用减轻。自主呼吸模式发挥一定的代偿作用，对循环的抑制作用最弱。反比通气时 P_{plat} 时间较长，而且可伴有 PEEPi，对循环的抑制作用最强。

陈伟芬

第28章 呼吸机相关性肺损伤

呼吸机相关性肺损伤（ventilator associated lung injury，VALI）可能是机械通气的不良后果，可引起肺水肿、气压伤，加重低氧血症，导致机械通气时间延长，并发症增多，增加死亡率。

VALI指机械通气对正常肺组织的损伤或者因机械通气导致病变肺进一步进展，是机械通气相关力学因素导致的直接机械性损伤、继发性生物学损伤和氧中毒共同作用的结果。因此，机械通气管理的重要目标是采取减少VALI的方法来进行通气。

28.1 定　义

28.1.1 呼吸机诱发的肺损伤（ventilator-induced lung injury，VILI）

呼吸机诱发的肺损伤指累及气道和肺实质的急性肺损伤，由机械通气引起或加重。

气压伤是由跨肺泡压升高导致肺泡破裂引起的VILI。机械通气可并发肺气压伤，最常见的原因是肺泡破裂引起气体进入肺泡外空间。肺气压伤在某些情况下可能危及生命，与死亡率增加相关。因此，临床上是否能预防、识别和迅速处理气压伤非常重要。

28.1.2 呼吸机相关性肺损伤（ventilator associated lung injury，VALI）

临床实践中通常很难确定患者的肺损伤是由机械通气引起，还是因其基础疾病恶化所致，当不能明确肺损伤与机械通气的因果关系时就采用VALI这一术语。

尽管定义不同，但VILI与VALI这两个术语通常混用。许多专家认为VILI是损伤的"过程"，而VALI是最终的结果。

28.2 发病率及危险因素

VALI主要发生于因急性呼吸窘迫综合征（acute respiratory distress syndrome，ARDS）而接受机械通气的患者，但在过去几年中已逐渐明确因非ARDS原因接受通气的患者也能发生VALI。

ARDS患者：VALI表现与ARDS几乎没有区别，其真实发病率未知，但根据推测可能比在非 ARDS 患者中的发病率高。ARDS 患者的肺部已存在损伤,机械通气下有进一步出现或加重肺损伤的可能。基于病理生理,机械通气会使正常肺区肺泡过度扩张,尤其在使用了正常或较大潮气量进行通气时;萎陷肺泡的周期性开放与关闭引起的剪切力也会进一步损伤肺组织。

非 ARDS 患者:接受机械通气的非 ARDS 患者的 VALI 发病率未知,一项观察性研究纳入 332 例因非 ARDS 原因接受气管插管的患者,VALI 的危险因素有潮气量($>$6mL/kg)、输注血制品、酸中毒(pH$<$7.35)和限制性肺部疾病。遗传变异可能会增加患者发生肺损伤的风险。

28.3 发生机制

肺泡过度扩张、肺萎陷伤和生物性损伤是机械通气期间发生 VALI 的主要机制,但尚未明确每种机制的相对重要性。肺泡损伤导致肺泡通透性高、间质和肺泡水肿、肺泡出血、透明膜、肺泡表面活性物质丢失及肺泡萎陷,类似于 ARDS 的肺内表现。

28.3.1 气压伤

气压伤(barotrauma)是指当肺内压相对于外界环境压力过高或过低时,肺组织和肺血管被气体撕裂,肺泡内气体沿撕裂空隙进入肺血管和破损后的组织间隙,产生气泡栓塞及气肿等变化而造成的疾病。机械通气时的气压伤主要由气道压力过高所致,包括吸气峰压(peak inspiratory pressure,PIP)、平台压(platform pressure,P_{plat})、平均气道压(mean airway pressure,P_{mean})、呼气末正压(positive end expiratory pressure,PEEP)、跨肺压(transpulmonary pressure,P_{tp})。主要表现为肺泡外气体,包括肺泡及胸膜破裂导致的气胸和单纯性肺泡破裂导致的大疱以及间质、纵隔气肿等。气体可蔓延至其他部位,如皮下、心包、腹膜后,形成各种气肿。气胸多需紧急处理。

28.3.2 容积伤

容积伤(volutrauma)是指肺单位过度扩张伴跨肺压增加时导致的肺损伤。

现代研究认为,机械通气产生 VALI 的直接原因是高跨肺压所引起的肺容积过度增加和局部肺泡过度扩张,而非气道压力本身。在因非 ARDS 原因接受气管插管的患者中,也发现潮气量大导致的过度扩张可增加 VALI 风险,潮气量在 6mL/kg 理想体重基础上每增加 1mL/kg,对应 OR 为 1.3(95% CI:1.12~1.51)。目前,通过采用小潮气量通气策略来避免肺泡过度扩张,已明确对 ARDS 患者有益。

引起肺泡过度扩张不一定需要大潮气量。存在肺部病变不均一或肺不张时(如 ARDS 患者),每次呼吸会将不成比例的气体量(与时间常数相关)输送到各个开放的肺泡。因此,即使基于理想体重输送常规潮气量,也可导致区域性肺泡过度扩张和

VALI。肺顺应性降低时,如重度纤维化或者单肺通气期间,也会发生类似的过程。

28.3.3 肺萎陷伤（lung atelectrauma）

动物模型显示,周期性出现的肺泡扩张和塌陷可造成剪切力,使邻近肺泡和气道扩张并出现损伤。具体来说,部分膨胀不全的肺泡在呼吸周期的开放和塌陷,会对邻近的正常肺泡造成有害影响。此过程称为周期性肺不张或肺萎陷。减少肺萎陷伤的方法包括采用较高的 PEEP、肺开放性通气策略等。

28.3.4 生物性损伤（biotrauma）

生物性损伤的特征是呼吸机诱导损伤肺内的细胞释放炎症介质。动物研究显示,肺泡过度扩张和肺萎陷伤都可引起炎症介质释放增加,包括 TNF-α、IL-6、IL-8、基质金属蛋白酶-9 和转录因子核因子（nuclear factor，NF)-κB,可来自中性粒细胞、巨噬细胞或者肺泡上皮细胞。几项显示小潮气量通气（low tidal volume ventilation，LTVV）降低死亡率的随机试验还发现,采用 LTVV 的患者同时出现支气管肺泡灌洗液和血清细胞因子水平的下降。另一项研究表明,血清细胞因子水平可在改变通气方法后的 1h 内出现变化,提示即使是相对较短时间的有害通气也可能产生危害。还有证据显示,有害通气方法可能导致随后发生的肺纤维化（动物研究）和多器官功能障碍（人体研究）,但其确切机制尚未明确。

28.4 影响 VALI 的疾病相关因素

28.4.1 危重症支气管哮喘

疾病状态下,肺过度充气,功能残气量接近肺总量。患者存在气道高反应性,气管内插管或机械通气刺激等可导致气道突然收缩,肺泡内压骤升,气道阻力及内源性 PEEP 明显升高,患者吸气努力增加,胸腔负压显著升高,导致跨肺压明显增大,此时中心部位肺泡较周围肺泡承受更高的压力,所以,纵隔气肿和皮下气肿的发生率较高。气胸机会也较多,通常与纵隔、皮下气肿同时发生,多为单侧张力性气胸。一侧气胸发生后,该部位的通气阻力降低,气体更易进入胸腔,其余部位由于小气道陷闭,气体排出困难,肺组织回缩困难,导致胸膜腔内压升高。此时,患侧通气量减小,更多通气进入对侧肺,使得肺部过度充气进一步加重。如此恶性循环后,发生对侧气胸风险提高。故可采用允许性高碳酸血症策略,适当应用镇静剂和肌松药。

28.4.2 慢性阻塞性肺疾病（chronic obstructive pulmonary disease，COPD）

COPD 的主要特点是气道、肺实质结构性破坏,肺过度充气,肺大疱形成,残气量增加。COPD 患者起病缓慢,肺泡弹性下降,因存在不完全可逆气流受限可使患者出现内源性 PEEP,吸气触发做功增加,呼气阻力增高,容易出现慢性呼吸肌疲劳,患者相对容易接受和配合机械通气,但存在较高内源性 PEEP 或明显人机对抗时可引起 VALI。

28.4.3 急性呼吸窘迫综合征（acute respiratory distress syndrome,ARDS）

ARDS 的本质是进行性顽固性低氧血症,低氧程度越严重,呼吸兴奋性越强。ARDS 患者的肺实质严重受损,萎陷肺泡周期性开放与塌陷,与正常肺区或与实变肺区之间的顺应性差别较大,可产生较高的剪切力损伤;呼吸增强、增快容易导致跨肺压和剪切力增大。对 ARDS 患者而言,无论是病变肺区还是相对正常肺区,急性期或恢复期皆容易发生肺损伤,以弥漫性肺损伤更常见,肺泡外气体的发生率也较高。在恢复期,因肺间质水肿减轻而受损的肺泡没有修复,发生气压伤的机会更多。

28.4.4 慢性间质性肺疾病

以纤维组织弥漫性增生为主,急性损伤相对较轻,不易发生 VALI。

28.4.5 胸廓疾病

不同疾病因素导致的胸廓顺应性减退将限制肺组织扩张,此时气道压力升高,导致肺泡内压升高时,胸腔内压通常也升高,跨肺压升高有限,发生 VALI 的概率小。

28.5 临床表现和诊断性评估

VALI 患者的临床表现和诊断性评估与 ARDS 进展类似,主要区别在于前者是在机械通气期间发病。

28.5.1 临床表现

接受机械通气的患者仍然常出现氧合水平下降,或者需要更高的吸入氧浓度来维持相同的动脉血氧分压或动脉血氧饱和度,呼吸频率过快和心动过速。胸片通常提示新发或加重的不同严重程度的肺部浸润性阴影,胸部 CT 可提示肺部出现不均匀的实变或不张,以及表现为肺泡过度扩张的局灶性过度透亮区域。VALI 还可能引起新发的多器官功能障碍。

28.5.2 诊断性评估和处理

VALI 属于临床诊断,若机械通气患者符合上述临床表现,并且排除了呼吸状况恶化和/或 ARDS 的其他原因,即可确诊。这与疑似 ARDS 患者的诊断方法类似,但有一些不同点,其中需要鉴别的最常见病因是新发肺部感染和肺水肿。除此之外,还需考虑其他危重症相关或机械通气时可能出现的呼吸状态恶化的病因,包括脓毒症、误吸、药物或输血反应、腹内膨隆、气管内导管移位、肺不张、胸腔积液、急性冠脉综合征,以及静脉、脂肪、空气或羊水栓塞。

患者在机械通气期间出现呼吸状态恶化时,建议检查患者是否有以下表现。

(1) 新出现的支气管痉挛和湿啰音可能提示肺水肿;定压型通气时潮气量明显下降或定容型通气气道峰压明显升高,提示气道阻力增加或肺部渗出增加、肺顺应性变差;四肢水肿提示组织液体过多或渗漏增加,单侧肢体水肿提示静脉血栓形成;腹部明显膨隆提示腹水、肠梗阻或腹腔内高压。

(2) 考虑过敏或药物反应时需询问用药史和血液制品输注史,对于可疑过敏性肺水肿或输血相关性肺损伤需明确症状出现时间与输注时间的相关性。输血相关急性肺损伤(transfusion-related acute lung injury,TRALI)是输血的一种严重呼吸系统并发症,其特征性的临床表现是在输注血液制品期间或之后不久突然发生的低氧性呼吸功能不全。TRALI 患者中常见泡沫样气道分泌物、发热、发绀和低血压。怀疑 TRALI 时,应立即停止输血,评估患者的生命体征,评价低氧血症的程度,进行动脉血气分析及胸片检查。

(3) 评估呼吸机的设置参数,确定是否有潮气量过大的情况,或者是否存在内源性 PEEP 和/或较高的气道峰压及平台压,检查是否存在医源性呼气阻力增高原因,如呼吸机的呼气阀故障。机械通气患者出现的急性呼吸窘迫称为人机不同步,表现包括烦躁、呼吸频率过快、心动过速、辅助呼吸肌参与呼吸、胸壁或腹部运动不协调、与呼吸机不同步及气体交换能力减弱。机械通气的呼吸机、气管内导管(endotracheal tube,ETT)、气道以及肺实质均是可能导致患者呼吸窘迫的原因。肺外因素同样也能引起呼吸窘迫,常见原因包括 ETT 阻塞、分泌物堵塞、心力衰竭、肺炎、误吸、肺栓塞和肺外病因(如胸腔积液和腹水)。此外,也可能涉及呼吸驱动增加而呼吸力学未改变的因素,例如疼痛、恐惧、焦虑、谵妄或者新的颅内病变导致的呼吸驱动增加。重度呼吸窘迫或血流动力学不稳定的患者应进行呼气末二氧化碳监测,以评估 ETT 位置是否正确。此外,患者还应当脱离呼吸机进行人工纯氧通气,通过人工通气方式可以感受呼吸系统的力学特征,对人工通气的抵抗和反应可提供关于呼吸窘迫原因的重要信息。一旦临床状况稳定,就可以进行确定性诊断评估。这包括重点病史采集、体格检查、动脉血气分析和胸片,还包括使用呼吸机测定的力学评价参数。这些评估通常可找出呼吸窘迫的可能原因。

(4) 进行动脉血气分析评估氧合和通气状态,必要时进行影像学检查,如床旁胸片,评估是否存在新进展的浸润病灶、肺不张、肺实变、气管插管过深而进入单侧主支气管、气胸、胸腔积液等情况。按需进行相关实验室检查、心电图,检查是否有 ST 段改变或新发心律失常。大多数引起呼吸状态恶化的原因可通过初始检查明确。针对怀疑的病因,可能需要进一步检查,如胸部 CT、支气管镜检查等。

28.5.3　气压伤的评估和处理

（1）气压伤的常见表现包括：气胸、纵隔积气、气腹和/或皮下气肿。不太常见的表现包括：心包积气、支气管胸膜瘘、张力性肺囊肿、胸膜下气体囊性变和空气栓塞。症状和体征包括常规胸片上的无症状或不典型发现，呼吸频率过快、心动过速、急性呼吸窘迫、严重低氧血症，甚至是血流动力学极度不稳定、梗阻性休克或死亡。呼吸机波形也可能提示人机不同步、气道峰压和平台压急剧升高和/或呼出潮气量急剧降低。

（2）气压伤一般通过放射影像学进行诊断。诊断的关键是临床高度怀疑，尤其是针对高风险人群（如平台压较高的 ARDS 患者）。因此，体格检查和呼吸机波形与参数的监测与胸片检查对早期发现肺气压伤非常重要。

（3）处理原则涉及同时实施以下措施。

处理气压伤的具体后果，如放置胸腔引流管来引流气胸；通过减小潮气量和 PEEP，以及加深镇静（包括神经肌肉阻滞）来降低平台压；处理基础疾病。

28.5.4　各类气压伤的临床特征及处理

（1）气胸。

临床特征：由于镇静，部分患者可能无主诉或症状，但对于可以交流的患者，可能有呼吸困难或胸痛主诉。体征可能包括心动过速、呼吸频率过快、呼吸窘迫、高血压或低氧血症，伴新发的单侧呼吸音减弱或消失。可能观察到人机不同步、气道峰压和平台压急剧升高以及呼出潮气量急剧下降。对于还存在颈静脉怒张、气管移位，以及低血压或休克的患者，应高度怀疑张力性气胸。

诊断：气胸通常经放射影像学诊断，有时需要进行 CT 检查来判断。在需要快速诊断或进行胸腔闭式引流时，超声检查尤其有用。"肺滑行征"的缺失提示存在气胸。超声检查还能帮助引导胸管的放置。

处理：当怀疑存在张力性气胸时，通常需要立即予以胸腔闭式引流或针刺减压后行胸腔闭式引流术。有气压伤相关气胸证据的患者需立即降低通气压力，而且大多数患者会额外进行胸腔闭式引流。

（2）纵隔积气。

临床特征：患者可能主诉呼吸困难、胸痛或颈部疼痛。体格检查发现可能包括心动过速、呼吸频率过快或高血压。心脏听诊偶可闻及嘎吱声。发生张力性纵隔积气时，可能因静脉回流减少和心排血量下降而出现低血压，但这种情况少见。胸片检查可能偶然发现孤立性纵隔积气，或发现纵隔积气伴气胸。

诊断：纵隔积气通常也是经胸片诊断的，表现为纵隔可透射线条纹。游离气体沿着正常解剖结构（如气管、心脏）走行，可能显示出这些结构的轮廓。

处理:肺气压伤所致的纵隔积气一般具有自限性,降低通气压力并密切监测(临床和放射影像学)后通常会消退。发生张力性纵隔积气的罕见患者例外,此类患者应进行纵隔切开,引流气体。纵隔切开术后通常留置纵隔引流。

(3)气腹。

临床特征:患者可能诉腹痛。体征可能包括腹部膨隆、压痛或鼓音。若气腹进展为张力性气腹,可能发生腹腔间隔综合征,但非常少见。腹膜后气体也可引起腰背痛。

诊断:可通过直立位腹部或胸部 X 片来诊断,但经常漏诊,因此,在怀疑气腹时,最好行 CT 评估。

管理:肺气压伤所致的气腹一般为自限性,较少见。降低通气压力,进行监测和采取支持性措施后通常自发消退。

(4)皮下气肿。

临床特征:皮下气肿一般表现为突发的、无痛性软组织肿胀,好发于上胸部、颈部和面部(如眶周)。腔隙综合征是严重皮下气肿的罕见后果(即压迫血供导致缺血,可能危及生命)。

诊断:皮下气肿通常是在体格检查时发现捻发音而识别的。

处理:与纵隔积气和气腹相似,肺气压伤所致的皮下气肿常为自限性,处理方法包括降低通气压力、监测和提供支持性措施。

(5)其他气压伤的罕见表现。

间质性肺气肿:可在 ARDS 患者或移植的肺标本中发现,尤其是存在特发性肺纤维化所致的寻常型间质性肺炎时。气体通过肺泡壁向邻近的间质组织延伸,产生炎症反应。虽然间质性肺气肿往往无症状,但它可导致空气栓塞和肺实质内小气囊,以及其他形式的气压伤,如气胸,应进行相应的治疗。

• 心包积气:可能无症状,也可能因心脏压塞而导致心源性休克,需立即进行引流。

• 空气栓塞:是气压伤的罕见表现,发生于肺血管完整性受到破坏且同时气腔过度膨胀导致肺泡破裂时。

(6)呼吸机管理。

当发现任何类型的肺气压伤时,应立即在床旁采取各种尝试以降低气道平台压。通常采取以下一种或多种措施来降低平台压和减轻肺膨胀。

降低潮气量和/或 PEEP。虽然尚无理想的目标潮气量或 PEEP 参数设置,应将其重新调节至患者可耐受的较低水平,至少确保 P_{plat} < 30cmH$_2$O 且潮气量 ≤ 6mL/kg,理想公斤体重。

尚未确定可以接受的气体交换程度。应避免呼吸性碱中毒,对于部分病例,可通过同时降低潮气量和呼吸频率来实施允许性高碳酸血症策略。

当怀疑存在内源性 PEEP 时,如急性哮喘患者,可降低每分钟通气量(即降低潮气量和呼吸频率)和延长呼气时间来减轻肺充气状态。

加深镇静来抑制呼吸驱动以降低每分钟通气量或实施允许性高碳酸血症策略。必要时应用神经肌肉阻滞剂,这在人机不同步以及患者极度呼吸窘迫时尤其有帮助。

28.6　预防和处理

VALI 通常为医源性疾病,在接受机械通气的患者中必须采取预防措施。

28.6.1　一线方法

VALI 的预防和处理同 ARDS 患者。

(1) 对于 ARDS 患者,采用小潮气量(6mL/kg 理想公斤体重)并维持平台压≤30cmH₂O,可缓解肺泡过度扩张,但不一定能预防 VALI。有数据显示,决定结局的关键通气因素是驱动压力(驱动压＝平台压－PEEP),或者输送到呼吸系统的机械动力。目前尚不明确是否应当专门以减轻其中任意一个因素为目标来选择通气策略。

一般通过施加(外源性)PEEP 处理肺萎陷伤,不过尚未明确设定理想 PEEP 水平的最佳方法。除此之外,还有其他通气方法,包括肺开放性通气、监测驱动压力和肺复张操作,以及 ARDS 患者的支持治疗。

(2) 对于无 ARDS 的患者,通常选择与 ARDS 患者类似的保护性通气方法。此方法是依据一些对这类人群使用 LTVV 并评估了效果的试验。尚未在无 ARDS 患者中研究过其他针对肺萎陷伤的策略,如高 PEEP、肺开放性通气等。

28.6.2　二线方法

一线方法失败时可采用的其他方法如下所述。

(1) ECMO。

减少机械通气所致的躯体应激可以采用 ECMO 或体外 CO_2 去除技术(extracorporeal CO_2 removal,$ECCO_2R$),以实现气体交换。不过,虽然初步数据显示 ECMO 或可降低极重度 ARDS 患者的死亡率,但 ECMO 或者 $ECCO_2R$ 用作预防 VALI 的初始策略均未受到验证。

(2) 镇静和肌松。

早期研究显示,神经肌肉阻滞可能有益,但之后发表的数据发现对 ARDS 患者常规使用神经肌肉阻滞剂并无益处。但在特定情况下,镇静未必能纠正患者容易出现

VALI 的状况,如呼吸叠加(breath stacking),此时可能需要使用神经肌肉阻滞剂。

（3）俯卧位。

已证实,俯卧位通气对重度 ARDS 患者有效。

28.7 总 结

呼吸机诱发的肺损伤(VILI)是指在机械通气期间发生的急性肺损伤。呼吸机相关性肺损伤(VALI)则是一种医源性疾病,指由 VILI 引起但不能证实肺损伤与机械通气的因果关系的情况。

VALI 常见于接受机械通气的 ARDS 患者,也可发生于非 ARDS 患者。其他危险因素包括大潮气量、血液制品输注、酸中毒和限制性肺疾病。

肺泡过度扩张、肺萎陷伤和生物性损伤是 VILI 的主要发生机制,但每种机制的相对重要性尚属未知。肺泡损伤会导致肺泡通透性高、间质和肺泡水肿、肺泡出血、透明膜、正常表面活性物质丢失及肺泡萎陷(即 ARDS)。

VALI 是一种临床诊断,若机械通气患者符合 ARDS 的临床表现,并且排除了呼吸状况恶化和/或 ARDS 的其他病因就可确定。

疑似 VALI 患者的临床表现和诊断性评估与进行性 ARDS 患者类似,主要区别在于前者是在进行机械通气期间发病。

需要与 VALI 相鉴别的最常见病因是新发肺部感染和肺水肿。不过也需要考虑其他由于病危或机械通气而出现的病因,如脓毒症,误吸,气压伤,自发性呼气末正压、药物或输血反应,腹内膨隆(提示腹水、肠梗阻或腹腔内高压),气管内导管移位,肺不张,肺水肿,急性冠脉综合征,以及静脉、脂肪、空气或羊水栓塞。

VALI 患者的处理方法同 ARDS 患者。针对生物性损伤的疗法迄今基本尚未得到评估。

周飞

第 29 章　机械通气基础模式

29.1　学习机械通气模式前需理解的几个准则

29.1.1　一个呼吸周期在流量−时间曲线上定义为一个正向流量（吸气相）和一个负向流量（呼气相）

机械通气最基础的功能就是气体输送，一次呼吸可以简单地定义为一个吸气流量波形紧接着一次与之相匹配的呼气流量波形（如图 29.1）。这些流量波形按面积大小成对存在，代表吸气容积和呼气容积大致相等。在一些特殊的模式中，如气道压力释放通气（airway pressure release ventilation，APRV）模式下，吸气流量波形后并没有紧接着一次与之相匹配的呼气流量波形。

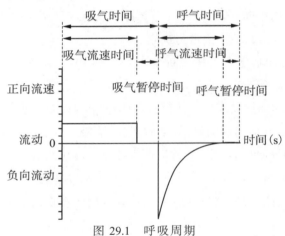

图 29.1　呼吸周期

吸气时间和呼气时间是一次呼吸的两个最基础参数，吸气时间定义为吸气流量起始至呼气流量起始，吸气时间等于吸气流量的时间加上吸气屏气（暂停）时间，吸气屏气时间即吸气流量终止至呼气流量开始的这段时间。一些呼吸机上可以直接设置吸气暂停时间，其他的情况下，吸气屏气时间由预先设置的吸气流量、吸入潮气量（吸气流量时间＝潮气量/吸气流量）及吸气时间决定。吸气暂停的设置通常通过增加平均气道压来增加氧合，另外也用于平台压的测定。在吸气暂停期间，进入患者气道内的气流为 0，因此，吸气暂停得到的压力（称为平台压）与气道峰压一起可以用于计算呼吸系统顺应性和阻力。呼气流量开始至下一次吸气流量开始的时间为呼吸机的呼气时间。

29.1.2 呼吸机提供部分或者完全的呼吸做功

呼吸机的设计就是为了来辅助患者的呼吸做功。做功的定义是用压力将潮气量输入呼吸系统,简单地说,做功就是吸气期间的压力变化乘以容积变化。一次被辅助的呼吸,即为呼吸机对呼吸系统做部分的功。压力是由患者的吸气肌肉(P_{mus})或呼吸机(P_{vent})产生的,这会导致整个呼吸系统的压差增加,这在有些呼吸机上称为吸气压力,呼吸机波形显示在吸气过程中气道压力升高至基线以上(吸气通过高于零的流量确定)。患者的气道压力下降,向呼吸机发出吸气信号的情况称之为触发,发生触发就不可避免地增加一些做功。最优化的参数设置可以通过增加呼吸机与患者需求的同步性来降低呼吸做功。

29.1.3 呼吸机基于运动方程采用压力控制或者容量控制来进行呼吸辅助

为了更好地理解呼吸机如何辅助呼吸,我们建立一个人机交互的重要模型——呼吸系统运动方程。该方程式是一个数学模型,描述了由一个导管(代表气道)和一个弹性腔室(代表肺和胸壁)组成的物理模型,如图 29.2 所示。该方程式有很多版本,但与呼吸机模式分类有关的最简单公式:$P_{vent} + P_{mus} = EV + RV$。

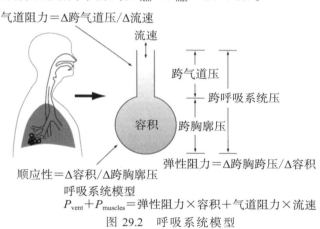

图 29.2 呼吸系统模型

其中,P_{vent} 是呼吸机在作用时间内产生的吸气压力,E 是呼吸系统的弹性阻力($\Delta P/\Delta V$),V 是容积,R 是气道阻力($\Delta P/\Delta V$),V 是流速。有时公式中用顺应性($C = \Delta V/\Delta P$)来代替弹性阻力,这样 EV 就变成了 V/C。如果患者自主触发呼吸机,则等式左边变为 $P_{mus} + P_{vent}$,表示患者和呼吸机之间以某种方式共同承担呼吸功。然而,如果不依赖呼吸机进行呼吸,则等式左边就只是 P_{mus}。

呼吸机上显示的压力、容量、流量相对时间的波形如图 29.3 所示,若压力波形上压力为预先设置好的,不受呼吸系统力学改变影响,则呼吸机模式为压力控制(PC),也就是说在固定的压力时间波形情况下,容量取决于 E 和 R。

再次参考图 29.3。如果容量和流量波形的形状由呼吸机设置预先确定，并且不受呼吸系统力学影响，则呼吸机模式为容量控制（VC）。这意味着若给定流量波形，即确定容量波形（因为容量是流量和时间的函数），压力波形将取决于 E 和 R。请注意，在进行容量控制通气时，在吸气之前会预先设置容量和流量。强调这一点是因为有一些压力控制模式，允许设置目标潮气量，但不能设置流量。也有压力控制模式，允许设置最大吸气流量，但不能设置潮气量。在这种情况下，潮气量的输送取决于操作者设定的吸气压力目标和患者的呼吸系统力学。

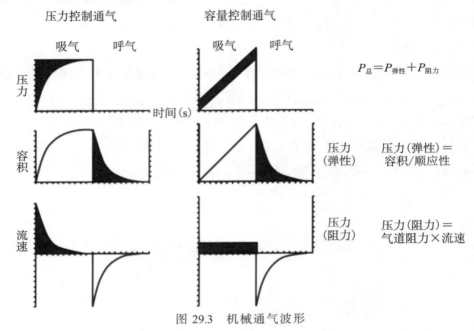

图 29.3　机械通气波形

在极少数情况非常规通气下，吸气流量、吸气量和吸气压力均取决于呼吸系统力学。由于没有预先设置压力，对于容量或流量参数，唯一控制的是时间（即吸气和呼气时间）。这种情况下，该模式称为时间控制模式，如高频振荡通气。

比较容量控制和压力控制模式的一种方法是认识到目标是控制患者的每分钟通气量，可以关联 VC 和 PC 的每分钟通气量设置变量来比较。以下图形显示各个参数间的相互关系。图 29.4 为容量控制通气的影响图，图 29.5 为压力控制通气的影响图。

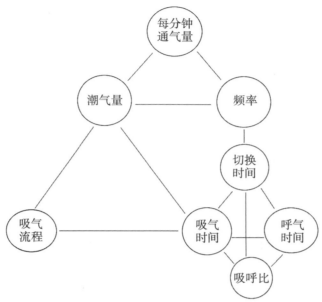

图 29.4　容量控制通气的影响图

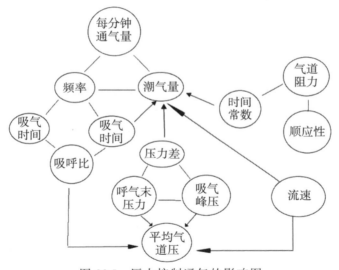

图 29.5　压力控制通气的影响图

综上所述,容量控制即在吸气之前会预先设置容量和流量。压力控制即预设吸气压力(如压力支持模式)或吸气努力成比例(如成比例辅助通气和神经调节辅助通气模式)。时间控制时,压力、容量和流量都取决于呼吸系统力学的变化,除了吸气和呼气时间(如高频振荡通气)外,没有其他任何预设的参数。

29.1.4　根据吸气触发（开始）和切换（停止）的标准对呼吸进行分类

呼吸机知道何时开始(触发)和何时停止(切换)送气。可以使用多种信号来触发吸气,包括时间、气道压力、容量或流量的变化。来自膈肌的电信号也可用于触发吸气。

一般情况下，切换与触发信号相同。灵敏度是一个术语，用于描述在开始或停止吸气之前触发信号或切换信号需要改变的量。

触发和切换事件是通气模式分类的关键，它们用于定义强制和自主呼吸。强制和自主呼吸用于描述通气模式，它们构成了模式分类法的基础。图 29.6 显示了可用于识别触发变量和切换变量的方法。

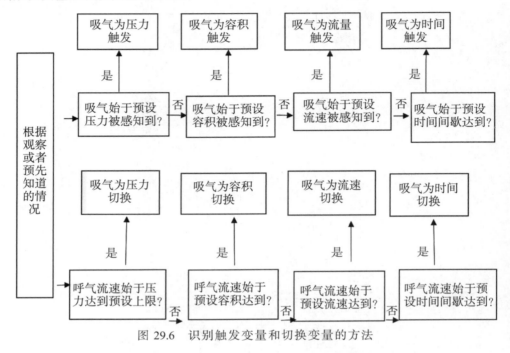

图 29.6　识别触发变量和切换变量的方法

29.1.5　触发和切换可以由机器发起，也可以由患者发起

在一些情况下，疾病过程或者药物（镇静剂或麻醉剂）使用可能减弱膈肌的肌力，从而影响患者触发和切换的能力，因此，机器后备触发尤为重要。但是当患者触发和切换能力正常的情况下，重要的是吸气流量要与患者吸气努力相同步。触发和切换功能内置在呼吸机中。触发变量可以是时间、压力、流量或容量。如预设的时间（按照预设频率）触发吸气，这种情况下无论后续患者进行怎样的吸气努力，吸气都已经开始，因此，对于这样的呼吸，我们可以说是机器触发的。分钟通气量是呼吸机用于触发吸气的另外一种方式，对于有些品牌的呼吸机，临床医生可以设置分钟通气量的最小阈值，当分钟通气量降至预设阈值以下时，将触发吸气。

很多信号可以用于呼吸机启动切换。容量切换是指达到预设的潮气量而终止的吸气。由预设时间而引起的切换被称为时间切换。患者触发或切换意味着吸气开始或停止，与呼吸机产生的任何预设触发或切换信号无关。在运动方程式中，P_{mus}、弹性和阻力均由患者确定。如果吸气是由于患者确定的变量中的一个或多个而开始或停止的,则它是由患者触发或切换的。当患者有吸气努力时,呼吸机通常会通过气道压力、容量或流量的变化来检测这种情况。吸气努力也可以通过膈肌运动(如神经调节的通气辅助)或胸壁扩张(例如,电抗断层扫描)得出的电信号来检测。同样,如果患者产生呼气努力,则吸气切换为呼气。呼吸系统力学在触发和切换中起着关键作用。这些因素在被动患者中最容易理解($P_{mus}=0$)。我们首先考虑吸气的切换,如果呼吸机提供恒定的吸气流量,则峰值气道压力取决于预设流量以及患者呼吸系统的弹性和气道阻力。假设将呼吸机设置为在达到预设压力阈值时切换,对于给定的预设吸气流量,患者呼吸系统的弹性和气道阻力决定了达到此阈值的时间。如果这些由患者决定的因素发生变化,则吸气时间将发生变化。压力切换是患者切换的一种形式。当患者进行呼气努力时,例如由于设备接口或分泌物引起的气道刺激而咳嗽时,也可以观察到这一点。压力切换最常发生在报警情况(气道高压报警)下。患者切换的另一种情况是在压力支持模式下,吸气流量由患者努力产生并逐渐降低直到吸气峰流量的百分之多少(即预设的切换阈值),然后开始切换,从而决定吸气时间。

作为进一步的改进,将患者触发定义为基于触发窗口中发生的患者信号,独立于机器触发信号的开始吸气。如果在该触发窗口内发生来自患者的信号,则吸气开始并定义为患者触发的事件。同步窗口是一小段时间,在此期间,患者信号与患者的动作同步。

29.2 要 点

患者触发是通过患者的信号来开始吸气,与机器触发信号无关。

机器触发基于呼吸机发出的信号(通常是时间)来启动吸气流量,而与患者触发信号无关。患者切换意味着根据患者决定的运动方程式分量(即弹性或阻力)并包括由于吸气努力而产生的影响信号来结束吸气时间。流量切换是患者切换的一种形式,因为流量衰减到切换阈值,所以吸气时间是由患者的力学决定。机器切换意味着结束吸气时间与患者决定的运动方程式中的变量信号无关。

图 29.7 显示了区分机器和患者触发/切换事件的算法。

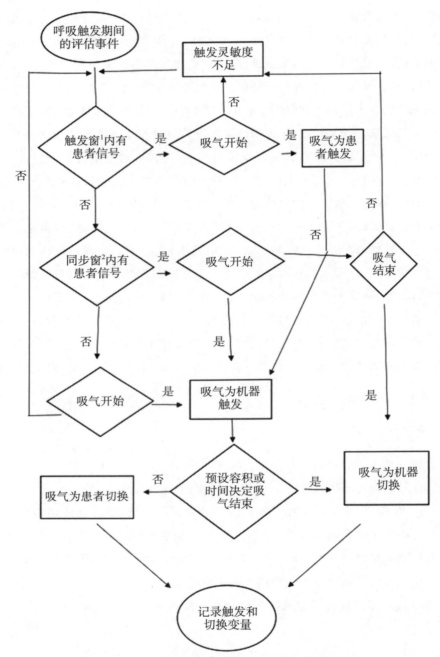

图 29.7　区别机器或患者触发/切换事件的算法

（1 表示呼气时间减去为了降低呼气结束前触发吸气风险而设置的短暂不应期时间；

2 表示预设呼气时间或吸气时间末的一个短暂时间）

29.2.1 基于触发和切换机制，机械通气分为自主呼吸和强制呼吸

自主呼吸和强制呼吸是模式分类的基本概念。自主呼吸是患者确定吸气开始和结束的呼吸，而与吸气时间和呼气时间的任何机器设置无关，是患者触发和切换的呼吸。强制呼吸是指患者对呼吸频率和吸气时间失去控制权的通气，在强制呼吸过程中，吸气的开始和/或结束由呼吸机决定，与患者无关。同样，就前两个准则而言，强制呼吸是指机器触发或切换的强制呼吸。根据定义，强制性呼吸是辅助通气模式。

总结：自主呼吸是患者自主完成触发和切换的呼吸；强制呼吸是其他方式（包括机器触发患者切换、患者触发机器切换、机器触发机器切换）的呼吸。

29.2.2 三种基本的通气模式

有三种可能的呼吸模式：所有的呼吸都是控制的，称为持续指令通气（controlled mandatory ventilation，CMV）；有控制呼吸和自主呼吸，称为间歇指令通气（intermittent mandatory ventilation，IMV）；所有的呼吸都是自发的，称为持续自主通气（continuous spontaneous ventilation，CSV）。

更具体地说，持续指令通气是在强制呼吸之间不可能进行自发呼吸的呼吸模式，因为触发窗口中的每个患者的触发信号都会产生机器触发的吸气（即强制呼吸）。指令通气通常称为辅助/控制通气。机器触发的强制性呼吸可以通过该呼吸模式以预设频率进行。CMV 的强制呼吸频率是该频率的设置最小值。总频率可能高于设定频率，但绝不会低于设定频率。在带有主动呼气阀的呼吸机上的某些压力控制模式下，在强制呼吸期间可能会发生自发呼吸，但是 CMV 的定义特征是在强制呼吸之间不允许进行自发呼吸。

间歇指令通气有以下三种类型。

（1）强制呼吸始终与设置频率相同（如 Covidien PB 840 的 SIMV 模式）。

（2）仅在自主呼吸频率低于设置频率时才进行强制通气（如 Philips Respironic BiPAP 无创呼吸机的 S/T 模式）。

（3）仅当测得的分钟通气量（即呼吸频率和潮气量的乘积）下降到预设阈值以下时，才进行强制呼吸（如 Dräger 的指令分钟通气模式和 Hamilton 的自适应支持通气模式。）

与 CMV 相反，IMV 中的强制呼吸频率永远不会高于设置的频率，但可能会更低（即设定频率为最大值）。

请注意，使用强制性和自发性呼吸的定义来确定呼吸模式（即 CMV、IMV、CSV）均假定呼吸机正常运行。例如由于压力警报限制，在 VC-CMV 期间，咳嗽可能会导致患者切换呼吸。尽管该呼吸的吸气既是患者触发的又是患者切换的，但这不是正常的操

作，并且该模式也不会变成 IMV。持续自主通气意味着所有呼吸都是自发的，自发的呼吸之间不允许进行强制呼吸。图 29.8 说明了 CMV、IMC 和 CSV 之间的区别。

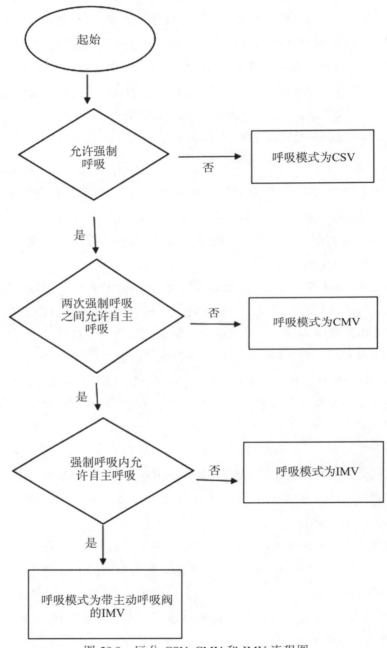

图 29.8　区分 CSV、CMV 和 IMV 流程图

29.3 辅助控制通气(患者触发或时间触发的持续指令通气,A/C)

辅助控制通气可以压力和容量为目标进行通气,其优点包括确保达到最低的安全通气水平,而患者仍然可以自己决定自己的呼吸频率。在镇静或窒息的情况下,通过选择适当的备用频率来保证最低的安全通气水平,该备用频率通常比患者的辅助频率低约 4~6 次/分钟,但不低于提供最低安全通气水平所需的频率(例如,至少 12~14 次/分钟的备用频率)。由于辅助/控制通气通常提供完全的通气支持,因此它可能比部分支持模式需要更少的额外呼吸功(work of breathing,WOB)。然而,如果选择了不适当的灵敏度设置,则触发做功需要考虑。此外,当呼吸被触发时,吸气肌肉活动持续。如果容量控制通气时的吸气流量不能满足或超过患者的吸气需求,或者吸气时间太长,患者的 WOB 可能会更大或等于无辅助的自主呼吸所需的功。压力通气时,吸气时间过长、上升时间不足以及压力水平设置不当也可能导致呼吸不同步从而增加 WOB。如果能正确应用,患者耐受,辅助/控制通气可以提供呼吸肌休息。辅助/控制模式的缺点包括应用不当会增加 WOB。未使用镇静剂的清醒患者对辅助控制模式的耐受性会很差。患者可能会有呼吸机对抗,这种情况可能会形成患者与呼吸机之间的不同步。因为在压力为目标的通气中流量是基于患者需求的,所以 P-A/C 通气通常比 V-A/C 通气过程的同步性更好。

辅助/控制通气是全世界最常用的呼吸机模式,作为主要的初始通气支持模式,只要调整得当,使患者得到适当的管理,就能为所有通气支持的适应证提供足够多的通气支持。

29.3.1 控制通气(时间触发持续强制呼吸)

当患者因镇静、麻醉或疾病而呼吸暂停时,使用辅助/控制模式实现可控通气(以压力或容量为目标)。患者只要付出足够多的努力就能触发呼吸机,只有使用药物才能实现控制通气。控制通气的优点包括消除 WOB 和完全控制患者的通气模式。在 WOB 高的情况下,控制通气可以让呼吸肌休息,减少呼吸肌的耗氧量,并将氧气输送到组织中。在严重急性呼吸衰竭的情况下,控制通气是一种常见的初始方法,特别对于主要问题是低氧血症的情况。控制通气的缺点包括需要镇静剂或麻醉剂。

29.4 同步间歇指令通气

同步间歇指令通气(synchronized intermittent mandatory ventilation,SIMV)可用作提供部分或全部通气支持的一种手段。使用 SIMV 时,可以是以容量或压力为目标的支持。SIMV 经常与压力支持相结合,以克服由人工气道造成的自主呼吸过程中的额外呼吸功（work of breathing，WOB）。SIMV 的缺点包括：可能发生呼吸肌功能障碍，尤其是对于浅快自主呼吸模式的患者；如果设置较低频率，患者不额外触发，则会出现急性通气不足；若不应用压力支持，自主呼吸期间缺乏通气支持会导致 WOB 增加。与自主呼吸试验或压力支持相比，SIMV 还可能延迟脱机。辅助/控制和 SIMV 模式的优缺点总结见表 29.1。对美国以外的国家，由于上述原因，SIMV 是一种很少使用的通气模式。

表 29.1　SIMV 模式的优缺点

优点	缺点
较 A/C 模式可能有更低的平均气道压	SIMV 联合压力支持通气可能会增加平均气道压
通气肌肉主动活动，收缩，维持协调性	可能会发生呼吸肌肉衰竭
维持足够的肺泡通气的支持水平，容易滴定	在设置较低强制频率（<8～10 次/分钟）时容易出现急性通气不足
撤机流程容易实施	撤机可能被延误
自主呼吸，符合生理	若无额外的压力支持，可能需要克服额外的呼吸做功
患者不会对抗呼吸机和主动用力呼吸	患者无法调整呼吸机支持，间歇指令通气可能会出现呼吸叠加效应
不需要额外的镇静或麻醉剂使用	患者可能处于持续浅快呼吸状态或者在指令通气时仍然主动用力在吸气
完全或部分通气支持，而且支持水平可能按照患者需求来滴定	当 SIMV 支持频率降至完全支持的 50% 时，患者做功是增加的

29.5　压力支持通气

压力支持通气（pressure support ventilation，PSV）对患者的通气模式采取最小限度的控制。具体地说，只有施加的压力水平由呼吸机控制，而气体输送的所有其他方面都由患者控制。然而，PSV 与 P-A/C 非常相似，主要区别在于 PSV 以流量终止吸气，而 P-A/C 以时间终止吸气。除此之外，P-A/C 有后备频率，压力支持模式下需设置窒息通气模式。PSV 可以减少呼吸功，并可以改善人机同步性。许多临床医生使用 PSV 只是为了克服人工气道造成的 WOB 增加。PSV 越来越多地被用作主要的通气模式。大部分情况下，PSV 是无创通气过程中使用的唯一通气模式。对于任何能够触发通气支持的患者来说，他们只要有完整的通气驱动，都可以使用 PSV 模式。许多临床医生在通气支持的初始阶段和在呼吸衰竭急性期过后使用这种模式。所需的实际压力支持水平基于所需的 V_T。调整压力支持以确保提供所需的 V_T，合理设置压力上升时间和吸气终止标准以避免人机不同步。

黄蕾

第 30 章　容量控制型模式和压力控制型模式

机械通气是危重症患者救治过程中重要的呼吸支持手段。1952 年，Bjorn Ibsen 率先在脊髓灰质炎患者身上运用了正压通气，大大降低了患者的死亡率。对于呼吸衰竭患者而言，机械通气的基本目的在于维持患者的通气和氧合、纠正体内严重的酸碱失衡和改善呼吸肌疲劳。因此，在正压通气早期，容量控制通气颇受青睐。但随着临床实践的增加，人们发现机械通气本身是一把"双刃剑"，使用不当可能导致出现严重并发症，尤其是呼吸机相关肺损伤的发生率增加。此外，机械通气过程中呼吸机和患者本身都会对呼吸的起止和气体输送进行控制。有文献指出，机械通气过程中约 30% 的患者存在明显的人机不同步，严重影响了患者的舒适度。因此，我们应根据患者的个体情况设置个性化的呼吸机模式和参数，充分发挥机械通气治疗作用的同时，减少并发症和不良反应的发生。

30.1　VCV 和 PCV 的基本特点

目前存在的呼吸机模式种类繁多，它们在呼吸周期的控制过程中存在各自的特点。根据呼吸机在吸气相控制变量的不同，机械通气模式可分为容量控制型模式（volume control mode，VCV）和压力控制型模式（pressure control mode，PCV）。在使用VCV 时，操作人员需要设置潮气量（V_T）、流量（Flow）和流量波形。潮气量反映的是吸气时进入肺内的气体多少，流量表示的是气体进入肺内的快慢程度；VCV 时的流量波形包括方波、递减波、递增波和正弦波。出于人机同步性考虑，目前的递增波和正弦波已基本被弃用，成年人呼吸衰竭救治过程中多使用递减波，而方波主要用于呼吸力学测定和缩短吸气时间来改善呼气不完全。PCV 是以压力为通气目标，需要设置的参数包括吸气压和吸气时间。PCV 时，呼吸机将在气道开口处维持预设吸气压力，直至吸气时间结束。

30.2　VCV 和 PCV 的比较

基于对 VCV 和 PCV 的了解，我们很容易发现它们在 V_T、Flow、吸气压力和吸气时间上的不同和特点（参见表 30.1）。理论上，VCV 不受患者的呼吸力学影响，吸气相时呼吸机将根据设置的气流快慢程度输送指定容积的气体进入肺内。当气道阻力、顺应性和患者自主呼吸程度改变时，VCV 下仅气道压力发生变化。由于 V_T 不受患者呼吸力学的影响，VCV 使用时最小的分钟通气量（V_T 和预设频率的乘积）基本能够得到保障，这通常被视为是 VCV 的优点。

部分学者认为 PCV 的优点在于具有更低的气道压。但其根本原因可能在于 PCV 时气道峰压对应的流量低于 VCV 时气道峰压对应的流量（如图 30.1 所示），因此 VCV 气道峰压内更多的压力损耗在克服气道阻力。在 VCV 选择减速流量波时，我们很多时候难以单纯从压力-时间曲线上发现 PCV 和 VCV 之间的区别。而且无论是研究正压通气对循环的影响还是呼吸机相关肺损伤，肺泡内压均比气道峰压的价值更高。从呼吸力学出发，在患者呼吸力学一致的情况下，无论是使用 PCV 还是 VCV，V_T 相同时两者的肺泡内压均是没有差异的。

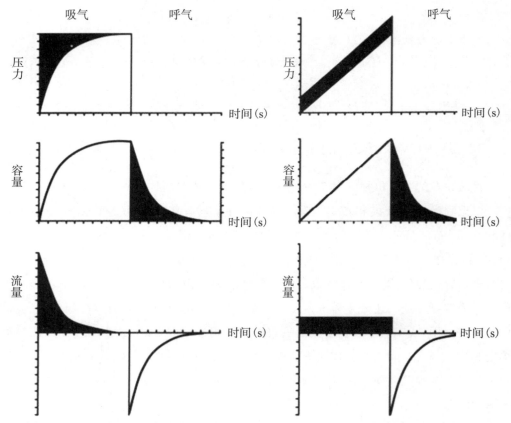

图 30.1　PCV 和 VCV 在压力上的比较。左侧为 PCV，右侧为 VCV 方形流量波。在相同潮气量时，两者克服的弹性阻力一致，故肺泡内压相同。但由于 VCV 流量较高，产生更高的气道阻力，故气道峰压更高

PCV 模式的优点主要体现在更好的人机同步性。在 VCV 使用方波时,在吸气初期呼吸机的流量过低往往不能满足患者的需求,吸气末期的流量又过高超过患者的需求。因此,对于存在自主呼吸的患者,临床上不建议使用方形流量波。但即便 VCV 时选择递减流量波也可能会存在明显的人机对抗。在正常健康人体中,每一次呼吸的深浅快慢是不完全相同的,因此,机械通气时恒定每次呼吸的潮气量和流量大小必定会影响人机同步性,降低患者的舒适度。更为重要的是在 V_T 设置低于生理需求时,患者往往会增加自主呼吸做功,但 VCV 时为保证 V_T 不变,呼吸机只能通过降低吸气压力来实现。因此,VCV 呼吸支持不足时,呼吸机反而进一步降低支持水平。PCV 通气过程中,呼吸机将维持气道开口处的压力不变,当患者自主呼吸努力增加时,肺泡内压力降低,总体的吸气驱动压增加,最终吸气流量和患者所获得的 V_T 增加。

PCV 的优势还体现在具有一定的漏气补偿能力上。当呼吸回路或人工气道气囊存在损坏并漏气时,PCV 时的呼出潮气量受影响程度总是低于 VCV。但需要注意的是,从根本上寻找漏气原因并解决漏气才是保障患者通气的最正确方法。

VCV 和 PCV 具有各自的优缺点(见表 30.2)。研究人员试图扬长避短,在保留 VCV 和 PCV 优势的同时减少它们的不足之处,在此基础上研发出了双重控制模式(dual control mode)。双重控制通气是以容量为通气目标的压力控制型通气。使用过程中,呼吸机会测量患者呼吸力学并计算达到目标潮气量需要的压力值,并将此压力作为定压通气时的吸气相压力。当患者实际 V_T 大于目标 V_T 时,呼吸机会降低下一次通气时的压力;反之,若实际 V_T 低于目标 V_T,则呼吸机会提高下一次通气时的压力。但尽管如此,当患者呼吸需求增加或目标 V_T 设置不足时,理论上,此时应提高机械通气支持水平,但双重控制模式下呼吸机反而会只参考目标 V_T 来降低吸气压力,最终增加患者的呼吸功和不适。

表 30.1　VCV 和 PCV 的基本特点

类别	VCV	PCV
潮气量	恒定	变化
吸气压力	变化	恒定
流量	恒定	变化
吸气时间	恒定	恒定

表 30.2 VCV、PCV 和双重控制模式的优缺点

类别	优点	缺点
VCV	1. 基本保障最低通气量 2. 方波时呼吸力学监测	1. 气压伤 2. 支持水平不足时呼吸做功↑ 3. 可能气体分布不均
PCV	1. 流量可变,同步性好 2. 减少呼吸做功 3. 限制肺泡内压力 4. 气体分布更均匀 5. 改善氧合 6. 部分漏气补偿	1. 潮气量难以控制 2. 难以判断呼吸力学改变(应该可以通过流量波形进行判断)
双重控制	1. 每次呼吸会根据患者的气道阻力和顺应性来调节支持压力 2. 潮气量的变化小于 PCV 3. 吸气流量可变,对于需要高吸气流量的患者而言,舒适度优于 VCV(只要 V_T 设置合适)	1. 气道压力变化 2. 当需求增加时(目标 V_T 设置不足),增加患者的呼吸功和不适

30.3 VCV 和 PCV 的临床选择

机械通气患者临床救治过程中,究竟应该选择 VCV 还是 PCV,这其实一直是医务人员关心的问题。对于绝大多数情况而言,只要能够对患者进行严密的监测并根据病情及时调整参数,VCV 抑或是 PCV 均能很好地提供呼吸支持,满足临床的需要。总体而言,在气道高阻力或呼吸力学预计会发生较大变化的情况下,保障基本通气量极为重要,因此,选择 VCV 更为合理;对呼吸急促、通气需求变化较大的患者,使用 PCV 能获得更佳的人机同步性和舒适度。

段开亮

第 31 章　机械通气初始参数设置

> 机械通气的使用目的在于维持组织氧合和清除 CO_2，这是一项复杂的生命支持技术。呼吸机的作用就是进行机械通气。机械通气的指征是自主通气不足或丧失。机械通气并非没有风险，其并发症和风险可能危及生命。开始机械通气支持的决定是一项谨慎的决定，需要正确的临床判断和对各种通气支持方法清楚了解。本章介绍了呼吸机的初始设置，呼吸机启动后，将根据患者的反应调整呼吸支持。

机械通气支持的目标是维持足够的肺泡通气和氧气（O_2）输送，调节酸碱平衡并减少呼吸功（WOB），同时将有害副作用和并发症降至最低。机械通气还可以减少因低氧血症和 WOB 升高引起的继发性心肌负荷增加。机械通气支持的其他生理目标包括利用呼气末正压（PEEP）和持续气道正压（CPAP）增加或维持肺容积，以促进、改善或维持肺复张。肺部保护通气策略是一种机械通气方法，包括使用小潮气量（V_T）和适当水平的 PEEP。这种方法首先在急性肺损伤（ALI）或急性呼吸窘迫综合征（ARDS）的患者中得到验证。但是，肺保护的概念适用于所有需要呼吸支持的急性呼吸衰竭的患者。呼吸机相关性肺损伤主要是由正压通气期间跨肺压升高引起的，跨肺压是肺泡压与胸膜压之间的差。机械通气过程中安全的跨肺压并不确定，但大多数临床医生会认为，跨肺压越低，呼吸机诱发的肺损伤发生的可能性越小。吸气末跨肺压 $\leqslant 20cmH_2O$ 通常被认为是安全的。有研究证明，将 $27cmH_2O$ 确定为最大跨肺压时，不会增加严重肺损伤的风险。因此，大多数人建议平台压应保持 $\leqslant 28cmH_2O$。

平台压（P_{plat}）是吸气末屏气的气道压力。测量平均肺泡峰值压力，是床旁跨肺压的最佳临床反应。尽管 P_{plat} 不能准确测量跨肺压，但在控制通气期间跨肺压绝不超过 P_{plat}。P_{plat} 可以作为床旁对机械通气潜在的压力风险进行评估的工具。限制 P_{plat} 可降低呼吸机引起的肺部损伤的可能性。通常，P_{plat} 越低，患者的预后就越好。理想情况下，P_{plat} 应当小于 $28cmH_2O$。但是，对于胸腔顺应性降低的患者，可以允许 P_{plat} 大于 $28cmH_2O$ 而不至于导致肺泡过度扩张，因为胸壁顺应性降低（肥胖、大量液体复苏、腹胀、膀胱压力升高）会增加胸膜腔压力，从而降低跨肺压力。通常，选择 $4 \sim 8mL/kg$ 理想体重（ideal body weight，IBW）的 V_T 来保持最低的 P_{plat}。通常，重症患者尽量不要出现大于 $10mL/kg$ IBW 的潮气量。

不稳定肺区域的肺泡反复开放和关闭也可能导致肺部损伤。适当水平的 PEEP 的应用可确保不稳定的肺区域保持在打开位置,从而减少额外的肺损伤的可能性。

驱动压、气道峰值压力与 PEEP 之间的差异已被证明与死亡率有关。最近已有证据证明,驱动压力大于 15cmH$_2$O 会增加死亡率。因此,肺保护的关键内容如下。

(1) 呼气末跨肺压≤25cmH$_2$O;除非胸壁顺应性降低,否则这通常对应于平台压≤28cmH$_2$O。

(2) 驱动压<15cmH$_2$O。

(3) 潮气量为 4～8mL/kg IBW。

(4) 设置 PEEP 以避免呼气时肺泡塌陷。

机械通气的临床目标包括改善低氧血症、高碳酸血症和相关呼吸性酸中毒,以及通气性肌肉功能障碍的预防或逆转。急性呼吸衰竭进展期间,pH、PCO$_2$ 和 PO$_2$ 的总体轨迹如图 31.1 所示。机械通气可用于镇静或麻醉状态,以减少心肌和通气肌肉的 O$_2$ 消耗,以最大限度地将 O$_2$ 输送至组织;在闭合性颅脑损伤或脑水肿的情况下急剧降低颅内压(通过降低 P_aCO$_2$ 至短时 25～30mmHg,促进脑血管收缩);防止或改善肺不张;在严重连枷胸或切除胸壁的情况下稳定胸壁。表 31.1 列出了美国和加拿大急性呼吸衰竭导致需要呼吸支持的最常见原因。机械通气的危险包括静脉回流和心排血量减少,人机对抗,呼吸机设置不当会导致呼吸肌功能障碍,呼吸机相关性肺炎和呼吸机诱发的肺损伤。表 31.2 列出了通气支持的生理目标,表 31.3 列出了通气支持的特定临床目标。

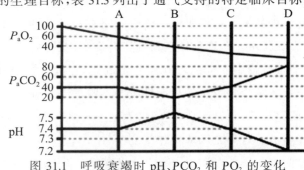

图 31.1　呼吸衰竭时 pH、PCO$_2$ 和 PO$_2$ 的变化

表 31.1　美国和加拿大最常见急性呼吸衰竭需要机械通气支持的最常见原因

疾病	等级	百分比(%)
术后呼吸衰竭	1	17
脓毒血症	1	17
心衰	3	13
肺炎	3	13
创伤	3	13
ARDS	4	9
误吸	5	3
其他	2	16

表 31.2　通气支持的生理学目标

序号	生理学目标
1	支持或控制气体交换
2	维持肺泡通气(P_aCO_2 和 pH)
3	维持动脉氧合(P_aO_2、S_aO_2、S_pO_2、C_aO_2 和 DO_2)
4	增加呼气末肺容积,功能残气量
5	减少或控制呼吸做功
6	使心脏负荷降至最低
7	保证人机同步性
8	避免呼吸机相关性肺损伤

表 31.3　通气支持的特定临床目标

序号	特定临床目标
1	改善低氧血症
2	改善急性呼吸性酸中毒
3	防止或改善肺不张
4	改善呼吸肌肉功能障碍
5	降低全身或心肌的氧耗
6	维持或提高心排血量
7	降低颅内压
8	稳定胸壁

在决定开始机械通气支持时,必须选择通气模式,选择合适的设备,并建立初始的呼吸机设置。在选择初始呼吸机设置时,目标是优化患者的氧合、通气和酸碱平衡,同时避免有害的副作用。通过选择合适的通气模式、吸入氧气浓度(F_iO_2)、潮气量(V_T)或压力水平(压力通气)、呼吸频率、峰流速和流量波形、吸气时间和 PEEP 水平,可以实现该目标。必须选择适当的触发灵敏度、压力限制、警报、后备通气。最初设置呼吸机后,必须根据患者的反应和患者特定的呼吸支持临床目标进行调整。多数需要机械通气支持的患者会接受有创正压通气,但是,越来越多的患者正在使用无创通气。接下来,临床医生必须选择通气模式(例如,容积辅助/控制[VCV-A/C],压力辅助/控制[PCV-A/C],压力支持通气[PSV],压力调节容积控制[PRVC],容积支持,适应性辅助通气,比例辅助通气[PAV]或神经调节通气辅助[NAVA])和初始呼吸机设置(如频率、潮气量或压力水平、F_iO_2、PEEP)。最后,临床医生必须选择适当的报警设置和窒息通气设置。表 31.4 总结了初始呼吸机设置的关键操作。

表 31.4　初始通气设置

序号	关键点	
1	无创还是有创通气	
2	气道建立的类型和方法	
3	部分或完全支持通气	
4	呼吸机选择	
5	通气模式	
6	A/C 模式(容控或压控)或 SIMV 模式(有压力支持或无压力支持)	
7	压力支持	
8	其他更新的或附加的模式	
9	需要关注的通气指标	触发方式(压力或流量)及灵敏度设置
10		潮气量(容控)或压力水平(压力支持模式或 PCV-A/C 模式)
11		呼吸频率
12		吸气流速、吸气时间、呼气时间或吸呼比
13		吸气流速波形
14		吸入氧浓度
15		PEEP
16	需要选择适当的报警设置和后备通气参数	低压或低 PEEP 报警
17		高压上限报警
18		容量报警(低/高潮气量,低/高分钟通气量)
19		高/低呼吸频率报警
20		窒息报警和窒息通气设置
21		高/低氧报警
22		高/低温度报警
23		吸呼比限值报警

31.1　初始呼吸机设置

初始的呼吸机设置是基于患者的临床症状及需要部分还是完全的呼吸支持。

31.1.1　模式的初步选择

急诊环境中最初需要机械通气的大多数患者在辅助/控制模式或 PSV 模式下采用容量或压力为目标进行通气,也可以使用 SIMV,但它没有这些模式的优点,而且有相当大的缺点。然而,除了 SIMV 延迟脱机外,没有证据表明任何一种模式在患者预后方面更有利。因此,初始呼吸机模式的选择主要取决于临床医生的偏好和患者的耐受性。

31.1.2 潮气量（V_T）和呼吸频率（RR）

应该同时选择 V_T 和 RR,因为这是每分钟通气量的两个主要决定因素。成年人的正常潮气量平均为 6.3mL/kg IBW(约 5～7mL/kg IBW),呼吸频率为 12～18 次/分钟,每分钟通气量约为 100mL/kg IBW。在现代实践中,机械通气可接受的 V_T 通常在 4～8mL/kg IBW,大于 8mL/kg IBW 的 V_T 对 ALI/ARDS 患者是有害的,对任何急性呼吸衰竭患者(无论什么原因)都是有害的。

一般来说,无论何种模式,对于无急性限制性疾病的患者,建议初始 V_T 为 6～8mL/kg IBW,呼吸频率为 12～16 次/分钟。开始通气后,可以评估 P_{plat},并根据需要降低 V_T,以维持 P_{plat} 低于 28cmH₂O 和驱动压低于 15cmH₂O。较小的初始 V_T(4～6mL/kg IBW)对于 ALI/ARDS 和高 P_{plat} 患者是合适的,对于重度急性哮喘患者也通常是必要的。

V_T 和 RR 的乘积决定每分钟通气量(V_E)。一般来说,成年人患者的每分钟通气量应约为 100mL/kg IBW。体重为 70kg 的成年人的每分钟通气量约为 7000mL。二氧化碳产生增加(VCO₂)或生理性无效腔增加(VD$_{phys}$)的患者需要更大的每分钟通气量来维持可接受的 P_aCO_2。每分钟通气量应该通过增加呼吸频率来增加,而不是通过增加 V_T 来增加。

在 SIMV 中,总分钟通气量由自主潮气量(V_{tsp})、自主呼吸频率(f_{sp})、机器潮气量(V_{tmach})和机器呼吸频率(f_{mach})组成。总的分钟通气量 V_{etot} 由以下公式表示:

$$V_{etot} = V_{emachine} + V_{spontaneous} \text{ 以及 } V_E = V_{tmach} \times f_{mach} + V_{tsp\text{-}average} \times f_{sp}$$

对于 PA/C 或 PSV,输送的 V_T 取决于压力水平、吸气时间和患者的呼吸力学。通常,在保持小于 28cmH₂O 的 P_{plat} 和小于 15cmH₂O 的驱动压力的同时,提高或降低压力限制以实现目标 V_T。理想的初始压力设置是从 10cmH₂O(高于基线压力)开始,并观察产生的 V_T,增加或降低压力以达到所需的容积。与 V-A/C 一样,用 P-A/C 的呼吸频率简单地乘以 V_T($V_E = f \times V_T$)。对于不同患者类型的推荐初始 V_T 和呼吸频率如表 31.5 所示。ALI/ARDS 患者维持 $P_{plat} < 28$cmH₂O 和驱动压力<15cmH₂O 时,可能需要更低的 V_T 及更高的呼吸频率以避免进一步的肺损伤,并维持有效的肺泡通气。多中心研究结果提示,急性呼吸窘迫综合征(ALI/ARDS)患者的 V_T 为 4～8mL/kg IBW,每分钟的呼吸频率可能需要 25～35 次/分钟,以维持足够的每分钟通气量。

表 31.5　基于疾病和临床状态下建议初始潮气量和呼吸频率

患者类型		潮气量(mL/kg)	呼吸频率(次/分钟)
成年人	正常肺	6～8	12～16
	神经肌肉疾病、术后患者、肺部力学指标正常	6～8	12～16
	限制性疾病，ALI/ARDS	4～8	20～35
	阻塞性疾病，COPD	6～8	10～12
	危重症哮喘急性发作	4～6	10～12
儿童	8～16 岁	6～8	20～30
	0～8 岁	6～8	25～35

31.1.3　触发灵敏度

触发灵敏度应设置在最敏感的水平，避免误触发，以最大限度地减少触发功和漏触发。使用流量触发时，触发灵敏度应设置为 1～2L/min，使用压力触发时，范围通常为 $-1.5～-0.5cmH_2O$。可能延迟呼吸机反应时间的因素包括大 V_T、低触发灵敏度、内源性 PEEP、较高基础偏流和腹部矛盾呼吸(表 31.6)。许多呼吸机提供压力触发灵敏度或流量的触发灵敏度的选项。对于老一代重症监护病房呼吸机，流量触发需要触发功比压力触发略低。当代具有快速压力触发功能的新型呼吸机与流量触发一样灵敏。

然而，没有任何触发机制可以降低作为内源性 PEEP 导致的 WOB。内源性 PEEP 必须通过其他方式解决。流量触发设置因呼吸机而异，一般情况下，对于流量触发，触发流量应设置为比基线流量或偏流流量低 1～2L/min。

表 31.6　呼吸机反应时间延迟的因素

序号	因素
1	低触发灵敏度
2	大潮气量(气体陷闭)
3	胸腹矛盾呼吸
4	内源性 PEEP(动态过度充气)
5	高的管路顺应性
6	高的回路无效腔
7	高的回路偏流
8	机械故障

31.1.4　容量控制的吸气流量、时间和吸呼比(I/E)

大多数现代重症监护呼吸机允许临床医生选择峰值流量、潮气量和呼吸频率或吸气时间(或吸气时间百分比、潮气量和频率)。对于大多数成年人来说，初始吸气时间常设置为 1s(范围为 0.8~1.2s),正常吸气与呼气比(I/E)为 1∶2,但要引起重视的是呼吸机上预设的呼吸比与呼吸频率共同决定吸气时间,即指令通气下固定的是吸气时间。该吸气时间值对应的初始峰值流量设置约为 60L/min(范围为 40~80L/min)以及流量波形为递减波或方波。应根据需要调整吸气流量,以确保提供的流量达到或超过患者的自发吸气流量。较不敏感的触发水平和较低的呼吸机吸气流量往往会增加患者的 WOB。

对于控制 V_T、峰值流量和频率的通气,吸气时间由 V_T、峰值流量和流速波形决定。为了减少吸气时间,可以增加峰值流量,降低 V_T,或者从递减波改变为方波。

呼气时间和 I/E 比值由吸气时间和吸气频率决定。要增加呼气时间(降低 I/E),可以如前所述减少吸气时间,或通过降低频率来增加呼气时间。对于控制 V_T(或分钟通气率)、吸气时间百分比和频率的通气,吸气时间和 V_T 决定吸气流速。在这些呼吸机上,可以直接增加或减少吸气时间的百分比。在同一频率下,随着吸气时间(或吸气时间百分比)的减少,呼气时间和吸气流速增加,I/E 减小。在相同百分比的吸气时间和吸气频率下,V_T 的增加也会增加吸气流速,而 I/E 不变。

31.1.5　流量波形

呼吸机上的流量波形选项从预置方波到老式呼吸机上的 7 个可调波形不等。当代呼吸机的波形常见选择是方波或递减波。压力支持和压力控制模式也会产生下降的流量波形,但下降是依赖于患者的,并不是预先设置的。然而,当一个或者从递增的流量波形改变到方波再到递减的流速波形时,保持吸气时间不变,往往会出现可预见的气道峰值压力下降和相应的平均气道压力上升。平均气道压的增加可能会改善氧合,但也会进一步阻碍静脉回流。就吸气流量而言,对肺有益的东西可能对心脏有害。当目标是改善气体的分布和改善氧合时,我们建议采用递减波流量波形。方波可能有助于降低严重低血压或心血管不稳定患者的平均气道压。

在 PCV 或 PSV 期间,提供递减的流量波形。通常会迅速达到初始峰值流量。整个吸气过程中流量减少,直到呼吸终止。使用 PSV 时,当流量降低到预设切换值时,吸气结束,在一些较新的呼吸机中,预设切换值通常在峰值流量的 5%~85% 且可调。对于 PCV,流量持续减少,直到吸气时间结束。在 PCV 模式下,增加吸气时间往往会增加 V_T,直到吸气结束时达到流速为 0,再进一步增加吸气时间时不会增加 V_T,只可能改善吸入空气的分布,增加平均气道压力。

31.1.6　吸气暂停

除吸气时间或吸气流速外,大多数呼吸机还可以在容积控制模式下设置吸气暂停或屏气。过去曾建议使用短暂的吸气暂停(最多 10%)来改善吸入空气的分布,并建议使用吸气暂停来服用支气管扩张剂，以改善药物输送。然而，在 COPD 患者中，吸气暂停并没有使支气管扩张剂有效性得到显著改善。如果使用短暂的吸气暂停，I/E 和平均气道压会增加。将单次呼吸的 0.5～2s 的吸气停顿用于测量 P_{plat} 和估计气道阻力（RAW）：

$$RAW = (PIP - P_{plat})/V(L/S)$$

其中，PIP 是吸气峰值压力。吸气暂停不应设置在自主呼吸的患者身上，除非在尝试测量 P_{plat} 时采用单次呼吸暂停，因为这会增加人机不同步，导致患者对抗吸气暂停，并在暂停期间尝试呼气。

吸气暂停也可以用来确保在拍胸片之前充分吸气，这一步可能会提高最终拍片的质量。由于平均气道压的增加以及阻碍静脉回流和心排血量的风险，应该限制延长吸气暂停的使用，特别是对于在低血容量或低血压或血流动力学不稳定的患者。

31.1.7　氧气百分比（吸入氧分数）

在机械通气开始时选择的 F_iO_2 根据患者的情况不同而不同。如果对患者的基本情况不了解，或者如果患者的病情看起来很严重，100% O_2 是首选初始调节。通常需要初始 F_iO_2 为 100% 的疾病状态或条件包括急性肺水肿、ARDS、溺水、心脏骤停、严重创伤、疑似误吸、严重肺炎、一氧化碳中毒，以及任何导致大量右向左分流的疾病状态或条件。F_iO_2 为 100% 的机械通气开始后，应尽快降低 F_iO_2，以避免 O_2 中毒和吸入性肺不张。在大多数患者中，应调整 F_iO_2 以确保 P_aO_2 达到 60mmHg 或更高，或确保脉搏血氧仪氧饱和度（S_pO_2）达到 90% 或更高。对以前接受过血气测量或血氧测定的患者，临床表现良好的患者，以及对低到中等浓度的 O_2 通常有反应的疾病状态或情况的患者，可以在较低的 O_2 浓度（50%～70% O_2）下开始通气。典型病例为通气/灌注（V/Q）正常或 V/Q 失衡而无分流（V/Q<1 但>0）的患者。通常在低到中等浓度的氧气浓度下，表现良好的患者包括 COPD 急性加重、肺气肿、慢性支气管炎、药物过量而无误吸的患者，或者神经肌肉疾病和术后肺部正常的患者。例如，一位需要机械通气支持的 COPD 急性加重期患者，在插管和机械通气前可能用 4L/min 的鼻导管吸氧维持 P_aO_2 为 50mmHg。当机械通气后，这位患者可能需要约 0.50 的 F_iO_2。对该患者可以从 50% 的氧气开始，并立即进行评估，以确保有足够的 S_pO_2。吸氧浓度可以根据患者的反应进行调整。

31.1.8　呼气末正压和持续气道正压

对于有急性限制性疾病（如肺炎、肺水肿和急性呼吸窘迫综合征）的患者，PEEP 和 CPAP 是改善和维持肺容量及改善氧合的有效技术。PEEP 和 CPAP 在治疗 FRC 已经升高的患者如 COPD 或急性哮喘患者，时应谨慎使用，但用于抵消内源性 PEEP 和气体陷闭的患者除外。一般来说,PEEP 或 CPAP 的适应证是由于不稳定的肺单位萎陷引起的动脉氧分压不足,需要中到高浓度的氧气浓度支持。$F_iO_2 > 0.40$ 时,$P_aO_2 < 50 \sim 60mmHg$,可以考虑使用 PEEP 或 CPAP。

就呼吸机初始设置而言,即使没有不稳定的肺单位或内源性 PEEP,初始 PEEP 或 CPAP 水平通常设置为 $5cmH_2O$。大多数专家主张对所有有人工气道的患者使用 $5cmH_2O$ 的"生理性"PEEP,由于插管导致 FRC 下降,这可以与 PEEP 或 CPAP 的应用相平衡。生理性呼气末正压的应用是否对患者预后有重要益处尚不清楚。一直提倡在存在内源性 PEEP 的情况下使用 PEEP,特别是对于阻塞性肺病患者。只有在患者难以触发呼吸机的情况下,才能在存在内源性 PEEP 的情况下应用 PEEP。在控制通气期间,出现内源性 PEEP 时增加呼气末正压通常是没有指征的。PEEP 的绝对禁忌证是未经处理的张力性气胸。PEEP 也应谨慎地应用于单侧或局部的肺部疾病、低血压和颅内压升高的患者身上。

31.1.9　压力上升时间或斜率

大多数当代呼吸机包括吸气压力上升时间或压力斜率,适用于压控呼吸(PSV、PCV、PRVC、容量支持、气道压力释放通气、P-SIMV)。此设置的目的是调整流量从基线增加到峰值的速率。图 31.2 所示为不同压力上升时间(或斜率)对流速和气道压力的影响。我们希望患者再吸气初始就能快速达到我们所设置的压力目标,但是也不希望看到压力上升过快而出现一个"压力过冲"。

图 31.2 说明了不同的上升时间设置的影响。调整上升时间后,流量加速度从零到峰值流量的斜率就会改变。缓慢的上升时间表示直到呼吸中点之后的某个时间才能达到峰值流量。高上升时间表示将在呼吸早期获得峰值流量。中间的上升时间介于两者之间。实际的设置变化取决于呼吸机制造商。

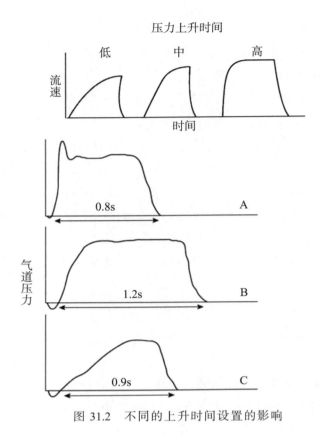

图 31.2　不同的上升时间设置的影响

31.2　加　湿

有创和无创机械通气都需要加湿。加热加湿器或热湿交换器应在 30℃ 或更高的温度下提供至少 30mg/L 的水。对于有分泌问题的患者和低体温（＜32℃）、高分钟通气量（＞10L/min）、大量漏气（呼出潮气量小于吸入潮气量 70％ 以上）患者，应避免使用热湿交换器。可使用加热加湿器在 37℃ 时提供 100％ 的体感湿度。当前的临床实践指南建议吸入气体温度为 35℃±2℃。对于大多数插管患者，我们倾向于采用最佳的湿度方法，并使用加热加湿器在 35～37℃ 将气体输送到气道，并且在无创通气期间以与患者舒适一致的温度输送气体。对于没有原发性肺功能障碍和短期通气的患者，热湿交换器是非常有用的。通常，这些是择期手术后的患者，急诊科的患者，以及从药物过量后恢复的患者。

在启动呼吸机后调整通气支持，应仔细评估患者并调整呼吸机，以确保患者与呼吸机的同步性；最大限度地减少 WOB；改善氧合、通气和酸碱失衡，同时最大限度地减少对心血管的有害影响。初始患者评估应包括体格评估、呼吸机设置评估、心血管评估、血氧仪和动脉血气测量。体格检查应包括一般外观，意识水平，焦虑或呼吸困难的体征,颜色,四肢(体温、水肿、毛细血管充盈),心率和血压,呼吸频率和模式,颈部检查颈静脉扩张和胸部检查。发绀与低氧血症有关。使用辅助肌肉、呼吸急促、回缩或反常的腹部运动可能提示 WOB 增加。单侧或不等长的肺扩张与支气管插管、气胸和其他单侧疾病有关。总之,设置初始参数后还需要密切关注患者情况,及时调整参数,从而保证患者安全地实施机械通气。

总结:初始参数设置整理见表 31.7。

表 31.7 成年人机械通气参数初始调节准则

序号	参数初始调节准则	
1	模式	以容积或压力为目标的辅助/控制(A/C)模式
2		压力支持模式
3		SIMV(容积或压力控制)结合或不结合压力支持模式
4	潮气量 4～8mL/kg IBW	
5	避免过度膨胀	
6	维持 $P_{plat} < 28cmH_2O$	
7	对于 COPD,建议采用 6～8mL/kg IBW 潮气量,A/C 模式或者压力支持(PSV)模式,足够的呼气时间以预防气体陷闭	
8	对于 ARDS,建议 6～8mL/kg IBW 潮气量,维持 $P_{plat} < 28cmH_2O$	
9	对于急性哮喘,建议 4～6mL/kg IBW 潮气量,维持 $P_{plat} < 28cmH_2O$	
10	呼吸频率 12～20 次/分钟	
11	最小化内源性 PEEP	
12	设置初始潮气量和频率以满足基础分钟通气量(大多数健康成年人约 100mL/kg IBW)PEEP	
13	对于无急性肺损伤患者,常规设置 $5cmH_2O$	
14	对于大多数轻度 ARDS 患者,设置 $10cmH_2O$	
15	对于大多数中到重度 ARDS 患者,设置 15～$20cmH_2O$	
16	对于 COPD 或哮喘患者,若有因内源性 PEEP 引起的触发困难,设置 $5cmH_2O$ 来抵消	
17	触发灵敏度设置在压力 -1～$-0.5cmH_2O$ 或流量 1～2LPM,以保证触发灵敏但不至于容易误触发	
18	吸气流速 60～100L/min	
19	吸气时间 0.6～1.0s,吸气流速需要达到或超过患者的吸气需求	
20	吸呼比≤1:2	

黄蕾

第32章 无创正压通气模式和参数

无创正压通气（non-invasive positive pressure ventilation，NIPPV/NPPV）是指以鼻罩或面罩的形式连接呼吸机，对急性或慢性呼吸衰竭患者实施非侵入性正压通气，改善肺泡通气的呼吸支持方式。目前的呼吸机辅助和/或控制下的呼吸不论有创通气还是无创通气均为正压通气，是对患者呼吸动力的延伸。随着无创正压通气的推广普及，其适用场合遍及 ICU、急诊科、普通病房、康复治疗及家庭社区。

32.1 无创连接方式的分类

无创连接方式按结构可分鼻罩、口鼻罩、鼻枕、口含式、全面罩、头盔等类型，临床最常用的是鼻罩和口鼻罩。按疾病诊断分：阻塞性睡眠呼吸暂停综合征（obstructive sleep apnea syndrome，OSAS）患者首选鼻罩；如有鼻塞或张口呼吸习惯患者可选择口鼻罩；儿童、幽闭恐惧症患者可选鼻枕；慢性阻塞性肺疾病（chronic obstructive pulmonary disease，COPD）患者首选口鼻罩。按呼吸衰竭类型分：Ⅰ型呼吸衰竭患者，急性者首选口鼻罩，慢性者首选鼻罩；Ⅱ型呼吸衰竭、CO_2 潴留患者首选口鼻罩。

32.1.1 鼻罩（nasal mask）

鼻罩（图 32.1）只覆盖鼻子，口部需要患者自行闭合。优点：鼻罩的无效腔较小，患者可以进食、发音，咳嗽、咳痰不受影响，不易因呕吐引起误吸，窒息风险小。缺点：患者张口呼吸时易漏气，鼻腔不够畅通时易降低通气效率。轻症患者首选，无效时换用口鼻罩。

32.1.2 口鼻罩（oronasal mask）

口鼻罩（图 32.2）同时覆盖鼻腔和口腔。优点：漏气较少，血气改善较鼻罩通气快；缺点：无效腔较大，进食、发音及咳痰时需脱开呼吸机面罩，易发生呕吐后误吸。当面罩内压力大于 25cmH$_2$O 时，胃肠胀气发生率高。重症患者呼吸衰竭时首选口鼻罩。

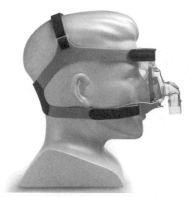
图 32.1　鼻罩

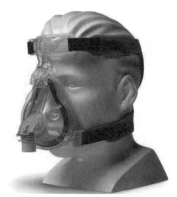
图 32.2　口鼻罩

32.1.3　鼻枕/鼻塞（nasal pillow）

鼻枕（图 32.3）是形状与鼻导管类似的插入鼻孔的密闭鼻塞。优缺点与鼻罩类似且没有鼻部皮肤压伤，但对鼻部刺激比鼻罩要大。

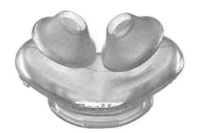
图 32.3　鼻枕

32.1.4　口含式（mouthpiece）

口含式（图 32.4）含于唇间，用唇封固定。优点与其他面罩类似。缺点：患者的唾液分泌较多，易发生呕吐，在使用期间患者无法进食发音。

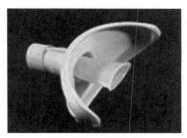
图 32.4　口含式

32.1.5　全面罩（total face mask）和头盔（helmet）

全面罩（图 32.5）、头盔（图 32.6）覆盖鼻子、口腔和眼睛。优缺点类似口鼻罩，而且漏气少、人机配合更佳。

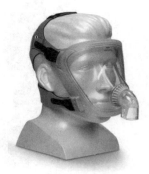

图 32.5　全面罩

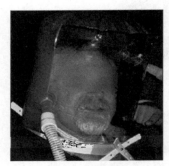

图 32.6　头盔

32.2　无创正压通气的适应证及禁忌证

无创通气的适应证主要有：慢性阻塞性肺病急性加重、肺部感染、急性肺损伤、心源性肺水肿等各种原因引起的急/慢性呼吸衰竭或急/慢性呼吸功能不全；气管插管拔管后的序贯治疗和拔管失败；阻塞性睡眠呼吸暂停综合征（OSAS）；移植和免疫抑制患者；神经肌肉疾病及家庭长期通气等。

无创通气的绝对禁忌证有：昏迷；心跳呼吸停止；高误吸风险；血流动力学不稳定合并其他重要脏器功能衰竭；消化道大出血/穿孔；严重脑部疾病；大咯血；鼻出血；面部创伤/术后。相对禁忌证有：气道分泌物多/排痰困难；严重感染；极度紧张；严重低氧（$PaO_2 < 45mmHg$）；严重酸中毒（$pH < 7.2$）。

32.3　无创正压通气的参数

32.3.1　吸气相正压（Inspiratory airway pressure，IPAP）

IPAP 相当于气道峰压 PIP，即每一次吸气相时呼吸机提供的较高水平的正压。其作用是帮助患者克服阻力，增大患者的通气量，减少患者的呼吸做功。

IPAP 的设置：压力大小和潮气量相关，设置时应选取能产生目标潮气量的最小压力值。为了获得更好的舒适性和依从性，可从初始值 $4\sim8cmH_2O$ 开始设置，经过 $5\sim20min$ 逐步增加至合适的水平。设置 IPAP 最大值不宜超过 $25cmH_2O$，以免超过食管下端贲门括约肌张力而引起胃肠胀气。

32.3.2　呼气相正压（expiratory airway pressure，EPAP）

EPAP 相当于呼气末正压（PEEP），即每一次呼气相呼吸机提供的低水平的正压。其作用是抵消患者的内源性 PEEP，防止肺泡持续过度充气；增加功能残气量，改善氧合;减轻肺水肿;减少 CO_2 重复吸入。

EPAP 的设置:初始值 4cmH_2O,然后观察患者的氧合改善情况进行调整。Ⅰ型呼衰时可适当上调至 8～12cmH_2O。如患者出现内源性 PEEP 及上气道开放不良时,可适当上调。

32.3.3 压力支持

压力支持相当于 IPAP-EPAP,即吸气相正压与呼气相正压之差。压力支持水平越高,呼吸机输出的潮气量也越大。初始设置压力支持一般＜5cmH_2O,预计潮气量 100～300mL。等患者适应后逐渐增加支持水平到提供有效的潮气量(400～600mL)。通常压力支持设置水平在 8～12cmH_2O。

32.3.4 吸气触发(**I-trigger**)

呼吸机吸气触发机制可分两类:自主触发和时间触发。

(1) 自主触发:呼吸机感知患者吸气动作后配合患者吸气开始送气。感知气道内流量变化的是流量触发,一般设置值为 2～5L/min,无创呼吸机多用流速触发。感知气道内压力变化的是压力触发,一般设置值为 0.5～1.5cmH_2O,可选择有创呼吸机流量触发和压力触发两种。呼吸机的触发灵敏度越高,触发越容易,甚至可能发生误触发;触发灵敏度越低,触发越困难,甚至导致无效触发。

(2) 时间触发:呼吸机根据设置的后备通气频率在一定时间间隔后给予一次送气。例如 T 模式下,后备通气频率 12 次/分钟,则呼吸机每隔 5s 给予一次正压通气;后备频率 20 次/分钟,则呼吸机每隔 3s 予一次通气;以此类推。

32.3.5 呼气触发(**E-trigger**)

呼吸机的呼气触发分流量切换和时间切换两类。

(1) 流量切换:是以患者吸气流量下降到峰流量的某一百分比作为切换信号,当吸气流量到达这个百分比后呼吸机切换吸气为呼气。该百分比越大,吸气时间越短;百分比越小,吸气时间越长。临床上,呼气触发值多设为 25%,也可以视患者情况予以调整。

(2) 时间切换:即呼吸机预先设定一个吸气时间,如 0.8～1.2s。到达吸气时间后呼吸机切换吸气为呼气。有的呼吸机不是直接设置吸气时间,而是以吸气与呼气时间比来间接调节吸气时间,如(1∶2)～(1∶1.5)。

32.3.6 压力上升速度

压力上升速度即触发送气后压力达到目标压力的速度,一般用压力上升的时间(rise time)或压力上升的斜率(slope)来表示。压力上升的时间通常以时间表示,一般设为 0.1s;也有的以档位代替时间,分三档到六档不等。时间越短,上升速度越快,时间越长，上升速度越慢。压力上升的斜率通常设为 $65\%\sim75\%$，百分比越大，上升速度越快。阻塞性肺疾病患者需要设置较短的时间，一般为 $0.1\sim0.4s$，限制性疾病患者需要设置较长的时间，可达 $0.3\sim0.6s$。

32.3.7　T 模式下吸气时间（T_i）

吸气时间设定：$T_i(s)=(60/RR)\times T_i\%$。阻塞性肺疾病患者吸气时间 $T_i\%$：$25\%\sim33\%$。限制性疾病患者吸气时间 $T_i\%$：$33\%\sim50\%$。

32.3.8　后备频率

当患者在一定时间间隔内没有自主呼吸时，呼吸机将按该预设的通气频率予以送气，该频率被称为后备频率。后备频率的目的是在出现呼吸暂停时也能维持有效通气，而且降低患者呼吸做功，让呼吸肌得到最大程度的休息。

一般 S/T 模式将后备频率设置为患者自主呼吸频率以下 $2\sim3$ 次。在 S/T 模式下后备呼吸频率可以保障通气安全。T 模式下设置的呼吸频率是呼吸机完全控制通气。

32.3.9　吸入氧浓度（F_iO_2）

F_iO_2 为呼吸机输出气体中的氧气百分比。设置的氧浓度要确保患者的 $S_pO_2>96\%$，而且大于 21%（空气中的氧浓度）。

32.3.10　压力延迟上升

呼吸机从较低压力水平开始，经过多少分钟，压力达到预设值，即压力延迟上升。压力延迟上升是一个提高舒适性的性能设置，在设定时间的过程中渐进性地将目标压力支持输送给患者。通过缓慢的压力上升，从较低压力过渡到治疗压力，让患者感觉更舒适。设定参数起始压力≤EPAP 值，时间可从 $0\sim45min$ 不等。

例如：压力延迟上升起始压力：$4cmH_2O$，时间：$35min$。目标 IPAP：$14cmH_2O$，EPAP：$7cmH_2O$，是指呼吸机从 $4cmH_2O$ 压力开始送气，在 $35min$ 内匀速逐渐增大 IPAP 至 $14cmH_2O$，EPAP 至 $7cmH_2O$。

注意：对于较危重的患者，压力上升延迟时间不宜过长，以免患者得不到及时有效的救治。

32.3.11　呼气压力释放（C-Flex）

无创通气中持续的气道正压，如 EPAP、CPAP 在起到气道支撑作用的同时也有可能会阻碍患者呼气从而造成不适。因此，可以设置一个压力，在患者呼气开始的短时间内在原 EPAP、CPAP 水平上降低气道压力，从而减少患者的呼气阻力。一段时间后再恢复到原水平，即呼气压力释放。此功能有利于患者呼出气体，从而提高舒适度。

32.3.12　报警设置

无创呼吸机的报警设置与有创呼吸机类似，常见的有高压报警、低压报警、低压延迟报警、窒息报警、低分钟通气量报警、高呼吸频率报警、低呼吸频率报警、管道脱落报警、近端压力监测管脱落报警等。

短时间内的漏气，如说话、脱开面罩喝水引起的吸气压力不足不会触发报警。20s 内吸气压力持续低于 $20cmH_2O$ 时呼吸机将引起低吸气压力报警。

根据患者基础疾病及肺顺应性，报警参数设置有所不同。一般推荐设置：高压报警 $35cmH_2O$；低压报警不小于 EPAP；低潮气量报警 $2mL/(kg \cdot PBW)$；高呼吸频率报警 35 次/分钟；低呼吸频率报警 4～8 次/分钟。

32.4　无创呼吸机的常用模式

CPAP：持续气道正压通气，continuous positive airway pressure。

S：自主呼吸模式，spontaneous。

T：时间控制模式，time control。

S/T：自主呼吸与时间控制切换模式。

PCV：压力控制模式，pressure controlled ventilation。

AVAPS：平均容量保证压力支持，average volume assured pressure support。

PAV：成比例辅助通气，proportional assist ventilation。

NAVA：神经调节辅助通气，neurally adjusted ventilatory assist。

32.4.1　持续气道正压通气（CPAP）

患者有较强的自主呼吸，呼吸机在吸气相和呼气相均提供相同的压力，帮助患者打开气道，相当于辅助呼吸（PS＝0）压力控制。主要用于 OSAS、自主呼吸较强、只需呼吸机稍微辅助的患者。

（1）设置参数：CPAP、F_iO_2（吸入氧浓度）。

（2）触发：无须触发，由患者自主控制呼吸。

（3）控制：压力控制（定压），吸气相和呼气相的压力相等。生理学效应相当于 PEEP。可增加肺功能残气量，改善顺应性；拮抗内源性 PEEP，改善触发，降低呼吸功耗；维持上气道的开放状态。

（4）切换：无切换，由患者自主控制呼吸。

32.4.2　自主呼吸模式（S）

患者有自主呼吸或能自主触发呼吸机送气，呼吸机仅提供压力支持，患者自主控制呼吸频率和吸呼比或吸气时间。主要用于自主呼吸能力较强的患者。

（1）设置参数：IPAP、EPAP、F_iO_2。相当于 PSV＋PEEP/CPAP。

（2）触发：由患者自主呼吸触发，呼吸机与患者的呼吸频率保持完全同步。若患者自主呼吸停止,则呼吸机也停止工作。

（3）控制:压力控制（定压）,在吸气相时呼吸机保持预先设定的 IPAP 压力,在呼气相时呼吸机保持预先设定的 EPAP 压力。

（4）切换:流量切换,吸气流量达到吸气峰流量固定比例后切换为呼气。

32.4.3 时间控制模式 （T）

当患者无自主呼吸或不能自主触发呼吸机送气时,呼吸机完全控制患者的呼吸,不与患者自主呼吸同步。一般用于无自主呼吸或自主呼吸弱的患者,因人机同步性差,一般临床极少应用。

（1）设置参数:IPAP、EPAP、BPM(控制通气频率)、T_i、F_iO_2。相当于 P-CMV。

（2）触发:无自主触发,呼吸机完全控制患者的呼吸。

（3）控制:压力控制（定压）,在吸气相时呼吸机保持预先设定的 IPAP 压力,在呼气相时呼吸机保持预先设定的 EPAP 压力,吸气时间固定。

（4）切换:时间切换,呼吸机按固定的吸气时间送气,达到预定时间,则吸气停止切换为呼气。

32.4.4 自主呼吸与时间控制切换模式（S/T）

当患者的呼吸周期小于后备通气频率对应的周期时,呼吸机以 S 模式工作;当患者的呼吸周期大于后备通气频率对应周期时,以 T 模式工作。自动切换点是后备通气频率对应的周期。S/T 模式适用于各类呼吸疾病患者。

（1）设置参数:IPAP、EPAP、BPM(后备通气频率)、T_i(T 模式下吸气时间)、F_iO_2。相当于 PSV＋PEEP/P-CMV。

（2）触发:患者自主触发和呼吸机时间触发共同存在。

（3）控制:压力控制（定压）,在吸气相时呼吸机保持预先设定的 IPAP 压力,在呼气相时呼吸机保持预先设定的 EPAP 压力。S 模式吸气时间由患者控制,T 模式吸气时间固定为 Ti。

（4）切换:S 模式的呼吸以流量切换,T 模式的呼吸以时间切换。

32.4.5 压力控制模式 （PCV）

患者的呼吸周期小于后备通气频率对应的周期时,呼吸机除提供 IPAP 和 EPAP 外,还控制患者的吸气时间;当患者的呼吸周期大于后备通气频率时,为 T 模式。主要用于呼吸频率快、潮气量低、低氧血症的患者。

（1）设置参数:IPAP、EPAP、BPM(后备呼吸频率)、T_i、F_iO_2。相当于 P-A/C。

（2）触发:自主触发和机控呼吸时间触发共同存在。

（3）控制:压力控制（定压）,在吸气相时呼吸机保持预先设定的 IPAP 压力,在呼气相时呼吸机保持预先设定的 EPAP 压力,而且吸气时间固定为 Ti。

（4）切换:时间切换,固定吸气时间后切换为呼气。

32.4.6 平均容量保证压力支持（AVAPS）

与单纯压力模式不同,AVAPS 是输送目标潮气量（V_T）,通过自动计算实现患者目标潮气量所需的压力,根据患者每次的呼吸,在所设范围内对支持压力进行动态调整以实现目标容量,保证通气效果。AVAPS 针对病情的发展及患者的需要自动调节压力,可以减少患者的自主呼吸做功,改善治疗的舒适性与同步性。AVAPS 主要应用于以下的患者类型:肥胖、低通气的患者;运动神经元疾病患者;COPD 慢性呼吸衰竭患者;限制性肺病患者。

（1）设置参数:V_T（目标潮气量）、BPM（后备呼吸频率）、$IPAP_{max}$（最高压力）、$IPAP_{min}$（最低压力）、EPAP、F_iO_2。

（2）触发:等同 S/T 模式,自主触发和呼吸机触发共同存在。

（3）控制:呼吸机在最高和最低压力范围内调节吸气相压力的高低,使实际潮气量尽可能达到目标潮气量。本质上是一种定压通气。

（4）切换:流量切换。

例如,设定潮气量为 400mL,如果实际潮气量不足 400mL,呼吸机自动将下一次送气的吸气压力上调,直至达到 400mL 潮气量。但如果送气压力达到了设定的最高压力,即使患者的实际潮气量不足,呼吸机也不会继续提高压力,而仍以最高压力送气。

32.4.7 成比例辅助通气（PAV）

PAV 模式的通气原理在于能通过设定不同比例的容量辅助（V_A）与流量辅助（F_A）,选择性地对呼吸系统弹性阻力（Ers）与气道阻力（Rrs）进行减负。呼吸机产生的压力支持与患者的呼吸努力成比例,与患者所做的呼吸功也是成比例的。患者自主控制潮气量、吸气及呼气时间、压力、流量波形、呼吸频率及吸呼比。吸气努力越大,机器提供的辅助也就越多。该模式可减少患者的呼吸功耗,降低内源性 PEEP,防止肺泡过度膨胀,减少气压伤,减少人机对抗,提高机械通气质量等。主要用于自主呼吸驱动的患者,不适用于呼吸驱动不稳定或有呼吸暂停的患者。

（1）设置参数:BPM（后备通气频率）、V_A、F_A、F_iO_2。

（2）触发:患者自主触发。

（3）控制:压力控制。

（4）切换:流量切换。

参数的具体设置方法有三种。

方法一:首先测定患者的 Ers、Rrs,其 80% 即分别为预设的 V_A、F_A 值。

方法二：先将 V_A、F_A 设置为最小值，然后逐渐增加 V_A，直至出现"脱逸"现象，此时 V_A 的 80% 即为设定值。然后将 V_A 调回最小值，逐渐增加 F_A，直至出现误触发，此时 F_A 的 80% 即为设定值。

方法三：因为 Ers、Rrs 的测定会受患者及呼吸机条件影响而有一定的误差，所以也可以根据患者的舒适程度由低到高调节 V_A、F_A，V_A、F_A 的辅助比例一般倾向于设置在 40%~80%。

对于气道阻塞性疾病，因为呼吸机需要克服内源性 PEEP 才能产生压力辅助，而使辅助压力大大减弱，因此通气时需要设定适当的 PEEP 以平衡内源性 PEEP。

32.4.8　神经调节辅助通气（NAVA）

NAVA 的工作原理是通过食管探头检测到人体内与呼吸相关的最早信号——膈肌电兴奋信号（Edi），并将之与呼吸机相连，让持续采集到的膈肌电信号来控制呼吸机的工作。以 Edi 的发放频率为呼吸机送气频率，以 Edi 开始与结束为通气辅助的触发与切换点，按照 Edi 的一定比例给予通气辅助。

（1）设置参数：F_iO_2、EPAP、NAVA 辅助水平、Trigg. Edi（膈肌电信号触发灵敏度）。

（2）触发：主要以 Edi 在最小值基础上的增加值为触发灵敏度，通常将触发灵敏设为 0.5UV。也保留了流量触发，神经触发与流量触发相结合，并按先到先触发（first-come-first-served）的原则送气。

（3）控制：以 Edi 的一定比例予以通气辅助，比例因子为 NAVA 辅助水平，即每 1UV 的 Edi 呼吸机给予多少 cmH_2O 的压力支持。

NAVA 辅助水平的设置：首先设置通气模式为 PSV，依据目标潮气量调整压力支持水平。然后选择 NAVA 预览工具，调整 NAVA 辅助水平，直至 NAVA 通气和 PSV 模式的压力时间波形达最大重叠，该水平即为 NAVA 辅助水平。但在通气过程中，如 Edi 信号消失二分之一窒息通气时间后，呼吸机自动转换为压力支持模式；重新获得 Edi 信号后呼吸机自动转回 NANA 模式。若整个窒息时间没有神经触发或流量触发，呼吸机自动转换为压力控制模式。

（4）切换：呼吸中枢发放到膈肌的冲动终止时切换呼气，一般以 Edi 下降到峰值的 40%~70% 为切换点。另外，NAVA 也保留了压力切换方式，当呼吸回路内的压力超过辅助压力 $4cmH_2O$ 后，呼吸机切换为呼气。

与常规通气模式依赖于呼吸回路内流量和容量计算不同，NAVA 与胸廓弹性、气道阻力、内源性 PEEP、管道漏气或腹部顺应性无关，膈肌与呼吸机使用相同的信号。因此，NAVA 可以改善患者与呼吸机的同步性，减轻膈肌负荷，避免肺过度膨胀及呼吸机辅助通气的过度或不足，有利于肺保护。

NAVA 的通气辅助力度受 Edi、NAVA 辅助水平与中枢反馈调节机制影响，完全按照患者的生理需要送气,每次送气的辅助力度都与患者的生理需要相匹配。随着呼吸机辅助力度和 NAVA 辅助水平的增加,气道压和潮气量逐渐增加。一旦辅助力度满足患者的生理需要,Edi 迅速降低,气道压和潮气量相对恒定,形成一个平台。继续增加 NAVA 辅助水平后 Edi 保持不变,从而形成一个平台,气道压和潮气量再次增加,这反映了患者被过度辅助。

许 颖

第33章 机械通气患者基本力学评估

呼吸力学是以物理力学的原理和方法对呼吸运动进行研究的一门学科。随着机械通气的广泛应用,为了提供个性化的机械通气策略,床旁基本呼吸力学的评估与监测变得非常必要。

机械通气是通过施加一定的吸气压克服呼吸系统以及呼吸机管道的阻力,将一定的潮气量按一定频率送入患者肺内的一个过程。这个过程涉及了压力与容积的变化关系,从力学的角度可以通过呼吸运动方程来表示。运动方程可以表示为:

$$P = FR + V_T/Crs + PEEP_{total}$$

该运动方程的等式是在没有自主呼吸时,机体做功为 0,因此 P 就是呼吸机提供的压力数值。其中,P 为吸气压,F 为流量,R 为气道阻力,V_T 为潮气量,Crs 为呼吸系统的顺应性。运动方程中压力、流量以及容积为呼吸力学的基本三要素,是可以通过在呼吸机上直接监测获得,通过这三个要素就可以推算出反应呼吸系统弹性特性以及流量-阻力特性的指标,包括动态和静态顺应性以及气道阻力等。

33.1 容　积

呼吸容积的参数包括:吸气潮气量、呼气潮气量、呼气末容积和深吸气量。此外,在正压通气时,还应该注意呼吸机管路的压缩容量。

压缩容量的大小与呼吸机管道的顺应性和吸气-呼气压力差有关。压缩容量是无效的通气量,会使患者实际接受的通气量减少。压缩容量可以通过呼吸机管道的顺应性与吸气峰压的乘积计算得到。呼吸机管道的顺应性测定可以通过在管道的 Y 型接口处阻断,观察吸入气量与管道压力的关系来计算。

在临床上,通常采用流量与时间的乘积来计算容量。容量监测会因流量传感器安置的部位不同而不同。呼吸机送气端监测的容量代表进入呼吸机管道压缩气体容量和进入患者呼吸系统的容量的总和,Y 型接口前监测的容量代表进入患者呼吸系统的容量。呼吸机呼气端监测的容量代表患者呼出气量和呼吸机管道压缩气量的总和。

33.2 流 量

临床上,监测有关流量的指标通常是吸气峰流量、呼气峰流量以及平均流量。吸气峰流量是指吸气期间呼吸机送气的最大流量。对于峰流量而言,有些患者通常需要更高的流量。峰流量不足的特点是呼吸困难、低吸气峰压和向下凹陷的吸气压力曲线。

在阻塞性气道疾病伴急性呼吸性酸中毒的患者中,需较高的峰流量是尤为常见的。在此类患者中,较高的峰流量可缩短吸气时间,增加呼气时间,增加二氧化碳清除量并改善呼吸性酸中毒,同时还会降低患者发生动态过度充气(auto-PEEP)的可能性。但是,增加峰流量也会出现一些问题,峰流量增加会升高气道峰压。此外,吸气时间减少会降低平均气道压,可能会影响氧合。

与其他流量波型相比,递减波可以更均匀地分配通气,特别是存在气道梗阻时。

33.3 压 力

所有的正压通气呼吸机均有压力监测,直接监测的有吸气峰压(PIP)以及平均压(P_{mean}),间接监测的有平台压(P_{plat})、内源性呼吸末正压($PEEP_i$)以及驱动压等。

33.3.1 气道峰压(P_{peak})

气道峰压为机械通气呼吸周期中气道压达到的最大值,用于克服气道黏滞阻力和胸肺的弹性阻力。如图 33.1 所示,相关因素包括呼吸机回路阻力、人工气道阻力、气道阻力以及胸肺弹性阻力等。气道峰压是呼吸机高压报警设置的依据,高压报警一般设在实际气道峰压之上 5~10cmH_2O,一般不超过 40cmH_2O 为宜。

气道峰压过高与气压伤相关,对肺的危害程度也与引起气道峰压升高的原因相关。气道阻力增加引起气道峰压升高的危害低于顺应性降低的危害,因为前者不直接作用于肺泡。气道峰压可以通过呼吸机实时监测获得。

33.3.2 平台压(P_{plat})

平台压又称为吸气末肺泡压力,决定于潮气量和呼吸系统的顺应性。平台压是反应呼吸系统顺应性的指标。在胸廓顺应性正常的情况下,平台压可近似代表肺泡压,与肺损伤的相关性较气道峰压更为密切。一般认为,平台压超过 30cmH_2O,肺损伤的可能性会大大增加,因此临床上一般的平台压要严格限制此压力以下。在呼吸机上,设定一定的吸气末暂停时间,在吸气末阻断气流,维持时间 3~5s 便可测得平台压。

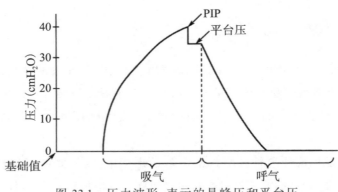

图 33.1　压力波形，表示的是峰压和平台压

33.3.3　平均压（P_{mean}）

平均压是数个呼吸周期中气道压力的平均值。影响平均压的因素包括呼吸频率、吸呼比、气道峰压以及 $PEEP_{total}$ 等。平均压是反映正压通气对循环影响的一个指标，一般认为平均压在 $7cmH_2O$ 以上就会对循环产生影响，在血容量不足以及心功能不全的患者中尤其明显。平均压可以通过呼吸机实时监测获得，也可以通过计算得到。

$$平均气道压计算公式：Paw = \frac{1}{2}\left[PIP \times \left(\frac{T_i}{T_{total}}\right)\right]$$

当使用 PEEP 时，公式则为：$Paw = \frac{1}{2}(PIP - PEEP) \times \left(\frac{T_i}{T_{total}}\right) + PEEP$

33.3.4　内源性呼气末正压（$PEEP_i$）与呼气末正压（PEEP）

$PEEP_i$ 是指在呼气末患者的气道压大于 0（大气压水平）。PEEP 是指在呼吸机上设置的呼气末正压。

$PEEP_i$ 产生的原因有肺顺应性增加、气道阻力增加、呼气时间不足、呼气流量受限、分钟通气量过大以及呼气肌主动用力呼气等。常见于 COPD 和哮喘等阻塞性疾病，临床表现为胸围增大、呼吸费力、通气量下降、吸气触发困难、呼气末有持续呼气气流、气道压增高以及不能用循环系统解释的血压下降等。临床上，常通过增加呼气时间、改善气道阻力、减少分钟通气量以及设置外源性的 PEEP 来改善 $PEEP_i$ 引起的肺过度充气。对 $PEEP_i$ 过高的 COPD 患者，常通过设置外源性 PEEP 来减少触发做功以及防止小气道在呼气早期过早陷闭，一般设置在 $PEEP_i$ 的 $75\% \sim 80\%$，需要引起重视的是过高的外源性 PEEP 会增加呼气阻力，加剧肺的过度充气。

在 ARDS 患者设置外源性 PEEP 的目的是通过 PEEP 防止肺泡塌陷，通过增加肺功能残气量来改善肺顺应性以及氧合。ARDS 设置最佳 PEEP 可以通过监测氧合的改善和平台压的不增加来设置，也可以通过监测食管压力的方法来设置。PEEP 的正负面效应都源于呼气末压力所造成的肺容量改变。如图 33.2 所示，临床上通过呼气末阻断法来测量 PEEP$_i$ 和 PEEP$_{total}$。具体操作为：让患者镇静，无自主呼吸，PEEP 调 0，按呼气末暂停键，然后监测得出结果。

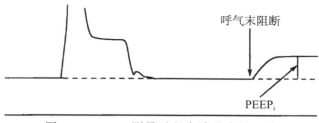

图 33.2　PEEP$_i$ 测量过程在波形中的反映

33.4　阻　力

气体进出气道需要克服肺和胸廓扩张产生的弹性阻力，以及气流在气道内流动产生的非弹性阻力。

33.4.1　弹性阻力

肺和胸廓是弹性器官，扩张后会产生弹性回缩力，吸气时需要克服的这个弹性回缩所产生的力，即弹性阻力。大小与有无气流运动无关，所以又称静态阻力。弹性阻力是扩张需要克服的回缩力，顺应性反映的是可扩张性，弹性阻力与顺应性成反比。

胸廓本身有不受力的自然位置，大约在肺总量 67% 的位置，此时没有弹性回缩力，也就没有弹性阻力。相反，胸廓从自然位置上缩小，也会产生弹性回缩力，不过方向与向外扩张所产生的弹性回缩力相反。任何改变胸廓顺应性的病变都会使胸廓扩张的弹性阻力增加，吸气时需要吸气肌用更大的力。

肺组织具有弹性，扩张要克服弹性回缩力，即肺弹性阻力。研究已经证明，肺的弹性回缩力不仅来自于肺实质的弹性，也因肺泡内液-气平面所产生的表面张力所引起的。据测定，平静呼吸时，由肺泡内表面张力所产生的弹性回缩力占肺的总弹性回缩力的 2/3 以上。

呼吸或静息的时候，胸廓与肺都贴合在一起，所以要克服呼吸系统的弹性阻力是两者各自弹性阻力的矢量和。正常人的肺和胸廓总弹性阻力处于平衡位置时，肺的功能残气量大约为肺总量的 40%。

33.4.2　非弹性阻力

与肺胸廓的弹性阻力不同，气流在气道的运动中产生的阻力，称为非弹性阻力或动态阻力。非弹性阻力包括惯性阻力、黏滞阻力以及气道阻力。气道阻力占非弹性阻力的 80%～90%，是非弹性阻力的主要组成部分。正常未插管患者的流量为 0.5L/S，气道阻力约为 0.6～2.4cmH$_2$O/(L·S)，正常插管患者的气道阻力约为 6cmH$_2$O/(L·S)。

阻力可以通过以下计算得到：

$$Raw = \frac{PIP - P_{plat}}{FLOW}$$

气道阻力就是气体流动时气体分子与气道壁之间产生的摩擦以及气体分子本身之间的黏滞特性所产生的阻力。气道阻力与流态、流量大小以及气道内径等因素相关。气体的流态分层流和湍流两种形式。湍流是气道阻力与气流量的平方成正比，层流时气道阻力与气流量成简单的线性关系，可以看出湍流造成的气道阻力比层流造成的气道阻力要大得多。临床上，消除或减轻造成湍流的病理改变可以降低气道阻力。气道阻力与气道半径的四次方成反比，气道内径的减少会造成气道阻力的明显增加。影响气道阻力的相关因素见下面的公式：

$$Raw = 8\eta l / (\pi r^4)$$

33.5　顺应性(C)

顺应性用来描述该结构可伸展的容易程度，用单位压力改变引起的容积变化来表示，是弹性阻力的倒数。临床上，监测的顺应性包括静态顺应性(C_{st})以及动态顺应性(C_{dyn})。通常所说的顺应性是指呼吸系统的顺应性，包括肺与胸廓的顺应性。顺应性下降的原因有很多，包括：肺顺应性下降（肺水肿、实变、纤维化、肺不张等），胸壁顺应性下降（脊柱侧弯、胸廓畸形、肥胖、腹胀、腹水等），肺受挤压（气胸、胸腔积液）和动态肺过度充气。

33.5.1　呼吸系统顺应性

肺脏是一个弹性器官，肺顺应性测定与肺的弹性密切相关，影响肺弹性的因素有肺弹性组织、表面张力和肺血容积等，其中主要是表面张力。

肺顺应性(C_L)＝肺容积改变(ΔV)/经肺压(ΔP_L)

影响胸壁顺应性的因素有：静态胸壁压(P_{mus})和静态胸壁弹性回缩压(P_{Wstat})，胸壁呼吸肌收缩和舒张可影响胸膜腔压力的测定，因此测定时胸壁呼吸肌必须放松，使P_{mus}＝0。

胸壁顺应性(C_W)＝肺容积改变(ΔV)/经胸壁压(ΔP_W)

呼吸系统顺应性(C_{RS})包括肺顺应性(C_L)和胸廓顺应性(C_W)，由于肺与胸壁属于串联连接，呼吸系统的弹性回缩力(E_{RS})是肺弹性回缩力(E_L)和胸廓弹性回缩力(E_{CW})的总和。C_{RS}与C_L和C_W的关系可以通过下式表示：

$$1/C_{RS} = 1/C_L + 1/C_W$$

33.5.2　静态顺应性

静态顺应性是指呼吸系统的静态顺应性，包括胸廓和肺的静态顺应性。静态顺应性描述的是排除气流以及呼吸肌用力的影响,肺以及胸廓的可扩张性。一般采用吸气阻断法测量。在定容的控制通气模式下,给予恒流气体,在吸气末阻断气流,维持一个平台,即平台压水平,持续时间一般要求 3～5s,此时的压力反应是弹性回缩力。测量过程要求恒流以及呼吸肌松弛。呼吸系统的静态顺应性约为 100mL/cmH₂O,插管患者的正常顺应性为 50～70mL/cmH₂O。可以通过以下公式计算获得:

$$C_{st} = \frac{vt}{P_{plat} - PEEP}$$

33.5.3 动态顺应性

在不阻断呼吸的情况下,对患者的顺应性进行实时监测,实际包括了呼吸系统顺应性以及气道的两方面因素,在评价呼吸系统的动态顺应性时不如评价静态顺应性来得准确。比如支气管痉挛的患者,动态顺应性可以明显降低而静态顺应性仍保持原来水平不变。

$$C_{dyn} = \frac{vt}{PIP - PEEP}$$

33.6 时间常数(τ)

时间常数(τ):对呼吸系统来说,无论吸气还是呼气,气流在肺内的充盈与排空都是先快后慢,并且受阻力以及顺应性的影响。肺单位充盈,或排空的时间长度可以用时间常数表示,是顺应性(C)与阻力(R)的乘积,正常值为 0.2～0.4s。

$$\tau = CR$$

时间常数总是等于肺排空或充盈至其容量的某个百分比时需要的时间长度。如图 33.3 所示,1 个时间常数允许 63% 的容量被呼出或吸入,2 个时间常数允许 86% 的容量被呼出或吸入,3 个时间常数允许 95% 的容量被呼出或吸入,4 个时间常数允许 98% 的容量被呼出或吸入,有 5 个时间常数后可认为 100% 的容量被呼出或吸入。在设置吸气或呼气时间时,时间常数比较重要。吸气小于 3 个时间常数会导致潮气量不足,呼气小于 3 个时间常数会引起肺排空不完全,正常吸气或呼气在 5 个时间常数里。

根据肺单位排空或充盈的速度可以将其分为快速肺单位和缓慢肺单位。快速肺单位的时间常数短,是由于气道阻力正常或下降以及顺应性下降所致,如间质性肺纤维化患者。缓慢肺单位的时间常数长,是由于阻力或顺应性增加,或是两者均增加,如肺气肿患者。需要注意的是肺具有不均一性的特性,在计算时间常数的时候,需要评估的是大多数肺单位的时间常数。

图 33.3 所示是吸气与呼气过程中经过每个时间常数所产生的容量改变。

测量时间常数有直接法与间接法。直接法就是直接测量阻力和顺应性,然后由相

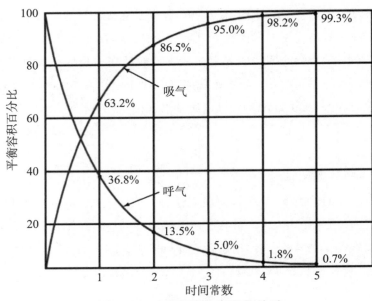

图 33.3 时间常数和容积的关系

乘的积得到。间接法是通过 MEFV 曲线或 FVC 曲线换算得到。时间常数由肺的生理因素 C、R 决定，所以 C 以及 R 对时间常数有直接的影响，不同肺部疾病致使阻力或顺应性改变，时间常数也随之改变。时间常数也受年龄的影响，随着年龄的增加而增加。

33.7 $P_{0.1}$（第 0.1 秒口腔闭合压）

测量方法：在功能残气量位，吸气开始 0.1s 阻断气道，测得气道开口处的压力。机械通气常用的是在留置的气管内导管测得气管内的 $P_{0.1}$。

$P_{0.1}$ 是撤机过程中的一个评价指标。呼吸中枢驱动减少，可导致通气不足和高碳酸血症，如中枢性低通气；如呼吸中枢驱动过高，则反映中枢反映性增加，有呼吸肌疲劳的趋势，呼吸肌的有效工作不能持久，容易发生呼吸衰竭和撤机失败。一般来说，$4\sim6cmH_2O$ 是撤机成功与否的临界值标准。图 33.4 为 $P_{0.1}$ 的测量过程。

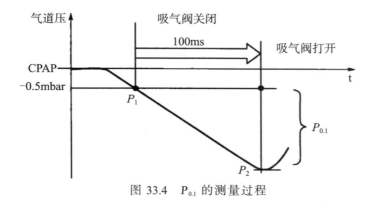

图 33.4 $P_{0.1}$ 的测量过程

陈伟芬

第34章 呼吸机基础波形及解读

呼吸机波形描记的是患者实时的呼吸变化,通过对波形的解读可从中窥探到患者肺部力学的改变及存在的呼吸问题,从而指导呼吸机参数的调整以及改善人机同步性。因此,呼吸机波形的学习和掌握对于医护人员来说是非常必要的。

34.1 流量、压力、容积与时间的关系

根据流量、压力、容积与时间的关系,可描记出压力-时间曲线、流量-时间曲线、容积-时间曲线。以下阐述了流量、压力、容积和时间之间的基本关系。

气流进入肺内的流量大小主要取决于呼吸机(动力源)与肺内压之间的压力差。差值越大,流量越快,肺泡充盈越快。流量大小以单位时间内容积的变化幅度来衡量,其时间是吸气时间($Flow = V/T_i$)。(图 34.1)

肺泡充盈所需要的压力差($\triangle P$)取决于患者的呼吸系统顺应性及气道阻力。如果顺应性良好,则相对较低的压力即可使肺泡充盈;反之,则需要较高的压力才可使其充盈($\triangle P = \triangle V/C_L$)。对于气道阻力而言,影响气道阻力最关键的因素在于气道内径,随着气道内径的增加,气道阻力逐渐减小,流量也随之变大;相反,气道内径减小,气道阻力增加,流量减小。在呼吸机上,我们可以对顺应性和阻力进行定量化的测量。

容积(V)等于流量和吸气时间的乘积($V = Flow \times T_i$)。

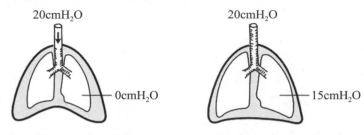

A $\quad \triangle P = 20 - 0 = 20cmH_2O$ $\qquad$ B $\quad \triangle P = 20 - 15 = 5cmH_2O$

图 34.1 $\quad \triangle P$:A>B,故 A 吸气流量比 B 大

在机械通气过程中,压力波形一般分为两种:压力控制型通气(简称压控)下呈矩形波,容量控制型通气(简称容控)中呈指数上升波。容量波形呈递增波或正弦波;流量波形呈矩形波、正弦波、递增波、递减波、指数样递减波等。其中有些波形已不常用,

本章只针对常见波形进行分析讲解(图 34.2)。

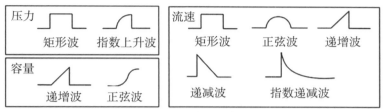

图 34.2　常见波形

34.2　基础波形

34.2.1　流量-时间曲线

在容量控制型通气(volume-control mechanical ventilation，V-CMV)中，气体逐渐流入肺内引起气道压力上升以及肺内容积增加。方波送气时吸气流量上升到峰流量并在吸气相保持不变。图 34.3 所示为容控方波的流量-时间曲线。流量-时间曲线横轴上方代表吸气相，下方代表呼气相。在 A 点，吸气阀开放，气体流进肺内，注意 A 点同时也是呼气相结束的终点(呼气阀关闭)。流量快速上升到设置的峰流量 B 点并保持不变，在 C 点送气结束，C 点到 D 点为吸气相屏气时间，此时流量在肺弹性阻力的作用下逐渐下降，气体在肺内分布，总吸气时间为 A→D;在 D 点呼气阀开放，气体通过呼气阀排出肺外，在气体释放的瞬间到达呼气峰流量，再减速回到横轴，在 E 点呼气结束，而总呼气时间为 D→F。

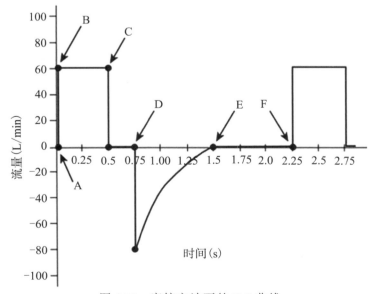

图 34.3　容控方波下的 F-T 曲线

　　目前在容量控制型通气中，选择方波送气更多用来测量呼吸力学，通过吸气末暂停可测得患者的呼吸力学参数（顺应性、气道阻力、平台压等）。如图 34.4 所示为在 V-CMV 模式下吸气暂停后所获得的流量、容量、压力的时间曲线。从压力-时间曲线上来看，基线是 5cmH₂O，表明应用了 5cmH₂O 的 PEEP。从流量-时间、容量-时间曲线上来看，基线从零开始，再回到零结束。在吸气暂停的同一时间点，当没有流量产生时，也不会有容量的输送，吸气末当流量降为零时，呼吸机和肺内的压力梯度为零，出现了平台期。此时，可测得当前容量下患者的顺应性、气道阻力、平台压等。

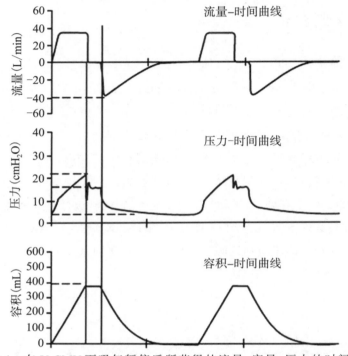

图 34.4　在 V-CMV 下吸气暂停后所获得的流量、容量、压力的时间曲线

　　在 V-CMV 下常使用递减波方式进行送气，指送气初始呼吸机输送的气体流量即到达峰流量，然后递减至吸气结束。压力控制型通气模式（pressure-control mechanical ventilation，P-CMV）下的流量-时间曲线与之相似，但不完全一致，在判断是容量控制型通气还是压力控制型通气时，可以结合压力-时间曲线进行区别（图 34.5）。

　　流量-时间曲线可提示的临床信息很多，通过观察流量-时间曲线吸气相波形（横轴上方），可以反观设置的吸气时间是否合理，如图 34.6，A 点所示吸气末屏气，表明吸气时间设置过长，B 点所示在很高的吸气流量下便切换成呼气，表示吸气时间设置过短，此时，患者没有完全完成吸气，潮气量偏小，临床上可根据流量-时间曲线来合理设置吸气时间。

　　通过流量-时间曲线可以监测呼吸回路有无积水或者痰液现象，当环路中存在积水时,随着患者呼吸的来回摆动,会产生"锯齿样"波形表现,如图 34.7,可通过清理呼吸管路、给患者进行吸痰后改善。

通过流量-时间曲线可以识别患者有无由小气道阻塞引起气体陷闭。图 34.8 中的虚线部分描记的是正常的呼气波形,呈指数样递减回到横轴(横轴下方),实线部分表示存在气道动态塌陷的患者由于吸气时间较长、呼气不足而引起的气体陷闭,导致内源性 PEEP 产生,表现为呼气曲线回不到横轴就开始进行下一次吸气。可通过使用支气管舒张药物、延长呼气时间等保证呼气完全。

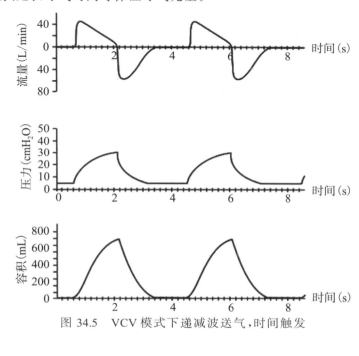

图 34.5　VCV 模式下递减波送气,时间触发

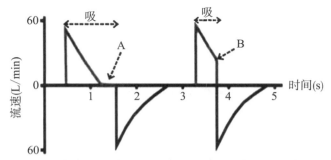

图 34.6　流量-时间曲线上 A 点所示吸气末屏气,B 点所示吸气时间设置过短

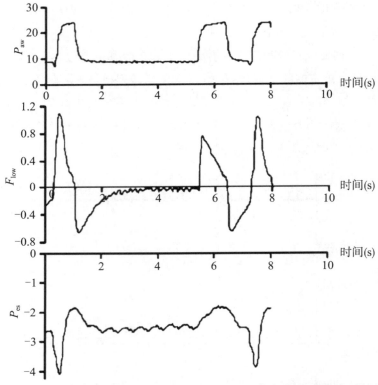

图 34.7 流量-时间曲线上"锯齿样"波形提示环路有积水或痰液,通过处理后患者的呼吸频率减慢,提示因环路积水导致误触发现象

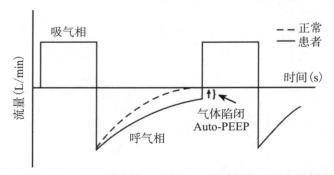

图 34.8 虚线部分描记的是正常的呼气波形,呈指数样递减回到横轴(横轴下方),实线部分表示存在气道动态塌陷的患者由于呼气阻力增加、呼气不足而引起的气体陷闭,导致内源性 PEEP 产生,表现为呼气曲线回不到横轴就开始进行下一次吸气

34.2.2 压力-时间曲线

压力-时间曲线是反映气道压力随时间而变化的曲线,纵轴表示气道压力,单位为 cmH_2O;横轴表示时间,单位是 s;基线压力为 0 或者 PEEP;横轴上方为正压,下方为负压。因为定容型通气和定压型通气的送气方式不同,两者的压力曲线也不同,PCV 模

式下压力随时间保持不变,压力-时间波形呈矩形,而 VCV 模式下压力因气体逐渐进入肺内而受气道阻力及弹性阻力的影响,压力-时间曲线呈递增波形(图 34.9)。

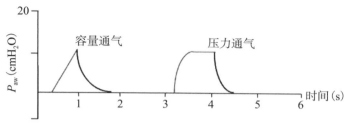

图 34.9　容量控制型通气(流量为方波)和压力控制型通气时的压力-时间曲线

在测量患者呼吸力学时,呼吸机模式应调整为容量控制方波送气模式,通过吸气末屏气,测得呼吸力学波形(图 34.10),A→B 反映用于克服呼吸机管路、气管导管及患者气道、胸肺的黏滞阻力所消耗的压力,B→C 反映的是用于克服胸肺的弹性阻力,C 点为气道峰压,限值在 40~45cmH$_2$O,C→D 反映的是气道黏滞阻力产生的压力差,D→E 反映的是胸肺的黏滞阻力产生的压力差,E 点为平台压,近似肺泡内压,与肺损伤有关,限值在 30cmH$_2$O,E→F 反映的是依靠胸肺的弹性回缩力使肺内气体排出,即被动呼气。

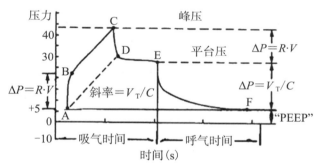

图 34.10　在测量患者呼吸力学时,呼吸机模式调整为容量控制
方波送气模式,通过吸气末屏气,测得呼吸力学波形

此外,我们可以通过压力-时间波形辨别触发呼吸机送气的方式。图 34.11 所示,A 点为时间触发,B 点为患者触发,即患者吸气努力使吸气初压力基线轻微下移而得到区分。

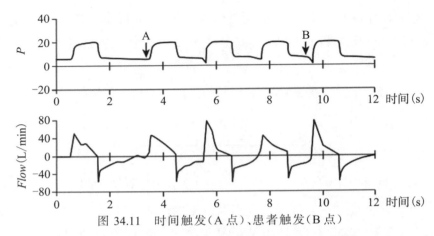

图 34.11　时间触发（A 点）、患者触发（B 点）

在机械通气过程中，可以通过压力-时间波形来窥探流量是否足够。当压力曲线外观随呼吸而改变，表明患者正在主动呼吸，在 VCV 期间，吸气压力曲线上的凹陷代表主动吸气（图 34.12）。早期的呼吸机，如 Puritan Bennett 7200，具有固定流量，即无论患者的吸气努力程度如何，患者接受的流量都为设定流量。当设定的吸气流量不足时，可以通过增加流量或改变流量波形来纠正，只要流量设置足够，递减流量波模式可以减少患者的呼吸做功。现代 ICU 呼吸机（如 Servo-i 和 CareFusion AVEA）流量可随患者的努力而变化，压力-时间曲线显示吸气时压力轻微下降，流量-时间曲线显示提高流量以适应患者的吸气努力。这是通过呼吸机响应患者的需求来改善人机同步性。

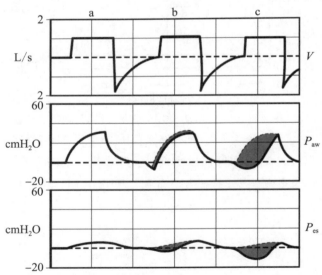

图 34.12　恒定流量、容量通气模式下的流速-时间曲线、压力-时间曲线、食管压力的压力-时间曲线。呼吸 a 是一次控制呼吸，没有患者的努力。呼吸 b 是患者触发的呼吸，具有足够的流量。虚线模仿控制呼吸，如呼吸 a。呼吸 c 是患者触发的呼吸，流量不能满足患者需求（实线）。阴影区域显示控制呼吸的曲线（虚线）

在压力目标型通气模式中，例如 P-CMV 和 PSV，呼吸机可迅速提供高流量以实现和维持设定的压力。只要设定的压力足够，流向患者的流量就足够。另外，在压力目标通气期间，吸气初的流量对某些患者而言可能是过高的。较低的压力上升时间或斜率可能对这类患者有益，图 34.13 示 a 波形压力上升时间过快，吸气流量过冲，与之相反，d 波形示压力上升时间过慢，吸气流量过低。

通常而言，对于具有高流量需求的患者，除了设置合理的压力及上升时间之外，以压力为目标的通气方式可能具有更佳的人机同步性。而如果高通气需求的原因是焦虑或疼痛，可以使用苯二氮卓类药物或麻醉药等镇静药来改善患者的症状。

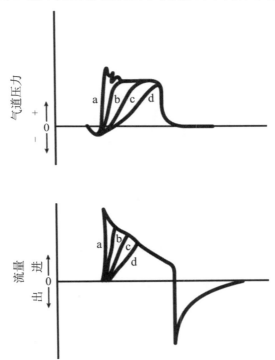

图 34.13　显示气道压力随时间的变化，下图显示流量随时间的变化。曲线说明了不同压力上升时间对应的压力和流量的变化。最快的时间（a）对应有最快的流量（a）。一般来说，当压力波形显示平滑的方形（曲线 b）时，同步性最佳。使用过低的上升时间可能会降低流量并导致不同步（曲线 d）

34.2.3　容量-时间曲线

容量-时间曲线是表示送气量随时间而变化的曲线，纵轴表示送气量，单位为 mL，横轴表示时间，单位为 s，上升支表示吸入潮气量，下降支表示呼出潮气量。潮气量的大小取决于驱动压、吸气时间、气道阻力以及胸肺顺应性等因素（图 34.14）。

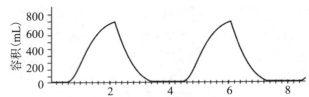

图 34.14　容量-时间曲线表示送气量随时间而变化的曲线，
上升支表示吸入潮气量，下降支表示呼出潮气量

　　在容量-时间曲线上，可提示呼吸回路或气囊有无漏气现象。如果存在漏气，则容量-时间曲线上显示连续多个波形的呼气支回不到横轴（如图 34.15 箭头所示）。若呼气支回到横轴下方，则提示患者存在用力呼气，此时多出的容量反映的是患者补呼气量的一部分。

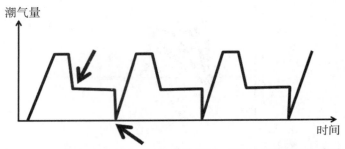

图 34.15　容量-时间曲线上示呼气支回不到横轴，提示回路或气囊存在漏气现象

34.3　压力目标型通气 vs 容量目标型通气

　　压力目标型通气与容量目标型通气在压力波形和流量波形上有显著区别。压力目标型通气的流量波形为递减波，受肺的顺应性及患者的需求影响，在 P-CMV 期间，随着患者的需求变化，峰流量与潮气量也发生变化（图 34.16 虚线部分）。而容量目标型通气的波形是可以设置的（方波或递减波等）；压力目标型通气的压力波形在吸气相为方波，而容量目标型通气的压力波形则是斜坡上升波或呈指数上升波（图 34.17）。

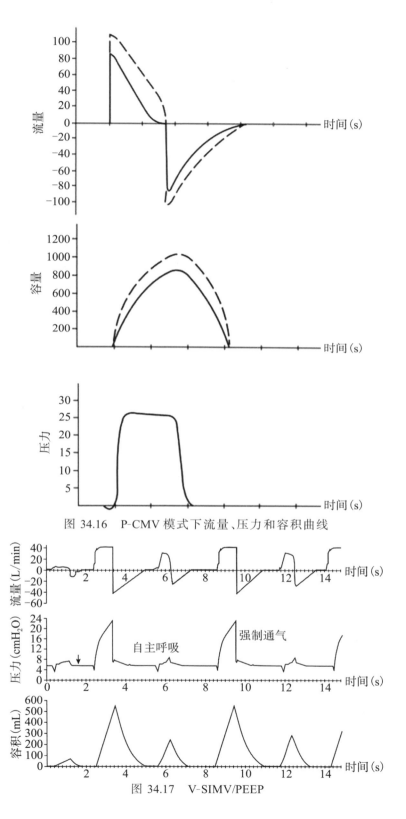

图 34.16　P-CMV 模式下流量、压力和容积曲线

图 34.17　V-SIMV/PEEP

34.4 判断呼吸机模式

我们可以通过解读波形,从而判断患者目前使用的呼吸机模式。例如通过对压力及流量波形的分析,可以判断是否为强制通气、自主通气或间歇指令通气等。如图 34.18 显示在 SIMV 存在自主呼吸下的流量、压力、容积曲线,图 34.19 也显示了 SIMV 期间的流量、压力和容积曲线;然而,仔细对比就会发现,自主呼吸相没有 PSV 支持。

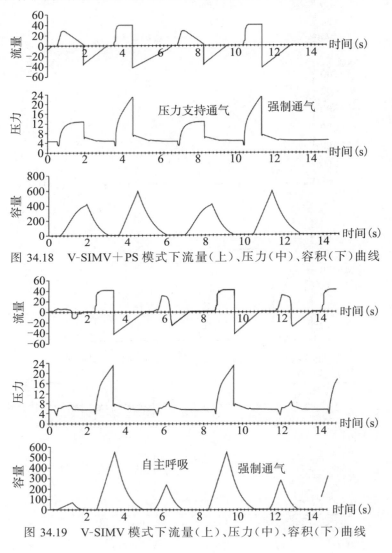

图 34.18　V-SIMV＋PS 模式下流量(上)、压力(中)、容积(下)曲线

图 34.19　V-SIMV 模式下流量(上)、压力(中)、容积(下)曲线

34.4.1　P-V 环

P-V 环可以用来监测肺的顺应性及气道阻力的变化。图 34.20 所示为在正压通气下典型的 P-V 环。此次呼吸是机器触发而非患者触发。同时,应注意的是在正压通气

下 P-V 环是逆时针方向描记出来的,而且吸气相和呼气相的曲线不是呈完美的弧度。X 轴上的最大压力为最大吸气压(PIP),Y 轴上的最大容量为潮气量(V_T)。

图 34.21 所示,P-V 环实线部分表示在产生 V_T 期间所相对应的气道压(P_{aw}),虚线表示在没有气流的情况下测得的静态的 P-V 线,即反应的是肺泡内压(P_{alv})。P_{alv} 和 P_{aw} 之间的差值代表跨气道压(P_{ta})。如图 34.21 中双箭头所示。

临床医生可以通过观察呼吸过程中 P-V 环产生的方式来区分强制呼吸或自主呼吸。当患者在自主呼吸时,P-V 环是顺时针方向描记的(图 34.22)。当正压通气时,则是逆时针方向描记的(图 34.20)。

图 34.23 所示为由患者触发引起的强制通气的 P-V 环。当患者在自主呼吸时,曲线向左移动(顺时针方向),反映患者的吸气努力。当达到设置的触发灵敏度阈值后,呼吸机开始做功,曲线向右穿过,并以逆时针方向描记。

P-V 曲线可以用来评估呼吸力学的改变。图 34.24 中,AB 线(峰值 P_{alv})代表静态下肺的压力-容积的关系,即 P_{alv} 是静态下测得的。三角形 ABE 代表克服胸壁和肺的弹性阻力所需要做的功。当给定一个压力时,产生相应的容积,当流量存在时,它们之间的线性(直线)关系不再存在,相反如 P-V 环所示,其呼吸相都是一个带有曲率的线性关系。总的呼吸功是三角形 ABE 和 ACB 之间的总和。物理学上,作用在物体上的力乘以距离等于功(呼吸力学里,力为压力,距离为容量)。在呼吸力学上,作用在肺上的压力乘以肺产生的容积就等于呼吸功,$WOB = P \times V$。吸气功为克服气道阻力和部分肺组织的阻力所做的功,即 ACB 部分,ADB 部分代表呼气功。

在容量控制型正压通气时,肺顺应性越差(如肺纤维化、ARDS、肺不张等),产生相同的容量需要的压力越大,P-V 环变得低平(图 34.25)。而在压力控制型通气时,压力维持在预设的水平,潮气量下降(图 34.26)。

通过 P-V 环可以评估气道阻力,图 34.24 中,虚线将曲线划分为吸气和呼气两部分,每个部分的宽度代表各自时相的气道阻力。可将图 34.27 中的宽度和正常气道阻力(图 34.24)的宽度进行对比,注意无论曲线的宽度如何增加,顺应性不变。

P-V 环可用于评估环路、气囊有无漏气或是否存在气体陷闭,如图 34.28 所示,P-V 环没有回到基线水平,提示可能存在漏气或气体陷闭。

P-V 环还可用于评估 VCV 模式下吸气流量是否合适,当流量设置过低时,患者吸气努力增加,P-V 环呈"8"字环样改变(图 34.29)。

34.4.2 F-V 环

流量-容积环(F-V 环)是指同一呼吸周期内流量与容积相互变化的曲线。纵轴表示吸气和呼气的流量,单位为 L/min。横轴表示容积,单位为 mL。F-V 环横轴以上表示吸气,横轴以下表示呼气,为闭合环(图 34.30)。

F-V 环可用来评估气道阻力的改变。图 34.31 示在容量目标方波送气条件下，A 环是正常气道阻力，B、C 环反映了增加的气道阻力。由于是容量目标方波送气方式，吸气相的环是固定不变的，而呼气相峰流量随着气道阻力的增加而下降。呼气峰流量的下降通常和气道阻塞有关（如分泌物、气道痉挛等）。图 34.32 所示为气道阻塞患者的F-V 环，如慢性阻塞性肺疾病（COPD）患者，呼气相曲线凹陷明显；F-V 环有助于评估患者对支气管扩张剂的反应。图 34.33 显示了气道阻塞患者使用 β 受体激动剂（如沙丁胺醇）前后的两个环的对比，呼气流量得到改善。内环中，呼气开始时有一个较高的流量，这个高尖是由于吸气相呼吸管路里被压缩的气体瞬间释放形成的，可以通过观察在呼气起始时环路是否"呼气"来判断。

F-V 环可用来评估环路或气囊等是否存在漏气情况（图 34.34）。在呼气支部分，曲线未回到零点，提示环路或者气囊存在漏气现象，可结合容量-时间曲线观察，积极查找漏气原因，以避免产生误触发等人机不同步现象。

F-V 环可评估患者是否存在内源性 PEEP（图 34.35）。有内源性 PEEP 患者的 F-V 环表现为曲线呼气支与竖轴交叉，提示在呼气末仍然存在呼气气流，说明患者存在内源性 PEEP。在呼吸机上，可通过呼气末屏气法予以测量，此时患者需要充分镇静肌松状态（图 34.36）。可适当减少呼吸频率，降低潮气量，延长呼气时间，或使用支气管舒张剂等减少内源性 PEEP 发生。

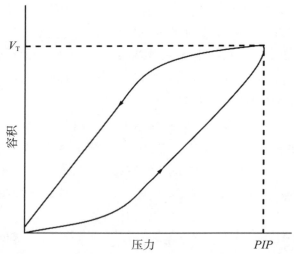

图 34.20　正压通气下典型的 P-V 环，描记的是在上气道开口处测得的压力及容积的关系图。潮气量最高点（V_T）及最大吸气压（PIP）代表压力-容积环的动态顺应性

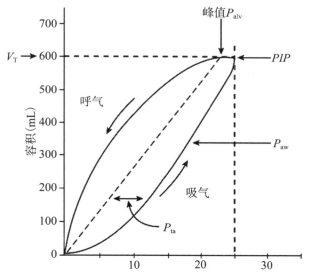

图 34.21　P-V 环吸气峰压（PIP）、气道开放处压力（P_{aw}）、肺泡压（P_{alv}）和经气道压（P_{ta}）

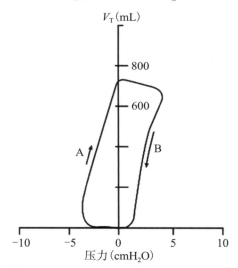

图 34.22　在自主呼吸、没有压力支持（PS）或持续气道正压（CPAP）下描记的 P-V 环。箭头 A 代表吸气，箭头 B 代表呼气

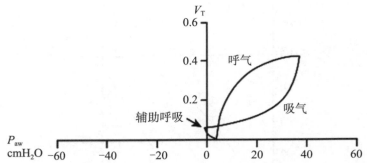

图 34.23　在压力控制型通气（P-CMV）下由患者触发描记的 P-V 环。注意在 P-V 环起始向左靠近 Y 轴移动时，代表此时存在患者吸气努力而引起气道压力下降，而后穿过向远离 Y 轴方向移动，代表此时呼吸机开始予以正压通气

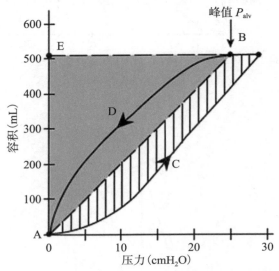

图 34.24　正常肺的 P-V 环。AB 线代表静态顺应性，曲线 ACB 是吸气相，而 BDA 是呼气相。灰色三角形 ABE 部分代表克服弹性阻力所做的功。阴影区 ACB 部分代表吸气相克服非弹性阻力所做的功，而 ABD 区域代表呼气相气流阻力，两者的总和即是一次呼吸做功总和

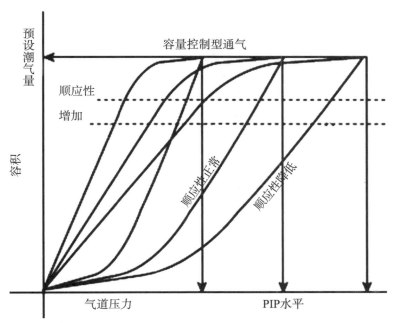

图 34.25　在容量控制型通气时,容量恒定不变,随着顺应性改变,
　　　　　气道峰压改变,P-V 环变化

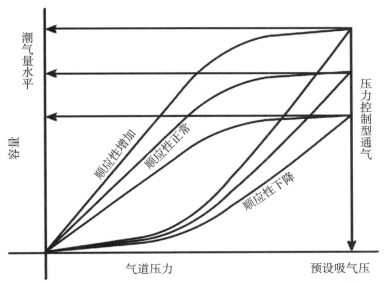

图 34.26　压力控制型通气时的 P-V 环,随着顺应性改变,容量变化,压力保持恒定

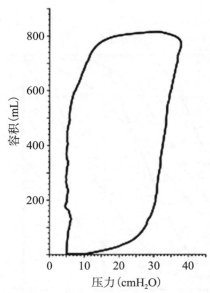

图 34.27 控制通气期间，COPD 患者的 P-V 环。呼吸气相非弹性阻力增加
（P-V 环增宽，朝左上方移动）

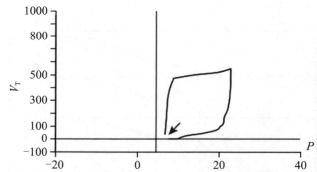

图 34.28 P-V 环没有回到基线水平，提示可能存在漏气或气体限闭

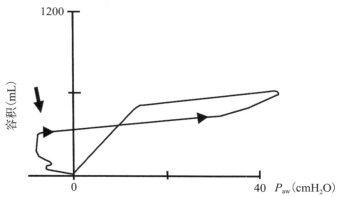

图 34.29　当吸气流速设置过低时,患者吸气努力增加,P-V 环呈"8"字环样改变

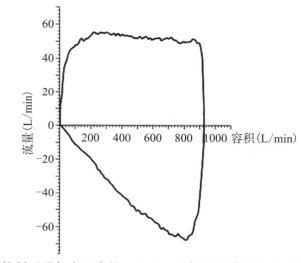

图 34.30　容量控制型通气中正常的 F-V 环。吸气相在横轴上方,呼气相在横轴下方。注意呼气流量从峰值到呼气相结束(呼气末流量为零)的线性变化

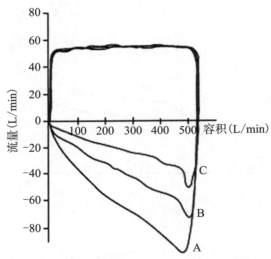

图 34.31　在容量控制型通气恒定流量下的 F-V 环。A 环为正常气道阻力,B、C 环为逐渐增
加的气道阻力,随着气道阻力增加,呼气峰流量下降

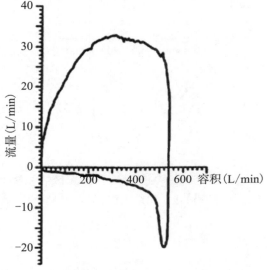

图 34.32　COPD 患者的 F-V 环。上方为吸气,下方是呼气。
呼气峰流量下降,呼气相曲线凹陷

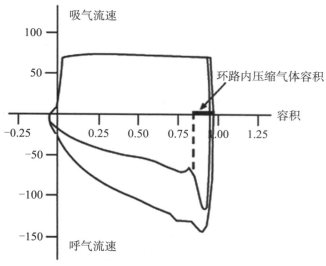

图 34.33　容量控制型通气恒定流速下的 F-V 环。内环气道阻力增加,外环是使用支扩剂
　　　　　后,呼气流量改善。内环呼气相的高尖是呼吸机环路内压缩气体释放所致

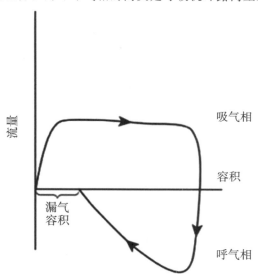

图 34.34　F-V 环未回到零点,提示存在漏气

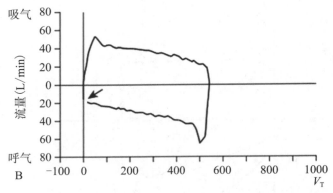

图 34.35　F-V 环呼气支与竖轴交叉,提示在呼气末仍然存在呼气气流,存在 PEEP(内源性 PEEP 或呼吸机设置 PEEP 值)

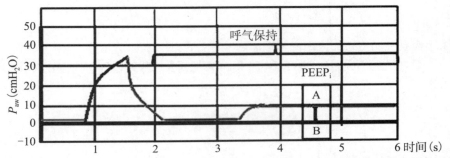

图 34.36　患者在充分镇静肌松状态下,通过呼吸机的"呼气保持"按键测量内源性 PEEP

姜柳青

256

第 35 章　呼吸机常见报警及处置

机械通气作为生命支持和呼吸治疗的有效手段，已广泛应用于临床各个领域。机械通气过程中，呼吸机报警是对患者的一种重要保护措施，在此过程中，如何及时消除呼吸机的报警和迅速排除机械故障，对提高危重症患者的抢救存活率和机械通气成功率具有重要意义。

呼吸机通过报警对患者的呼吸状况提供监护，并监视呼吸机的工作，保证机器正常送气，确保患者能得到足够的和预期的呼吸支持。报警发出声音或可见信号提醒医护人员需要关注患者本身出现的异常情况，根据美国呼吸治疗学会推荐，呼吸报警按照其优先和紧迫程度分为三个等级。第一等级为立即危及生命的情况，通常为连续的声光报警，声音响亮尖锐，如有光报警为红色光，此时需紧急处理；第二等级为可能危及生命的情况，声音柔和，如有光报警为黄色光，需要及时处理；第三等级为不危及生命的情况，声音柔和，不连续，需处理。

按照警报的有效性，警报可分为真阳性警报、真阴性警报、假阴性警报和假阳性警报。真阳性报警是指患者出现异样情况且患者出现真实异样情况，属于临床有意义的真实警报；假阳性警报是指与临床无关的有用警报，包括仪器技术警报；假阴性警报是指不能反映患者和仪器设备的真实情况的错误警报；真阴性警报是指临床出现异常状况，警报未发生的情况。临床警报管理工作中应重点关注真阳性警报，尽量减少假阳性和假阴性警报，密切关注真阴性警报情况。

临床上发生的报警种类很多，主要包括气道压力报警、潮气量报警、呼吸频率报警、分钟通气量报警、窒息报警、电源报警、空氧源报警等。根据报警原因及发生率，依次包括人机对抗、痰液阻塞、漏气、呼吸机参数设置不合理、呼吸机管路打折、支气管痉挛、患者吸气用力、人工气道滑脱等。

与临床相关的报警原因既可能由机器的故障引起，又可能是患者本身或患者与机器的连接（即环路），抑或报警参数设置不合理等问题引起。当呼吸机发生报警，患者的情况紧急，一线医务人员不能及时进行判断和排除故障时，均要求立即断开呼吸机的连接，采用人工辅助球囊进行通气以保障患者的安全。在不危及患者生命安全的条件下可以从患者因素、呼吸机因素、患者与呼吸机的协调因素三方面入手分析报警原因，从而解决临床发生的报警事件。

35.1 高压报警

高压报警提示患者的气道压力等于或高于设置值,此时可能存在气压伤的风险,患者的潮气量也可能减少。一般的报警参数上,成年人设置为 $40\sim45cmH_2O$,小儿的为 $30\sim35cmH_2O$,容控时常设置高于吸气峰压 $10cmH_2O$,胸部钝性伤的患者应在 $25\sim30cmH_2O$。

当发生高压报警时,可以从以下几个方面着手分析,解决临床问题。

35.1.1 患者因素

支气管痉挛:此时可通过肺部听诊辨别,若发生气道痉挛,双肺可闻及哮鸣音,呼吸机波形上显示呼气流量降低,呼气时间延长,此时测患者的呼吸力学发现可能存在 PEEPi,临床上可通过给予解痉平喘抗炎等处理解决。

气胸:对有肺大疱、肺顺应性差、肺发育不良的患者,应警惕高压报警是否是由于气胸所致,此时可通过听诊肺部呼吸音及胸部影像学检查进行鉴别,当发生气胸时,应及时断开呼吸机,行胸腔闭式引流;改容控为压控,提高吸氧浓度,降低 PEEP 水平。

肺顺应性降低:由于临床病情的进展(如 ARDS、心源性肺水肿、肺间质纤维化、脊柱侧弯或其他胸壁畸形、肥胖、腹水或腹胀等),引起肺顺应性降低,导致在容控状态下达到目标潮气量需要输送更大的吸气压力,而超过报警限值会引起高压报警,此时需及时调整呼吸机参数或在安全条件下调整报警设置的范围,协助治疗临床疾病。

35.1.2 人工气道因素

临床上,由于人工气道移位引起气道高压报警的案例时有发生,如当气管导管滑入一侧支气管或开口贴壁,抑或人工气道部分或完全脱出,可导致气道高压报警,此时可通过听诊双肺呼吸音加以识别,调整好人工气道深度后,需确认气管插管距门齿的刻度,并妥善调整固定。当人工气道内附着痰痂、血痂等导致气道通畅性下降从而引起由气道梗阻所致的高压报警时,需及时更换气管插管,并做好气道湿化,当呼吸机回路打折或存在大量痰液、积水等时,也可能会引发气道高压报警,应反复确认呼吸回路的通畅性和积水杯是否位于最低位,及时清理痰液、积水等。

35.1.3 人机对抗

引起人机对抗的原因有很多,患者方面的因素包括刚带机时患者不耐受、自主呼吸急促不协调、气道刺激所致的呛咳、呼吸加快、痰液阻塞、心理因素、心功能不全等,呼吸机方面的因素包括呼吸机性能差、设置不合理等。应针对性进行心理辅导、模式选择、调节参数、适当镇静等,还应注意的是在人机对抗发生的过程中,可能出现多项报警,而不局限气道高压报警。引起人机对抗的原因复杂。首先,应有针对性地查找原因并进行干预,调整合适的呼吸机参数设置。其次,考虑给予镇静药物等处理。

35.1.4　呼吸机参数设置不合适

当压力报警限值设置过低时,容易引起高压报警,应合理设置报警限值。此外,当呼吸机模式参数设置不当,如容控下潮气量设置过高、流量设置过大等引起报警,或启动叹气呼吸时可引起短暂报警,应及时调整呼吸机参数设置。值得注意的是,在急救复苏的过程中或哮喘发作患者行机械通气时,呼吸机模式往往调至容控模式,此时可适当调高压力报警限值,保证患者的送气容积。

35.2　低压报警

低压报警是指在一个完整的呼吸周期中当患者呼吸回路的气道压力低于所设的最低值时,报警发生。在容量控制型通气中,应设置低于实际气道峰压 $10\sim15cmH_2O$,在压力控制型通气中应低于实际峰压 $2\sim3cmH_2O$。

发生低压报警最常见的原因是环路脱开漏气,应检查环路,确认积水杯是否拧紧及检查气囊压力等。当患者存在气管食管瘘、支气管胸膜瘘时,经胸腔导管漏气时也可以引起低压报警。此外,当低压报警限值设置不得当时,易发生低压报警。

35.3　高回路压力报警

高回路压力报警是指当前测得的气道压力大于或等于设定的 P_{mean} 限值,在吸气相和呼气相时,强制呼吸和自主呼吸中都可以发生,以便对患者提供足够的保护。高回路压力报警常见原因为患者回路受阻或呼气阀发生故障,此时应排除回路受阻、检测呼出阀、呼出过滤器等。

35.4　高潮气量报警

高潮气量报警提示患者实际潮气量等于或高于设置值,设置为高于实际潮气量的 $150\sim250mL$。当患者由于代谢性酸中毒、焦虑、疼痛、躁动、发热等而出现深大呼吸,或自主呼吸能力增强时,可引发高潮气量报警;或者呼吸机的呼气阀单向活瓣失灵,呼气流量感应器上有水汽凝结或流量感应器损坏等导致监测失灵或不准确时,也可出现高潮气量报警;在呼吸机的参数方面,医务人员将高限报警设置过低、压力控制设置压力过高、吸气时间过长等,均可导致潮气量超过报警上限而触发报警。

35.5　低潮气量报警

低潮气量报警提示患者的实际潮气量低于或等于设置值,设置为低于实际潮气量 $100\sim150mL$。当患者出现肺顺应性下降或在 PSV 模式下,患者镇静等因素引起患者驱动下降而发生浅呼吸,可出现低潮气量报警;在呼吸机参数设置方面,在压力控制型通气中,吸气压力设置过低导致潮气量减小,或设置的低限报警限值过高,容易触发低潮气量报警,当呼吸回路存在漏气时也可出现低潮气量报警。

35.6　呼吸频率报警

常规成年人呼吸频率报警的范围应设置在 30～40bpm,患者自主呼吸频率过高或过低都会引起高呼吸频率或低呼吸频率报警。引起高呼吸频率报警的常见情况包括呼吸疲劳引起浅快呼吸、患者烦躁、触发灵敏度设置过低、呼吸机环路积水等引起呼吸机误触发增多。低呼吸频率报警常出现在 ASB、Spont、SIMV 呼吸锻炼模式时,患者由于镇静等原因导致低呼吸频率报警,以及存在内源性 PEEP 的患者存在无效触发时可引发低呼吸频率报警,在某些中枢神经病变的患者中亦可发生。

35.7　分钟通气量报警

高分钟通气量报警提示患者的实际分钟通气量等于或大于设定值,设置为高于实际每分钟通气量 2～4L。低分钟通气量报警提示患者的实际分钟通气量等于或低于设定值,设置为低于实际每分钟通气量 2～4L。因为每分钟通气量＝潮气量×呼吸频率,在分析分钟通气量报警时,可以从潮气量和呼吸频率两方面入手分析。

35.8　窒息报警

窒息报警提示在呼吸暂停限定时间内,呼吸机、患者或操作者没有触发任何一次通气,呼吸机进入窒息通气模式。在呼吸机、环路及参数设置方面,窒息时间设置过短或触发灵敏度设置过高、环路内存在大量漏气(大量漏气可引起误触发)等可触发窒息报警。在患者方面,有些存在内源性 PEEP 的患者无法触发呼吸机,或镇静过深可引起窒息报警。因此,在 PSV 模式下,应视患者情况适当设置窒息报警时限以及后备呼吸机模式、参数,从而保证患者安全。

在发生窒息报警时,应首先检查患者的呼吸是否停止。其次,检查包括窒息报警设置是否合适、触发设置是否合适、是否存在漏气、压力和流量传感器的工作是否正常等方面。

呼吸机报警的项目还有很多,在这里不做更多描述,具体可参考相应的呼吸机说明书。在这里需要强调的是,当呼吸机发生报警时,应首先保证患者正常通气,在原因不明、情况紧急时,应断开呼吸机,手动挤压呼吸皮囊进行送气,在发生报警的过程中,也可以通过呼吸机波形,结合患者呼吸进行识别,予以相应处理。

姜柳青

第 36 章　肺复张

36.1　肺复张的方法

肺复张可改善 ARDS 患者的 V/Q 和减少分流。在进行肺复张时,患者应适当镇静以避免存在过强的自主呼吸,并不需要完全的神经肌肉阻滞。由于在肺复张过程中都有较高的胸腔内压力,因此,血流动力学稳定性至关重要。一些临床研究表明,PCV 法复张比 CPAP 法复张具有更好的耐受性。为使复张效果最佳,肺复张应在患者建立有创机械通气后的早期尽早进行,机械通气时间越长,肺复张的有效性就越差。如发生以下情况,应停止肺复张:S_pO_2 降低至 85% 以下,心率发生显著变化(HR>140 次/分钟或<60 次/分钟),平均动脉血压显著变化(平均动脉压<60mmHg 或比基线降低>20mmHg),心律失常或出现气压伤的任何迹象。

尽管已描述了多种肺复张的策略,但其效果取决于多种因素。此外,目前并不存在肺复张的最佳技术,需根据具体情况而定,有可能需要反复肺复张。肺复张最常用的三种方法是控制性肺膨胀、PEEP 递增和 PCV 法(图 36.1)。需要注意的是,当施加持续压力时会引起静脉回流受阻,右心室后负荷显著增加。

36.1.1　控制性肺膨胀法(sustained inflation,SI)

通过设置呼吸机参数,将气道内的正压持续保持一段时间并开放陷闭肺泡的方法即为 SI 法。常见的初始压力为 30~40cmH_2O,持续时间为 30~40s。因最常使用 CPAP 模式,所以也被称为 CPAP 法。

36.1.2　PEEP 递增法

初始的肺复张压力常选择 35cmH_2O。通常将呼吸机先调整为 PCV 模式,设定气道压力上限为 40cmH_2O,然后将 PEEP 每 30s 递增 5cmH_2O,气道峰压(PIP)也同步上升 5cmH_2O;当 PIP 达到 35cmH_2O 时,可只增加 PEEP,直到 PEEP 和 PIP 均达到 35cmH_2O;随后 PEEP 和 PIP 每 30s 各递减 5cmH_2O,直至复张前水平。

36.1.3　PCV 法

PCV 法的特点是增加呼吸机通气压力和 PEEP 水平,并适当延长吸气时间以开放陷闭肺区。早期的 PCV 法多固定 PEEP 水平不变,根据复张效果来调整吸气压(即开放压)。基于驱动压的相关研究,现 PCV 法多固定复张过程中的驱动压不变。PEEP 设置通常在 20cmH_2O 与 25cmH_2O 之间,驱动压设置为高于 PEEP 水平 15cmH_2O。I/E

为 1∶2 至 1∶1,呼吸频率设置为 15～20 次/分钟。

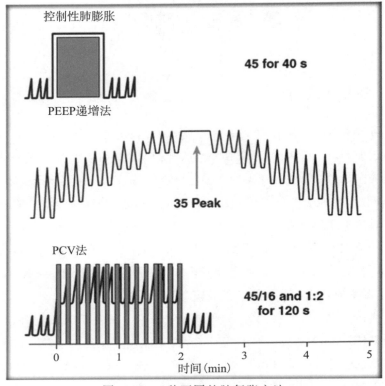

图 36.1　三种不同的肺复张方法

综上可以看出,SI 法的原理是维持气道于较高压力一定时间以开放肺泡,其操作简单,改善氧合作用确切,但操作过程中对循环、氧合的影响大且容易产生呼吸道上皮损伤和炎症介质释放。PEEP 递增法改善氧合和开放肺泡的作用确切,但操作复杂、耗时长。PCV 法操作相对简单,而且操作过程中保留通气,平均气道压力相对较低,对循环影响小,故重复性高。部分研究建议,在肺复张过程中使用 PCV 法,但临床上具体选择何种方法应基于患者病情和操作人员对肺复张方法的熟练程度。

需要注意的是,目前支持在 ARDS 患者中常规应用肺复张操作的证据不充分,故应避免将其用作 ARDS 患者机械通气的初始策略。但不能排除部分 ARDS 患者可能受益于肺复张操作,如肺复张可能在患者脱离呼吸机后(如更换插管、转运等)特别有益,此外对于采用低潮气量/高 PEEP 策略后仍有难治性低氧血症的患者,也可应用肺复张操作以尝试改善氧合。

36.2　PEEP 的滴定

需要明白的是,肺复张仅仅是打开陷闭肺区,复张完成后还需要设置合适的 PEEP

来维持肺泡处于开放状态。目前,设置 PEEP 的方法众多,尚缺乏足够的证据证明具体哪一种方法更优。

36.2.1 ARDS-Net 表格

ARDS-Net 推荐使用 F_iO_2-PEEP 表格来设置 PEEP 水平。通过这种方法,交替调整 PEEP 和 F_iO_2 以维持 P_aO_2 在 60~80mmHg 或 S_pO_2 大于 90% 或更高(见图 36.2)。该表格提供高和低的 PEEP 两组选择。对于较低的 PEEP 一组,PEEP 设置为 5~10cmH$_2$O,F_iO_2 为 0.30~0.70;PEEP 较高的一组可在相同的 F_iO_2 范围内将 PEEP 设置为 12~20cmH$_2$O。对于可能因肺复张而从较高的 PEEP 中受益,血压稳定且无气压伤的患者,应选择较高的 PEEP。在设置 PEEP 的所有方法中,F_iO_2-PEEP 表格可用于初始 PEEP 的设置,但不建议用于进一步调整 PEEP。

氧合目标:P_aO_2为55~80mmHg或S_pO_2为88%~95%
最低PEEP为5cmH$_2$O,根据下表中F_iO_2/PEEP的组合
逐渐递增并达到氧合目标

低PEEP/高F_iO_2

F_iO_2	0.3	0.4	0.4	0.5	0.5	0.6	0.7	0.7
PEEP	5	5	8	8	10	10	10	12

F_iO_2	0.7	0.8	0.9	0.9	0.9	1.0
PEEP	14	14	14	16	18	18~24

高PEEP/低F_iO_2

F_iO_2	0.3	0.3	0.3	0.3	0.3	0.4	0.4	0.5
PEEP	5	8	10	12	14	14	16	16

F_iO_2	0.5	0.5~0.8	0.8	0.9	1.0	1.0
PEEP	18	20	22	22	22	24

图 36.2　ARDSnet 推荐的 F_iO_2-PEEP 设置

36.2.2 P-V 曲线

肺保护策略已被证明可以改善 ARDS 的预后,包括使用低 V_T(4~6mL/kg)和将 PEEP 设置于压力-容积曲线上的下拐点(P_{flex})上 2cmH$_2$O。此策略需要使用静态压力-容积曲线或慢流量压力-容积曲线来确定最佳 PEEP。为了获得静态压力-容量曲线,以 50~100mL 递增变化的容积来使患者的肺被动膨胀。通过在每个增量点上实施吸气末期停顿来获得肺泡内压,并绘制所得的压力-容积曲线(图 37.3)。在此压力-容积曲线上有两个转折点,分别称为上下拐点,下拐点被认为是肺泡开放的点,而上拐点指示肺过度扩张的点。PEEP 设置在下拐点上方约 2cmH$_2$O 处。使用 P_{flex} 值来确定 PEEP 水平可以在进行肺复张操作后进行,调整 V_T 以确保在吸气期间不超过上拐点。

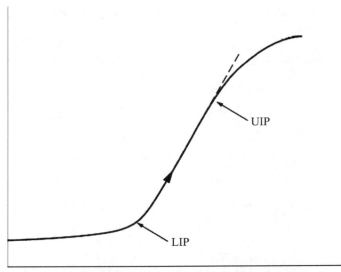

图 36.3　P-V 曲线上 LIP 为下拐点，UIP 为上拐点

36.2.3　PEEP 滴定

PEEP 依次降低 2cmH$_2$O，每次调整后测量静态顺应性或氧合，若 PEEP 降低之后，测得的顺应性或氧合下降，提示出现明显的肺泡塌陷。肺复张后将 PEEP 设置到上一次的水平，这是基于最佳顺应性/氧合的 PEEP 设置。

36.2.4　电阻抗成像技术（electrical impedance tomography，EIT）

近年来，随着 EIT 的应用，可实现床旁可视化的通气监测，胸部 EIT 指导下的 PEEP 滴定得到广泛应用。在逐渐降低 PEEP 过程中分别确定重力依赖区和非重力依赖区的最大区域顺应性对应的 PEEP 水平（图 36.4）。当 PEEP 水平高于区域顺应性达到最大值的 PEEP 时，对应区域被定义为过度扩张。当 PEEP 低于最大顺应性 PEEP 时，相应的区域被定义为塌陷。累积塌陷和过度扩张百分比曲线的交点，被认为是塌陷和过度扩张之间的最佳折中，该点对应的 PEEP 值即为最佳 PEEP。某些回顾性临床研究和前瞻性动物试验证明了 EIT 在 PEEP 滴定中的应用和优越性。与采用准静态压力-容积（PV）曲线滴定相比，基于 EIT 滴定 PEEP 的方法可以改善氧合、顺应性、驱动压力和脱机成功率。

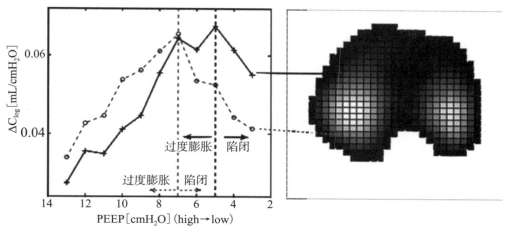

图 36.4　区域呼吸顺应性评估过度扩张和塌陷。左图：在逐渐减小的 PEEP 滴定过程中，重
　　　　力依赖（圆圈）和非重力依赖（加号）区域的顺应曲线。右图：通气分布的相对阻抗
　　　　的容积变化

王吉梅

第 37 章 呼吸机的发展和结构

37.1 呼吸机的发展

37.1.1 概 述

作为一款用于实施机械通气来急救和维持生命的设备,呼吸机现已广泛应用于临床,用于改善患者的血氧饱和度与通气状况,减少呼吸做功,以及维持患者的呼吸功能,对衰竭的呼吸进行支持。呼吸机的发展经历了一个漫长的过程,早在 18 世纪就有专题报道,通过应用人工呼吸的方法,溺水患者获救,使得呼吸机的产生有了背景,伴随着医学的发展与其他学科的结合,世界上第一台呼吸机终于在 19 世纪中诞生了,第一台呼吸机属于负压呼吸机。一直到第二次世界大战前后,人们才能更多地了解机械通气的原理,并将其用于心胸外科手术及术后呼吸支持,因为胸外科手术的需要,尤其是气管切开术可以有效处理患者上呼吸道的阻塞,正压通气技术得以进入医院的手术室。随之而来的是出现越来越多的正压呼吸机,同时也被证实了正压呼吸机在临床应用中优于负压呼吸机,从此开始,负压呼吸机逐渐开始淡出人们的视野。

历经多年,各种类型的呼吸机逐渐诞生,曾有众多厂商先后研制和生产过数百种类型的呼吸机,尤其是近年来,随着微电脑技术在呼吸机领域中的应用,呼吸机技术得到迅速发展,其性能也日趋完善。

37.1.2 各年代的主要发展

(1) 20 世纪初期,铁肺-负压呼吸机投入使用,并在 20 世纪 40 年代后发展成胸甲式呼吸机。

(2) 1946 年,采用定压方式的 Bennett 第一台气动气控正压呼吸机问世。

(3) 20 世纪 50 年代,Engstron 推出第一台气动气控定容型呼吸机。

(4) 20 世纪 60 年代,Bennett 推出第一台气动电控型呼吸机,随之采用模电技术的其他品牌呼吸机陆续推出。

(5) 20 世纪 70 年代,多种通气模式开始陆续应用于临床,主要有呼气末正压(PEEP)、持续气道正压通气(CPAP)、间歇指令通气(IMV)、同步间歇指令通气(SIMV)等。

(6) 20 世纪 80 年代,对于呼吸机而言,这具有划时代性。一方面,在通气模式上,全新的自主呼吸支持模式问世。另一方面,随着第一台微处理器控制的呼吸机问世,呼吸机从此走上了数字化的道路。

37.2 呼吸机的原理及分类

37.2.1 原　理

呼吸机的主要原理是建立气道开口与肺泡间的压力差。在吸气相时,呼吸机按照预设的模式和参数,将高压空氧气体进行减压并按比例混合形成一定量的气体,并将气体送入患者肺内,当压力或容量达到一定水平后,呼吸机停止送气,与此同时,将呼气阀打开,患者肺内的气体与大气产生压力差,胸廓与肺被动回缩后将肺内气体排出,产生呼气,并通过呼吸机对呼气末压力的调节完成呼气过程。

37.2.2 呼吸机的分类

呼吸机的分类方式有很多种。

（1）最常见也是最早的是照压力方式及作用来分,可分为正压呼吸机和负压呼吸机两种。

负压呼吸机:将患者放置于一个负压仓内,通过外壳的扩张产生负压,胸廓和肺扩张,产生吸气,外壳的被动回缩或合并外壳内正压产生呼气。铁肺和胸甲式呼吸机都属于负压呼吸机,它能够模拟人类的正常呼吸,无须插管和气管切开。但也有诸多缺点,例如体积大、噪声大,无法进行外科手术,气道管理困难,疗效差,让呼吸道不通畅等,所以其已经被淘汰。

正压呼吸机:通过在气道开口施加一定水平的正压,产生吸气,当正压消失后,胸肺弹性回缩力产生呼气,现代呼吸机都是正压呼吸机。

（2）按是否建立人工气道来分,可分为有创呼吸机和无创呼吸机两种。

（3）按应用对象来分,可分为成年人呼吸机、小儿呼吸机及兼用型呼吸机。

（4）按驱动方式来分,可分为气动气控型、电动气控型、电动电控型。

（5）其他还有诸如按通气频率、切换方式、复杂程度等多种方式来进行分类。

37.3 呼吸机的结构简介

37.3.1 外观结构

从外观看,现代呼吸机主要分成两部分,一部分为用户界面,另一部分为主机。用户界面通常是一个可触操作式显示屏,无论是波形数据的显示,还是参数功能的调整,还有报警限值的设置,都通过这一人机交互界面来完成;主机是整台呼吸机的核心部分,包含所有的气路与电路控制。

除了以上两部分，呼吸机还有其他一些外置设备，比如台车、空压机、外置后备电源等。

37.3.2 气路结构

呼吸机的气路结构主要由气源、吸气控制单元、呼吸回路、呼气控制单元组成。

（1）气源。

呼吸机通常需要两种气源：一种是高压空气，一种是高压氧气。气源压力以0.3MPa～0.5MPa为宜（不同品牌的呼吸机的气源安全压力的高低限值稍有区别），气体供应以中心供气管路为主。如不具备中心供气管路条件，则需用医用氧气钢瓶提供高压氧气，由专用空气压缩机或涡轮增压机提供高压空气。

（2）吸气控制单元。

吸气控制单元的作用是将高压空气和高压氧气经过减压后按一定的比例进行混合，然后通过呼吸回路输送给患者。各大品牌的呼吸机控制单元的设计原理基本一致，控制方式不尽相同。譬如 PB840 是将高压气体经过捕水过滤器，将气体中的水分及杂质过滤后，再通过减压阀的控制与气体流量传感器的监测，然后到达比例电磁阀后进行空氧比例的调整及混合，送往患者呼吸回路；而德尔格 Evita4 则是用两个伺服阀（一个是空气伺服阀，一个是氧气伺服阀）来完成空氧气体的比例控制与混合；又如西门子 Servo 系列呼吸机采用带有控制阀的空气模块与氧气模块来实现空氧气体的比例控制，然后将调整比例后的空氧气体输出后再进行混合送往患者呼吸回路。

吸气控制单元通常还设有一个氧浓度传感器（俗称氧电池）和一个安全阀，用以监测混合气体的含氧量，以及在故障或者停电等意外情况下保证患者的呼吸回路畅通，避免呼吸机意外停机带给患者伤害。

（3）呼吸回路。

呼吸回路包含吸入端、呼出端细菌过滤器、呼吸管路、加温湿化器、延长管等，无创呼吸机大多还配有呼吸面罩。

无创呼吸机一般采用单回路模式。吸气时，吸气控制单元输出的气体通过细菌过滤器到达加温湿化器进行加温加湿，然后再输送给患者；呼气时，患者呼出的气体通过面罩上的呼气阀直接排放到大气中。

有创呼吸机大多采用双回路模式。吸气过程与无创呼吸机大致相同，不同之处在于呼气时，患者呼出的气体通过呼气管路回送到呼吸机的呼气控制单元，由呼气控制单元内的 PEEP 阀协助控制完成呼气过程。

（4）呼气控制单元。

呼气控制单元最主要的作用是对于呼气末正压（PEEP）的控制，以维持一定的功能残气量。呼气控制单元通常也设有压力传感器和流量传感器,用于监测呼气相的气体参数,以及与吸气相的气体参数比对。

37.4 现代智能呼吸机的发展

现代智能呼吸机的发展非常迅速,在临床应用方面已经积累了不少经验,对于呼吸机对人体的影响也有了更多的了解,也由此对呼吸机提出了更高的要求,促进了呼吸机的性能较以往有了很大的提升。近几年,呼吸机主要有如下新功能。

(1) 顺磁氧技术,利用氧气在磁场中的顺磁性特性,物理性监测氧气浓度,无使用年限,无额外花费,无传统的化学性氧电池消耗,无废弃化学氧电池对环境的污染。

(2) 呼吸机撤机困难方案的解决,长期使用呼吸机的患者,容易对呼吸机产生依赖性,尽快撤机是医护人员乃至患者的最大心愿,呼吸机在这方面的设计也是对一个品牌功底的体现。目前,市场上某些呼吸机配置的 SmartCare 模式、NAVA(膈肌肌电通气)模式都有良好的表现,能为困难脱机患者提供最合适的通气方案,改善人机协调性,增加脱机成功率。

(3) 呼吸机和监护仪相互结合,通过将呼吸机开放通信协议,机械通气数据融于电子病历系统,实现数据共享。目前,各大品牌的呼吸机和监护仪都能实现这一功能。

(4) 在通气方面,吸气时,触发灵敏度越来越高,同时避免误触发,使患者减少呼吸功,吸气更轻松舒适,在呼气切换方面也更显灵活,高档呼吸机都有两种以上切换方式,譬如流量切换、时间切换等。

(5) 计算机在呼吸机上的应用。微机替代电子控制不仅降低成本,而且误差小,操作直观方便,并使呼吸机具备自检功能,能自我检测故障,有效缩短维护保养的时间。

(6) 机器内置高流量氧疗功能,减少另购设备的开支。

(7) AI 智能调节患者的通气参数功能是呼吸机未来的发展方向之一。这一功能具有非常强的挑战性,需要呼吸机的硬件设施更先进,传感器精度要求更为提高,同时,AI 能产生逻辑思维去替代医生的思维。

陈宇飞

第 38 章　呼吸治疗医院感染的预防和控制

38.1　定　义

医院感染(hospital acquired infection,HAI)是指住院患者在医院内获得的感染,包括在住院期间发生的感染和在医院内获得出院后发生的感染,但不包括入院前已开始或者入院时已处于潜伏期的感染。医院工作人员在医院内获得的感染也属医院感染。

医院感染暴发是指短时间内(同一时间段)、同一病区发生、同一来源的相同病原体的医院感染 3 例以上的情况。

38.2　感染的传播

感染传播的发生需要三个基本要素:传染源、传播途径和易感人群。

38.2.1　传染源

传染源(source of infection)是指病原体已在体内生长繁殖并能将其排出体外的人和动物。包括患者、隐性感染者、病原携带者和受感染的动物。

38.2.2　传播途径

病原体离开传染源后,到达另一个易感者的途径,称为传播途径(routel of transmission)。传播途径由外界环境中的各种因素组成,从最简单的一个因素的传播途径到包括许多因素的复杂传播途径都可发生。最常见的有空气传播、飞沫传播、接触传播(直接和间接)、体液传播以及垂直传播等。

38.2.3　易感人群

对某一疾病缺乏特异性免疫力的人称为易感者(susceptible person),易感者在某一特定人群中的比例决定该人群的易感性。易感者的比例在人群中达到一定水平时,如果又有传染源和合适的传播途径,则疾病的流行很容易发生。

38.3　医院获得性肺炎/呼吸机相关性肺炎的危险因素

发生医院获得性肺炎/呼吸机相关性肺炎的危险因素涉及各个方面,可分为宿主自身和医疗环境两大类因素,主要危险因素见表 38.1。患者往往因多种因素同时存在或混杂,导致医院获得性肺炎/呼吸机相关性肺炎的发生、发展。因此,改善基础疾病,采取相应措施加强预防与控制感染的发生显得十分重要。

表 38.1 医院获得性肺炎/呼吸机相关性肺炎发生的危险因素

分类	危险因素
宿主自身因素	高龄
	误吸
	基础疾病(慢性肺部疾病、糖尿病、恶性肿瘤、心功能不全等)
	免疫功能受损
	意识障碍、精神状态失常
	颅脑等严重创伤
	电解质紊乱、贫血、营养不良或低蛋白血症
	长期卧床、肥胖、吸烟、酗酒等
医疗环境因素	ICU 滞留时间、有创机械通气时间
	侵袭性操作,特别是呼吸道侵袭性操作
	应用提高胃液 pH 的药物(H 受体阻断剂、质子泵抑制剂)
	应用镇静剂、麻醉药物
	头颈部、胸部或上腹部手术
	留置胃管
	平卧位
	交叉感染(呼吸器械及手污染)

38.4 医院感染预防策略

38.4.1 安全文化建设

从医院角度出发,降低医院感染的风险,关键在于医院各层级必须建立一种安全文化,树立安全意识,把患者和医护人员的安全放在首位。

38.4.2 保障医务人员的健康

患者的日常诊疗取决于医护人员。生病的医护人员不仅难以维持日常工作,而且还可能成为传染源。基于标准和传播途径的预防措施不仅可以防止病原体在患者之间的传播,而且可以保护医护人员。建议易感的医护人员进行某些免疫接种,以降低感染的风险,并降低其在医疗机构内的传播风险。

38.4.3 消除病原体的来源

(1)卫生清洁处理。目的是将病原体的数量减少到安全水平。通过标准化洗衣管理、食品卫生以及病房的清洁消毒、空气(使用专门的通风系统)的净化管理来实现。

（2）专门设备处理。对被污染的设备进行处理,包括清洁、消毒和灭菌(必要时),以消除传染源。

38.4.4 切断传播途径

在预防医院感染中不能用隔离"传染源"的方法作为主要措施,因为把每个人都隔离起来并不现实。预防和控制感染的首要措施是切断医院感染的传播途径,疾控中心提出了接触所有患者时应采取的标准预防措施,以及对某些特定感染发生时应采取的特别预防措施。

（1）标准预防措施。

只要医护人员有可能暴露于来自于患者的血液、体液和其他排泄物,或受污染医疗设备,均须采取标准预防措施。标准预防措施包括手卫生、使用手套、口罩、护目镜、隔离衣以及设备处理等。

手卫生是标准预防措施的重要组成部分。手卫生是医务人员洗手、卫生手消毒和外科手消毒的总称,如手部有血液或其他体液等肉眼可见的污染时,应用肥皂(皂液)和流动水洗手;当手部没有肉眼可见的污染时,宜使用速干手消毒剂消毒双手以代替洗手。

手卫生时机:接触患者前,接触患者后,执行无菌操作前,接触患者的血液、体液后以及接触患者环境后。

常用的洗手方法:六步洗手法,见图 38.1。具体步骤为:①掌心相对,手指并拢,相互揉搓。②手心对手背沿指缝相互揉搓,交换进行。③掌心相对,双手交叉指缝相互揉搓。④弯曲手指使关节在另一手掌心旋转揉搓,交换进行。⑤右手握住左手大拇指旋转揉搓,交换进行。⑥将 5 个手指尖并拢放在另一手掌心旋转揉搓,交换进行。洗手过程中必须注意:洗手每个步骤不少于 5 次,必要时增加对手腕的清洗;洗手全过程至少 15s;摘除手套后应洗手,戴手套不可代替洗手;肥皂液开启后使用时间不超过 6 个月。使用免洗消毒型擦手剂时建议运用以上相同技巧,待手搓干即可。

手套可保护患者和医护人员。根据不同操作的需求,选择合适的手套。手套可能存在细小不易发现的缺陷,或者在使用过程中可能破损或摘下手套时手也可能被污染,因此,戴手套不能代替手卫生。

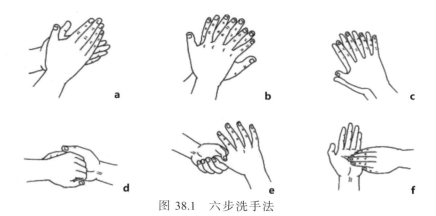

图 38.1　六步洗手法

面部防护也是标准预防措施的重要组成部分,戴口罩、眼罩或面罩可保护眼睛、鼻子和嘴部的黏膜,避免医护人员在医疗操作中暴露于患者飞溅的血液、体液、分泌物。

必须穿戴干净的隔离衣以保护皮肤,防止衣物在医疗操作中被血液、体液、分泌物或排泄物污染。

结束医疗操作后,应立即脱去被污染的隔离衣。

处理被患者的血液、体液、分泌物和排泄物污染的设备时,要做好个人防护,同时防止污染衣物以及微生物向其他患者和环境转移。对于未经清洁消毒处理过的设备,请勿用于其他患者。妥善处理一次性物品。

（2）特别预防措施。

在标准预防的基础上,根据疾病传播途径(空气传播、飞沫传播、接触传播和其他途径传播)采取相应的隔离预防措施。

一种疾病可能有多种传播途径时,应在标准预防的基础上,采取针对相应传播途径的隔离与预防。

将传染病患者或疑似传染病患者安置在单人隔离房间。

受条件限制时,将同种病原体感染的患者安置于同一室。

隔离病室应有隔离标志,并限制人员出入。蓝色为空气传播的隔离,紫色为飞沫传播的隔离,橙色为接触传播的隔离。各种隔离预防措施见图 38.2。

38.4.5　医疗器械和集束化管理

医院感染很大一部分是与设备相关的感染,包括呼吸机相关性肺炎(ventilator associated pneumonia,VAP),导管相关的血流感染和尿路感染。降低患者对设备相关感染易感性的最佳方法是限制设备的使用,其次要确保设备的正确放置和维护。集束化管理已被证明可明显降低院内感染的发生率。VAP 集束化组成包括对于无禁忌者将床头抬高 30°～45°、常规口腔护理、合理的镇静剂使用、静脉血栓栓塞和应激性溃疡的预防。

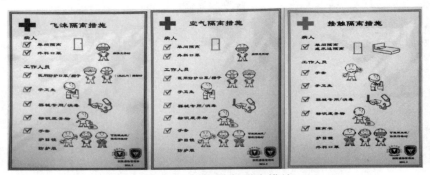

图 38.2　各种隔离预防措施

38.5　清洁、消毒和灭菌

38.5.1　清　洁

通过洗涤除去设备上的所有灰尘和有机物质。在清洁之前,应按照厂家建议拆卸设备并检查是否有磨损的零件,拆卸有助于确保清洁的有效性。

38.5.2　消　毒

消毒是指用物理、化学、生物的方法杀灭或消除环境中的致病微生物,达到无害化。常用的消毒方法有物理消毒法和化学消毒法。物理消毒法包括煮沸消毒、高压蒸汽灭菌、真空型压力蒸汽灭菌、巴氏消毒法、干热灭菌法以及紫外线、红外线和微波等。化学消毒法常用的化学消毒剂有漂白粉、过氧化氢、甲醛、戊二醛、环氧乙烷、0.5%碘伏及 75%乙醇等,其中甲醛和环氧乙烷是常用的气体消毒剂。

38.5.3　灭　菌

灭菌是破坏物品表面或液体中的所有微生物,包括芽孢。

38.6　设备处理流程

呼吸治疗相关的诊疗器械的种类繁多,包括评估仪器(如血氧测定、肺功能测试、心肺运动试验等),呼吸治疗干预仪器(包括雾化治疗、氧气治疗、有创无创呼吸机、气道管理仪器设备等)和呼吸康复仪器等。设备处理包括使用中的设备、可重复使用的设备和单人使用的一次性用品。

38.6.1　有创无创呼吸机

(1)　使用中的呼吸机保持清洁,液晶显示屏、触摸屏式操作面板及外表面用清水湿润纱布每天擦拭一次 ,注意切勿使液体进入呼吸机内部。

（2）对于湿化器必须添加无菌注射用水,无菌注射用水开启时须注明日期和时间,超过 24h 作废。

（3）呼吸机管路和积水杯中的冷凝水,需及时倾倒至加盖的医疗垃圾桶内,切勿使冷凝水流入加湿器或流向患者气道。

（4）气囊压的监测。气管插管或气切套管气囊的压力始终保持在 25～30cmH$_2$O。

（5）人工鼻使用需评估其必要性。若使用时,则须每 5～7 天更换 1 次,遇污染或湿化效能下降、气道阻力增加时需及时更换。

（6）吸痰时严格执行无菌操作。

（7）密闭式吸痰装置无须每日更换,除非破损或污染。

（8）呼吸机环路无须定期更换,如果有明显分泌物污染或破损时须及时更换,将换下的装置放置在密闭的塑料袋内送洗消毒。对于特殊感染患者的用物,应将其放置在黄色垃圾袋内扎紧并贴上隔离标志。

（9）使用后,呼吸机进行终末处理,见图 38.3,对处理后的呼吸机套上防尘罩,标明消毒日期备用。

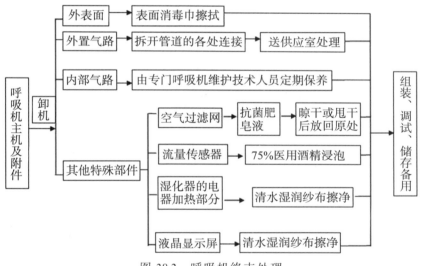

图 38.3　呼吸机终末处理

38.6.2　大容量雾化器

（1）使用无菌蒸馏水或注射用水,开启时注明启用日期和时间,超过 24h 作废。

（2）使用前注满储水杯,中途添加时必须倒去储水杯内剩余的水后重新加注。

（3）清除环路冷凝水,绝不允许冷凝水倒灌入储水杯和患者的气道。

（4）雾化治疗器材限单个患者使用,必要时每 24h 更换。

38.6.3 小容量雾化器

（1）两次治疗之间,应用无菌水冲洗晾干。

（2）使用无菌药液进行雾化,按照无菌操作配置。

（3）尽可能使用一次性药品包装,如用多剂量包装,注意配置和储存,并检查有效期。

（4）雾化治疗器材限单个患者使用,必要时每 24h 更换。

38.6.4 纤维支气管镜

负责支气管镜处理的人员应接受专门培训。支气管镜的再处理包含 5 个步骤:清洁、消毒、漂洗、干燥和存储。

（1）清洁。清洁外部表面,包括刷洗内部通道并用水和洗涤剂或酶清洁剂冲洗每个内部通道。

（2）消毒。将支气管镜浸入高级消毒剂中,然后将消毒剂灌注到通道中,浸泡至少 20min（或美国食品药品监督管理局批准的浸泡时间）。

（3）漂洗。支气管镜和所有通道均应用无菌水冲洗。

（4）干燥。用酒精冲洗内部通道,然后用强力空气干燥。

（5）存储。垂直悬挂在封闭的机柜中,支气管镜不应接触机柜的任何表面以避免再次污染。

表 38.2 为呼吸治疗科/肺功能室感控管理核查表。

表 38.2　呼吸治疗科/肺功能室感控管理核查表

时间:＿＿＿＿＿＿　检查人:＿＿＿＿＿＿

项目	内容	分值	得分
环境管理	各功能区域布局合理,洁污分区明确	4	
	各区域保持环境整洁,清洁干燥	4	
	保证新风系统通畅	3	
	工作区域内无食品及私人物品存放	3	
隔离预防	传染病、特殊感染病例相对隔离处置并落实正确消毒措施	3	
	多重耐药菌防控措施规范	3	

续表

项目	内容	分值	得分
手卫生和职业防护	严格执行手卫生规范,而且依从性及正确率达标	4	
	设有充足、便捷、可及的手卫生设施	3	
	开启的免洗手消毒剂应标注开启及失效时间,而且在有效期内使用	3	
	配备充足、方便取用的个人防护用品	3	
	个人防护用品正确使用	4	
	水槽清洁无污秽,水槽下不可堆集物品	2	
	明确职业暴露后的处理及上报流程	3	
消毒管理	消毒液的名称、浓度、消毒方法、时间记录正确	3	
	开启后的消毒液应标识开启及失效时间,配制的消毒液应标识浓度及配制时间	2	
	消毒登记具有完整性、真实性	2	
物品管理	对于进入无菌区和清洁区域的物品、药品,应当拆除其外包装,存放管理符合要求(存放分区、整齐、无过期)	3	
	严格遵守一次性医疗用品的管理规定,一次性医疗用品使用、处理规范	3	
	无菌物品存放区环境应保持清洁,温湿度符合规范要求;无菌物品存放于无菌物品柜,柜内清洁、无积灰	3	
	清洁物品:包装完整、标识清楚,存放在清洁区域,不宜直接放置于地面	3	
	污染物品:标识清楚,区域内不宜存放清洁物品	3	
	各项仪器设备保持清洁	3	
	根据器械、器具及物品的种类和污染后使用所致感染的危险性大小进行合理分类,选择正确的清洗、消毒、灭菌方法	3	
	呼吸机管路的维护符合规范要求	3	
无菌技术	无菌操作时应正确选个人防护用品,遵循无菌操作章程,严格执行手卫生	4	
	无菌盘的正确使用;对于常用无菌敷料罐,应每天更换并灭菌	2	
	开启的化学药液应标注开启时间,抽取的化学药液应标注名称及抽取时间,而且均在有效期内使用	2	
	对配制后的液体,用瓶口贴覆盖瓶口	2	

续表

项目	内容	分值	得分
医疗废物管理	保持污物间整洁,将污物放置在医疗废物间或柜上锁,有标识	2	
	污物分类放置,有标识,并处置恰当,加盖存放,不外溢	2	
	医疗废物包扎后,应贴上产生科室、类别、产生日期等的标签,储藏<24h	2	
	一次性锐利器械使用后处理恰当,利器盒专用且内容物不超过3/4,盒盖不可有血渍	2	
	对隔离患者的废弃物,单独使用黄色垃圾袋,并粘贴隔离标识;对特殊感染患者的废弃物,使用双层黄色垃圾袋,而且标识清楚	2	
科室感控参与度	每月进行感控管理自查	2	
	上次检查发现的问题是否整改	3	
	工作人员院感知识问答	2	
总　分		100	
问题反馈	上次遗留问题:		
	本次存在问题:		
科室整改措施	(科室针对本次存在问题的整改措施):		

科室负责人签字:＿＿＿＿＿＿＿＿＿　　　日期:＿＿年＿＿月＿＿日

38.6.5　肺功能检测设备处理

肺功能检测设备的内部并不是感染传播的主要来源,外部管道、连接器、呼吸阀和口含嘴可能会在检测过程中受到污染。

（1）接触患者前洗手,了解病史,避免交叉感染。

（2）每天用消毒湿纸巾擦拭仪器表面。

（3）传感器、粗螺纹管须每天消毒(高温和含氯消毒剂不适用)。

（4）两通接头、四通接头及体描箱内阻断阀的阀头需每周消毒,方法同传感器。

（5）使用一次性肺功能过滤器(限单人专用)。

（6）空气净化和消毒自然通风,湿式打扫,必要时安装空气净化设备。用紫外线消毒时,必须遮盖好体描箱,以防箱体受损变形,影响肺功能的检测结果。

38.6.6　肺康复设备

肺康复设备包括床边简易肺功能测定仪、简易排痰器、深呼吸锻炼器和呼吸肌辅助训练仪等。

（1）简易肺功能测定仪。接触患者前洗手，了解病史，避免交叉感染；使用一次性肺功能过滤器（限单人专用）；单个患者检测后用消毒湿纸巾擦拭仪器表面。

（2）简易排痰器、深呼吸锻炼器和呼吸肌辅助训练仪。均属高值耗材，建议单人专用。

38.7 院内感染监测和质量控制

38.7.1 院内感染相关监测

监测内容包括医院感染全院综合性监测、目标性监测（如呼吸机相关感染监测）、多重耐药菌感染的监测、医院感染患病率调查等。所有的考核及监测结果均应记录保存。

38.7.2 消毒卫生效果监测

每月对外环境和物品进行采样并送细菌室进行消毒卫生效果监测。监测项目：空气、物体表面、手、消毒液、净化水、高危医疗器械等。对监测结果进行追踪，如有结果超标，立即复检，对复检 2 次不合格者，分析原因，及时整改并重新送检。

38.7.3 消毒隔离质量控制

定期对消毒隔离质量进行考核，考核内容：环境、隔离预防、手卫生和职业防护、浸泡消毒、物品储存、灭菌器监测、无菌物品及无菌技术管理、污染物品处理等，见表38.2。

38.7.4 医院感染暴发监测

怀疑医院感染暴发时，应及时报告院感科，并配合调查，认真落实感染控制措施。

38.7.5 其他监测

（1）不稳定消毒剂的有效成分含量监测使用不稳定消毒剂，如含氯消毒剂、过氧乙酸等时，使用者应在每次配制后进行有效成分的含量监测，符合要求后方可使用。

（2）紫外线灯使用功效监测。

累计使用时间监测：每次使用时，应登记紫外线灯累计使用时间。

辐射照度监测：应每半年对紫外线灯辐射照度进行监测。

邱文芳

第39章 呼吸治疗质量管理和患者安全

在安全的环境中提供高质量的医疗服务是当今医疗机构的主要目标。要实现这一目标,就需要呼吸治疗师在全面掌握呼吸治疗相关基础知识的前提下,具有良好的呼吸治疗评估和治疗技能,从而快速、准确地为患者选择最佳的治疗方式,完成高质量的呼吸治疗干预。

39.1 医疗质量管理

医疗质量管理是医院管理的核心内容,呼吸治疗的质量控制是医疗质量管理的重要组成部分,提高相关医疗行为的及时性、有效性和安全性是呼吸治疗质量管理的目的所在,建立完善的工作制度和规范流程是呼吸治疗质量控制的根本保证,而持续质量改进(continuous quality improvement,CQI)则是呼吸治疗质量控制的灵魂所在。

39.2 医院患者安全目标

患者安全是指患者在接受诊疗过程中,不造成法律法规允许范围之外心理和机体的损害、缺陷或死亡,不造成医务人员在执业允许范围之外不良执业行为造成的损害和影响。为了进一步推动医院医疗质量的持续改进,切实保障患者安全,提高医院管理水平,中国医院协会发布了国际化的《患者十大安全目标(2019版)》:正确识别患者身份,强化手术安全核查,确保用药安全,减少医院相关性感染,落实临床"危急值"管理制度,加强医务人员的有效沟通,防范与减少意外伤害,鼓励患者参与医疗安全,主动报告患者安全事件和加强医学装备及信息系统安全管理。

39.3 呼吸治疗质量控制

呼吸治疗质量控制应从建立呼吸治疗相关工作制度和流程规范着手,同时做好诊疗设施的管理,通过呼吸治疗服务质量管理和持续质量改进以提供高质量的呼吸治疗服务。

39.3.1 建立呼吸治疗相关工作制度和流程规范

呼吸治疗质量控制管理是一项长期的工作任务,需要从制度层面进一步加强保障和约束,以为不同患者提供高品质的同质服务。呼吸治疗工作制度和流程规范应包括:从业人员资质、工作职责、各项管理制度以及呼吸治疗操作流程和应急预案等。建立健全正确合理的制度、流程和规范,同时在执行过程中不断发现问题并进行持续改进,才能保证呼吸治疗相关医疗行为的及时性、有效性和安全性。

39.3.2 呼吸治疗干预中的质量控制

呼吸治疗师在多样化的临床环境中工作,为各类患者提供疾病的病理生理性评估、治疗和教育等临床干预。在临床实践中,有必要对每一项呼吸治疗干预都制订一个切合实际情况的干预流程或操作规范,并遵照实施,以提供同质化的优质呼吸治疗服务。所制订的流程或操作规范都应包含呼吸治疗干预过程中的质量控制内容。

(1) 加强医务人员的有效沟通。

为患者提供安全、高质量的医疗服务,需要来自不同学科参与者(包括医师、呼吸治疗师、护士等)之间的互动,所以有效沟通对于医疗机构质量控制至关重要。医务人员进行标准化重要内容沟通时,常用的沟通工具是 SBAR[情境(situation)、背景(background)、评估(assessment)和建议(recommendation)]。"回读"场景的运用可以确保信息的准确传达,"回读"过程中要求信息发送者使用两个患者标识符读取并清楚地阐明指令或测试结果,避免缩写,要求接收者"回读"信息并与接收者确认信息是否正确。接收信息者记录指令或内容,如果不了解信息,请"发送者"重复,以验证信息的准确性。

(2) 心肺功能检测质控。

为了保证检测数据的准确性,肺功能检测质量控制需贯穿于整个检测过程。

检测前需要进行的质量控制是对肺量计进行校准,见表 39.1。

表 39.1　肺量计质量控制措施

项目	最小周期	措施
容积	每天	用定标筒校准(推荐用 3L 定标筒,误差≤ 0.150L)
漏气	每天	持续 1min 给予≥3cmH$_2$O 压力
容积线性	每个季度	用定标筒以 1L 的增量检查整个容积范围
流量线性	每周	至少检查 3 种不同的流量范围
时间	每个季度	用秒表进行机械检查

在用力肺活量检测中,质量控制标准:呼气起始标准无犹豫,有爆发力,F-V 曲线显示 PEF 尖峰出现;外推容积(EV)应小于 FVC 的 5% 或 0.150L(取较大值);呼气结束标准是受试者不能或不应继续呼气,呼气时间≥3s(10 岁以下儿童)或≥6s(10 岁以上受试者),呼气平台出现>1s(容量变化<0.025L/s);可接受呼气标准:呼气曲线平滑,无

咳嗽、中断，达到起始和结束标准；可重复性：最少检查 3 次（一般最多不超过 8 次），在 3 次可接受的测试中，FVC 和 FEV_1 的最佳值与次佳值之间的差异应≤0.150L。若 FVC ≤1.000L，则差异应≤0.100L。在最大自主通气量检查中，质量控制标准是：连续、有节奏地用力呼吸，持续 12～15s 潮式呼吸，基线平稳，一般测定的呼吸频率宜在 60 次/分钟以上，理想频率为 90～110 次/分钟，每次呼吸的容量约为 50%～60% 肺活量；至少进行 2 次可接受的测试，误差＜10%。表 39.2 给出了肺功能检测的几个质量等级判断。

表 39.2　肺功能检测的质量要求

等级	检查质量要求
A 级	可靠的测试结果（3 次可接受及 2 次可重复的呼气，最佳 2 次 FEV_1 和 FVC 差值≤150mL）
B 级	可靠的测试结果（3 次可接受及 2 次可重复的呼气，最佳 2 次 FEV_1 和 FVC 差值≤200mL）
C 级	至少 2 次可接受的操作，最佳 2 次 FEV_1 和 FVC 差值≤250mL
D 级	不可靠的测试结果（至少 2 次可接受的测试，但不可重复；或只有 1 次可接受的测试）
F 级	不可靠的测试结果，没有可接受的测试

检测报告的书写。检测结束后，根据患者的临床资料、检测指标、图形以及配合程度进行综合评价，在规定的时间内出具符合患者情况的肺功能检测报告。

（3）患者安全目标落实。

严格执行查对制度，确保对患者实施正确的操作和治疗。核对患者身份时至少用两种标识符，如姓名、病历号、出生日期等，但不应包括患者的床号或房间号。

跌倒筛查的评估、处理：对于意识障碍、步态不稳、使用助行器、双盲/双眼包扎及特殊诊疗后患者，在其左肩部粘贴"防跌倒"标识，见图 39.1。同时，注意环境管理，确保光线充足、通道无障碍物、地面干净不湿滑，转运患者时需家属陪同或使用轮椅，更换体位时必须固定刹车。

图 39.1　"防跌倒"标识

患者跌倒时的处理流程：①评估周围环境，避免进一步伤害。②不要移动患者，评估患者的神志、瞳孔、生命体征和损伤部位。③根据损伤情况，采取恰当的搬运方法。

④根据需要,采取合适的治疗和护理。⑤记录跌倒的时间、经过、受伤部位及伴随症状和体征、周围环境、患者衣裤是否潮湿、生命体征及采取措施。⑥报告医生和科主任。⑦填写意外事件报告表。

（4）院内感染质量控制。

- 院内感染相关监测

监测内容包括医院感染全院综合性监测、目标性监测（如呼吸机相关感染监测）、多重耐药菌感染的监测、医院感染患病率调查等。所有的考核及监测结果均应记录保存。

- 消毒卫生效果监测

每月对外环境和物品进行采样并送至细菌室进行消毒卫生效果监测。监测项目:空气、物体表面、手、消毒液、净化水、高危医疗器械等。对监测结果进行追踪,如有结果超标,立即复检,对复检 2 次不合格者,分析原因,及时整改并重新送检。

- 消毒隔离质量控制

定期对消毒隔离质量进行考核,考核内容包括:环境、隔离预防、手卫生和职业防护、浸泡消毒、物品储存、灭菌器监测、无菌物品及无菌技术管理、污染物品处理等。

- 其他监测

①不稳定消毒剂的有效成分的含量监测:使用不稳定消毒剂,如含氯消毒剂、过氧乙酸等时,使用者应在每次配制后进行有效成分的含量监测,符合要求后方可使用。

②紫外线灯使用功效监测:a.累计使用时间监测,每次使用时,应登记紫外线灯累计使用时间。b.辐射照度监测:应每半年对紫外线灯辐射照度进行监测。

39.3.3　呼吸治疗诊疗设备管理

与呼吸治疗相关的诊疗器械的种类繁多,包括患者评估仪器（如血氧测定设备、肺功能测试设备、心肺运动试验设备等）,呼吸治疗干预仪器（如雾化治疗设备、氧气治疗设备、有创无创呼吸机、气道管理仪器设备等）和呼吸康复仪器等。这些器材设备的合理选择、正确应用和维护保养与呼吸治疗相关诊疗活动的安全性、有效性息息相关,是呼吸治疗质量控制的重要工作内容。

专业临床工程师负责为相关仪器建立设备档案,定期或不定期进行检测及维护保养,以保证器材设备临床应用的安全性和有效性,并提供专业的技术指导和咨询。操作设备的员工必须接受专业培训,考核合格并记录在册。

39.3.4　持续质量改进

呼吸治疗服务质量是医疗机构医疗服务质量的重要组成部分。在我国,国家发起医疗机构的等级认证是当前应用较广的医疗服务质量认证体系。JCI（Joint

Commission International)是美国建立的医疗机构国际认证委员会,其通过提供服务标准,引导医疗卫生机构建立健全各项规章制度、操作流程和进行持续质量改进。无论是国家等级医院认证还是JCI认证,都十分重视在制度、流程的实施过程中不断地去发现存在的问题并进行持续改进,这就是持续质量改进(CQI)。就呼吸治疗而言,在质量管理活动中,不断发现呼吸治疗干预环节中存在的问题,分析问题存在的原因并逐一解决,是呼吸治疗持续质量改进的基本方法。例如,我们在机械通气患者管理中发现呼吸机报警存在使用不当的现象,在分析原因后发现与多种因素有关,包括人为(医务人员、患者及家属)因素,环境因素以及现有的呼吸机报警设置流程因素等等。通过应用质量管理工具"鱼骨图"对呼吸机报警使用不当的原因进行梳理,绘制出如图39.2所示的原因分析图,作为CQI项目通过FOCUS-PDCA质量改进工具进行持续质量改进。在改进过程中,CQI小组定时对项目进行回顾总结,不断发现问题,制订新的管理措施并循环实施,使得呼吸机报警使用不当问题得到了圆满解决。

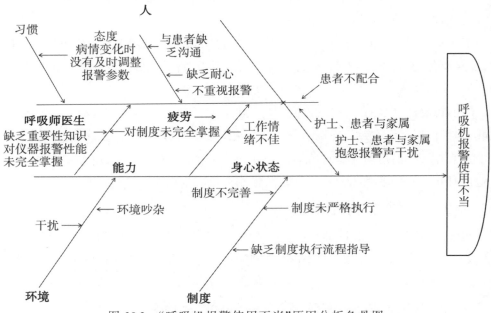

图39.2 "呼吸机报警使用不当"原因分析鱼骨图

FOCUS-PDCA质量改进工具是改进医疗服务质量的常用工具,其含义是将质量管理分为发现问题(F)、成立改进小组(O)、明确现行流程和规范(C)、出现问题的根本原因分析(U)、选择可改进的流程,再制订计划(plan)、执行(do)、检查(check)、处理(act)循环实施,FOCUS-PDCA循环如图39.3所示。FOCUS-PDCA可作为呼吸治疗CQI的基本工具,选择呼吸治疗运作中存在的问题或需进一步改进的流程和规范作为CQI项目。选定项目后组建由呼吸治疗相关人员组成的CQI小组(常需多学科人员共同参加),设置组长、协调员、秘书和组员角色,针对质控项目明确现行的流程和规范,分析出现问题的根本原因,选择可改进的流程,做出 CQI 计划、实施计划、检查实施效果并做出相应的处理,循环结束后将成功的流程和规范纳入执行标准,不成功的待下一个 PDCA 循环去解决,实现持续质量改进。可以将 PDCA 视为汽车的车轮,随着 PDCA 车轮的转动,不断提高医疗服务质量。

目前,用于医疗质量管理的工具除了 FOCUS-PDCA 工具外,还有品管圈、六西格玛管理、精益管理、疾病诊断相关组绩效评价、临床路径管理等。FOCUS-PDCA 是应用较广的工具之一,各医疗机构或科室可以根据自己的喜好、对工具的理解掌握程度以及临床实际情况选择应用。

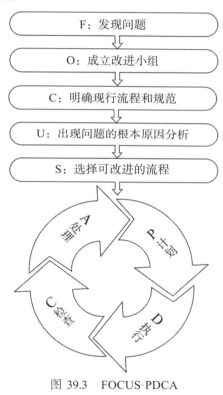

图 39.3 FOCUS-PDCA

39.3.5 质量保证评价

定期按照质量保证评价表(表 39.3)进行自评,对存在的问题进行分析、讨论,提出整改意见,必要时建立 CQI 项目,进行持续质量改进,以保证患者的安全。

表 39.3　呼吸治疗科质量保证评价表

科室管理		是	否	备注
科室业务学习 1 次/月有记录				
科内固定资产每 1 次/年清点并登记				
制度和操作规程保持有效并定点放置				
有员工档案并包括	1）工作职责			
	2）继续教育和岗前培训完成情况			
	3）试用期、年度和临时工作评价			
	4）部门内培训记录			
	5）岗位所需的特定资格证书			
意外事件登记、讨论、记录并及时上报				
进行每项操作前必须洗手并宣教意识清醒患者或家属				
每月院感监测结果符合要求				
对于已知特殊感染患者的呼吸治疗用物应先放黄色塑料袋扎紧并贴标签注明后送中心供应室处理				
设备使用前培训、考核设备操作人员并记录				
呼吸治疗师掌握不同设备的适用范围、操作步骤				
科室环境	地面不滑，无积水			
	地面清洁、打蜡时，有"小心地滑"的牌子			
	病房窗户关紧锁好，新风机开放			
	吸烟制度落实			
	氧气使用符合规定			
员工可及时获得这些参考资料	制度和工作流程手册			
	部门安全计划			
	突发紧急事件处理预案			
	化学危险品安全使用手册			
	感染控制程序			
部门负责人能提供如下记录	所有员工接受年度安全培训			
	新员工在聘用后 30 天内完成岗前培训			
	员工受到与工作相关的安全培训			

续表

科室管理		是	否	备注
员工能说出或描述	禁止和允许吸烟的区域			
	火灾发生时医用气体阀门的紧急关闭			
	如何参与消防安全培训和疏散预案演习			
	紧急事件发生时自己承担的角色和责任			
	火灾发生包括处于火灾现场或远离火灾现场时自己承担的角色和责任			
	限制火势和烟雾蔓延			
	灾难发生时的紧急通报和信息交流			
	紧急状况发生时补给和设备的获取			
	灾难发生时疏散设备的放置位置和使用			
	应急开关/阀门的位置和正确关闭(根据部门拥有的设施而定)			
	应急电力和供水系统的适用范围			
	医疗设备清单和维修记录保存的地点			
	提供常规检查、测试和维修服务的部门			
	医疗设备使用和安全方面的培训			
员工能说出以下事件发生时的报告程序	安全意外事件			
	炸弹威胁			
	医院员工受到攻击并致伤			
	工作时受伤或因病不能工作			
	患者或来访者意外事件			
	化学危险品外溢、员工暴露于有害物质或放射辐射			
员工能说出以下事件发生时的报告程序	医疗设备故障			
	公用设施系统故障			
	由于设备故障而造成患者伤害的意外事件			
消防安全	所在部门有紧急事件疏散预案			
	将安全疏散路线图张贴于醒目、合适的位置			
	储存物品堆放高度至少低于消防喷淋 50cm			
	走廊通道和防火门无任何障碍物阻挡,走廊门和防火门都能关紧			
	紧急出口标志清晰完好、无任何障碍物遮挡			
	灭火器、消防栓、报警装置处无障碍物堆放			
	灭火器定位放置并有效			

科室管理		是	否	备注
有害物质处理	盛放有害废物的容器标识清楚,将不同废物分开放置			
	锐利容器放置妥当,内容物不超过 3/4			
	危险物品储存和使用符合要求			
医疗设备	按规定进行检查、测试并有记录			
	定期进行预防性维护,并在设备上粘贴标记,该标记上注明下次维护日期			
	设备清洁、无灰尘			
	操作设备的员工接受培训并有培训记录			
	存放药品、试剂等的冰箱按规定进行温度监测			
质量改进活动	员工具有质量改进活动的基本知识			
	员工知道科内正在开展的质量改进活动			
	科内有定期开展的质量改进活动			

邱文芳　袁月华

第40章 血气分析

40.1 血气评估的临床意义

可以通过血气分析迅速评估患者的氧合指标、气体交换能力、酸碱平衡状态，也可以快速了解动脉血中的钾离子、钠离子、钙离子等电解质水平，还可以测量血糖、乳酸等指标。

40.1.1 判断呼吸功能

动脉血气分析值是判断呼吸衰竭最客观的指标，根据动脉血气分析结果可以将呼吸衰竭分为Ⅰ型和Ⅱ型。

（1）Ⅰ型呼吸衰竭的标准为在海平面平静呼吸空气的条件下，P_aCO_2 正常或下降，$P_aO_2 < 60mmHg$。

吸氧条件下Ⅰ型呼吸衰竭的判断标准为 $P_aO_2/F_iO_2 < 300mmHg$。

（2）Ⅱ型呼吸衰竭的标准为海平面平静呼吸空气的条件下，$P_aCO_2 > 50mmHg$，$P_aO_2 < 60mmHg$。

吸氧条件下Ⅱ型呼吸衰竭的判断标准为 $P_aCO_2 > 50mmHg$，$P_aO_2/F_iO_2 < 300mmHg$。

40.1.2 判断酸碱失衡

（1）单纯性酸碱失衡：呼吸性酸中毒（呼酸）、呼吸性碱中毒（呼碱）、代谢性酸中毒（代酸）和代谢性碱中毒（代碱）。

（2）混合型酸碱失衡。

传统认为混合型酸碱失衡有四型：呼酸合并代酸、呼酸合并代碱、呼碱合并代酸和呼碱合并代碱。

新的进展：混合性代酸（高 AG 代酸＋高 Cl⁻ 性代酸）、代碱合并代酸（包括代碱合并高 AG 代酸和代碱合并高 Cl⁻ 性代酸）、三重酸碱失衡（包括呼酸型三重酸碱失衡和呼碱型三重酸碱失衡）。

40.2 正常值及临床意义

40.2.1 常用的判断酸碱失衡指标

（1）pH 系指体液内氢离子浓度的反对数，即 $pH = \log \dfrac{1}{H^+}$，是反映体液总酸度的指标，受呼吸和代谢因素的共同影响。正常值：动脉血 pH 为 7.35～7.45，平均值为7.40，静脉血 pH 较动脉血低 0.03～0.05。pH＜7.35 时，为酸血症；pH＞7.45 时，为碱血症。

（2）PCO_2 血浆中物理溶解的 CO_2 分子所产生的压力称为 PCO_2。正常值动脉血 35～45mmHg，平均值 40mmHg。通常，静脉血较动脉血高 5～7mmHg。它是酸碱平衡呼吸因素的唯一指标。当 PCO_2＞45mmHg 时，应考虑为呼酸或代碱的呼吸代偿；当 PCO_2＜35mmHg 时，应考虑为呼碱或代酸的呼吸代偿。

（3）HCO_3^- 即实际碳酸盐（AB）是指隔绝空气的血液标本在试验条件下所测的血浆 HCO_3^- 值。正常值 22～27mmol/L，平均值 24mmol/L，动静脉血中的 HCO_3^- 大致相等。它是反映酸碱平衡代谢因素的指标。HCO_3^-＜22mmol/L，见于代酸或呼碱代偿；HCO_3^-＞27mmol/L，见于代碱或呼酸代偿。

（4）标准碳酸氢盐（SB）是反映酸碱平衡代谢因素的指标。正常值 22～27mmol/L，平均值 24mmol/L。正常情况下 AB＝SB；AB＞SB 且两者均高于正常值，见于代碱或呼酸代偿；AB＜SB 且两者均低于正常值，见于代酸或呼碱代偿。

（5）缓冲碱（buffer base，BB）为体液中所用缓冲阴离子总和，包括 HCO_3^-、Pr^-、Hb^-。

（6）碱剩余（base excess，BE）是表示血浆碱储量增加或减少的量。正常范围 ±3mmol/L，平均为 0。BE 为正值时，表示缓冲碱增加；BE 为负值时，表示缓冲碱减少或缺失。它是反映酸碱失衡代谢性因素的指标。

（7）总 CO_2 量（TCO_2）是反映化学结合 CO_2 量（24mmol/L）和物理溶解的 CO_2 量（0.03×40＝1.2mmol/L）。正常值＝24＋1.2＝25.2mmol/L。其意义同 HCO_3^- 值。

40.3　氧　合

健康青年人在海平面呼吸空气时的动脉血氧分压（P_aO_2）正常值是 80～100mmHg。P_aO_2 随着年龄、海拔的升高和肺疾病的发生而下降。当肺不能充分氧合动脉血时就发生低氧血症，P_aO_2 降低。P_aO_2 反映的是肺功能而不是缺氧本身。缺氧可以发生在无低氧血症时，反之亦然。对于有严重肺部疾病的机械通气患者，允许性低氧血症或许是一个较好的选择，这可以避免为保持 P_aO_2 正常而应用有潜在肺损伤的呼吸机设置。

40.3.1　低氧血症水平的评估

（1）对于呼吸室内空气及年龄＜60 岁的患者。

轻度低氧血症：P_aO_2 70～79mmHg；中度低氧血症：P_aO_2 50～69mmHg；严重低氧血症：P_aO_2＜50mmHg。

（2）对于年龄＞60 岁的患者，轻度和中度低氧血症的下限应每年减去 1mmHg。

对于任何年龄段，氧分压＜40mmHg，表明存在严重的低氧血症；氧分压低于 60～65mmHg，应考虑为低氧血症。

（3）更加精确的可接受的氧分压下限可以通过以下方法确定（在海平面）。

仰卧位的患者：$PO_2 = 103.5 - (0.42 \times 年龄) \pm 4mmHg$。

坐位患者：$PO_2 = 104.2 - (0.27 \times 年龄) \pm 3mmHg$。

40.3.2 组织缺氧的评估

（1）当前尚无直接评估组织缺氧的方法。

（2）正常情况下维持组织充分氧供。

通过动脉血携带正常容积的氧含量。

酸碱状态必须相对正常。

组织灌注必须充分。

（3）下列情况可以加重组织缺氧。

- 严重的低氧血症。
- 代谢性酸中毒。
- 心排血量不足或者低灌注。

表 40.1 为低氧血症和缺氧的临床原因。

表 40.1 低氧血症和缺氧的临床原因

症状		临床原因
低氧血症	吸入氧浓度下降	高海拔
	分流	肺不张，肺炎，肺水肿，ARDS
	弥散障碍	肺纤维化，肺气肿，肺切除
	低通气	呼吸中枢抑制，神经肌肉疾病
	通气分布不均	气道分泌物，支气管痉挛
缺氧	低氧血症性缺氧	P_aO_2 低于正常值（低氧血症）
	贫血性缺氧	红细胞计数下降，碳氧血红蛋白，血红蛋白病
	循环性缺氧	心排量下降，局部低灌注
	亲和性缺氧	氧从血红蛋白释放入组织的能力下降
	组织中毒性缺氧	氰化物中毒

40.3.3 急性呼吸衰竭

（1）急性呼吸衰竭是用来定义急性呼吸性酸中毒伴随急性低氧血症的情况。

（2）急性呼吸衰竭的指标为：$pH < 7.35$，$P_aCO_2 > 45mmHg$，$P_aO_2 < 80mmHg$。

（3）急性通气性呼吸衰竭是用来定义急性呼吸性酸中毒不伴有急性低氧血症的

情况。

急性通气性呼吸衰竭的指标为：pH<7.35，P_aCO_2>45mmHg，P_aO_2在正常范围。

40.3.4　氧饱和度

血红蛋白对氧的亲和力受血红蛋白分子所处环境的影响，表现为曲线向左或向右移动。曲线向右移动时血红蛋白对氧的亲和力下降（促进氧的解离），曲线向左移动时血红蛋白对氧的亲和力增加（促进氧的结合）。因为血红蛋白饱和度与PO_2之间存在多种关系，所以不能从PO_2精确推测氧饱和度，反之亦然。可用碳氧血红蛋白仪准确测量氧饱和度。碳氧血红蛋白仪还能测定总血红蛋白浓度、氧饱和度、高铁血红蛋白浓度和碳氧血红蛋白浓度。

图40.1为氧合血红蛋白解离曲线及其影响因素。

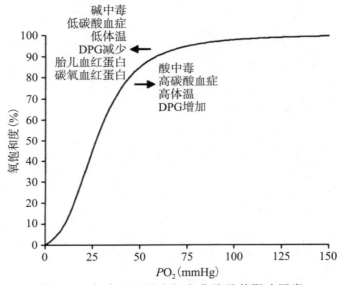

图40.1　氧合血红蛋白解离曲线及其影响因素

P_aO_2/F_iO_2被广泛应用于急性呼吸窘迫综合征（ARDS）的分级。当患者接受≥5cmH$_2$O的呼气末正压（PEEP），如P_aO_2/F_iO_2≤100mmHg时为重度ARDS，100～<200时为中度ARDS，>200～≤300时为轻度ARDS。

氧合指数与P_aO_2、F_iO_2和平均气道压（P_{mean}）相关，多用于婴儿和儿童呼吸衰竭的分级，一般不用于成年人。

40.4　通　气

40.4.1　二氧化碳

肺泡通气是否合适通常以动脉血二氧化碳分压（P_aCO_2）来衡量，因为P_aCO_2、VA

和 $\dot{V}CO_2$ 之间存在关联性:

$$P_aCO_2 = \dot{V}CO_2 / \dot{V}A$$

表 40.2 为通气不足与通气过度的临床原因。

表 40.2   通气不足与通气过度的临床原因

症状		临床原因
通气不足	呼吸中枢抑制	病理性,医源性
	神经传导通路受损影响呼吸肌	神经病变,创伤
	神经肌肉障碍	疾病,肌肉松弛药物
	呼吸肌无力	乏力,疾病
	通气分布不均	
通气过度	呼吸中枢受刺激	缺氧,焦虑,中枢神经系统疾病
	代谢性酸中毒	
	医源性(如机械通气)	

40.4.2   无效腔通气和肺泡通气

无效腔指每分钟静息通气量中未参与气体交换的部分。它由解剖无效腔和肺泡无效腔组成。无效腔可以通过 Bohr 公式计算:

$$V_D/V_T = (P_aCO_2 - P_ECO_2)/P_aCO_2$$

在 Bohr 公式里,V_D/V_T 是无效腔通气与总通气的比值,P_ECO_2 是呼气末混合气体的二氧化碳分压。V_D/V_T 正常值为 0.2～0.4。导致 V_D/V_T 升高的原因包括肺栓塞、正压通气、肺的低灌注、低潮气量和肺泡过度扩张。测定 P_ECO_2 的传统方法是收集 5～15min 的混合呼气气体进行测定。同时,测定动脉血标本的 P_aCO_2。

V_D/V_T 与 ARDS 患者的病死率相关;V_D/V_T 升高,预示更高的病死率。V_D/V_T 也被用于 ARDS 患者滴定 PEEP 时权衡肺复张与过度扩张的关系,在最佳的 PEEP 水平时 V_D/V_T 最低,PEEP 过低或过高均使 V_D/V_T 升高。

40.5   酸碱失衡的临床原因

40.5.1   呼吸性酸中毒的原发因素

(1)心肺疾病:慢性阻塞性肺疾病(COPD);肺炎;肺纤维化;急性呼吸窘迫综合征(ARDS);肺水肿;其他。

(2)药物、创伤、损害或抑制中枢神经系统。

(3)肥胖症:肥胖低通气综合征。

（4）神经/神经肌肉疾病导致呼吸肌肉的重度无力。

（5）任何急性肺部疾病后的呼吸肌疲劳。

（6）胸壁受限：气胸；胸腔积液；纤维性胸膜炎；脊柱后凸侧弯。

40.5.2 呼吸性碱中毒的原发因素

（1）低氧血症：最原始的呼吸系统效应就是过度通气。

（2）代偿原发性代谢性酸中毒。

（3）中枢神经系统受药物、创伤或损伤刺激。

（4）情绪紊乱：如疼痛、愤怒或恐惧。

（5）肝衰竭。

（6）高海拔。

（7）机械通气。

（8）脓毒血症、低血压。

40.5.3 代谢性酸中毒的原发因素

（1）乳酸酸中毒。

在电子传递链中，缺乏作为最终电子受体的氧，有氧代谢下降。

无氧代谢的增加，可导致乳酸、非挥发性的有机酸形成。

如果患者的氧合状态改善，乳酸性酸中毒会逆转。

正常乳酸水平：$0.5\sim2.5mmol/L$。

（2）酮症酸中毒。

原发因素：未控制的糖尿病；绝食；饮食中脂肪含量过高；酒精中毒。

在任何糖摄入不足的情况下，机体脂肪代谢增加。

脂肪代谢的最终产物是酮类酸（如丙酮、β羟丁酸）。

糖尿病性酸中毒的患者通常有很明显的过度通气，呼吸带有甜的酮味。

患者需要葡萄糖和胰岛素。

（3）肾衰竭。

可能由下列因素引起：肾小管酸中毒；慢性肾盂肾炎；阻塞性尿路疾病。

肾功能减退抑制了机体维持 HCO_3^- 水平及 H^+ 的排泄的机制。

游离 H^+ 增加，HCO_3^- 减少。

摄入消耗碱基的药物和酸：阿司匹林、水杨酸盐；甲醇；乙二醇；三聚乙醛。

醛固酮减少症。

保钾利尿药。

腹泻。

胰腺或胆汁瘘,输尿管乙状结肠吻合术。

碳酸酐酶抑制药:乙酰唑胺。

过量摄入氯化铵、阴阳离子酸。

40.5.4 代谢性碱中毒的原发因素

（1）低钾血症。

（2）低氯血症。

（3）洗胃或者呕吐:因为胃内容物是酸性的(pH 为 1.0～2.0),过量的胃酸丢失导致碱中毒。

（4）大剂量类固醇:类固醇增加 Na^+ 的重吸收及加速 H^+ 和 K^+ 的分泌。

（5）利尿药。

利尿药引起 K^+ 的分泌增加。

在过量或者未加控制的使用,可导致低钾血症。

（6）摄入消耗 H^+ 的药物和碱:$NaHCO_3$。

（7）原发性醛固酮增多症。

（8）库欣(Cushing)综合征。

40.6 血气采集过程及注意事项

有几个因素会影响动脉血气(arterial blood gas,ABG)测试的结果。以下是一些主要示例。

（1）从不正确的患者身上抽取血液样本。这会显著改变危重症患者的治疗过程。这种情况可能是由于将 ABG 结果发布在不正确的患者记录上,或错误地标记了血样。

（2）无法从动脉或静脉获取血液样本。在某些情况下,缺乏经验的医疗保健提供者可能会刺穿静脉而不是动脉。在这种情况下,用静脉血而不是动脉血填充样本,这将显示截然不同的结果。

（3）血液凝结。强烈建议在提取 10min 后分析血样,以避免凝血。分析已经凝固的血液样本会产生不准确的结果,并且基本上会使样本变得无用。

（4）在不正确的设置或支持下获得血样。这会严重影响患者的治疗过程以及医疗团队对其健康需求的评估。例如,如果呼吸治疗师在患者仍在补充氧气而不是室内空气的情况下获得了血液样本,则结果将是不正确的。这会产生错误,使 P_aO_2 水平升高。

空气中氧分压约为 159mmHg,血液样本的空气混入可影响 P_aO_2,通过导致患者测

得的 P_aO_2 下降至室内空气的 P_aO_2 含量，从而改变 ABG 的结果。

肝素过多会稀释血液样本并引起 pH 变化，且会显著影响氧气和二氧化碳的含量。

（5）血液样本混合不当。根据医院或实验室的规定，医护人员在采集血液后应立即将血样与肝素充分混合，以避免凝结。它还会在进入分析仪之前进行重新混合。混合样本的最佳方法是将其在手掌之间滚动。操作者在混合血液样本时最常见的错误是剧烈摇晃小瓶或容器。另一个错误是未在足够长的时间内混合冷冻样本。建议长时间混合冰冻样本，以促进血液样本所有组分的动员和混合。

长时间延迟进行血样分析血样，必须在抽血后 $10\sim15$min 内送至实验室进行分析。由于红细胞持续代谢，血样分析的任何延迟均会引起 P_aO_2 和 P_aCO_2 水平的变化。

以下是获取和收集动脉血气样本的常见指征。

- 评估患者对治疗的反应，如机械通气。
- 确定患者的携氧能力。
- 确定是否需要辅助供氧。
- 用于诊断呼吸系统、代谢和混合性酸碱失衡。
- 监测患者的酸碱状态。
- 在无法进入静脉的紧急情况下采集血样。
- 用于定量血红蛋白水平。

并非所有患者都是 ABG 检测的潜在候选者。以下是穿刺动脉血气的禁忌证。

- 改良艾伦试验异常。
- 凝血问题。
- 注射部位局部感染或损伤。
- 正在接受抗凝治疗的患者。
- 正在服用溶栓剂的患者。
- 存在影响血管的疾病。
- 存在动静脉瘘或血管移植物。

40.7 血气结果分析的基本步骤

以下是 ABG 解释的基本步骤。

步骤 1：获得并运行 ABG 样本。

步骤 2：确定 pH 是碱中毒还是酸中毒。

pH 的正常值为 $7.35\sim7.45$。

酸中毒为 pH <7.35。

碱中毒为 pH >7.45。

步骤 3：确定问题是呼吸问题还是代谢问题。

在此步骤中，我们将查看 P_aCO_2 和 HCO_3^-，以确定问题是呼吸系统问题还是代谢问题。

P_aCO_2 受肺调节。

HCO_3^- 受肾脏调节。

如果 P_aCO_2 值异常，这意味着它超出了正常范围（35～45mmHg），而碳酸氢盐值是正常的，这意味着存在呼吸问题。

如果 P_aCO_2 值正常，意味着它在正常范围（35～45mmHg）内，而碳酸氢盐值异常，这意味着存在代谢问题。

$P_aCO_2 =$ 酸。

$HCO_3^- =$ 碱。

步骤 4：确定 ABG 是代偿的还是未代偿的。

在确定血气是酸中毒还是碱中毒以及是呼吸或代谢问题后，现在我们必须观察 ABG 结果的代偿成分。

记住：当存在呼吸问题（P_aCO_2）时，我们的身体将用碳酸氢盐进行代偿。当存在代谢问题（HCO_3^-）时，我们的身体将用二氧化碳进行补偿。

表 40.3 为酸碱失衡的代偿预期。表 40.4 为酸碱补偿度。

表 40.3　酸碱失衡的代偿预期

呼吸性酸中毒	呼吸性碱中毒
$\triangle HCO_3^- = 0.10 \times \triangle P_aCO_2$（急性）	$\triangle HCO_3^- = 0.20 \times \triangle P_aCO_2$（急性）
$\triangle HCO_3^- = 0.35 \times \triangle P_aCO_2$（慢性）	$\triangle HCO_3^- = 0.50 \times \triangle P_aCO_2$（慢性）
代谢性酸中毒	代谢性碱中毒
$P_aCO_2 = 1.5 \times HCO_3^- + 8$	$P_aCO_2 = 0.9 \times HCO_3^- + 15$

注：如果酸碱状态超过了预期代偿水平，表明存在混合性酸碱失衡。

表 40.4　酸碱补偿度

代偿（非因果成分）	pH	分类
在正常范围内	异常	无代偿（急性）
在预期方向上超出正常范围	异常	部分代偿
在预期方向上超出正常范围	正常	代偿（慢性）

代谢代偿：例如，患有呼吸性酸中毒时，身体会尝试通过增加系统中碳酸氢盐的含量来进行代偿。

碳酸氢盐是一种碱，它的功能之一就是中和引起问题的酸。当有呼吸性碱中毒时,它会通过减少碳酸氢钠的含量来达到相反的效果。

为了得出代偿存在的结论,HCO_3^- 的增加或减少必须超出正常范围。换句话说,它必须低于 22 或高于 27。如果碳酸氢盐值仍在正常范围内,则可以得出结论:没有进行代偿。

呼吸代偿:当遇到新陈代谢问题时,呼吸系统将通过调节血液中的二氧化碳含量来进行代偿。例如,当存在代谢性酸中毒时,身体将通过减少二氧化碳的量来补偿。二氧化碳与酸性相关,因此当身体检测到有酸中毒时,它会试图通过减少系统中的二氧化碳量来代偿。当存在代谢性碱中毒时,身体则会做相反的事情。它将试图通过增加系统中的二氧化碳量来代偿。为了得出有代偿的结论,二氧化碳的增加或减少必须超出正常范围。换句话说,它必须小于 35 或大于 45。

图 40.2 为判断酸碱失衡的流程图。

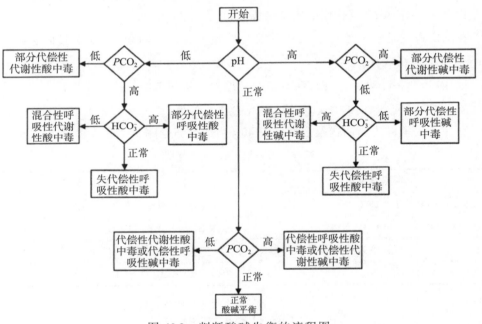

图 40.2　判断酸碱失衡的流程图

40.8　根据血气结果及酸碱失衡调节机械通气

40.8.1　根据 P_aCO_2 和 pH 值调整机械通气的常用方法

图 40.3 为机械通气过程中影响 P_aCO_2 的因素。

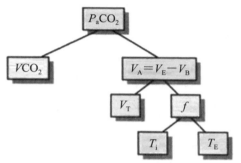

图 40.3　机械通气过程中影响 $PaCO_2$ 的因素

VCO_2, CO_2 产出量；V_A, 肺泡通气量；V_E, 分钟通气量；V_D, 无效腔通气量；V_T, 潮气量；T_i 吸气时间；T_E 呼气时间；f, 呼吸频率

机械通气过程中, 可以通过调整设定潮气量 (V_T) 或呼吸频率 (f) 来纠正患者的呼吸性碱中毒或酸中毒。根据以下的公式进行参数调整：

$$已知\ P_aCO_2 \times 已知\dot{V}_E = 目标\ P_aCO_2 \times 目标\dot{V}_E$$

此公式中假设生理无效腔量 (解剖无效腔量＋肺泡无效腔量) 和二氧化生成量 (来源于代谢) 短期内不会发生明显改变。因此该公式亦可变为：

$$已知\ P_aCO_2 \times 已知肺泡分钟通气量 (\dot{V}_A) = 目标\ P_aCO_2 \times 目标\dot{V}_A$$

若合适保持呼吸频率 (f) 恒定, 仅改变 V_T, 则公式可转变为

$$目标\ V_T = \frac{已知\ P_aCO_2 \times 已知\ V_T}{目标\ P_aCO_2}$$

若合适保持 V_T 恒定, 仅改变呼吸频率 (f), 则公式可转变为

$$目标\ f = \frac{已知\ P_aCO_2 \times 已知\ f}{目标\ P_aCO_2}$$

（1）呼吸性酸中毒：容量和压力通气的调整。

对于接受机械通气的患者, 呼吸性酸中毒一般可通过调整潮气量或呼吸频率的设置来进行纠正。无论患者是处于容量控制型或者压力控制型通气, 增加分钟通气量均能降低 P_aCO_2。

临床场景：呼吸性酸中毒患者行 P-CMV 通气时参数的调整见图 40.4。

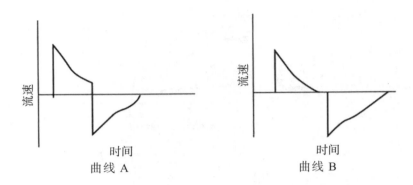

图 40.4 P-CMV 通气下呼吸性酸中毒时的吸气时间调整为调整通气,可对两个参数进行调整。增加 T_i 可使肺泡内压逐渐达到设定吸气压力水平。当流量环在吸气段显示零流量时,这个现象将比较明显(曲线 B)。如果这样仍不足以增加送气容量,则考虑设定压力值

为改善通气,可对两个参数进行调整。增加 T_i 可使设定气道压力达到肺泡内压水平。当流量环在吸气段显示零流量时,这个现象将比较明显。如果这样仍不足以增加送气容量,则可考虑提高设定压力值。

P-CMV 通气模式下,通常可以增加设置压力来达到目标 V_T。P-CMV 是时间切换模式。如果吸气时间(T_i)很短,增加 T_i 亦可在不需提高压力支持的条件下增加送气容量,前提是吸气流量没有下降到 0。

（2）呼吸性碱中毒:V-CMV 和 P-CMV 的调整。

压力控制型通气模式(PCV)下,T_i 和吸气平台压对输送潮气量(V_T)的影响见图 40.5。最初,V_T 随着 T_i 的延长则增加。一旦达到吸气平台压(吸气流量为 0),进一步延长 T_i 将不会增加 V_T。

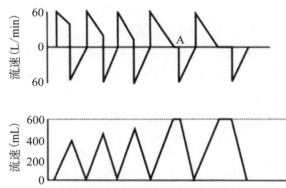

图 40.5 P-CMV 时,吸气时间(T_i)对输送潮气量(T_T)的影响。最初,V_T 随着 T_i 的延长,则增加。一旦达到吸气平台压(吸气流量为 0),进一步延长 T_i 将不会增加 V_T

40.8.2 代谢性酸中毒和碱中毒

（1）代谢性酸中毒。

代谢性酸中毒和碱中毒的治疗应着重于发现引起酸碱平衡紊乱的代谢性因素。呼吸性因素亦可能参与其中，虽然并不明显，但其可能性亦应引起重视。

代谢性酸中毒时给予碳酸氢钠等碱化剂是否有益仍存在争议。降低动脉二氧化碳分压的治疗亦存争议。但是，若患者不能自主呼吸以维持高分钟通气量，则为避免呼吸衰竭，有必要进行机械辅助通气。这种情况下，保持 pH 在正常范围（7.35～7.45）是比较合适的措施。

（2）代谢性碱中毒。

单纯代谢性碱中毒通常不会出现代偿性肺泡低通气症状，因为严重通气不足时会发生相应的低氧血症。例如，代谢性碱中毒时 P_aCO_2 代偿极限通常不会超过 55mmHg。应记住，当 P_aCO_2 升高时，P_aO_2 将会下降。因此，吸室内空气的患者处于低通气状态时通常伴随着低氧血症。低氧血症会刺激外周化学感受器，引起分钟通气量增加。只有少数情况下才会出现代谢性碱中毒的完全代偿。

40.8.3 肺生理无效腔量增加

若通过增加肺泡通气量，单纯呼吸性酸中毒仍然存在，说明患者可能存在通气死腔增加的问题。通气死腔的增加可能是由肺栓塞或低心排量导致肺灌注降低所致。

应用高 PEEP 时，机械通气引起肺泡内高压，从而减少肺血流灌注，也可能引起肺泡无效腔量增加。肺灌注降低亦与气体陷闭有关，后者主要是由于高分钟通气量或低吸气流量（吸呼比高，如 3：1），甚至肺脏病理性疾病引起的通气不均所产生。

在出现气体陷闭时，增加流量或降低吸呼比可纠正这问题（降至 1：3 或 1：4）（增加吸气流量可以缩短吸气时间，从而使呼气时间延长）。有时，改变患者体位让患侧肺血流更少而健侧肺血流增加，可以明显改善气体交换，有助于解决这一问题。

40.8.4 代谢增强及 CO_2 产生增加

患者高热、烧伤、多发伤、脓毒症、甲状腺功能亢进症、肌肉震颤或癫痫发作、躁动及某些多次手术，均可能造成代谢增强和二氧化碳生成量增加。无论是何种病因，分钟通气量增加，WOB 也会增加。增加机械呼吸频率将会降低 WOB，但是可能会产生内源性 PEEP。因此，自主呼吸时增加压力支持可降低因气管导管和环路引起的 WOB，从而对患者有利。其他的措施包括切换为 PC-CMV 模式以及镇静（可能会减少患者做功）。

40.8.5 医源性过度通气

以往,医源性过度通气多用于急性颅脑损伤和颅内压(intracranial pressure,ICP)升高的患者。过度通气降低了血中 CO_2,低 CO_2 又能引起颅内血管收缩,降低脑血流。尽管此种方法目前被许多临床医师用来降低 ICP,但在高 ICP 颅脑损伤的治疗指南中,受伤后第 1 个 24h 内并不推荐预防性应用过度通气($P_aCO_2 < 25mmHg$),严重创伤性颅脑损伤的前几天进行过度通气可能会增加脑缺血,引起大脑缺氧。

过度通气措施在神经系统症状恶化及 ICP 升高时可以短暂使用。如经过标准治疗,如镇静和镇痛状态、神经肌肉阻滞、行脑脊液引流以及高渗治疗等,仍出现顽固性 ICP 升高,则可较长时间实施轻度过度通气(P_aCO_2 在 30~35mmHg)。然而,医源性过度通气的实施仍存在争议。

40.8.6 允许性高碳酸血症

有关允许性高碳酸血症的技术已被大家广泛接受。允许性高碳酸血症即精确调控通气支持力度来避免由肺过度膨胀引起的肺损伤。在实施允许性高碳酸血症时,P_aCO_2 允许超过正常值(如 $\geqslant 50$~150mmHg),pH 允许低于正常值(如 $\geqslant 7.10$~7.30)。不存在肾衰竭或心血管问题的患者通常能够耐受 7.20~7.25 的 pH。

低通气期间,P_aCO_2 增高通常伴随 PO_2 下降,所以必须提供充足的氧供并仔细监测氧合状态。急性呼吸性酸中毒时,P_aCO_2 增加,pH 降低,可以引起氧离曲线右移。尽管曲线右移有利于组织释放 O_2,但这也同时降低了肺组织的氧储备并进一步影响气体交换。

王尔山

第 41 章　液体平衡

41.1　体　液

人体内的液体由水及溶解在水中的无机盐、有机物一起构成,统称体液。体液占个人体重的 $45\%\sim80\%$,这取决于不同个体的体重、性别和年龄。与正常体重者相比,肥胖者的体液百分比较低($\leqslant30\%$)。男性体液的比例略高于女性。婴儿和儿童体液的总百分比要大得多,新生儿体液占总体重的 80%。(见表 41.1)

41.1.1　体液的分布

人体的体液主要分为两个部分:细胞内液和细胞外液。细胞内液大约占全身体液的三分之二,而细胞外液则占剩下的三分之一。细胞外液主要分为三个部分:血浆(血管内)、细胞间液、跨细胞液。血浆大约占体重的 5%。细胞间液是细胞间组织中的水,约占体重的 15%。跨细胞液在血浆和细胞间液中所占的比例很小,主要分布于一些密闭腔隙(关节囊、颅腔、胸腔、腹腔等)中。细胞间液是一种基质,为一种胶原/凝胶物质。当细胞外容积减少时,细胞间质能提供结构性支持。跨细胞液包括脑脊液、消化液和黏液等。在某些病理情况下,跨细胞液可成为重要的第三间隙液,如腹腔和胸腔中的积液。

41.1.2　体液的组成 (表 41.1)

表 41.1　体液分布

类别	男 (占体重百分比)	女 (占体重百分比)	新生儿 (占体重百分比)
体液总量	60 ± 15	50 ± 15	80
细胞内液	45	40	50
细胞外液	$15\sim20$	$15\sim20$	30
组织间液	$11\sim15$	$11\sim15$	24
血浆	4.5	4.5	5.0
跨细胞间液	<1	<1	<1

细胞内外液不同的离子浓度差异显著不同。钠(Na^+)、氯化物(Cl^-)和碳酸氢盐(HCO_3^-)主要是细胞外电解质。钾(K^+)、镁(Mg^{2+})、磷酸盐(PO_4^{3-})、硫酸盐(SO_4^{2-})和蛋白质构成了主要的细胞内电解质。虽然蛋白质不会解离,但它能产生 H^+ 和其他弱

键,并在分子内分配额外的净电荷。血浆和细胞间液具有相似的电解质成分。血浆中的蛋白质含量比细胞间液多。蛋白质(主要是白蛋白)导致血浆的高渗透压。渗透压是血管和细胞间质内液体分配的重要决定因素。

41.1.3　体液的调节

某些离子和蛋白质在身体各部分之间的转移受到限制,但水可以自由扩散。可通过调节水的摄取量(口渴)和水的排泄量(尿液、汗液、不显性失水和粪便)来控制全身水分。肾脏主要负责水的排泄。如果水摄入量低,肾脏会减少尿量。尿液中的溶质可以浓缩到血浆中的溶质浓度的 4 倍。如果水的摄入量很高,肾脏可以排出大量的稀释尿。

肾脏通过两种相关机制维持体液的体积和成分。第一,通过钠离子的过滤和再吸收来调节尿中钠离子的浓度,以适应饮食摄入的变化。第二,水分的排泄通过渗透压感受器调节,该感受器位于下丘脑,并且可以调节抗利尿激素(antidiuretic hormone,ADH)的分泌。这些感受器十分灵敏。有体内研究表明,单个神经元即可对渗透性压力变化做出反应。这些机制使肾脏在盐和水摄入量发生变化的情况下仍可以保持体液的体积和浓度。尿液分析经常作为体液量失调的诊断线索。

(1) 水分的丢失。

体内的水分可能通过皮肤、肺、肾和胃肠道流失。有些失水过程是不易察觉的,如皮肤和肺部的水分蒸发;而有些是十分明显的,如通过尿液和胃肠道流失。呕吐、腹泻、吸痰、发烧加上出汗,都可以引起大量的水分丢失。(见表 41.2)

胃肠道每天产生 8～10L 的液体。超过 98% 的体积在大肠中被回收。在呕吐或腹泻的患者中,通过胃肠道会导致大量的水分流失。严重烧伤或开放性伤口的患者也会通过皮肤丢失大量的水分。

其他导致体液异常流失的原因包括某些肾脏和呼吸系统疾病。某些肾脏病患者可能需要排出大量的尿液以排出多余的含氮废物。通气量增加的患者因为增加了呼吸道水分的蒸发量,所以也可以导致水分的大量流失。如果吸入的空气没有充分加湿,使用人工气道的患者容易发生蒸发性失水。婴儿体内水分的比例高于成年人,尤其是在细胞外液部分。婴儿失水量可能是成年人失水量的 2 倍。

(2) 水分的补充。

水分的补充主要有两种方式:饮食摄入和新陈代谢。人体所需的水分主要通过摄入液体来补充。一个成年人平均每天要喝 1500～2000mL 的水,另外 500～600mL 的水是从固体食物中摄取的。水也可以从体内脂肪、碳水化合物和蛋白质的氧化中获得;细胞的破坏也会释放出一些水分。在完全饥饿的情况下,每 1kg 脂肪的代谢可产生

2000mL 的水。手术或创伤后的恢复可能类似于饥饿状态；在这种情况下，大约 500mg 的蛋白质和等量的脂肪会被代谢掉。这种新陈代谢每天产生约 1L 的水。

41.1.4 体液的运输

表 41.2 为液体交换。

表 41.2 液体交换

调节机制			每日平均体积（mL）	每日最大体积
水分丢失	隐性	皮肤	700	1500mL
		肺	200	
	显性	尿液	1000～1200	＞2000mL/h
		胃肠道	200	8000mL
		汗液	0	＞2000mL/h
水分获得	摄入	液体	1500～2000	1500mL/h
		固体	500～600	1500mL/h
	代谢		250	1000mL

体内的液体平衡主要取决于体液总量和身体各部分之间的液体运输。体内平衡的第一阶段发生在全身毛细血管和细胞间隙之间，通过被动扩散进行液体交换。毛细管壁对结晶电解质具有渗透性。这使得毛细血管内与细胞间隙之间的平衡迅速发生。除了大的蛋白质分子外，血浆还可以通过毛细血管壁进入组织间隙。因为水和小分子物质可以穿过毛细血管膜，所以它们产生的渗透作用很小或没有。

体液从毛细血管到组织间隙的运输是由两部分之间的静水压差（静止的液体相对于相邻物体施加的压力）形成的。静水压差取决于血压、血容量和毛细血管与心脏的垂直距离（即重力的影响）。静水压差会导致液体从毛细血管渗漏到组织间隙。

细胞间质和毛细血管之间的渗透压差与静水压差相反，也就是说，渗透压可以使水分保留在毛细血管内。这种渗透压主要是由血浆中分子量大于 70000 的蛋白质引起的。过大的蛋白质，如白蛋白，无法通过毛细血管壁，导致血浆中的蛋白质浓度比组织间液高，这可以使毛细血管从组织间液"吸取"水分（水从组织间液向毛细血管渗透）。同时，又可以阻止血管内水分过分渗透到组织间液中，从而维持着血管内外水的相对平衡，维持血容量。这称为血浆胶体渗透压。此外，这些大蛋白带负电荷，因此它们可吸引等量的阳离子到血管腔内。这些阳离子也具有增加毛细血管内渗透压的作用（道南效应）。

在典型的毛细血管中，动脉端的血压约为 30mmHg，静脉端的血压约为 20mmHg。血管内液体的胶体渗透压保持在 25mmHg 左右，而静水压差沿着毛细血管不断降低。

这就导致了在动脉端,静水压差通常超过胶体渗透压,水分从血管腔内向组织间隙渗透。而在静脉端,胶体渗透压超过了静水压差力,水分又被拉回到毛细血管腔内,维持体液平衡(如图 41.1)。

19 世纪的英国生理学家 Ernest Starling 研究了液体的跨膜传输。他提出液体通过毛细血管壁的驱动力是由四个独立的压力决定的,这四个压力为血管内和组织间隙内的液压(静水压差)和胶体渗透压。这个过程可以用以下方程式进行数学描述:

$$J_v = L_p [P_c - P_i - s(p_c - p_i)]$$

J_v:单位面积毛细管壁上的液体过滤量;

L_p:毛细管壁的渗透率;

s:膨胀反射系数;

P_c、P_i、p_c、p_i:分别为毛细血管和组织间隙中的静水压差和胶体渗透压的大小。

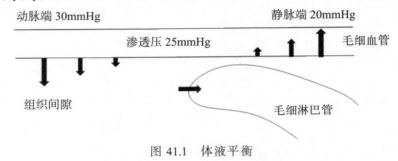

图 41.1　体液平衡

从动脉端毛细血管渗透出的水和电解质并不能完全由静脉端的回流所平衡。扩散出来的水略多于重新吸收的水。此时,组织间隙中过多的水分可以通过淋巴管道来重吸收。这一过程也取决于两者之间的压力差。其中,组织间隙中的压力取决于组织间液的体积及其电解质含量。较大的淋巴腔隙中压力较低,这使得水分可以持续地从压力较高的区域(组织间隙)移动到压力较低的区域(淋巴通道)。

在 Starling 方程中,这种驱动力的三个例子分别是体内的液体回流、肺中的液体交换和组织水肿。由于静水压差的效应,当一个人站立时,足部的毛细血管压力可以达到 100mmHg。尽管此时毛细血管内静水压差远远超过了胶体渗透压,但组织液的重吸收仍是可以完成的。主要是有以下三个因素:①较高的毛细血管内静水压差,对应的组织间隙压力也较高,两者的静水压差就小。②腿部的静脉周围有骨骼肌发挥“泵”的作用,可以一定程度上减小静脉压。③淋巴液的回流也通过类似的机制得到增强,有助于清除过多的组织间液。

但是,当基础压力变化(如动脉高压)导致各个腔隙的压力失衡时,机体就容易出现水肿。在全身组织中,不同腔隙间体液的不断交换是必不可少的。但在肺部,情况有所不同,肺泡必须保持相对干燥,否则,在肺泡毛细血管间隙中的体液会阻碍气体的扩散。肺血管中的胶体渗透压与全身循环中的胶体渗透压相同。为了减少肺泡毛细血管间隙中的组织间液,静水压差必须保持相对较低。肺循环是一个低压系统,肺血管的平均压力大约是全身循环的六分之一。在健康人中,肺血管中的胶体渗透压大于静水压差,所以肺泡毛细血管间隙中没有相对过多的组织间液。如果肺循环中的静水压差增加,这种平衡就会被打破。这会导致过多的液体进入到肺泡毛细血管间隙中,引起肺水肿。在肺中,由静水压差增加引起的水肿通常是左心室衰竭(如充血性心力衰竭)引起的。

组织水肿也可以由其他因素引起。根据 Starling 平衡方程,水肿可由胶体渗透压降低或毛细血管渗透性增加引起。如果血液中的白蛋白被消耗掉,则胶体渗透压会降低,从而导致水分向组织间隙移动。同样,毛细血管的渗透性增加也会导致更多的水分渗透到组织间隙中。毛细血管通透性增加是某些类型急性肺损伤的主要因素,如急性呼吸窘迫综合征、有害气体吸入、肺烧伤、感染等。

41.1.5 液体治疗

如果患者的肾功能正常或接近正常,但预计长时间不能正常进食或饮水(如围手术期或使用呼吸机时),通常采用维持性液体治疗。维持性液体治疗的目标为保持水分和电解质平衡,并提供营养。如果预计患者将有超过 1~2 周能量或液体摄入不足,应考虑肠外或肠内营养。

血清钠浓度可以准确地估计水与溶质的平衡。血清钠浓度正常,意味着患者处于水钠平衡状态,但不能提供任何有关容量状态的信息。患者每日称重是估算液体净增加或净丢失量的最佳方法,因为住院患者的胃肠道、尿液及不显性水分丢失不可预测且难以监测。同时,还应监测患者有无容量过多(水肿)或容量不足(如皮肤弹性降低和血压下降)的临床体征。

补液治疗的目标是纠正已存在的容量状态和/或血清电解质异常。对于容量不足,目前没有可准确估算总液体不足的公式。如果已知液体不足发生前后的体重,可以根据减轻的体重估算液体丢失量。如果体重减轻程度未知,则无法估计液体不足量。临床和实验室参数可用于评估是否存在容量不足,包括血压、颈静脉压、尿钠浓度、尿量,以及当基线值已知且未发生出血时,可使用血细胞比容。

应追踪这些参数以评估容量补充的效果。例如,如果尿钠浓度仍<15mmol/L,则肾脏会感知到持续性容量不足,应给予更多的液体。对于有心力衰竭或肝硬化的水肿患者,尿钠浓度是有效循环血容量不足的标志,而不是提示需要更多的液体或盐,因此,不能通过尿钠浓度来评估容量补充的效果。

41.2 电解质

各种体液中的电解质不仅仅是维持渗透压的溶质,它们在维持内环境的同时,还可以进行必要的化学和生理事件。主要有以下七种电解质:钠、氯、碳酸氢盐、钾、钙、镁和磷(磷酸盐)。表 41.3 为电解质紊乱。

表 41.3　电解质紊乱

电解质	紊乱类型	原因	症状
K^+	低钾血症	利尿剂、类固醇疗法、肾小管疾病、呕吐、腹泻、营养不良、创伤	肌肉无力、瘫痪、心电图异常、心律失常、循环衰竭
	高钾血症	慢性肾病、溶血、组织坏死、非甾体类抗炎药、血管紧张素转换酶抑制剂、环孢霉素、保钾利尿剂	心电图改变、心律失常、心脏骤停
Na^+	低钠血症	胃肠道丢失、发烧、利尿剂、腹水、充血性心力衰竭、肾衰竭	虚弱、倦怠、乏力、头痛、体位性低血压、心动过速
	高钠血症	单纯失水、低渗液损失、钠负荷过高	头晕、烦躁、共济失调、精神错乱、癫痫发作、昏迷
Ca^{2+}	低钙血症	甲状旁腺功能减退、胰腺炎、肾功能衰竭、创伤	肌腱反射亢进、肌肉抽搐、痉挛、腹部痉挛、心电图变化、癫痫发作(很少)
	高钙血症	甲状腺功能亢进、甲状旁腺功能亢进、转移性骨癌、结节病	疲劳、抑郁、肌肉无力、厌食、恶心、呕吐、便秘
Cl^-	低氯血症	胃肠道丢失、利尿剂	代谢性碱中毒、肌肉痉挛、昏迷(严重)
	高氯血症	脱水、代谢性酸中毒、呼吸性碱中毒	
Mg^{2+}	低镁血症	Mg^{2+} 摄入不足/吸收不良、胰腺炎、酒精中毒	肌肉无力、烦躁、手足抽搐、心电图改变、心律失常、谵妄、癫痫发作
	高镁血症	脱水、肾功能不全、组织创伤、红斑狼疮	心电图改变(伴随高钾血症、心脏骤停、呼吸肌麻痹)
HPO_4^{2-}	低磷血症	饥饿、吸收不良、甲状旁腺功能亢进症、甲状腺功能亢进症、未控制的糖尿病	肌肉无力
	高磷血症	内分泌失调、肢端肥大症、慢性肾功能不全、急性肾功能衰竭、组织创伤	

41.2.1 钠

钠(Na^+)是人体中主要的阳离子。血浆和尿液中 Na^+ 浓度的调节与体内的水分调节有关。50% 的 Na^+ 位于细胞外,剩下的分别在骨骼中(40%)和细胞中(10%)。血

清 Na^+ 的正常浓度为 $136\sim145mmol/L$。在细胞中，Na^+ 浓度要低得多，平均仅为 $4.5mmol/L$。

成年人每天平均摄入和排出大约 $100mmol$ 的 Na^+，儿童大约为成年人的一半，婴儿每天与外界约交换 $20mmol\ Na^+$。大部分 Na^+ 通过肾脏重新吸收，体内约 80% 的 Na^+ 通过被动回收的方式进入到近端小管中，其余部分被远端小管主动重吸收。肾脏中 Na^+ 的重吸收主要是通过肾上腺皮质分泌的醛固酮来调节的。肾脏远端小管中 Na^+ 重吸收发生在其他阳离子交换的过程中，参与酸碱平衡（即 H^+ 交换）和 K^+ 的调节。Na^+ 的异常丢失可导致低钠血症（血浆中 Na^+ 浓度降低），其发生的原因多种多样。（见表 41.3）

低钠血症是住院患者中最常见的电解质失衡，其定义为血清 Na^+ 含量低于 $135mmol/L$。最近的研究表明轻度低钠血症具有重大影响。低钠血症由于渗透压的改变而可能导致脑水肿，进而影响患者的认知功能和步态稳定，并且被认为是跌倒的一个重要因素。在低血容量性低钠血症的治疗中，也可能产生严重后果。如果输液太快，会损害中枢神经系统。随着 Na^+ 浓度的明显变化，细胞体积的快速变化可能导致细胞损伤和细胞死亡（凋亡）。当慢性低钠血症患者的血清 Na^+ 浓度变化超过 $10mmol/L$ 或在 $48h$ 内超过 $18mmol/L$ 时，就会发生渗透性脱髓鞘综合征。

41.2.2　氯

氯（Cl^-）是体内主要的阴离子。体内三分之二的 Cl^- 存储在细胞外，其余在细胞内。细胞内 Cl^- 主要存在于红细胞和白细胞中。它也存在于具有排泄功能的细胞中，例如胃肠道黏膜中的壁细胞。

Cl^- 的正常血清浓度为 $98\sim106mmol/L$。细胞外 Cl^- 的浓度与 HCO_3^- 的浓度成反比。Cl^- 的肾脏调节方式与 Na^+ 几乎相同（80% 在近端小管中被重吸收，而 20% 在远端小管中被重吸收）。Cl^- 通常以 KCl 的形式与 K^+ 一起排泄。替代疗法通常同时包括 K^+ 和 Cl^-。胃和小肠也影响 Cl^- 的平衡，汗液中含有低渗的 Cl^-。血清 Cl^- 平衡紊乱情况见表 41.3。

41.2.3　碳酸氢盐（HCO_3^-）

在 Cl^- 之后，HCO_3^- 是体液中最重要的阴离子。它在酸碱平衡中起着重要作用，并且是 HCO_3^--H_2CO_3 缓冲液对中的强碱。HCO_3^- 是将 CO_2 从组织运输到肺部的主要方式。健康个体中 HCO_3^-/H_2CO_3 保持在 $20:1$ 左右，这使体液的 pH 接近 7.40。HCO_3^- 储存在细胞内和细胞间隙中。动脉血中 HCO_3^- 的正常浓度在 $22\sim26mmol/L$。由于需要输送 CO_2 到肺部，静脉血中的 HCO_3^- 水平会略高。在酸碱平衡紊乱时，肾脏会调节 HCO_3^- 的水平以维持接近正常的 pH。在健康个体中，血液中超过 80% 的 HCO_3^- 会在肾脏的近端小管中被重吸收，其余部分在远端小管中被吸收。在呼吸性酸中毒中，肾脏会保留或产生 HCO_3^- 从而中和由 CO_2 潴留引起的酸中毒。在呼吸性碱中毒中，情况恰恰相反。Cl^- 和 HCO_3^- 的浓度之间也存在相互关系。HCO_3^- 的重吸收与 Cl^- 的排泄相关。

41.2.4 钾

钾（K^+）是细胞内液中主要的阳离子。体内大多数 K^+（98%）都存在于细胞中。K^+ 是通过离子泵机制主动转运到细胞中，跨细胞膜的电位差也有助于 K^+ 进入细胞。每有 3 个 K^+ 进入细胞，就有 2 个 Na^+ 和 1 个 H^+ 被转移出细胞，从而维持低 Na^+ 高 K^+ 的细胞内环境，维持细胞的静息电位。细胞内外 K^+ 浓度的差异十分明显，细胞内 K^+ 浓度约为 150mmol/L，而血清 K^+ 浓度一般在 3.5～5.0mmol/L 之间。血清 K^+ 仅作为全身 K^+ 含量的间接指标。血清 K^+ 的浓度通常通过评估摄入量和排泄量来分析。

成年人平均每天通过尿液排出 40～75mmol 的钾，另外 10mmol 的钾通过粪便排出。通过膳食，平均每天可摄入 50～85mmol 的钾。接受过手术、遭受过创伤或患有肾脏疾病的患者通常会丢失更多的钾。因此，这些患者平均每天可能需要补充 100～120mmol 的钾。

血清 K^+ 浓度主要取决于细胞外液的 pH 和细胞内 K^+ 池的大小。在细胞外酸中毒时，细胞外过量的 H^+ 被交换成细胞内的 K^+。K^+ 从细胞内移动到细胞外间隙，可能产生危险的高钾血症。碱中毒时有相反的效果。当 pH 升高时，K^+ 进入细胞。在没有酸碱干扰的情况下，血清 K^+ 反映了全身 K^+ 的含量。全身 K^+ 丢失 10% 可使血清 K^+ 水平降低约 1mmol/L。

肾脏通过醛固酮的水平来控制 K^+ 的排泄。醛固酮可以抑制肾脏远端肾小管细胞中负责转运 K^+ 的酶，进而促进 K^+ 的排泄。代谢性酸中毒也可以抑制该转运过程，促进 K^+ 的排泄、Na^+ 和 H^+ 的重吸收，导致反常性碱性尿。代谢性碱中毒作用相反，它能刺激细胞对 K^+ 的重吸收，增加 H^+ 的排泄，导致反常性酸性尿。肾功能衰竭时可导致 K^+ 潴留和高钾血症。

低钾血症会干扰许多器官的细胞功能，包括胃肠道、神经肌肉系统、肾脏和心血管系统。低钾血症也是住院患者中最常见的电解质紊乱之一。低钾血症的治疗包括补钾和原发病的治疗。为了治疗相关的 Cl^- 缺乏，K^+ 与 Cl^- 通常一起补充。另外，通过静脉补钾时需要小心，因为心肌对细胞外的 K^+ 浓度非常敏感。

高钾血症在肾功能不全的患者中最常见。高钾血症的主要治疗是限制 K^+ 的摄入。降低血清 K^+ 水平的临时措施包括注射胰岛素、葡萄糖酸钙、钠盐或大量高渗葡萄糖。阳离子交换树脂可口服或直肠给药。如果以上这些措施均失败，腹膜透析或肾透

析可以帮助去除 K^+。

41.2.5 钙

钙（Ca^{2+}）是神经肌肉功能和细胞酶促过程的重要离子。人体内的大部分 Ca^{2+} 都储存在骨骼中。正常血清钙浓度为 8.7～10.4mg/dL，或约 2.25～2.62mmol/L。该浓度在甲状旁腺激素、维生素 D（骨化三醇）和降钙素的相互作用下保持稳定。

Ca^{2+} 通过以下 3 种形式存在于血液中：离子化、与蛋白质结合和形成复合物。每种形式的 Ca^{2+} 比例受到血液 pH、血浆蛋白质浓度和 Ca^{2+} 结合阴离子（如 HCO_3^- 和磷酸氢[HPO_4^{2-}]）的存在所影响。大约 50% 的血清钙是以离子形式存在的，具有生理活性。另外 10% 形成钙离子复合物，剩下的 40% 与血浆蛋白（主要是白蛋白）结合。离子化的钙在酶活性、凝血、神经肌肉刺激和骨钙化等过程中具有生理活性。酸性环境可使血清中钙离子浓度升高，而碱性环境使血清中的钙离子浓度降低。

Ca^{2+} 浓度异常可导致各种严重的症状。低钙血症的治疗包括纠正根本原因和口服或静脉补钙。高钙血症可由多种疾病引起，最常见的病因是甲状旁腺功能亢进和恶性肿瘤（如多发性骨髓瘤、肺癌）。急性高钙血症需要紧急治疗，如果血清钙浓度超过 17mg/L（4.25mmol/L），患者可能会很快死亡。在这种情况下，通常伴有细胞外液的缺乏，补充血容量可以通过稀释的作用来降低血清钙的浓度。

41.2.6 镁

镁（Mg^{2+}）为细胞内含量第二的阳离子，仅次于 K^+。Mg^{2+} 在细胞功能中起着重要作用，包括能量传递，蛋白质、碳水化合物和脂肪的代谢，以及维持正常细胞膜的功能。系统上，Mg^{2+} 可以降低血压并改变外周血管阻力。Mg^{2+} 水平的异常可导致几乎所有器官系统的紊乱，并可能导致潜在的致命并发症（如室性心律失常、冠状动脉血管痉挛、猝死等）。低镁血症也与多种神经肌肉症状有关，如肌肉无力、手足抽搐、昏迷和癫痫发作。有证据表明，细胞间 Mg^{2+} 水平可能与支气管的高反应性有关。

健康成年人血清 Mg^{2+} 浓度的正常值在 1.7～2.1mg/dL（0.8～1.0mmol/L）之间。体内大多数（99%）的 Mg^{2+} 存在于细胞内的。在细胞外间隙的一小部分中，80% 的镁以离子化存在或与其他离子结合（如磷酸盐），其余 20% 与蛋白质结合。细胞外的 Mg^{2+} 与骨、肾、肠和其他软组织中的 Mg^{2+} 处于平衡状态。与大多数电解质不同的是，尿液中 Mg^{2+} 的排出不受激素调节，细胞外液中循环的 Mg^{2+} 也不易与骨骼中的 Mg^{2+} 进行交换。即使体内 Mg^{2+} 的总储存量减少 20%，血清 Mg^{2+} 的水平也可能保持正常。相对地，当 Mg^{2+} 存在负平衡时，大部分的损失来自细胞外间隙。

41.2.7 磷

一个成年人体内平均约有 1kg 的磷（P），其中 80%～90% 的磷以磷灰石的形式存在于骨骼和牙齿中。剩余的磷主要存在于内脏和骨骼肌中,而在细胞外液中磷的含量极低($<0.1\%$)。在这一总量中,$10\% \sim 17\%$的磷与肌肉组织和血液中的蛋白质、碳水化合物和脂类结合,其余的则并入复杂的有机化合物中。只有约 1% 的总磷以游离血清化合物的形式存在,因此,磷的血清水平($0.97 \sim 1.62$mmol/L)不能反映机体磷的总含量。血清磷的浓度受多种因素影响,包括血清 Ca^{2+} 浓度和血液 pH。

有机磷酸盐(HPO_4^{2-})是细胞内主要的阴离子。其中 20% 存在于线粒体中,大约 30% 储存在内质网中,用于各种蛋白质的磷酸化。无机磷酸盐是合成三磷腺苷的来源,在细胞能量代谢中起主要作用。在酸碱平衡中,磷酸盐也是尿液中的主要缓冲液。

体内磷的平衡取决于胃肠道吸收和尿排泄之间的平衡。甲状旁腺激素提供激素调节。当磷的获得(如胃肠道吸收、细胞释放)超过肾脏排泄和组织吸收的能力时,可发生高磷血症。高磷血症会使钙磷结合,导致异位性钙化,并可抑制肠钙吸收,使血钙降低,可继发低钙血症,严重时可能危及生命。高磷血症还可导致中枢神经系统症状,如精神状态改变、感觉异常和癫痫发作。长期的高磷血症可使结缔组织(如心脏瓣膜)和实体器官(如肌肉)中的磷酸钙异常沉积。

丁莺

第 42 章 营 养

营养不良在呼吸系统疾病患者中非常常见。营养不良会使通气功能受损,膈肌质量、力量、收缩力和耐力下降,呼吸肌力下降,肺泡表面活性物质减少,体液和细胞免疫功能改变等。因此,营养支持是呼吸系统疾病综合治疗的重要组成部分。

42.1 营养筛查和营养评估

42.1.1 营养风险和营养不良的定义

营养筛查和营养评估是营养治疗过程中的第一步,借助营养筛查/评估工具可以有效发现患者是否存在营养不良或营养风险。需要注意的是,营养风险是指现存的或潜在的与营养因素相关,可能导致患者出现不良临床结局的风险,而不是指患者"营养不良的风险"。对存在营养风险的患者提供及时和充分的营养治疗可以改善其临床结局。而营养不良是营养失衡的一种状态,常因能量、蛋白质及其他营养素的缺乏或过度而对机体功能造成不良的影响。

每一位住院患者都应接受营养风险筛查,对存在营养风险的患者应进行营养评估,以提供合理的营养治疗途径。常用的营养筛查和评估工具包括:①营养风险筛查2002(NRS2002)(表 42.1);②危重症营养风险(NUTRIC)评分(表 42.2);③微型营养评价(MNA);④患者主观整体评估(PG-SGA);⑤营养不良通用筛查工具(MUST)等。

表 42.1 营养风险筛查 2002(NRS2002)

A. 营养状态受损评分(取最高分)	
1分(任一项)	近 3 个月体重下降>5%或近 1 周进食量减少>25%
2分(任一项)	近 2 个月体重下降>5%或近 1 周进食量减少>50%
3分(任一项)	近 1 个月体重下降>5%或近 1 周进食量减少>75%或体质指数<18.5kg/m² 及一般情况差
B. 营养状态受损评分(取最高分)	
1分(任一项)	一般恶性肿瘤,髋部骨折,长期血液透析,糖尿病,慢性疾病(如肝硬化、慢性阻塞性肺病)
2分(任一项)	血液恶性肿瘤、重症肺炎、腹部大型手术、脑卒中
3分(任一项)	重型颅脑损伤、骨髓移植、重症监护、急性生理与慢性健康评分(APACHE Ⅱ)>10分

313

续表

C. 年龄评分	
1 分	年龄≥70 岁

注:总分＝A＋B＋C;如患者评分≥3 分,提示存在营养风险。

表 42.2　危重症营养风险(NUTRIC)评分

变量	数值	得分(分)
年龄(岁)	＜50	0
	50～74	1
	≥75	2
APACHEⅡ评分(分)	＜15	0
	15～19	1
	20～27	2
	≥－8	3
SOFA 评分(分)	＜6	0
	6～9	1
	≥10	2
合并症(个数)	0～1	0
	≥1	1
从住院到入住 ICU 时间	0～＜1d	0
	≥1d	1
IL-6 水平(ng/L)	＜400	0
	≥400	1
总分		

注:总分≥6 分(如无 IL 6 数据,则为≥5 分),提示高营养风险。

目前尚未有特定的 ICU 评分工具,但 NRS2002 与 NUTRIC 评分在应用过程中同时纳入了营养状态评分与疾病状态评分,是临床上常用的危重症患者的营养筛查工具。

对于经筛查存在营养风险的患者,可通过营养评估,确定患者的营养状况,制定个体化的营养支持方案,并检测其疗效。

42.1.2　营养状况的评价

（1）体重和人体测量。

常用的测量指标有:体重、体质指数(body mass index，BMI)、握力、三头肌皮褶厚度(triceps skinfold thickness，TSF)、上臂肌围(arm muscle circumference，AMC)等。

临床上,常将 BMI 作为快速判断患者是否存在肥胖或消瘦的指标。BMI ＝

体重(kg)/[身高(m)]^2。我国成年人的 BMI 判定标准:BMI<18.5,则体重过轻;18.5≤BMI<23.9,体重为正常;24.0≤BMI<28.0,则为超重;BMI≥28.0,则为肥胖。

三头肌皮褶厚度和上臂肌围可分别用于估算机体的体脂和蛋白质的消耗程度,握力在一定程度上可反映肌肉力量,是临床上常用的测量指标。一般认为成年男性三头肌皮褶厚度的正常参考值为 8.3mm,女性的为 15.3mm,测量值>正常值的 90% 为正常。国内暂无 AMC 和握力的正常值范围,但测量值可用于营养治疗前后状况的比较。

人体成分分析常用生物电阻抗、双能 X 线吸收法。生物电阻抗法相对简单、价格便宜,可以无创评估患者的身体成分、肌肉量、去脂体重(fat-free mass,FFM)、细胞内外水分等;双能 X 线吸收法则可以评估局部身体成分的情况。Ambrosino 等在 2004 年提出,在通过第 1s 用力呼气容积(FEV$_1$)和 6min 步行试验(6MWT)评估患者肺功能时,去脂体重同样是敏感性和相关性较好的营养参数。持续的体重下降会导致 FFM 的消耗,目前认为,提示肌肉消耗的临界值是男性去脂体重指数[①]<17kg/m^2,女性的为<15kg/m^2。

(2) 生化和实验室检查。

血浆蛋白(如人血白质白、前白蛋白、转铁蛋白和维生素结合蛋白)能够反映机体蛋白质的营养状况,其受到很多因素的影响,包括感染、创伤、长期摄入不足和肝功能障碍等,所以在危重症患者中,不能有效反映患者真实的营养状态。

细胞免疫也与营养状况相关。淋巴细胞总数是评定细胞免疫功能的简易方法,应结合其他临床指标作为参考。

(3) 临床病史采集。

- 膳食史:近期是否存在厌食、恶心、呕吐等造成摄入量低下或消化障碍的情况。
- 既往史:是否存在影响能量和营养素吸收代谢的疾病如肿瘤、肝硬化、呼吸系统疾病、肾病等。
- 过敏史:是否存在食物过敏或不耐受情况。

42.1.3　营养不良的诊断标准

近年来,营养不良的诊断标准尚不统一。欧洲肠外肠内营养学会、美国肠外肠内营养学会、中华医学会肠外肠内营养学会、英国国立健康与临床优化研究所等都发布过相应的营养不良诊断标准。以 2018 年欧美营养专家为主发起的营养不良评定(诊断)标准全球领导人共识为例,其将营养不良的诊断分为"营养筛查"和"诊断评定"两个方面。

---

① 注:去脂体重指数(FFMI)=去脂体重(FFM)/[身高(m)]^2。

- 营养筛查：GLIM 强调应用经临床有效性验证的营养筛查工具（如 NRS2002）对患者进行营养筛查。
- 诊断评定：在营养筛查阳性的基础上，至少符合一项表现型指标和一项病因型指标，才可评定为营养不良。

（1）表现型指标：①无意识的体重下降（6 个月内体重下降＞5％或超过 6 个月体重下降＞10％）；②低体重指数（70 岁以下 BMI＜18.5kg/m² 或 70 岁以上 BMI＜20kg/m²）；③肌肉量减少（去脂体重指数、握力等）。

（2）病因型指标：①摄入量减少或存在消化吸收障碍（小于每日能量需要的 50％ 超过 1 周、摄入量减少超过 2 周或存在影响食物消化吸收的慢性胃肠道疾病）；②炎症（存在急性疾病、损伤、慢性疾病相关炎症等）。

- 营养不良的分级：应至少符合一项表现型指标。

（1）中度营养不良：①6 个月体重下降 5％～10％或者超过 6 个月体重下降 10％ ～20％；②70 岁以下 BMI＜20kg/m² 或 70 岁及以上 BMI＜22kg/m²；③轻中度肌肉质量降低。

（2）重度营养不良：①6 个月体重下降＞10％或者超过 6 个月体重下降＞20％；②70 岁以下 BMI＜18.5kg/m² 或 70 岁及以上 BMI＜20kg/m²；③重度肌肉质量降低。

42.2 营养治疗途径

如患者能经口，首选经口饮食，不能满足能量所需时可予口服营养补充。插管患者应尽可能通过管饲进行肠内营养支持。对于基线营养状态正常的患者，应在 7 天内开始支持。评估存在营养不良的患者，应在 72h 内开始营养支持。胃排空延迟常见于服用镇静剂的危重症患者，可尝试胃复安等促胃动力药。严重胃肠道障碍患者可考虑肠外营养支持。

42.2.1 能量及营养素计算

有条件的话，首选间接测热法来确定能量需求，也可使用 Harris-Benedict 公式估算出基础能量消耗（basal energy expenditure，BEE），再乘以相应的系数。

男性 BEE(kcal/d)＝66.47＋5.0×身高(cm)＋13.75×体重(kg)－6.76×年龄(y)。

女性 BEE(kcal/d)＝665.1＋1.85×身高(cm)＋9.56×体重(kg)－4.67×年龄(y)。

总能量消耗（total energy expenditure，TEE，kcal/d）＝静息能量消耗×活动系数×应激系数（活动系数：卧床 1.2，正常活动 1.3）。

应激系数：术后（无并发症）1.0，恶性肿瘤/COPD/腹膜炎/脓毒血症 1.1～1.3，严重的感染/多处创伤 1.2～1.4，多脏器功能障碍综合征/烧伤 1.2～2.0。

蛋白质的需要量一般为 1.0～2.0g/(kg·d)，摄入量过多会增加患者的呼吸负荷，加重低氧血症和高碳酸血症。

表 42.3 为不同疾病状态下蛋白质需要量。

表 42.3　不同疾病状态下蛋白质需要量

疾病	状态	蛋白质需要量[g/(kg·d)]
COPD	中度应激状态	1.0～1.5
	高度应激状态	1.6～2.0
慢性呼吸衰竭	非高分解代谢型	1.0～1.5
	分解代谢型	1.5～1.8
急性呼吸窘迫综合征		1.5～2.0

以往的观点是，提供高碳水化合物比例的能量会增加患者的呼吸商，进而损伤呼吸功能。ASPEN2016 年成年人危重症患者营养支持指南认为，高脂低碳水化合物的方案在降低二氧化碳产生方面只有在过度喂养的 ICU 患者中才具有临床意义。当营养治疗方案的供给量接近能量需求时，营养素成分影响二氧化碳产生的可能性要小得多。

目前不推荐 ARDS 患者和高碳酸血症的 COPD 急性加重患者应用高脂低碳水化合物的方案。

42.2.2　口服营养补充（oral nutritional supplements，ONS）

实施无创机械通气患者，如能经口进食且达到目标需要量的 50%～75% 时，可选 ONS 作为营养补充方式。ONS 一般作为饮食不足以满足患者能量需求时的额外补充，临床应用上也可视情况将其作为唯一的营养来源。为减少呼吸系统疾病患者餐后饱胀和呼吸困难的情况，实施 ONS 时可采用少量多餐，逐步增加摄入量的方式。

建议在选择营养治疗途径的过程中，采取"上阶梯"的治疗模式，即根据患者摄入情况，当下一阶梯的营养治疗方案无法满足能量所需的 60%（超过 3～5 天），应选择上一阶梯（顺序依次为饮食＋ONS、全肠内营养、部分肠内营养＋部分肠外营养、全肠外营养）。营养风险筛查评估和营养教育应贯穿整个治疗过程，并及时根据患者耐受调整营养方案。

42.2.3　肠内营养（enteral nutrition，EN）

当患者存在胃肠道功能问题，但不能经口或者经口摄入不能满足需求时，应选择肠内营养。短期可采用鼻胃管或鼻肠管，如患者存在呕吐、高胃残余量等高误吸风险，建议幽门后喂养。需长期（4～6 周以上）肠内营养的患者，可视情况选择胃造瘘或肠造瘘。

重症患者需尽早实施 EN。只要胃肠道存在功能，EN 是实施机械通气患者的首选营养支持途径。Allen 等在 2019 年提出，早期（24～48h 内）采用 EN 的患者，其死亡率存在一定程度的降低。同时，与接受肠外营养的患者相比，肠内营养患者的感染性并发症减少，而且在 ICU 的停留时间相对较短。

呼吸危重症患者在实施 EN 前应评估胃肠情况，可根据急性胃肠损伤分级（acute gastrointestinal injury，AGI）初步评估消化吸收功能。AGIⅠ～Ⅱ级可考虑启动 EN，AGIⅢ级应从小剂量 EN 开始尝试，AGIⅣ级建议延迟 EN。首选整蛋白配方肠内营养制剂，胃肠功能存在一定障碍时可尝试短肽型配方。对需限制液体量的患者，建议采用高能量密度配方。

（1）肠内营养适应证。胃肠功能存在但因原发疾病或治疗需要不能/不愿进食或摄入量＜总能量需求 60% 的患者（如意识障碍、昏迷、吞咽困难、低流量消化道瘘、慢性营养不良、高代谢状态患者等）。

（2）肠内营养并发症。

机械性并发症：常因喂养管移位，堵塞或喂养管与咽、食管等接触造成黏膜溃疡、脓肿等相关。

胃肠道并发症：是 EN 的常见并发症，如腹泻、呕吐、腹胀、便秘等。预防措施包括：更换营养液配方，营养液浓度从低到高，营养液输注速度从慢到快等。

42.2.4　肠外营养（parenteral nutrition，PN）

当 EN 长期供给不足（＜总能量需求 60%），可考虑联合部分肠外营养（partial parenteral nutrition，PPN）支持。如患者的胃肠功能存在严重障碍，可考虑全肠外营养（total parenteral nutrition，TPN）。短期或部分肠外营养可采用周围静脉途径，预计营养支持＞2 周者，宜采用中心静脉途径。肠外营养支持过程中需监测营养支持效果和并发症的发生情况，及时根据病情调整。一旦患者的胃肠功能恢复，需考虑逐步减少或停止 TPN，联合肠内营养或评估后开始经口饮食。

（1）肠外营养适应证。＞7d 不能进食或经肠内途径摄入每日营养所需者；严重胃肠道功能障碍或不能耐受 EN 者（严重腹泻、顽固性呕吐、广泛小肠切除、完全肠梗阻等）；EN 无法达到机体目标量时应考虑 PN。

（2）肠外营养并发症。

机械性并发症，与穿刺技术、导管质量及相关护理有关，现已少见。

感染性并发症，常发生于穿刺部位感染、导管相关性血流感染等。

代谢性并发症，是 PN 常见的并发症，如血糖异常、高甘油三酯血症、肠外营养相关性肝病等。

42.3　营养在肺康复中的应用

为提高呼吸重症患者的存活率并改善其生活质量,肺康复作为患者恢复期的重要环节之一,依靠的是多学科支持小组。其是以患者和他的家庭为中心,由呼吸科医师、呼吸治疗师、营养师、康复医师、精神科医师、社区医护人员等组成的医疗康复小组。

"医院—社区—家庭"肺康复的管理模式可以有效地综合评估患者的状况,改善呼吸系统疾病患者的生理和心理状况,促进其身体功能恢复。

社区与家庭肺康复中,营养师的职责有:对患者进行营养筛查和评估;对患者日常饮食、生活行为方式进行分析和指导,并提供相应的营养支持。

图 42.1 为肺康复在社区和家庭中营养支持的流程图。

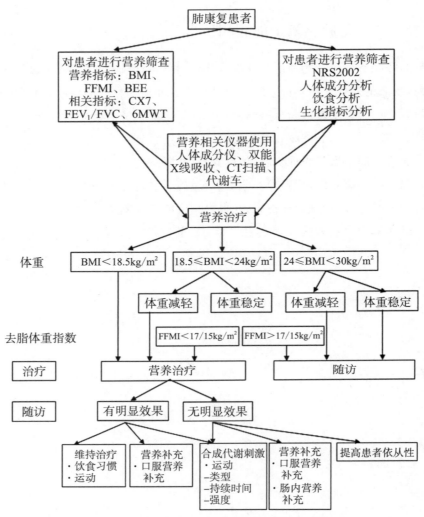

图 42.1　肺康复在社区和家庭中营养支持的流程图

冯丽君　黄可人　胡浙芳

第43章　预撤机时相

呼吸机的撤离是指撤掉呼吸机的支持,使本来依赖呼吸机完成的呼吸做功转为由患者自主呼吸来实现。机械通气的目的是维持患者的通气,当引起需要通气支持的病因缓解或消除时,呼吸机应该尽早撤离。这是因为呼吸机只能维持生命但是不能治疗疾病,而且还有很多的并发症和风险与使用呼吸机有关。因此,一旦患者恢复了足够的自主呼吸能力,就应该尽快撤离呼吸机。我们首先介绍如何从众多使用呼吸机的患者中找出适合撤机的患者。机械通气患者撤机大致分为以下五类:①对于绝大多数患者,可以快速或按常规撤机;②需要采用系统的撤机方法才能顺利撤机,这占到机械通气患者的 15%～20%;③需要数天或数周才能脱离呼吸机支持,这部分患者不到机械通气患者的 5%;④呼吸机依赖或"无法撤机"患者,占比不到 1%;⑤终末撤机,包含死亡患者的撤机和无生还可能的放弃治疗的撤机。

43.1　撤机时机

"这个患者,今天可以撤机了吗?"这是重症监护室医生经常会问或被问到的问题。我们知道延迟撤机会带来一系列的不良后果,延长患者住监护室的时间,增加医疗费用。但是过早撤机也会带来一些不好的影响,比如增加心肺负担从而延迟患者的康复,更会增加患者再插管的风险。所以,选择合适的撤机时机显得尤为重要。

按照世界上公认的关于撤机的认识,能否顺利脱离呼吸机主要取决于以下四个方面。

43.1.1　通气负荷和患者的通气能力

需要通气支持的患者往往是由于患者的通气负荷或需求超过了其通气能力。这也是引起呼吸机依赖的最主要原因。患者的通气负荷主要由以下四个方面的因素决定:①通气的需求;②肺和胸廓的顺应性;③气流通过气道时的气道阻力;④由呼吸系统的机械因素引起的呼吸功增加。通气能力由三个方面的因素决定:①中枢神经系统的呼吸驱动;②呼吸肌的肌力大小;③呼吸肌的耐力大小。

通气负荷和通气能力之间的关系决定应该使用呼吸机还是撤离呼吸机,详见图43.1。

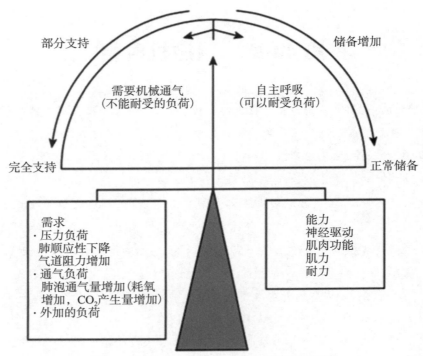

图 43.1 呼吸需求和呼吸能力之间的关系

43.1.2 氧合状态

氧合不佳是撤机失败的主要影响因素。动脉血气分析、持续经皮指氧饱和度与混合静脉血饱和度被用来监测和评估撤机前后患者的氧合情况。氧合指标的标准将在下文中进行详细讲述。

43.1.3 心血管系统

良好的心血管功能是向组织输送足够多的氧气的必要条件，在撤机前需要对患者的心率、心律和血压进行评估。左心功能不全、心肌缺血和循环不稳定都与撤机失败直接相关。预示撤机成功的心血管系统功能指标见表 43.1。

表 43.1　心血管系统稳定的标准

指标	标指标正常范围	异常数据
心率(次/分)	60～100	<60,>120
血压(mmHg)	(90/60)～(150/90)	<90/60,>180/110
心排血量(L/min)	4～8	<4,>8
心脏指数[L/(min·m²)]	2.5～4	<2.1
心律	无心律失常	心动过速(缓),频发室早

续表

指标	标指标正常范围	异常数据
血红蛋白（g/dL）		贫血，<8
红细胞压积	40%～50%	<35%
无心绞痛		
无乳酸酸中毒		

43.1.4 心理因素和中枢神经系统评估

神经系统的功能必须足以保证充分的通气驱动，足够的气道廓清能力（比如咳嗽和深吸气）和气道保护能力（比如咽反射、吞咽功能）。另外，患者的意识水平、气急程度、是否有焦虑或沮丧情绪和主动配合能力都会影响患者的撤机。

准备撤机的患者最好是意识清楚、反应灵敏的，没有癫痫发作，能够遵指令运动。患者的呼吸中枢驱动是完好的且周围神经功能（比如膈神经）也是功能正常的。脑卒中、电解质紊乱、镇静剂、神经肌肉阻断剂和麻醉药物都会影响中枢神经系统对呼吸的控制。意识水平高低也是预判患者撤机成功与否的一个很好的指标，意识水平较差的患者（比如格拉斯哥昏迷评分<8分），撤机后出现上气道梗阻、分泌物蓄积和误吸的风险明显增加。对于反应迟钝的患者，最低要求也应该要具备足够的咽反射和咳嗽能力。

心理状态也是影响撤机成功的一个重要因素。我们要尽量减轻患者的恐惧、焦虑、痛苦和压力，可以通过医务人员、患者和患者家属之间的充分沟通和交流来缓解。

43.2 不推荐撤机的患者

任何的撤机尝试前首先要考虑的是评估患者的整体临床状况。与患者的临床状况有关的两个最主要的问题是：患者是否度过了疾病的急性期或者说当初促使患者使用呼吸机的病因是否已经解除？是否存在可能会影响患者的自主呼吸顺利进行的其他的临床病理情况？

一般认为存在表 43.2 中所列出的情形时，不推荐进行撤机试验。

表 43.2　可能影响成功撤机的一些情况

情况分类	病情举例
情况一	患者病理生理发热
	感染
	肾衰
	脓毒症
	失眠
情况二	心血管/循环心律失常
	血压(过高或过低)
	心排血量(过大或过小)
	体液失衡
	贫血
	血红蛋白功能异常
情况三	营养/酸碱平衡/电解质严重营养不良
	酸碱失衡
	电解质紊乱

43.3　撤机标准

撤机标准用于评估患者是否准备好进行撤机试验以及撤机成功的可能性。患者满足的撤机标准越多,则撤机成功的概率就越大。

目前,分为主观和客观的撤机标准来帮助评估患者是否做好撤机的准备,我们把国际上通用的一些标准总结在表 43.3 中。

表 43.3　常用的撤机标准

分类	举例	备注
临床标准	疾病的急性期缓解	
	有效的咳嗽	
	气道分泌物较少	
	心血管和循环动力学稳定	

续表

分类	举例	备注
通气标准	自主呼吸试验	耐受 30min
	P_aCO_2	＜50mmHg 且 pH 正常
	肺活量	＞10mL/kg
	自主呼吸潮气量	＞5mL/kg
	自主呼吸频率(f)	＜35 次/分钟
	f/V_t	＜105 次/(min·L)
	MVV	＜10L 且 ABG 符合要求
氧合标准	F_iO_2＜0.4 且无 PEEP	P_aO_2＞60mmHg
	F_iO_2＜0.4 且 PEEP＜8	P_aO_2＞100mmHg
	F_iO_2＜0.4	S_aO_2＞90％
	P_aO_2/F_iO_2(P/F)	≥150mmHg
	Q_s/Q_t	＜20％
	$P_{(A-a)}O_2$	＞350mmHg($F_iO_2=1.0$ 时)
呼吸肌力	最大吸气压	＜－30cm H_2O(20s 内)
肺的特性	静态顺应性	＞30mL/cmH_2O
	气道阻力	稳定或改善
	V_D/V_T	＜60％插管状态

43.3.1 通气标准

患者的通气标准用来评估患者是否准备好进行撤机尝试以及撤机的结果。如果患者自身能维持充足的通气,那么撤机成功的概率将会明显增大。被普遍认可的撤机的通气标准包括在 pH 正常的前提下 P_aCO_2 低于 50mmHg,肺活量(vital capacity,VC)大于 10mL/kg,自主呼吸潮气量大于 5mL/kg,自主呼吸频率低于 35 次/分钟,f/V_t 小于 105 次/(min·L),分钟通气量小于 10L/min,同时患者的血气结果正常。

(1) P_aCO_2。

P_aCO_2 是一个反映患者的通气状况比较值得信赖的指标。撤机试验需要患者的 P_aCO_2 低于 50mmHg 同时患者的 pH 没有失代偿(非 COPD 患者)。对于肺功能正常的患者,P_aCO_2 应该在 35～45mmHg 之间,pH 在 7.35～7.45 之间。而对于 COPD 的患者,可以接受的 P_aCO_2 应该略高一些,pH 应该略低一些(P_aCO_2 接近基础水平,pH 在 7.35 附近,可以参照患者上机前的基础水平来制定标准)。

（2）肺活量（V_C）和自主呼吸潮气量（V_{ts}）。

肺的功能状态需要通过测量肺活量和自主呼吸潮气量来评估。大家普遍认可的撤机成功的标准为最小肺活量为 10mL/kg，最小自主呼吸潮气量为 5mL/kg。如果患者正接受机械通气的完全支持，我们应该在严密的监测下让患者进行 3min 的自主呼吸，然后测量 V_C 和 V_{ts}，这是因为要诱发患者真实的呼吸能力，需要一段时间的过渡适应。

与 V_{ts} 不同的是，V_C 的测量需要患者的配合和主动呼吸用力。V_C 是通过患者最大限度地吸气后，再最大限度地呼气所产生的气量。基于这个原理，它的准确度是受患者用力程度影响的，所以对患者的正确指导显得尤为重要。用力程度不够或者不能遵照指令往往会使测得的结果低于患者的实际 V_C 值。

（3）自主呼吸频率（f）。

要实现撤机成功，患者的自主呼吸频率应该小于 35 次/分钟，同时 P_aCO_2 低于 50mmHg。自主呼吸频率大于 35 次/分钟意味着浅快呼吸，这种呼吸形态会增加无效腔通气的量的同时减少气体的有效交换。撤机过程中呼吸频率的明显增加往往是撤机失败临近的表现。

测定自主呼吸频率时，患者要预先进行 3min 的自主呼吸，因为这给患者重新建立依靠自身的呼吸形态而有的一个平衡，能更好地评估患者应对自身呼吸需求的正常反应。

（4）浅快呼吸指数（rapid shallow breath index，RSBI）。

撤机的失败与逐渐出现的又浅（较低的潮气量）又快（呼吸频率增加）的呼吸形态密切相关。RSBI 或 f/V_T 用来评估自主呼吸模式的有效性。浅快呼吸的计算方法是呼吸频率 f（每分钟的呼吸次数）除以潮气量（单位为 L），这种呼吸形态会增加无效和无效腔通气。当 RSBI>105 时，患者撤机失败的概率增加。

测量 RSBI 时，需要患者脱离呼吸机进行自主呼吸大概 3min，直到重新建立一种新的呼吸形态。通过测量得到患者的呼出分钟通气量（V_E）以及呼吸频率（f），通过公式 $V_T＝V_E/f$ 计算出平均的潮气量，最后再用呼吸频率除以 V_T 得到 RSBI。

测量和计算浅快呼吸指数的方法列在表 43.4 中。

表 43.4 计算 f/V_T 的过程

序号	过程
1	先让患者进行至少 3min 的自主呼吸试验以达到呼吸稳态(呼吸频率设置为 0,如果患者能耐受 PSV,也应为 0)
2	测量 1min 内呼出气量和呼吸频率
3	用分钟通气量除以呼吸频率得到平均潮气量
4	最后用呼吸频率除以平均潮气量得到 f/V_T 指数 [次/(min·L)]

(5) 分钟通气量。

患者的分钟通气量(自主的或辅助的)小于 10L/min 时,对于预测撤机的成功率有帮助(假设此时对应的 P_aCO_2 正常)。当需要较高(>10L)的分钟通气量来维持正常的 P_aCO_2 时,意味着患者自主呼吸的做功是明显增加的。当撤机开始时,患者不太可能耐受长时间的呼吸负荷增加。

分钟通气量过度增加的常见原因是继发于代谢率增加、肺泡无效腔气量增加和代谢性酸中毒等情况下的二氧化碳生成增多。二氧化碳生成增多的原因包括:严重烧伤、体温升高、进食过量(尤其是进食了过多的碳水化合物)。当肺泡通气超过了肺血流灌注时,肺泡无效腔气量会增加(V/Q>0.8)。这种无效腔通气的情况主要发生在这两种情形:①肺泡过度充气(如肺气肿);②肺循环低灌注(如肺栓塞、心排血量减少)。

43.3.2 氧合标准

我们用患者的氧合状态来预判患者撤机前的准备情况以及撤机试验的成败。接受部分通气支持或没有通气支持的患者不管是撤机前还是撤机过程中有充足的氧合是撤机成功的关键。普遍认可的撤机的氧合标准是在吸氧浓度低于 40% 时,动脉血氧分压在 60mmHg 以上(或 S_aO_2>90%),P_aO_2/F_iO_2>150mmHg,肺内分流(Q_s/Q_t)小于 20%,吸氧浓度为 100% 时的肺泡动脉氧分压差[$P_{(A-a)}O_2$]小于 350mmHg。

(1) P_aO_2 和 S_aO_2。

PO_2 为 60mmHg 时对应的 SO_2 大概为 90%。必须要注意的是在患者存在贫血或功能异常的血红蛋白(如一氧化碳中毒)增多时,PO_2 和 SO_2(经皮血氧饱和度)不能正确反映患者的氧合状态。在这些情况下,应该监测动脉血氧含量(C_aO_2)和动脉血氧饱和度(S_aO_2),通过这两项指标来做出临床决策。

(2) P_aO_2/F_iO_2。

用动脉氧分压与吸氧浓度的比值(P_aO_2/F_iO_2)或称 P/F 值来推测患者的肺内分流的程度是比较简单易行的方法。P_aO_2/F_iO_2≥150mmHg 往往提示可以接受生理性肺内分流，也意味着患者能耐受撤机试验。

（3）Q_s/Q_t。

肺动脉内的静脉血根本未流经肺泡毛细血管进行气体交换，或者虽然流经肺泡，但却因肺泡未有充分通气以至于交换不足而造成肺静脉内血液未充分氧合者，均称肺内分流。生理性分流的血量占总灌注量的比值（Q_s/Q_t）用来评价有多少肺灌注是无效的。Q_s/Q_t 可以通过下列公式计算得出：

$$\frac{Q_S}{Q_t}=\frac{(C_cO_2-C_aO_2)}{(C_cO_2-C_vO_2)}$$

Q_s/Q_t：分流分数。

C_cO_2：末梢毛细血管血氧含量（％）。

C_aO_2：动脉血氧含量（％）。

C_vO_2：混合静脉血氧含量（％）。

临床上，计算出的分流值小于或等于 10%，属于正常；分流值在 $10\%\sim20\%$，提示轻度的生理分流；在 $20\%\sim30\%$，提示中度分流；大于 30% 时，意味着重度分流。

（4）$P_{(A-a)}O_2$。

肺泡动脉氧分压差 $[P_{(A-a)}O_2]$ 用来评估患者的低氧和生理性分流的程度。$P_{(A-a)}O_2$ 通过计算出来的肺泡氧分压减去直接测量所得的动脉氧分压来获得。较大的氧分压差反映更严重的低氧或分流。计算公式如下：

$$P_{(A-a)}O_2=P_AO_2-P_aO_2$$

$P_{(A-a)}O_2$：肺泡动脉氧分压差，单位为 mmHg。

P_AO_2：肺泡氧分压，单位为 mmHg。

P_aO_2：动脉氧分压，单位为 mmHg。

呼吸室内空气时，每增加 10 岁的年龄，$P_{(A-a)}O_2$ 的值相应增加 4mmHg，比如说一位 60 岁的患者的 $P_{(A-a)}O_2$ 应该低于 24mmHg。呼吸纯氧条件下，肺泡动脉氧分压差每增加 50mmHg，大概相当于增加 2% 的分流。

机械通气时，如果吸氧浓度在 100% 条件下，$P_{(A-a)}O_2$ 低于 350mmHg 时，预示撤机可能会成功。当吸纯氧时 $P_{(A-a)}O_2$ 为 350mmHg 时，相当于 14% 的分流；如果此分压差大于 350mmHg，往往预示着撤机可能失败。因此，在撤机尝试前最好避免 $P_{(A-a)}O_2$ 大于 350mmHg。

43.3.3　肺的通气储备

患者的肺通气储备能力可以通过测量肺活量（V_C）和最大吸气压（maximum inspiratory pressure，MIP）来评估。但是 V_C 和 MIP 的测量需要患者主动配合，而且测量值于患者的努力程度有关。正确的解释、有力的指导和允许一段适应期激发患者的呼吸驱动是保证测量值有效的先决条件。

（1）肺活量（V_C）。

肺活量反映的是患者肺的储备能力，它由三部分组成：补吸气量、潮气量和补呼气量。肺活量是指患者最大吸气后所能呼出的最大气量。通常情况下，指导患者尽可能深吸气，然后将所有气体呼出到一个肺量计内。与肺功能室检测用力肺活量不同的是，这个 V_C 的测量不需要患者最大用力呼气。要达到成功撤机，V_C 的值最好大于 10mL/kg。

（2）最大吸气压（MIP）。

最大吸气压（也称吸气负压）是指患者通过一个堵塞的测量设备（负压压力计）进行吸气，在 20s 内产生的最大负压的大小。如果患者是清醒的，应向患者解释这个测试过程并鼓励患者尽可能用力吸气。一些机械通气的患者可能需要通过短暂暂停呼吸机来诱发轻度低氧和二氧化碳增高，以期引起其最大吸气努力。

MIP 用来代表呼吸肌的肌力大小，当 MIP 绝对值大于 $30cmH_2O$ 时，预示着撤机成功的可能性比较大。

43.3.4 肺的评估

肺静态顺应性、气道阻力和无效腔气量占潮气量的比值（V_D/V_T）是三种不依赖患者配合和努力程度的评估方法。它们用来提示为了维系自主呼吸所需的呼吸功的大小。一般来说，低肺顺应性、高气道阻力和较高的 V_D/V_T 都会增加呼吸做功。当这些情况达到患者能耐受的最大限度时便会妨碍撤机过程和阻碍撤机成功。

（1）静态顺应性（C_{st}）。

肺静态顺应性是由患者的潮气量（气道开口处的测得值）除以平台压和 PEEP 的差值所得。顺应性越低，呼吸做功就会越大。当 $C_{st} > 30mL/cmH_2O$ 时，撤机成功的可能性增加。

（2）气道阻力。

吸气相气道阻力可以用气道峰压减去平台压的差值再除以容量控制模式时的恒定流量来估算。气道阻力的正常范围在 $1 \sim 3cmH_2O/(L \cdot s)$，但是在机械通气的患者的数值往往会大于这个数值，主要是因为患者的病理状态（如支气管痉挛）和管路的阻力（如人工气道和呼吸机管路）。尽管目前并没有撤机成功的气道阻力可接受的范围，但是可以肯定的是气道阻力的增加会明显增加呼吸做功，加速呼吸肌的疲劳，从而导致撤机的失败。所以，撤机尝试前，要尽量降低患者的气道阻力，比如使用支气管舒张剂缓解患者的支气管痉挛,插管时尽量选择管径大一点的气管插管,尽量吸除气道内的分泌物等,这些措施都有助于撤机的成功。

（3）无效腔气量/潮气量（V_D/V_T）。

无效腔气量/潮气量（V_D/V_T）的比值表示没有进行气血交换的无效通气的气量占潮气量的百分比。V_D/V_T 越高,机体所需要的分钟通气量就越高。

43.4 总 结

只有充分了解患者在疾病进程中处于哪个阶段,掌握哪些指标预示患者可以顺利撤机,才能使用好呼吸机这一有利道具为患者服务。

桑贤印

第 44 章 撤机时相

44.1 医务人员的准备

除了撤机前要对患者进行充分详尽的评估外,开始撤机试验之前呼吸治疗师需要为撤机做好充分的准备。核对撤机医嘱,准备相关设备,尤其是吸氧器具、无创呼吸机和再插管器械,都要准备好以备随时取用。另外,需要检查呼吸机的报警设置是否合适,患者是否为撤机做好了思想准备等。我们要告知患者撤机试验只是一个试验,有可能成功,也有可能失败,当撤机试验失败时并不代表患者在撤机的路上倒退了,而是在脱机的道路上前进,撤机成功的患者往往需要经历若干次的撤机失败。

44.2 常用的三种基本撤机方法

44.2.1 自主呼吸试验

自主呼吸试验(spontaneous breathing trial, SBT)是一项重要的评估性试验,被用来判断患者能否成功脱机。SBT 可以在呼吸机上进行(低水平 PSV 或 CPAP),也可以通过 T 管法(见图 44.1)来完成。较早时候,医务人员采用评估撤机的方法是一天内进行数次的 SBT,但这会占用大量的时间和精力,因此逐渐被改进。目前,普遍执行的是一天进行一次 SBT 来判断患者能否成功撤机。大量证据证明,除非存在导致 SBT 失败的医源性因素,一天一次 SBT 与一天多次的效果相同,进行 SBT 30min 与 120min 一样有效。

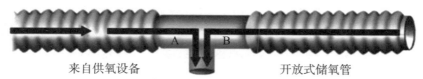

来自供氧设备　　　　　　　　　　开放式储氧管

图 44.1　T 管供氧装置的工作原理。当患者吸气时,气流从供氧装置输送一定浓度的氧经吸气支进入气道(A)。当患者吸气流量需求超过供给流量时,患者同时会吸入图右侧的开放式储氧管内的气体(B)。只有当储氧管内的气体被完全吸走而充满空气时,患者的吸氧浓度才会受影响

当撤机比较困难时,撤机过程可能持续数天或者数周。当使用 T 管撤机时,患者必须受到严密的监测,因为没有连接呼吸机,当患者出现呼吸异常时,则没有呼吸机的报警提醒。不管在何种情况下,SBT 都不应该使患者过度疲劳,因为这也会导致延迟

脱机。SBT 的具体步骤见表 44.1。

表 44.1　自主呼吸试验的步骤

步骤	内容
1	让患者为撤机试验做好心理准备
2	降低呼吸机支持，可选择低水平 PSV、CPAP 或 T 管法
3	F_iO_2 维持在之前给氧水平
4	监测观察患者的生命体征：脉搏、指脉氧饱和度、血压、心律等；使用呼吸机监测患者的呼吸频率、潮气量和分钟通气量
5	如果患者能耐受 SBT 30～120min，考虑拔管
6	如果患者不能耐受 30min SBT，恢复之前的呼吸机设置，尽量不在一天内进行多次 SBT
7	如果患者需要数天内多次 SBT，应该根据患者的情况制定一个撤机计划。同时建议 SBT 应该在白天进行，以保证患者夜间休息充足

1. SBT 的失败

患者 SBT 的失败往往会在前 5～10min 内出现。它们通常会表现为：焦虑和烦躁，意识状况恶化，大汗，发绀和呼吸困难等。SBT 失败的临床客观指标见表 44.2。

表 44.2　SBT 失败的临床客观指标

序号	临床客观指标内容
1	在 $F_iO_2 \geqslant 50\%$ 时，$P_aO_2 \leqslant 60mmHg$
2	在 $F_iO_2 \geqslant 50\%$ 时，$S_aO_2 < 90\%$
3	$P_aCO_2 > 50mmHg$ 或较之前 $P_aCO_2 > 8mmHg$
4	pH < 7.32 或较之前 pH 下降 $\geqslant 0.07$
5	$f/V_t > 105$ 次/分钟
6	$f > 35$ 次/分钟或较之前增加 $\geqslant 50\%$
7	心率 > 140 次/分钟或较之前增加 $\geqslant 20\%$
8	收缩压 $> 180mmHg$ 或较之前增加 $\geqslant 20\%$
9	收缩压 $< 90mmHg$
10	心律失常

44.2.2　同步间歇指令通气

同步间歇指令通气（synchronized intermittent mandatory ventilation，SIMV）可以为患者提供完全的或部分的通气支持。我们可以根据患者的动脉血气和临床表现来逐步降低 SIMV 的呼吸频率以达到逐渐脱机的目的。有时，SIMV 和 PSV 可以联用来帮助那些不能耐受单独使用 SIMV 或 PSV 脱机的患者。

44.2.3 压力支持通气模式

压力支持通气(pressure support ventilation, PSV)模式及其衍生出的模式(如成比例压力支持模式、容量保证压力支持模式等)也可以在撤机过程中使用。PSV 可以帮助对抗由于人工气道和呼吸机管路所产生的气道阻力。大部分临床专家推荐 PSV 可以单独作为一种撤机模式。使用 PSV 撤机时,初始设置压力支持水平在 5～15cmH$_2$O,然后根据患者的潮气量和呼吸频率逐步降低压力支持水平,直到 PSV 接近 5cmH$_2$O。如果患者的血气和临床体征均正常,可考虑拔管。

44.2.4 三种常用撤机方法的实验步骤

三种常用撤机方法的具体实施步骤见表 44.3。

表 44.3 SBT 和部分通气支持模式步骤

模式	步骤
SBT(推荐作为常规撤机时的首选方法)	可以使用 T 管、CPAP 或 ATC
	让患者自主呼吸 30min
	可以使用低水平的压力支持(成年人:5cmH$_2$O,小儿:10cmH$_2$O)来克服管道阻力从而增强自主呼吸
	评估患者的临床表现
	如果患者能耐受第四步,并且血气和体征完好,则考虑拔管,如果不耐受,则改回之前的通气设置,允许患者休息
SIMV(不推荐撤机时单独使用)	每分钟减少 SIMV 的呼吸频率 1～3 次
	监测 S$_p$O$_2$,根据需要,抽取动脉血气
	逐步降低呼吸频率直到达到 2～4 次/分钟,对于心肺功能正常的患者,可能需要数小时,而对于功能异常的,则可能需要数天
	如果患者能耐受第三步,并且血气和体征完好,则考虑拔管
PSV	PSV 可以单独使用,也可以联合 SIMV 一起使用
	开始时设置 PSV 在 5～15cmH$_2$O(最大 40)来保证自主呼吸潮气量达到 10mL/kg 或者呼吸频率≤25 次/分钟
	逐渐降低 PSV 水平,每次降大约 3～6cmH$_2$O,直到接近 5cmH$_2$O
	如果患者能耐受第三步,并且血气和体征完好,则考虑拔管

44.2.5 三种撤机模式的优缺点（表 44.4）

表 44.4 三种撤机方法的优缺点

方法	优点	缺点
SBT	1. 检测患者的自主呼吸能力 2. 允许锻炼和休息 3. 撤机较 SIMV 更快 4. 一天一次 SBT 与一天多次一样有效 5. 可以选择 PSV＝5 和（或）CPAP＝5 来执行	1. 占用医务人员较多的时间 2. 突然的撤机可能会使者不能适应 3. 如果没有严密监护，可能会使者过度疲劳 4. 需要密切监护
SIMV	1. 占用较少的医务人员时间 2. 逐渐撤机过渡 3. 简便易操作 4. 可以监测最小分钟通气量 5. 对呼吸机报警系统提高密切监护 6. 可以联合 PSV 和 CPAP 使用	1. 人机不协调 2. 延迟脱机 3. 可能加重患者疲劳
PSV	1. 占用较少的医务人员时间 2. 逐渐撤机过渡 3. 防止患者过度疲劳 4. 保持膈肌的活动度 5. 增加患者的舒适性 6. 撤机较 SIMV 快 7. 可以对抗插管和管路的阻力产生额外呼吸功 8. 患者自主控制呼吸周期、频率和吸气流量 9. 每次呼吸均得到辅助	1. 分钟通气量可能变化较大 2. 与 SBT 相比，会增加平均气道压 3. 潮气量可能变化较大，可能出现较小潮气量 4. 可能延迟脱机

44.3 撤机流程

　　撤机方案与临床撤机指南主要概述整个撤机流程的操作规范。通常包括 3 个部分：哪些患者适合尝试撤机、撤机的具体操作方法、撤机结果的评估。不同的医院或医学组织有不同的撤机方案，撤机指南里的标准化流程应该作为一个"指南"来使用，而不是像按照"菜谱"做菜一样照搬。由于不同患者的疾病情况和基础情况不同，所以对于同一撤机方案的反应也会不同。撤机流程有较简单的，也有较烦琐的，这里我们列举一个简单的撤机流程供读者参考，见表 44.5。

表 44.5　机械通气撤离流程

步骤	标准	结果
1	患者是否满足下列条件： ①导致呼吸衰竭的病因得到缓解或根除？ ②存在自主呼吸努力？ ③血流动力学稳定？（无心肌缺血，低血压和升压药使用） ④足够的氧合和酸碱平衡？（$PaO_2/F_iO_2 >$ 150，PEEP < 8cm H_2O，pH ≥ 7.25） ⑤轻度镇静或反应良好？（对声音指令有明确的眼神交流）	如果满足所有要求，则进入步骤 2。如果其中有任何一项不满足，则推迟第二天撤机
2	在指令通气频率为 0、PSV ≤ 5、PEEP ≤ 5 条件下，让患者进行自主呼吸 3min 以上，计算呼吸浅快指数（f/V_t）。 f/V_t 是否小于 105？	如果是，进入步骤 3。如果不符合，则推迟一天撤机
3	患者能否耐受 SBT 30min 不间断？	如果是，则脱离呼吸机或拔管。如果否，则第二天再次尝试撤机

44.4　撤机过程中的患者监测

在撤机过程中，我们要密切监测患者的通气状态、氧合状态以及心血管系统的反应。呼吸频率和呼吸形态是比较容易监测并且也是比较可信的能反映患者对撤机的耐受程度的指标。氧合的监测主要依靠无创的经皮指脉氧（S_pO_2）来完成。另外，动脉血气分析里的 P_aO_2 和 S_aO_2 对判断撤机失败有指导意义。同时要密切监测患者的脉搏、血压和心律，如果发生心律失常，就要马上评估是否继续撤机。撤机过程中患者的各个系统都会出现一些变化，但是我们要清楚哪些是可以接受的，哪些是代表患者不能耐受撤机的。

表 44.6 列出了在撤机过程中可能出现的一些改变，并对其严重度进行了分类，供读者学习。

表 44.6 撤机过程中的观察指标

	可接受的变化	情况恶化的变化
呼吸系统	呼吸频率轻度增加 分钟通气量基本稳定 $S_pO_2 \geqslant 90\%$ P_aO_2 波动 5~10mmHg P_aCO_2 波动 5~10mmHg $7.30 < pH < 7.50$ 辅助呼吸肌轻微活动 没有胸腹矛盾呼吸	RR≥35 次/分钟 分钟通气量明显增加或减少 $S_pO_2 < 90\%$ $P_aO_2 < 60mmHg$ $P_aCO_2 \uparrow > 10mmHg$ pH<7.30 大量辅助呼吸肌参与呼吸 胸腹矛盾呼吸 大汗,呼吸困难
心血管系统	HR 较之前增加约 15~20 次/分钟 BP 较之前增加约 10~15mmHg 心脏指数增加 每搏量增加	持续心动过速 HR>120~140 次/分钟 低血压(BP<90/60mmHg) 高血压(SBP>180mmHg) 心脏指数下降 心搏量减少 心绞痛,新发心律失常
其他	精神意识状态良好(如清醒,遵医嘱活动,一般反应良好等)	躁动,焦虑,嗜睡,昏迷等

44.5 撤机失败及原因

大约 25%脱离呼吸机的患者可能会出现严重的呼吸困难,从而需要再次插管进行机械通气。那些不太可能顺利脱机的患者,在脱离呼吸机不久就会出现浅快呼吸并且可能进一步迅速恶化。浅快呼吸导致二氧化碳潴留,同时也会加重心血管系统的负担,形成一个恶性循环。

撤机失败的原因可能跟心理依赖、缺氧或循环不稳定(如充血性心力衰竭或心肌缺血)有关系。但是最常见的引起撤机失败的原因还是机体的通气能力与通气需求不匹配。常见的撤机失败的原因列举如下。

* 呼吸动力不足或喘息。

* 未纠正的心脏疾病。

* 电解质紊乱。

* 焦虑、烦躁。

* 分泌物过多。

* 误吸。

* 碱中毒。

* 神经肌肉无力。

* 脓毒血症。

- 过度镇静。
- 营养不良。
- 过度肥胖。
- 甲状腺疾病。

大约 3%～7% 的机械通气患者需要长期的呼吸机支持。对于这部分患者,当经历了若干次 SBT 的失败后,我们要对患者进行全身的系统评估,审视是否遗漏任何可能增加患者负荷从而阻碍患者的脱机。这部分患者的撤机目标主要有以下几点:

- 逐步降低通气支持的力度。
- 减少有创支持的时间。
- 减少患者对设备的依赖。
- 保护各系统的功能。
- 维持生命体征平稳。

44.6　总　结

如果说上机是一项技术的话,那么撤机则是一门艺术,它讲究方法和时机。只有及时地找到适合患者的撤机方法,帮助患者脱离呼吸机,才能使患者真正从机械通气中获益,否则可能是永久的伤害。

桑贤印

第 45 章　拔管时相

气管插管后有创机械通气辅助呼吸是救治重症患者的重要手段之一,然而,长期的呼吸支持也会带来许多相应的并发症,如呼吸机相关性肺炎(VAP)、ICU 获得性肌无力(intensive care unit acquired weakness,ICUAW)等。这些并发症往往会加重病情,导致撤机困难、提高患者死亡率。适时地停用机械通气,拔除气管插管非常重要。

过去 20 余年,由于各国困难气道管理指南的发布及普及,以及多种气道管理工具的不断出现与更新,气管插管相关并发症与死亡率明显下降。然而,同时期气管拔管相关严重并发症,如心血管应激、肺部误吸等并无明显改变。因此,规范气管拔管的策略和方法,对降低气管拔管并发症、提高患者的安全性十分必要。

45.1　拔管前计划:气管拔管危险因素的评估

为尽量减少拔管相关并发症的发生,必须制定相应的气道管理计划。同时,要在拔管前预估患者出现气道管理困难、心肺功能不稳定、需要再次插管的可能性等。

45.1.1　气管拔管危险因素

(1)气道危险因素。

有困难气道患者、插管期间气道恶化、气道操作受限等。

(2)一般危险因素。

有呼吸功能受损、循环系统不稳定、凝血功能障碍、酸碱失衡以及电解质紊乱可使拔管过程变得复杂,甚至延迟拔管。

(3)人为因素。

有工具准备不充分、操作者缺乏经验以及与患者沟通障碍等。

45.1.2　拔管分类

根据对拔管危险因素的评估,可将拔管分为"低风险"拔管和"高风险"拔管。

(1)"低风险"拔管。

"低风险"拔管指常规拔管操作,患者气道在插管期间无特殊情况,如拔管后需要再次插管容易,而且不存在一般的危险因素。

（2）"高风险"拔管。

"高风险"拔管指患者存在困难气道、插管期间气道恶化、合并一般的危险因素等一项或多项拔管危险因素,拔管后常需要再次插管且再插管困难。

45.2 气管拔管前的评估

常用四大指标评估是否可以拔除气管插管:气道保护能力、意识水平、上气道开放程度、气道分泌物的量和性状。

45.2.1 气道保护能力的评价

对于上机超过 24h 的患者,常常在上机前就合并呼吸道感染或者由于插管、吸痰或其他刺激合并呼吸道感染,导致气道分泌物增多,因此,去除人工气道后患者能否通过自主的强有力的咳嗽将气道分泌物自行排出,将很大程度上影响拔管的成功率。

（1）咳嗽力度分级。

咳嗽力度分级有四级,与咳嗽峰流量有很好的相关性,是评价拔管成功的重要指标。

- 0 级:没有咳嗽反应。
- 1 级:可以听见气流声,但无咳嗽声音。
- 2 级:强力咳嗽,但无法咳出痰液。
- 3 级:强力咳嗽,而且能咳出痰液。

（2）白卡试验（white card test,WCT）。

在距人工气道 1~2cm 处放置一张白色卡片,嘱患者咳嗽 3~4 次,如果卡片有湿润现象,即阳性,说明患者的咳嗽能力尚可。WCT 阳性患者的拔管成功率为 89%,WCT 阴性患者的拔管成功率仅为 61%。对于咳嗽 3~4 次仍不能将卡片弄湿的患者,其拔管失败的可能性是能够将卡片弄湿患者的 3 倍。

（3）咳嗽峰流量（cough peak flow,CPF）。

咳嗽峰流量是判断气道保护能力的重要指标,可分为自主咳嗽峰流量（CPFv）和非自主咳嗽峰流量（CPFi）。嘱患者尽最大努力咳嗽,即可在呼吸机的流量-时间曲线上得到 CPFv 的数值,通常≥60L/min 预示拔管成功率较高。特殊的是,在神经肌肉病变和脊髓损伤的患者中,CPFv>160L/min;在慢性阻塞性肺疾病患者中,CPFv>120L/min 预示拔管成功率较高。

当由于某些原因,如患者不配合、疼痛等无法获得 CPFv 时,也可以采用 CPFi 进行评估。我们推荐 3mL 生理盐水＋2mL 空气快速注入气道，刺激患者咳嗽，这时流量-时间曲线上得到的数值即为 CPFi。

45.2.2 意识水平

镇静常常会降低意识水平，影响患者成功拔管的概率。在一项对 100 例神经外科患者拔管过程的研究中发现，GCS 评分（见表 45.1）≥8 分时拔管成功率为 75%，但当 GCS 评分＜8 分时拔管成功率仅为 37%。GCS 评分不小于 8 分的患者更容易成功拔管。

表 45.1　GCS 昏迷量表

睁眼反应	语言反应	运动反应
自动睁眼＝4 语言吩咐睁眼＝3 疼痛刺激睁眼＝2 无反应＝1	正常交谈＝5 言语错乱＝4 只能说出（不适当）单词＝3 只能发音＝2 无发音＝1	按吩咐运动＝6 疼痛刺激定位反应＝5 疼痛刺激屈曲反应＝4 异常屈曲＝3 异常伸展＝2 无反应＝1

注：总分＝睁眼反应分数＋语言反应分数＋运动反应分数。

45.2.3 上气道开放程度的评价

临床工作中，在插管或拔管过程中操作不当、气管导管管径过大、气囊压力过大等原因，常会造成喉及喉下方大气道损伤、水肿及肉芽肿形成，也就是上气道阻塞（upper airway obstruction，UAO）。人工气道存在时问题不大，但当拔除气管插管后，患者往往会出现上气道高调喘鸣音，严重者甚至出现呼吸窘迫，导致呼吸衰竭，危及患者安全。早期识别是否会发生 UAO 十分重要，可利用 CT、气管镜、喉镜以及气囊漏气试验（cuff leak trial，CLT）等早期识别 UAO。CLT 的原理简单，可操作性强，是常用方法。

1. 气囊漏气试验方法

（1）充分清除口腔内、气囊上和气道内分泌物。

（2）选用 A/C 模式（V_T 10mL/kg IBW，PEEP 0cmH$_2$O）。

（3）在呼吸形式稳定的情况下，连续记录 6 次 V_{TE} 并计算平均值。

（4）抽空气囊，在呼吸形式稳定的情况下，再连续记录 6 次 V_{TE} 并计算平均值。

（5）回充气囊，计算抽空气囊前后各 6 次 V_{TE} 的均值之差。

2. 气囊漏气试验评价

（1）定性评价：有或无漏气声响。

（2）定量评价：V_{TE} 均值前－V_{TE} 均值后或（V_{TE} 均值前－V_{TE} 均值后）/V_{TE} 均值前 ×100%。

目前，临床大多用有漏气声响、V_{TE} 均值前－V_{TE} 均值后≥110mL、（V_{TE} 均值前－

V_{TE} 均值后)/V_{TE} 均值前×100％≥15％作为阴性标准。需要注意的是,检测结果受患者呼吸力学指标、体位、气管导管口径大小和气道结构形态等多种因素影响,因此我们并不推荐常规进行 CLT,仅在存在拔管后发生上气道梗阻的高危因素的患者身上才进行 CLT。高危因素包括:插管时间延长(≥36h~≥6d),年龄>80 岁,女性,管径过大(男性>8mm,女性>7mm),插管管径大于气管管径 45％,APACHE Ⅱ 分数升高,格拉斯哥昏迷评分分数<8,困难插管或创伤性插管,哮喘,插管后固定不当导致人工气道频繁滑脱,镇静不足或未镇静,胃管放置,误吸等。

CLT 预测拔管后发生 UAO 的敏感性是 15％~85％,特异性为 72％~99％,两者较大的变化范围可能与患者群体、气囊漏气试验实施方法以及结果判定差异有关。

许多患者尽管没有气囊漏气,但依然可以成功拔管。一般而言,CLT 漏气时进行拔管是合理的,但如果气囊漏气量减少并且存在上述 UAO 的高危因素,我们建议可在拔管前 4h 或更早给予糖皮质激素,推荐甲泼尼龙,一次 20mg,每 4h 1 次,总共 4 次,或者拔管前 4h 给予单次甲泼尼龙 40mg,由临床医生根据对患者拔管前 UAO 的评估结果选择何种方案。

45.2.4　气道分泌物的量和性状

重症患者有效排出气道内分泌物是预防和治疗支气管、肺部感染的基本措施。健康成年人每天能产生 10~100mL 的气道分泌物,其携带有大量经气道吸入的有害物质和病原微生物,通过气道黏液纤毛摆动和咳嗽反射将其清除,防止堵塞和避免感染。

气道分泌物的情况和性状(见表 45.2)可用于判断肺部感染情况,也是评估拔管成功可能性的重要指标。当气道分泌物更多、更黏稠,需要吸痰的频率更频繁(<2 小时/次)时,患者拔管的成功率更低。

表 45.2　气道分泌物的情况和性状

分泌物情况		形状
分泌物的量	少	24h 痰量<20mL
	中	24h 痰量 20~100mL
	多	24h 痰量>100mL
分泌物的黏滞度	Ⅰ°	稀痰,如米汤或泡沫样,吸痰后负压连接管内壁,无痰液滞留
	Ⅱ°	中度黏痰,如稀米糊,吸痰后负压连接管内,少量滞留,但易被水冲洗干净
	Ⅲ°	重度黏痰,黏稠呈坨,常呈黄色,吸痰后负压连接管内,大量滞留,而且不易被水冲洗干净

45.3　气管拔管的实施

当患者的原发疾病得到控制,自主呼吸试验、气道通畅均通过,而且具备一定的气道保护能力后,可考虑拔除气管插管。

拔管时,患者取直立位或半卧位,充分吸除患者气道、口鼻腔内的分泌物,指导患者深吸气,然后呼气,在吸气末呼气初,气囊放气并迅速拔除人工气道。

需要注意的是,一例来自西班牙的研究中显示,患者常规进行拔管与休息 1h 后进行拔管,其再插管率明显升高。因此,我们建议拔管时在充分吸除患者气道、口鼻腔内的分泌物后,至少等患者生命体征恢复到 SBT 状态,再进行后续的拔管操作。

以前一些医院采用在吸引导管吸引的同时实施拔管,这种方法可能会导致拔管后咽喉部的痰液吸入呼吸道,出现不同程度的并发症,甚至拔管失败再次插管,目前并不推荐使用。

至于拔管的最佳时间是在白天还是夜晚,目前尚不清楚。一项回顾性研究纳入了2240 例患者,其中 31% 在夜间拔管,其再插管率、ICU 入住时间和死亡率与在白天拔管的患者相比无差异。因此,我们推荐,在具备相应的人员的情况下,一旦脱机成功且已达到了拔管的指标,就予以拔管。

45.4　气管拔管后处理与结局

拔管后应密切观察患者的生命体征及呼吸情况,加强气道管理。如患者在拔管后48h 内需要重新插管,被认为是拔管失败,对于拔管失败的患者应积极寻找原因,同时在原因尚未解决的情况下切勿再次尝试拔管。对于气管插管时间过长且短时间内无法拔除气管插管的患者,医生应与患者及家属沟通,考虑对患者行气管切开。

杨莉敏

第 46 章　呼吸机依赖的原因及临床处理

　　机械通气是针对各种原因所致呼吸衰竭患者的支持治疗。当使用机械通气的原发病得到控制,患者的通气与换气功能得到改善后,应尽早撤除呼吸机的支持,使患者恢复完全的自主呼吸。撤机失败目前的定义为:自主呼吸试验失败或者气管插管拔管后 48h 内再次插管。根据撤机过程的难易程度,可以将撤机结局分成简单撤机、困难撤机和延迟撤机 3 类。对于大多数患者,撤机是一个简单直接的过程。但临床上仍有 20%～40% 的患者出现困难撤机和延迟撤机。大多数学者将患者需连续 21 天以上且每天至少需进行 6h 机械通气定义为呼吸机依赖。呼吸机依赖的病理生理学机制复杂,并且通常是由多种因素引起的。本文将呼吸机依赖的原因归纳为气道和肺功能障碍、脑功能障碍、心功能障碍、膈肌/呼吸肌功能障碍以及内分泌代谢功能障碍 5 个方面。

46.1　气道和肺功能障碍

　　气道阻力增加包含大气道阻力和小气道阻力的增加。气道损伤(狭窄、软化、肉芽组织增生),以及人工气道本身产生的阻力导致大气道阻力增加。COPD 和哮喘患者小气道阻力增加,ARDS 也会因支气管壁水肿而导致小气道阻力增加。气道阻力增加可能与撤机失败有关,已有研究表明,自主呼吸试验失败患者的气道阻力明显高于成功患者。气道阻力增加、呼气气流受限、高呼吸频率等原因可导致内源性 PEEP (PEEPi)增加。高 PEEPi 引起肺过度膨胀、呼吸做功增加、人机不协调和无效触发。这些因素都可能导致呼吸机依赖。评估气道阻力的方法是在方波容量控制模式下,由"(气道峰压－气道平台压)/吸气流量"决定,正常值＜5cmH₂O/(L/s)。PEEPi 可通过呼气末暂停进行测量。此外,还可以通过呼吸机的流量-时间曲线定性评估气道阻力和 PEEPi 的增加。气道狭窄、软化、肉芽增生需在纤维支气管镜下诊断。气道阻力增加的处理措施包括:吸入支气管扩张剂(如沙丁胺醇和沙美特罗),合理地设置 COPD 患者的呼吸机吸气终止标准,根据 PEEPi 设置恰当的外源性 PEEP。

　　呼吸系统顺应性由胸壁和肺顺应性组成。引起胸壁顺应性降低的原因包括胸壁水肿、腹腔高压、胸腔积液、肥胖等;引起肺顺应性降低的原因有肺炎、肺水肿、肺不张、肺间质病变等。呼吸系统静态顺应性是间接量化克服呼吸系统弹性阻力所需呼吸功的指标。该指标是在气体流量为零时估算：呼吸系统静态顺应性＝潮气量/(吸气末平台压－总呼气末正压)，正常值为 $60\sim100mL/cmH_2O$。呼吸系统顺应性降低使呼吸负荷增加，加剧了呼吸负荷与呼吸能力之间的失衡，导致呼吸机撤离困难。优化呼吸系统顺应性的措施包括：减少肺和胸壁水肿，治疗肺不张，胸腹水引流，降低腹内压等。

气体交换功能障碍也是呼吸机依赖的原因之一。肺的通气/血流比例失调和弥散功能障碍都可以引起换气功能紊乱，导致患者出现低氧血症、高碳酸血症或两者同时存在。评价气体交换功能的方法有动脉血气分析和肺功能。临床上，可通过尽可能减轻器械性无效腔(如呼吸机管路中的湿热交换器)、设置恰当的呼吸机参数(如 PEEP)、肺复张、俯卧位通气等方法来改善气体交换功能。

46.2　脑功能障碍

导致呼吸机依赖的脑功能障碍主要是指谵妄、抑郁、焦虑、睡眠剥夺等状态。谵妄是急性脑功能障碍的一种形式，表现为一种短时间内出现的注意力和意识紊乱，具有波动性，伴随认知改变。重症患者的谵妄发生率为 $20\%\sim40\%$，机械通气的内科或外科患者的发生率较高，可达 $60\%\sim80\%$。谵妄的危险因素包括精神活性药物(特别是苯二氮䓬类药物)、药物诱发的昏迷、睡眠改变、代谢紊乱和脓毒症。谵妄是机械通气和 ICU 住院时间延长、治疗费用增加和病死率上升的独立危险因素。有研究发现，认知功能受损患者的拔管失败风险增加 4 倍以上。谵妄与内科重症患者的不良撤机结局包括困难撤机和延迟撤机呈显著相关。除谵妄外的其他脑功能障碍，如焦虑和抑郁，也可能影响呼吸机的撤离。睡眠剥夺在 ICU 患者中经常发生，睡眠质量和觉醒程度可以影响自主呼吸试验及撤机结局。

临床上，可通过神经系统查体、头颅 CT、头颅磁共振、脑电图等来评估患者脑功能情况以指导撤机。美国危重症医学会镇静镇痛谵妄管理指南建议使用镇静量表来评估患者的唤醒水平，然后使用 ICU 意识模糊评估法(CAM-ICU)或重症监护谵妄筛查清单(ICDSC)评估谵妄。CAM-ICU 是一种经过充分验证的适用于机械通气患者的谵妄筛查工具，具有多种语言版本。选择何种工具是基于临床医生的偏好，使用这些验证工具监测谵妄的重要性远远超过不同工具之间的细微差异。

谵妄的最好治疗是预防其发生。已经有文献提出减少 ICU 获得性谵妄的多个集束化治疗方案。谵妄预防 ABCDEF 集束化管理策略包含以下 6 个方面：疼痛评估、预防以及管理(A)；每日唤醒试验和自主呼吸试验(B)；镇痛镇静的选择(C)；谵妄评估及预防(D)；早期活动(E)；家庭成员参与(F)。使用 ABCDEF 集束化管理方案与谵妄发生和机械通气时间减少相关，甚至有研究显示有额外的生存获益。因此，ABCDEF 集束化管理方案被认为是预防谵妄发生的最佳非药理学方案。eCASH 策略旨在实施早期舒适化，使用镇痛、最小化镇静和最大化人文关怀，从而提高患者的舒适度及临床预后的方法。为了方便记忆，将此策略概括为 eCASH——早期（early）、舒适化（comfort）、镇痛（analgesia）、最小镇静（minimal sedation）、最大人文关怀（maximal humane care）。eCASH 强调早期实施，时间因素是关键的组成部分，简化并改进以患者为中心的护理。美国危重症医学会建议机械通气患者使用短效镇静药物（如丙泊酚和右美托咪定），而不是苯二氮卓类药物。发现和治疗谵妄的危险因素，如脓毒症、疼痛、低灌注、高热、致谵妄药物和电解质紊乱，是预防和处理谵妄的基石。虽然预防是对抗谵妄的最佳策略，但是对谵妄的有效治疗仍是加速缓解谵妄的关键。有限的文献证据支持传统抗精神病药物（如氟哌啶醇），或非典型抗精神病药物（如奥氮平和喹硫平），在预防谵妄或治疗成年重症患者谵妄中的作用。在机械通气和非插管患者中，右美托咪定能够降低谵妄发生率，并与缓解兴奋型谵妄有关。

46.3 心功能障碍

心功能障碍是撤机失败最常见的原因之一，尤其是左心室舒张功能障碍，被认为是撤机失败的关键因素。在撤机过程中，由正压通气状态转为负压通气状态时，胸膜腔内压下降使体循环静脉回流增加，导致左心室前负荷增加；因为体循环动脉压的增加及胸膜腔内压的下降，左心室后负荷增加；低氧血症、高碳酸血症以及高容量通气，会导致肺血管收缩，肺循环阻力增加，使右心室后负荷增加，右心室扩张，通过左右心室交互机制，最终导致左心室顺应性下降；最后，由于心肌耗氧量的增加，导致心肌缺血，心肌收缩功能下降。左心室前后负荷的增加及左心室顺应性的降低会导致左心室充盈压升高。

重症心脏超声在撤机过程中评估左心室功能是十分有用的，但要求重症医师有丰富的超声经验。通过脉冲多普勒记录二尖瓣血流情况，E 波代表心室舒张早期，A 波代表心室舒张晚期，其波动特征根据心室舒张功能和充盈压决定，而用二尖瓣环的组织多普勒评估左心室的松弛功能（e' 波代表舒张早期）和左心室充盈压（E/e'）。在二尖瓣反流、狭窄及二尖瓣修补术后的患者中，尚未证实可以应用 E/e' 来评估左心室充盈压。心脏标志物 B 型利钠肽（BNP）有助于提高拔管成功率，N 末端 B 型利钠肽原（NT-proBNP）有助于鉴别诊断撤机失败的原因是否为心源性因素。

对于有心脏衰竭证据的呼吸机依赖患者，可酌情使用利尿剂、扩血管药物以优化容量负荷并减少心脏后负荷。值得注意的是，肺力学的改善也将降低左心室后负荷。目前尚无研究对比这些患者中不同类型正性肌力药物的差异。左西孟旦作为治疗心力衰竭的一种新型正性肌力药物，能够增强心脏收缩蛋白的钙敏感性，从而增加心肌收缩力。尽管有研究初步显示左西孟旦在呼吸机依赖患者中的益处，但尚未进行安慰剂对照试验,也未与其他正性肌力药物进行比较。

46.4 膈肌/呼吸肌功能障碍

呼吸肌"泵"衰竭是导致呼吸机依赖的主要原因。呼吸系统能力降低可能是呼吸驱动受损或神经肌肉功能障碍的结果。在呼吸负荷与呼吸能力的平衡中,膈肌占据了很重要的地位。膈肌功能障碍的发病率尚不清楚,文献报道从23％到80％不等。膈肌功能障碍与撤机困难、机械通气时间延长、ICU停留时间延长,及ICU和住院病死率上升有关。一些危险因素与膈肌功能障碍的发生相关,而且往往是由多种因素共同导致。这些危险因素包括:脓毒症、疾病严重程度、休克状态、长时间的机械通气、呼吸机支持强度、药物(如皮质类固醇)和神经肌肉阻断剂、危重症多发性神经病等。膈肌功能障碍的发生机制也尚未明确,可能与肌纤维萎缩、氧化应激增加、蛋白质合成下调和蛋白水解途径激活等有关。

有几种技术可以用来评估呼吸肌功能。查体时发现辅助呼吸肌运动增强,呼气时腹肌运动增强,提示呼吸肌无力。通过最大吸气压和最大呼气压可评估总体呼吸肌的力量。吸气动作产生100ms内的气道压($P_{0.1}$),仍可以作为反映呼吸中枢驱动的指标,但易受肺容量和膈肌收缩能力的影响。跨膈压(P_{di})为胃内压(P_{ga})和食管内压(P_{es})之差,可以直接反映膈肌力量。P_{di}受到正压呼吸的影响,需在自主呼吸时进行。通过放置带多个电极的鼻胃管,可以持续监测膈肌肌电图,用于测量呼吸肌负荷、人机同步性以及呼吸效率。通过磁刺激膈神经产生的颤搐性跨膈压($P_{di\text{-}tw}$)或颤搐性气道压($P_{aw\text{-}tw}$)被认为是评估膈肌肌力的金标准。由于有创且技术操作较难,一般难以床旁常规开展。膈肌超声可以无创、床旁监测膈肌。使用线阵探头放置于肋膈角附近,可以用来测量膈肌厚度及其变化。将凸阵探头放置于肋弓下可测量膈肌活动度。床旁超声还可以测量肋间肌、腹壁肌等辅助呼吸肌厚度。血浆肌钙蛋白-I可以反映呼吸肌结构损伤。

为了防止呼吸肌发生功能障碍,可通过优化呼吸机辅助水平和镇静策略来实现保留机械通气患者的自主吸气努力。吸气肌肉力量训练似乎对提高吸气肌肌力有效,并且在ICU患者中是安全的,但仅有少数的研究证据。将来需要确定开始吸气肌肉训练的最佳时机以及可能从这种治疗中获益的目标人群。合成代谢激素可增加健康人群的体重,无脂肪组织量和肌肉力量。但在慢性病患者中没有显示出明确的临床益处,并且在ICU患者中也不明确。左西孟旦能增强钙与肌钙蛋白的结合并增加肌纤维的收缩效率。在健康受试者中,左西孟旦可逆转膈肌疲劳和提高膈肌神经通气效能。需进一步研究阐明左西孟旦对膈肌功能障碍患者的潜在作用。膈肌起搏是一种可以刺激膈肌的新颖方法。经皮放置膈神经起搏系统进行膈肌起搏可看作是一种支持、维护和加强膈肌功能的手段,但目前尚处于研究阶段。

46.5 内分泌代谢功能障碍

关于内分泌功能障碍在呼吸机依赖中的作用的文献很少。有研究选择了 93 名困难撤机患者,发现其中有 70 名(75.3%)符合肾上腺皮质功能不全标准。与安慰剂组相比,对这些患者补充皮质醇可缩短撤机时间。然而,补充皮质醇能改善临床结局的病理生理机制尚不明确。

甲状腺功能减退可引起呼吸中枢驱动力下降和呼吸肌无力,从而导致撤机困难或呼吸机依赖。有一项研究筛查了 140 名撤机中心的呼吸机依赖患者,其中有 4 名患者被诊断为新发甲状腺功能减退。经补充甲状腺激素后,其中 3 名患者成功撤离呼吸机。尽管在呼吸机依赖患者中补充甲状腺激素的效果未被证实,但对甲状腺激素水平低下的呼吸机依赖患者补充甲状腺激素仍然是合理的。

营养不良在机械通气患者中经常发生。营养不良导致蛋白质分解代谢和肌肉功能减退。在半饥饿状态下,正常的低氧通气反应和高碳酸血症通气反应也会受损。相反,过度喂养也会导致二氧化碳产生过多,增加通气负荷,影响呼吸机的撤离过程。营养状况应通过体重指数、体重、血浆白蛋白浓度、前白蛋白浓度和氮平衡来评估。理想情况下,应通过间接测热法确定患者的能量需求,避免摄入不足或摄入过量。

电解质失衡也可能损害呼吸肌肉功能。有研究表明,磷酸盐缺乏与呼吸肌无力和撤机失败有关。镁缺乏也与肌肉无力有关,尽管与呼吸机依赖的关系尚未得到明确。其他可能会增加呼吸做功并因此导致撤机困难的代谢紊乱还包括代谢性酸中毒和发热。

46.6 总 结

综上所述,引起呼吸机依赖的原因多种多样。根据以上的系统化方法评估患者将有助于鉴别呼吸机依赖的具体原因。同时也应认识到,还有很多其他可能导致呼吸机依赖的原因,我们对呼吸机依赖的认识还远远不够。临床医生应当对每位呼吸机依赖患者进行全面评价,制定个体化诊疗方案和撤机方案,才能使患者早日成功脱离呼吸机。

陆志华

第47章 呼吸机依赖患者的撤机策略

大约 40% 的重症监护病房患者需要接受通气支持,近年来机械通气的使用频率逐渐上升。虽然大多数患者能很快从呼吸机中撤离出来,但高达 20% 的患者需要几天到几周的时间才能成功脱机,甚至有些患者需要长期依赖呼吸机生存。

欧洲标准将撤机分为三类:第一类为首次 SBT 后就能成功撤机的称为简单撤机;第二类为患者通过不超过 3 次的 SBT 试验并且在 7 天内撤机的称为困难撤机;第三类为患者需要大于 3 次 SBT 试验以及时间超过 7 天撤机的称为呼吸机依赖。北美标准则把呼吸依赖(prolonged mechanical ventilation,PMV)定义为:患者使用呼吸机大于 21 天,并且每天需要使用时间大于 6h。目前较多采用后者来定义呼吸机依赖。

长时间的机械通气带来了许多问题,消耗大量的医疗和社会资源,包括医院人员、ICU 床位和费用以及患者家庭的情感与经济负担。所以,对于呼吸机依赖的患者,想办法使他们撤离呼吸机,让他们能转出重症监护室,显得尤为重要。

47.1 常见呼吸机依赖的原因

呼吸机依赖是由于患者的通气能力与通气负荷失衡。常见的原因分为呼吸因素与非呼吸因素。

呼吸因素包括气道痉挛、气道水肿以及分泌物堵塞等阻力负荷增加;胸腔积液、腹腔高压以及气胸等胸廓弹性负荷增加;肺炎、肺不张以及肺实变等肺弹性负荷增加。

呼吸驱动因素包括脑干病变、代谢性疾病以及镇静等。

心血管因素包括液体过负荷、基础心功能差以及撤机引起回心血量增加等。

神经与肌力因素包括营养不良、膈肌损伤、脊髓损伤以及格林-巴雷综合征等。

47.2 气切在困难脱机中的作用

研究表明对于需要长时间机械通气的患者,气管切开可使呼吸机依赖患者尽早撤机,并有助于转出重症监护室。内径均为 7.0mm 的气管插管与气切套管相比,气管插管长度为 34.5cm,无效腔为 15mL;气切套管长度为 12cm,无效腔为 5mL。内径均为 8.5mm 的气管插管与气切套管相比,气管插管长度为 36.5mm,无效腔为 24mL;气切套管长度为 12mm,无效腔为 6mL。从中可见气切套管相对于气管插管可以明显减少阻力与无效腔。此外,气切套管更利于患者分泌物的清除,可增加患者的舒适性(减少镇静剂的使用)以及改善声门功能等。因此,对于临床评估需要超过 14 天以上机械通气的患者,可以进行早期的气管切开,有助于患者脱机。

47.3 困难撤机患者的常用撤机模式

对于接受机械通气的患者,40%的机械通气时间用于撤机过程,对于撤机困难的患者尤其如此。不同的患者应采取不同的撤机模式,使其尽早撤机。常用的撤机模式分为传统的撤机模式、闭环通气模式以及神经调节通气辅助模式。

47.3.1 传统的撤机模式

传统撤机模式通过逐渐减少压力支持,增加患者呼吸做功,以达到脱离呼吸机的目的。这种模式通常包括同步间歇指令通气、压力支持通气以及 T 管撤机。

(1)同步间歇指令通气(SIMV):SIMV 是指在同步间歇指令通气期间使患者的努力与呼吸机指令通气同步进行。原理为患者的呼吸肌在自主呼吸期工作,而在强制期休息。使用 SIMV 的常用脱机方法为逐渐减少强制通气频率,每次减少 1～2 次/分钟,调节压力支持,减少患者的呼吸功,预防呼吸肌过度疲劳。当强制通气频率小于 4～6 次/分钟时,压力支持显得尤其重要,一般的压力支持为 5～10cmH$_2$O。通常根据患者的潮气量以及呼吸肌做功情况设置压力。同时设置 3～5cmH$_2$O 的 PEEP,有助于代偿气管切开以及体位改变引起的功能残气量变化。

实际应用中,在指令通气和自主呼吸期间,患者呼吸肌做功明显。呼吸中枢不能判断下一次呼吸是强制通气还是自主通气,容易发生人机不同步。此外,研究表明,当强制通气频率提供的通气支持低于所需分钟通气量的 50%时,患者呼吸肌做功可能与支持完全撤除后相当。因此,SIMV 更适合应用于呼吸冲动发放不稳定患者的撤机过程,而对于呼吸肌疲劳所致呼吸衰竭患者的撤机并不是一种理想的方式。

(2)压力支持通气(PSV):压力支持通气目前已经成为长期呼吸机依赖患者撤机最主要的方法。应用 PSV 模式时患者控制呼吸频率、吸气时间和呼吸深度。压力支持通气完全依赖于患者的自主呼吸,在每次自主呼吸时都提供动力支持来帮助克服呼吸负荷。因此,可能比较符合生理机制,而能真正有效地控制呼吸肌负荷水平,有利于逐步撤机。临床医生可通过调节动力支持水平来调节患者的呼吸肌负荷,以增加呼吸肌耐力而不会引起呼吸肌疲劳。

临床上确定 PSV 水平最实用的办法是，根据患者的阻力测定值来确定初始设置值，后续依据患者的呼吸频率（15～25 次/分钟）和潮气量（V_T 为 300～600mL）来调节压力，达到撤机标准的动力支持水平为 5～10cmH$_2$O。动力支持水平过低，患者可表现为呼吸窘迫及辅助呼吸肌做功明显；动力支持水平过高，可表现为呼吸频率过低以及过大的潮气量。低于 5cmH$_2$O 的动力支持水平不会产生明显的支持作用，此压力相当于克服导管及呼吸机管道阻力的做功。考虑到导管引起的功能残气量的改变，通常撤机会考虑加 3～5cmH$_2$O 的 PEEP。通常撤到动力支持水平 5cmH$_2$O 和 PEEP 5cmH$_2$O 时，可以考虑直接撤离呼吸机。压力支持通气是一种适合大多数呼吸机依赖患者的撤机模式。

（3）T 管撤机：是一种最早的撤机技术，即患者达到撤机标准时，直接将呼吸机移除，改为 T 管吸氧。最初的 T 管撤机方法是逐渐增加患者脱离呼吸机支持的时间来设计方案。例如第一天每小时内改 T 管 30min，后面的 30min 改呼吸机支持。如果患者耐受，则第二天改 T 管 1h，呼吸机支持 1h。逐渐增加一天中 T 管的使用时间，直至最后停止呼吸机支持，过渡到使用 T 管吸氧。

使用 T 管撤机，患者进行完全自主呼吸，在吸气相与呼气相中没有任何压力支持存在。由于导管阻力增加和功能残气量改变，相比没有人工气道的状态，患者的呼吸负荷是增加的。不耐受 T 管撤机的患者包括：患有心脏基础疾病、肌无力、心理对撤机有恐惧感以及既往有慢性肺疾病等患者。

47.3.2　闭环通气模式

闭环通气模式就是将通过设置的变量与测得的控制变量进行比较，呼吸机通过感知调节系统的输出。闭环通气模式包括自动管路补偿模式、适应性支持通气等。

（1）自动管路补偿模式（automatic tube compensation，ATC）：当人工气道患者进行不予通气支持的自主呼吸时，呼吸功的增加与人工气道的内径以及气流量有关。用 PSV 来补偿人工气道引起的呼吸负荷增加时，因为吸入流量的可变性，固定的动力支持会造成补偿不足或补偿过度的问题，使患者感到不适。ATC 就是为了减少人工气道阻力引起的呼吸负荷，从而进行补偿的模式。ATC 为实际测得的气流施加精准的压力以克服来自人工气道的负荷阻力，是提供一种可变流量来补偿阻力负荷的可变 PSV。ATC 以气管处压力为目标，调整压力，维持气管压力在一个恒定的水平。

在呼吸机上选择 ATC 模式，需要正确选择导管是气管插管还是气切套管，以及导管型号。ATC 能提供更精准的压力，增加患者的舒适性。在困难撤机患者的撤机上是否有优势，需进一步研究。

（2）适应性支持通气（adaptive support ventilation，ASV）：本质上提供以容量和频率为目标的压力限制通气。根据监测阻力、顺应性、潮气量、流量、时间常数等，调整压力,为患者提供可接受容量输出的支持。选择 ASV 模式,设置患者的理想体重、压力限制、PEEP、氧浓度、吸气上升时间、呼吸切换以及需求的百分比。这适合用于各类困难撤机患者的撤机。

47.3.3　神经调节通气辅助模式

神经调节通气辅助模式(neurally adjusted ventilatory assist,NAVA)是一种全新的通气模式,其工作原理是通过监测膈肌动作电位(Edi)来感知患者的实际通气需求,进而提供生理化的通气需求。Barwing 等研究发现,Edi 可作为 SBT 成败的预测指标,这为困难撤机提供了新思路,我们可以尝试通过 Edi 来判断膈肌功能,并以此为指导,调整呼吸机的参数,锻炼膈肌功能,从而使患者成功撤机。NAVA 无须设置压力、流量触发以及压力支持等参数,取而代之的是膈肌电触发以及 NAVA 支持水平。NAVA 在整个呼吸过程中均由患者控制,患者的实际潮气量由患者的呼吸驱动大小决定,相较于传统的撤机模式有较大的优势,不仅能够监测膈肌功能,同时能够避免人机不同步。临床上除了由影响膈肌电兴奋的因素(如严重的呼吸中枢抑制、高位截瘫、严重神经传导障碍、严重电解质紊乱导致的膈肌麻痹等)引起困难撤机患者外,NAVA 适合于大多数困难撤机的患者。

47.4　困难撤机方案

困难撤机患者在符合撤机标准的情况下,应每 24h 进行一次 SBT。撤机缓慢进行,包括 SBT 时间的逐渐延长。SBT 失败后则应接受稳定、无疲劳以及舒适的通气模式。以下是发表在 2001 年 *Chest* 杂志上,美国巴洛医院采取的对照研究被证实能改善困难撤机时间,以 SIMV 为例的完整撤机方案,见表 47.1。

表 47.1　SIMV 撤机方案

撤机方案	撤机步骤
1. 初始设置 采取 SIMV＋PSV 的撤机模式,初始设置见步骤 a: (1) 如果 SIMV＞10 或是 PSV≥20,改回 A/C 模式 (2) 如果 SIMV≤10 和 PSV＜20,不改模式,并进入步骤 b 或 c	1.减少 SIMV 频率 (1) SIMV10/PSV20(备注 c) (2) SIMV8/PSV20 (3) SIMV6/PSV20 (4) SIMV4/PSV20

撤机方案	撤机步骤
2. 每日评估 如果出现以下任何一种情况,不撤机 （1）血流动力学不稳定,不撤机 　　升压药>5μg/(kg·min) 　　收缩压<90mmHg （2）脉搏<50 次/分钟或是≥130 次/分钟 （3）体温>38.5℃ （4）F_iO_2>50% 或 PEEP>8cmH$_2$O （5）其他(记录原因)	2.降低 PSV 水平 （5）SIMV4/PSV18 （6）SIMV4/PSV16 （7）SIMV4/PSV14 （8）SIMV4/PSV12 （9）SIMV4/PSV10
3. 撤机评估 如果出现以下任何一种情况,不撤机 （1）RR>35 次/分钟 （2）自主 V_T<300mL （3）氧饱和度<90% （4）HR>130 次/分钟或基础上增加>20 次/分钟 （5）辅助呼吸肌做功 　　进行首步撤机后要测量浅快呼吸指数,如浅快呼吸指数≤80,则直接进入第 10 步撤机	SBT 备注(d 和 e) （10）1h （11）2h(关注 ABG 结果,报告主管) （12）4h （13）6h （14）8h （15）10h （16）12h （17）16h(备注) （18）20h （19）24h
4. 撤机 （1）记录撤机步骤,根据提示进行下一步 （2）如果撤机失败,记录撤机步骤和时间,返回到患者能够耐受的步骤,如果返回的步骤≥3,要向主管医生汇报 （3）如果撤机在一个步骤连续 3 天失败,要报告主管医生	备注 设置流量在 70~100L/min,递减波, 设置 V_T 在 9mL/kg,如果平台压>35cmH$_2$O,将潮气量降为 7mL/kg 如果 PSV 支持下 V_T<9mL/kg,将 PSV 增加到 20cmH$_2$O 如果 PSV 支持下 V_T>9m/kg,在第 1 步中直接把 SIMV 频率设置为 4,降低 PSV 让自主 V_T 维持在 8~9mL/kg 回到试验的最后,SIMV 为 4 次/分钟,PSV 为 10cmH$_2$O 如果在最后的 SBT 阶段,患者在全过程中无不适,希望继续,可以多进行 1 个步骤 当 SBT 时间持续超过晚上十点,增加心电图检查

47.5　无创通气在困难撤机中的应用

无创通气目前常用于急性期有创机械通气（Invasive mechanical ventilation，IMV）的撤机序贯,但将其用于长期困难撤机却不常见。有研究表明,对困难撤机的患者经过评估,放掉气囊后进行 SBT 试验,增加自主呼吸时间,直到完全可以进行无支持的自主呼吸。患者在撤机的 7 天之内出现中度以下的高碳酸血症（P_aCO_2 ＞ 50mmHg，pH ＜ 7.33），符合有创转无创的序贯标准，予拔除气切套管后改无创通气，大部分患者最后都成功脱机，回归家庭进行无创通气。对于困难撤机的患者，不能完全耐受无支持的自主呼吸，否则生命体征或血气分析结果会恶化。在选择长期机械通气且未完全脱离有创通气支持的患者群体中，拔管联合 NIV 方案是可行和安全的，并有良好的中期疗效。

47.6　高流量氧疗在困难撤机中的应用

经鼻高流量氧疗目前已经广泛用于撤机后的通气辅助治疗。对于经气切高流量氧疗用于困难撤机较少见。有报道称，通过高流量供应加热和加湿氧气，速度大于 10L/min，应用于限制性通气功能障碍的困难撤机患者，最后成功撤机。监测气道压力持续为正，甚至在吸气时也没有变为负值，这表明通过气切的高流量氧疗减少了吸气的努力。困难撤机患者经气切高流量氧疗可减少吸气做功，增加潮气量，并有助于患者撤离长期机械通气。建议经气切高流量氧疗的第一次设定与压力支持通气时呼吸机的最大吸气流量相同。

陈伟芬

第48章 呼吸康复概论

呼吸康复的官方定义于1974年由美国胸科医师协会首次提出。1981年美国胸科协会（American Thoracic Society，ATS）将呼吸康复定义为：呼吸康复通过准确的诊断、治疗、心理支持及教育来稳定或逆转呼吸系统疾病患者的生理和心理问题，使患者因肺部疾病导致的功能障碍及对生活的影响得到最大可能的恢复，是个体化、多学科的方案。定义中呼吸康复的目标是：控制和缓解呼吸系统疾病的症状和并发症；教育和指导患者完成日常活动。之后，在1999年、2006年、2013年 ATS/ERS（欧洲呼吸协会，European Respiratory Society）分别进行了呼吸康复内容的更新。2013年，ATS/ERS 在再次修订的指南中，提出呼吸康复是综合性的干预措施，需要一个专业的多学科协作的团队，包括医生、护士、呼吸治疗师、物理治疗师、作业治疗师、心理治疗师、行为分析医师、运动生理师、营养师及社工等。呼吸康复包含了许多不同的干预措施，但不是各个部分的单纯叠加，而是将每一个部分有机结合的整体治疗方案，并由该领域有经验的专业医师实施。对慢性呼吸系统疾病患者的疾病特点进行全面评估，才能提供有效的治疗。其中，运动训练、教育、行为改变是其必须要素。教育患者加强自我管理的技巧并且促使患者形成健康的行为方式。针对慢性呼吸系统疾病患者，呼吸康复不仅考虑了患者的躯体状况，还要兼顾患者的心理情绪状况。

48.1 多学科全流程管理

呼吸康复是针对患者呼吸系统疾病的整个病程，由不同的专业人员提供连续的干预措施，能在正确的时间给合适的患者进行精准治疗。呼吸康复涉及的治疗措施包括提供戒烟治疗、促进患者居家或在社区中进行有规律的运动或体力活动，促进患者形成协同合作的自我管理的策略，优化药物治疗方案及提高药物治疗的依从性，必要时向患者提供舒缓医疗及临终关怀等。呼吸康复的实施需要配合和交流，即医护工作者、患者、患者家庭的协同合作。

48.2　呼吸康复指征和禁忌证

呼吸康复适用于任何患慢性呼吸系统疾病或伴有呼吸功能不全的其他疾病患者。有充分证据表明,不管基线年龄和疾病的严重程度水平如何,这种干预都是有益的(Ⅱ级证据,B 推荐)。美国医师协会(American College of Physicians ACP)、美国胸科医师协会(American College of Chest Physicians,ACCP)、ATS 和 ERS 制定的慢阻肺临床实践指南推荐,对于 FEV_1 低于 50% 预计值有症状的患者,以及有症状或活动受限的 FEV_1 大于 50% 的个体,需要制定个体化的呼吸康复处方。健康状况、运动耐量、体力活动、肌肉力量、职业状况、日常活动能力,医疗资源消耗,是对慢性呼吸系统疾病患者评估并决定是否进行呼吸康复的指标。呼吸康复只有相对禁忌证。当可能使患者在呼吸康复期间风险增加的情况或干扰呼吸康复过程的情况得到改善或稳定,大多数人可能会从教育中受益,如严重的关节炎、神经系统疾病,以及不受控的心脏疾病。许多看似禁忌证的问题可以得到解决,患者会逐渐适应呼吸康复过程。

48.3　呼吸康复的技术体系和内容

呼吸康复患者需要进行全面的临床评估:病史、症状和体征。评估包括心肺系统功能障碍、神经系统障碍和骨骼肌功能障碍、营养与心理。对拟行呼吸康复的患者应常规完善血常规、血气分析并监测脉氧饱和度。针对存在呼吸康复禁忌证的高危因素(如高龄、高血压、糖尿病、近期手术史和长期卧床等)患者,需要对合并症进行评估后再制定合适的方案。

48.3.1　肺功能检查

肺功能检查运用呼吸生理知识和检查技术来通过测量呼吸气体的容积和流量、驱动或限制气体流动所需的压力或阻力、呼吸气体成分的变化以及呼吸所需的时间等参数,评估呼吸系统的功能状态。肺功能评估可以鉴别诊断导致呼吸困难或者呼吸衰竭的原因以及严重程度,以及对药物治疗的反应性。通过肺功能评估气道阻力、呼吸驱动、呼吸系统顺应性以及气体分布、弥散等。

48.3.2　运动心肺功能检查

运动心肺功能检查是通过从静息到逐渐增加运动负荷的过程了解心功能、肺功能及代谢等多系统功能变化的检查,是对人体整体功能状态进行无创评估的唯一临床检查方法。运动心肺功能检查(Cardiopulmonary exercise testing,CPET)可以实现对呼吸、循环、代谢、血液、神经、消化、泌尿、内分泌等主要系统疾病的诊断、鉴别诊断,病情状态和功能状态、治疗效果的评估,为危险评估和预后预测提供科学的客观定量依据。

CPET 可用于指导制定个体化合理运动康复处方,使心肺、代谢、肥胖等患者配合药物手术器械等治疗获得最优化的治疗方案,达到最佳治疗效果。

48.3.3　运动能力

运动能力是评估人的身体形态、机能、技能和心理能力等因素的综合表现。运动能力主要取决于运动过程中能量的供给、转移和利用的能力,包括躯体运动和精细运动。根据是否借助外力可分为主动运动和被动运动。通过运动评估,了解心肺能力、力量素质、柔韧性、灵敏性以及平衡能力和身体形态。6min 步行试验(6MWT)用以测定患者 6min 内在平地快速步行的距离,是一项检测功能代偿能力的方法,适用于至少中等程度受损的患者。它评价了运动过程中所有全面完整的反应,包括呼吸系统、心血管系统、体循环、外周循环、血液、神经肌肉代谢。6min 步行试验主要用于评价中重度心肺疾病患者对治疗干预的疗效,测量患者的功能状态,可作为临床试验的重点观察指标之一,也是患者生存率的预测指标之一。

48.3.4　肌肉功能

肌肉功能的评估包括支配四肢肌肉的神经功能、肌电图、肌力、耐力和张力,以及呼吸肌功能的评估。电生理检查分肌电图(electromyography, EMG)、神经电图(electroneurography)和诱发电位(evoked potential)等。常用的肌力测定方法有传统的徒手肌力测试(manual muscle test,MMT),也有使用各种器械和仪器进行的等长肌力测试(isometric muscle test,IMMT)、等张肌力测试(isotonic muscle test,TMT)和等速肌力测试(isokinetic muscle test,IKMT)

48.3.5　呼吸肌功能

呼吸肌功能测定的方法包括肌力、肌电图谱、肌肉负荷试验、中枢驱动、膈神经电刺激或磁电刺激等。由于设备条件、专业技术测定的要求、经费、时间等方面的限制,大部分呼吸肌功能测定技术目前主要用于试验研究,未获广泛应用。超声评估呼吸肌的功能由于方便、无创在近年来越来越受关注,相应的临床研究也较多。呼吸肌力量的指标包括最大吸气压(maximium inspiratory pressure,MIP)、最大呼气压(maximai expiratory pressure,MEP)、跨膈压(transdiaphragmatic pressure,P_{di})、最大跨膈压(maximal transdiaphragmatic pressure,$P_{di_{max}}$);呼吸肌耐力的指标包括膈肌张力时间指数(tension-time index of diaphragm,T_{Tdi}),膈肌耐受时间(T_{lim}),吸气肌肉耐力试验,膈神经传导时间和膈肌肌电图检测。其他为胸廓相关肌肉的功能评估。

48.3.6　吞　咽

吞咽是指人体从外界经口摄入食物,并经咽腔和食管等传输到达胃腔的过程。它是人体较复杂的生理活动之一,由多种感觉、运动神经共同支配协调完成。吞咽功能评估强调以团队合作模式进行,评估除了筛查有无吞咽障碍,更重要的是评估吞咽安全性和有效性方面存在的风险及程度。全面的吞咽功能评估包括床旁评估及仪器评估。

48.3.7 主观感受评估和量表评估

慢性呼吸系统疾病患者的主观感受评估和量表评估贯穿呼吸康复始终。其中包括呼吸困难指数,如改良英国 MRC 呼吸困难指数(modified British medical research council,mMRC)、Borg 呼吸困难评分、哮喘控制测试评估表(asthma control test,ACT)、COPD 评分(COPD assessment test,CAT)、圣乔治医院呼吸问题调查问卷等。心理障碍评估可以选择焦虑自评量表、汉密尔顿焦虑量表等。

48.4 呼吸疾病的康复计划

48.4.1 患者教育

呼吸系统疾病是一种慢性疾病,影响因素复杂,疾病的进程与生活环境、受教育程度、就医条件、对疾病的认识相关。关于行为和生活方式改变的教育,可以帮助呼吸系统疾病患者减少呼吸问题,恢复日常活动,提高生活质量。教育可包括关于疾病原因和对生活的影响、预防、治疗,呼吸练习的指导,营养、药物的使用,以及患者减轻压力和节约能源的方法。可以制定一些患者教育课程,包括锻炼及有氧运动视频、药物应用和营养饮食讲座、家庭氧疗、无创通气的治疗、戒烟、气道廓清等。

48.4.2 运动治疗

运动治疗是为了缓解症状或改善功能,根据疾病的特点进行全身或局部的运动以达到治疗目的。运动治疗在恢复、重建功能中起着极其重要的作用,是呼吸康复治疗的重要措施之一。在呼吸康复训练中,运动治疗不仅可以改善慢性阻塞性肺疾病患者的肌肉功能和运动耐力,而且能间接缓解劳力性呼吸困难,减少情绪紊乱,改善心血管功能等。呼吸康复运动治疗包括呼吸肌肌力和耐力训练、上肢肌力和耐力训练、下肢肌力和耐力训练等。

48.4.3 作业治疗

根据患者的功能障碍和康复目标,针对日常生活活动、娱乐活动、职业劳动和认知活动,对患者进行反复训练,以缓解症状、改善躯体和心理功能,提高生活质量,使其最大限度地恢复家庭和社会生活。呼吸康复的作业治疗是指为保证呼吸道通畅、提高呼吸肌功能、促进排痰和痰液引流、改善肺和支气管组织血液代谢、加强气体交换效率的训练方法。呼吸训练的基本方法包括缩唇训练、腹式呼吸训练、呼吸肌训练、排痰训练等，也包括吞咽训练、节能训练。

48.4.4　吞咽治疗

吞咽障碍指由多种原因引起的，由于吞咽过程中一个或多个阶段受损而导致吞咽困难的一组临床综合征。口、咽、食管疾病、脑神经、延髓病变、假性延髓麻痹、椎体外系疾病、肌病等均可引起吞咽功能障碍。吞咽障碍不仅会给患者造成痛苦，影响营养，损害健康，而且可能导致吸入性肺炎、因大量食团咽呛引起窒息致死等严重后果。吞咽困难的治疗策略有注意进食体位和环境、冷刺激治疗、间接咽下训练、呼吸训练、咳嗽训练、自主气道保护训练、发音训练、舌肌训练等。除此之外，还可以借助某些康复设备来进行电刺激治疗。

48.4.5　其　　他

如药物雾化吸入指导、有效排痰方法等。雾化吸入治疗采用气溶胶发生器，将药液雾化成微小颗粒，通过呼吸吸入的方式，进入呼吸道和肺部沉积，从而达到无痛、迅速有效治疗的目的。让患者了解雾化吸入药物的作用，准确的雾化吸入方式以及如何动态观察治疗疗效是非常重要的。慢性呼吸系统疾病患者经常出现排痰困难，尤其是慢性阻塞性肺疾病患者，因其处于气道高分泌状态，加上咳嗽无力、感染等因素，常常需要加强辅助排痰。辅助排痰设备包括家用装置和医用装置。应根据患者的呼吸功能，选择合适的装置进行治疗。

呼吸康复作为一项多学科、多措施结合的综合个体化干预疗法，适用的人群不仅包括中重度气流受限者，而且包括有症状的轻中度气流受限者：运动受限者、慢阻肺急性加重住院患者、有症状的非慢阻肺呼吸状态的患者等。呼吸康复不仅能改善患者的生理和心理状态，帮助患者建立长期坚持有益健康行为的意识，能明显降低慢性呼吸疾病患者的再住院率，提高其生存质量。我们希望通过呼吸康复理论学习和临床培训，把呼吸康复推广到各级医院。

葛慧青　应可净

第49章　气道廓清

　　气道廓清技术（airway clearance therapy，ACT）已被证明能增加痰液清除量，提高运动耐量，减少肺功能下降。简单地说，气道廓清技术是一种旨在帮助移动和清除分泌物，以改善气体交换的非侵入性技术。历史上，胸部物理治疗（chest physiotherapy，CPT）是用于帮助清除呼吸道分泌物的主要技术。发展到今天，有越来越多与气道廓清有关的选择，包括 CPT、呼吸再训练技术、正压呼气治疗（positive expiratory pressure，PEP）、振动 PEP、高频正压装置、高频胸壁压缩装置和各种运动方案等。所有这些方法，可以归纳为两大类：一类需要依靠患者自身力量及方法来进行分泌物的清除；一类依赖于相关装置、设备来达到清除分泌物的目的。气道廓清技术的成功实施，需要了解正常和异常生理学，了解廓清装置的工作原理，仔细评估患者，严格应用循证方法，以及持续评估以达到治疗目标。

49.1　气道廓清的生理学基础

　　正常的气道廓清需要通畅的气道、功能正常的黏液纤毛毯系统、充足的水分和有效的咳嗽。任何改变气道通畅性、黏液纤毛功能、吸气或呼气肌强度、分泌物黏稠度或咳嗽反射有效性的异常都可能损害气道通畅，导致分泌物滞留。

　　健康人每天在呼吸道中产生 10～100mL 的分泌物，然后通过协调的纤毛运动将黏液移向大气道和喉部，并在此将其咳出或咽下。各种原因导致黏液纤毛毯系统受损，分泌物清除都会受到极大的影响。

　　气道湿化在病理情况下，或在氧疗、机械通气患者中尤为重要。湿化不足会导致呼吸道上皮细胞的结构性损伤：一方面，影响黏液纤毛系统的正常工作；另一方面，湿化不足可导致分泌物增厚或浓缩，黏液堵塞气道，使咳出更为困难。

　　咳嗽是气道廓清技术最重要的方法之一。从咳嗽的动作来看，虽然它历时短暂，但过程却相当复杂，可分解成刺激、吸气、屏气、咳出四个步骤（见图 49.1）。表 49.1 提供了咳嗽反射各个阶段有可能的一些损伤原因。干扰咳嗽四个步骤的任何一部分，都可能导致无效的气道廓清。

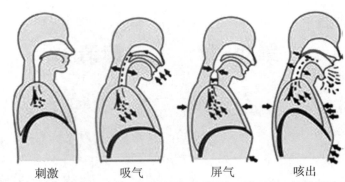

刺激　　　　吸气　　　　屏气　　　　咳出

图 49.1　咳嗽过程四步骤（图摘自《肺康复成功指南》，第 4 版，人民卫生出版社，2019）

表 49.1　咳嗽反射的损伤机制

咳嗽阶段	受损因素
刺激	麻醉、中枢神经系统抑制、镇痛药物
吸气	疼痛、神经肌肉疾病、限制性肺病、腹内高压
压缩	喉神经受损、人工气道、腹肌无力、腹部手术
排出	气道受压、气道阻塞、腹肌无力、肺弹性回缩不足（如肺气肿）

49.2　气道廓清的适应证

可能需要气道廓清治疗的急性病患者包括：有大量分泌物的急性或慢性病患者；分泌物滞留或咳嗽无效的患者（听诊可及爆裂音、氧合和/或通气恶化、胸片上肺容积的减少）；急性肺不张；通气血流比（V/Q）异常。

气道廓清治疗在产生大量痰液的慢性疾病（包括囊性纤维化、支气管扩张、纤毛运动障碍综合征和分泌物滞留的 COPD 患者）中，可有效清除分泌物并改善肺功能。一般来说，痰液量必须超过 20～30mL/d 才可进行气道廓清治疗，从而显著提高分泌物的清除率。

49.3　气道廓清的常用技术

气道廓清有 5 种常用技术，可单独或联合使用，包括：胸部物理治疗；咳嗽和相关的排痰技术（包括机械性呼吸气装置）；气道正压辅助治疗（正压呼气［PEP］、振动 PEP、高频气道正压装置）；高频压缩/振荡装置；活动和体育锻炼。

虽然已有大量临床研究，但目前，我们仍无法得出哪种气道廓清技术对分泌物的排出最为有效。为患者选择合适的气道廓清技术或设备，是基于对设备的功能及局限性的掌握,以及对患者的全面评估后(包括患者的肺功能及肺部受损情况、肌肉力量、认知水平等)(详见表 49.2)。

表 49.2　不同气道廓清方法的特点

方法	年龄	同时进行雾化治疗	其他考虑的因素
体位引流、叩击和振动疗法	无年龄限制	特定位置可以	时间和劳力；需要调整体位引流姿势；需要一个额外的照看者
主动呼吸循环技术	对 3～4 岁患者,需要解释概念；对 5～10 岁患者,需要指导训练；对 10 岁以上患者,则示范	可以	需要时间学习；在急性加重时可能难以实施；需要集中注意力
自然引流	开始年龄大于 10～12 岁	不可以	需要时间学习；在急性加重时可能难以实施；需要集中注意力
震荡呼气正压	儿童和成年人	特定设备可以	治疗过程中需要监测呼气时的气道正压
高频胸壁震荡	开始年龄大于 2～3 岁	可以	对于有留置导管或胸引管的患者可能难以实施,或感觉不舒适
运动	儿童和成年人	不可以	有支气管痉挛的风险；有氧饱和度下降的风险

49.3.1　胸部物理治疗

长期以来,胸部物理治疗一直被认为是囊性纤维化(cystic fibrosis,CF)患者的标准治疗。其方法包括体位引流和叩击或振动。有证据表明,这些方法有助于黏液转运,并有助于排出分泌物。但这种治疗方法一般需要训练有素的医护人员的帮助才能正确进行。

体位引流是使患者采取一定的体位来促进在某一部位的呼吸道内所积滞的痰液在重力作用下向肺门流动而易于排出的治疗方法(见图 49.2)。为了最大限度地发挥体位引流的作用,头低下位置应超过 25°水平。雾化、叩击、振动等治疗手段,可以促进痰液引流,应尽可能地与体位引流结合运用。

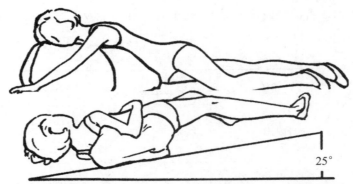

25°

图 49.2　体位引流（图摘自《肺康复成功指南》，第 4 版，人民卫生出版社，2019）

（1）体位引流的适应证、禁忌证、治疗中的监测、终止指征。

适应证：①气道痰液过多、黏稠，咳痰无力；②AECOPD、肺不张、肺部感染；③支气管扩张、囊性肺纤维化伴大量咳痰。

禁忌证：①头部或颈部受伤；②血流动力学不稳定；③内科或外科急症；④疼痛明显或明显不合作者；⑤近期严重咯血；⑥活动性肺结核、高血压；⑦严重心脑血管问题（ICP＞20mmHg）；⑧肺水肿、气胸；⑨胃液反流；⑩严重骨质疏松。

治疗中的监测：①主观感受，如胸痛、呼吸困难等；②呼吸动度、频率及节律，是否存在胸部矛盾运动、辅助呼吸肌参与；③血流动力学状况，如心率、血压等；④氧合状况，如口唇及皮肤颜色、S_pO_2 等。

终止指征：①痰量少于 30mL/d；②胸片、CT 较前明显改善；③患者的体温正常，并维持 24～48h；④肺部听诊呼吸音正常或基本正常；⑤治疗过程中发现有任何呼吸、脉搏或血压的明显改变。

（2）体位引流的实施：①治疗的频率：2～3 次/天，3～15 分钟/次，不超过 30min；②时机的选择：进餐或喂食之前或之后至少 2h；③不宜在餐后立即或胃潴留时进行；④头低位时避免剧烈咳嗽；⑤叩击和振动，包括用手或各种电气或气动装置向胸壁施加机械能，这两种方法都是为了增强分泌物的清除，但叩击作为体位引流辅助手段的有效性尚不清楚。

（3）手动叩击的实施：①手呈杯状，双手交替使用，肘部弯曲，手腕放松（见图 49.3）；②提高患者的舒适度：应该在薄薄的一层布上进行操作，如医院的长袍或床单；③时间、力度、节奏、方向：与肋骨平行，在局部来回敲打 3～5min；④避免压痛区域或外伤、手术部位、骨性突出部位的操作。

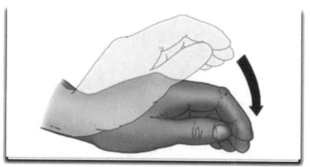

图 49.3　手呈杯状,利用手腕在胸部进行移动叩击

机械叩击和振动(见图 49.4)有时被用作手动叩击的替代方法。大多数设备提供的频率可高达每秒 20～50Hz。这些设备的优点是减少医护人员的疲劳,并能提供一致的速度、节奏和力度,从而提高患者的依从性。然而,没有确凿的证据证明这种设备比手动技术更有效。因此,手动或机械方法的选择应基于患者的个体因素,如年龄、病情和耐受性。

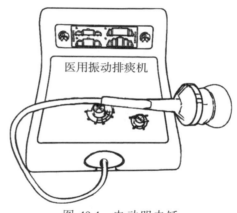

图 49.4　电动叩击锤

49.3.2　指导性咳嗽

大多数气道廓清技术只帮助将分泌物转移到大气道,清除这些分泌物则需要咳嗽或吸痰。指导性咳嗽是一种有计划的动作,可以进行教导和监督。它旨在帮助无法通过有效的自发性咳嗽清除分泌物的患者产生有效的咳嗽。除了有助于清除中央气道滞留的分泌物外,指导性咳嗽还有助于获得痰液标本,从而进行诊断分析。

如果患者的意识不清、反应迟钝或不合作,一般无法进行指导性咳嗽。此外,一些严重 COPD 或严重限制性疾病(包括神经、肌肉或骨骼异常)的患者可能无法产生有效的自主咳嗽时,也不适用于指导性咳嗽。

患者教育是进行有效的指导性咳嗽的关键部分。教导患者有效咳嗽的三个最重要的部分是:①体位指导;②呼吸控制的指导;③加强呼吸肌肌力的锻炼。

（1）指导性咳嗽的适应证、禁忌证、并发症。

适应证：①需要帮助分泌物从中央气道排出的患者；②存在肺不张的患者；③预防术后并发症；④慢性肺疾病的常规治疗，如肺囊性纤维化、支气管扩张、慢性支气管炎、肺部感染、脊髓损伤等；⑤作为其他气道廓清技术的主要部分，如体位引流、正压呼气治疗、深呼吸锻炼等；⑥收集痰液标本以做诊断分析。

禁忌证（少见）：①肺部感染可能在支气管内传播（如肺结核）；②颅内压增高的可能或已知颅内动脉瘤；③冠状动脉灌注减少，如急性心肌梗死；④急性头部、颈部或脊柱损伤；⑤增加误吸可能（如神志不清患者）；⑥急腹症、腹部动脉瘤、疝气患者或孕妇；⑦存在出血因素；⑧未治疗的气胸；⑨用手辅助咳嗽治疗不当，可能对骨质疏松症患者和连枷胸患者不适用。

并发症：减少冠状动脉灌注；减少颅内灌注从而导致晕厥、神志改变；尿失禁；疲劳；头痛；感觉异常或麻木；支气管痉挛；肌肉损伤或不适；自发性气胸、纵隔气肿、皮下气肿；突发咳嗽；胸痛；肋骨或肋软骨损伤；切口疼痛；食欲减退、恶心、呕吐；视网膜出血；食管反流等。

（2）指导性咳嗽的实施：合适的体位——有效咳嗽的基础。禁止仰卧体位，宜采取低坐位，双肩放松，上身略前倾；腹式呼吸，经鼻缓慢深吸气——如果易诱发咳嗽，可分次吸气；声门关闭，屏气 1s；接着，声门打开，咳嗽的同时强力收缩腹肌；再缓慢深吸气，重复上述动作。

49.3.3　用力呼气技术

用力呼气技术（forced expiration technique，FET）也称 Huff 咳嗽，特别适用于常规咳嗽时容易发生气道塌陷的患者，如 COPD、肺囊性纤维化、支气管扩张症。与常规咳嗽的不同之处在于，FET 于咳嗽动作时保持会厌的开放。它设计的意图是，在呼气时尽可能维持较低的胸膜腔内压以避免小气道的塌陷。有临床研究表明，与常规咳嗽相比，在清除肺部分泌物方面，这两种方法都同样有效，但 FET 无须太大消耗。因此，这也适用于年老体弱患者的分泌物排出。

用力呼气技术的实施：合适的体位——宜采取低坐位，双肩放松，上身略前倾；经鼻适度深呼吸；缩唇呼吸，同时身体前倾，重复 3～4 次，目的是通过腹部内容物向上移位来提高呼气流量；1～2 次，呼气中后期（即中、低肺容积时），收缩腹肌和肋间外肌用力呼气，声门不闭合，发出无声的"哈"。

49.3.4　主动呼吸循环技术

为了强调 FET 应该包括呼吸练习，这项技术的发起者改良了该技术，并将其重命名为主动呼吸循环技术（active cycle of breathing technique，ACBT）。ACBT 包括呼吸控制、胸廓扩张和 FET 的重复循环,可进行不同的排列组合,但其核心仍是 FET(见图 49. 5)。因此,弹性化、灵活性,就是主动呼吸循环技术的最大特点。已有研究证实,ACBT 可以有效地清除支气管分泌物,并能改善肺功能而不加重低氧血症和气流阻塞。尽管 ACBT 可以在坐姿下进行,但与体位引流结合使用时最有效。ACBT 对幼童(<2 岁)或 危重症患者无效。

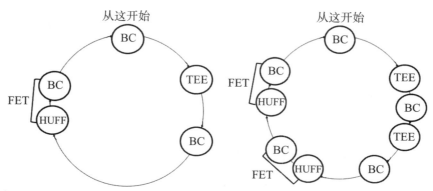

图 49.5 ACBT 的各种组合方式。BC: breathing control,呼吸控制。TEE: thoracic expansion exercises,胸廓扩张运动。FET: forced expiration technique,用力呼气技术。Huff: 哈 气

主动呼吸循环技术的实施:①呼吸控制:正常潮气量,腹式呼吸,保持上胸部和肩 部的放松,5~10s,目的是缓和气道刺激,预防支气管痉挛;②胸廓扩张:深吸气,接近肺 活量,放松呼气,进行 3~4 次,可伴随叩击,振动,目的是松动分泌物,改善侧支通气; ③FET;④呼吸控制;⑤重复以上过程 5~6 次;⑥术后患者需在胸部或腹部切口处用腹 带固定后进行操作。

49.3.5 自然引流

自然引流(autogenic drainage,AD)主要通过训练患者有意识地控制其呼吸肌活动 的范围以及呼吸的频率、方式和深度,从而促进呼吸道分泌物的排出。简单地说,就是 患者可以通过不同容积的肺容量组合及呼气流速来达到清除分泌物的目的。大量试 验结果表明,与其他气道廓清技术相比,自然引流似乎更容易被受试者接受。但事实 上,AD 的临床实际应用却很少,因为这项技术非常难于掌握(见图 49.6)。

自然引流的实施:第Ⅰ相:开始一次深呼吸,跟随几次低肺容积的呼吸,用于"扯 开"外周小气道分泌物。第Ⅱ相:潮气量比第Ⅰ相稍大,做低到中肺容积呼吸,以促进 分泌物由外周向中央移动,此时,呼吸气均需呼吸肌和腹肌做主动收缩。第Ⅲ相:排出 期,潮气量比第Ⅱ相稍大,做几次潮气量逐渐递增的深呼吸(中肺容量到高肺容量),以 使分泌物从中央气道移至声门下。

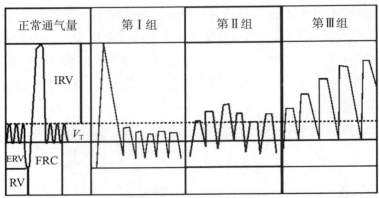

图 49.6　自然引流示意图（图摘自《肺康复成功指南》,第 4 版,人民卫生出版社,2019）

49.3.6　机械性吸-呼气装置

机械性吸-呼气装置（mechanical insufflation-exsufflation，MIE），也称为 Cough-Assist 或"咳痰机"（见图 49.7）。它的工作原理其实非常简单,通过正负压不断来回转换,从而模拟正常的咳嗽峰流量,有助于预防呼吸系统并发症的发生。最新的 MIE 在吸、呼气期间加入振荡模式,进一步提高了分泌物的清除率。

咳嗽峰流量＜180L/min 或无法产生有效咳嗽的神经肌肉疾病（neuromuscular disease，NMD）患者可以从 MIE 中获益。AARC 临床实践指南建议,当 NMD 患者咳嗽峰流量＜270L/min 时可以使用 MIE。

吸气、呼气与停顿组成了一个咳嗽周期,典型的 MIE 治疗包括 5 个咳嗽周期,然后是一段正常的自然呼吸或辅助呼吸（以避免过度通气）。这个过程重复 5 次或更多次,直到分泌物从气道中排出。

在使用过程中只要没有气道梗阻或声门塌陷,口鼻面罩是有用的。MIE 在患有气道阻塞（如 COPD）的人群中的有效性尚不清楚,并且 MIE 可能是有害的,因为它可能会增加空气潴留和内源性 PEEP。

MIE 的禁忌证：①肺大泡；②气胸；③ARDS；④血流动力学不稳定且无监护条件者；⑤急性肺水肿；⑥新近有气压伤。

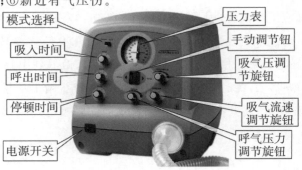

图 49.7　咳痰机

49.3.7　气道正压辅助——正压呼气及振荡正压呼气

气道正压辅助最经典及常用的装置是正压呼气和振荡正压呼气装置(见图 49.8,图 49.9)。它们工作原理是:主动呼气时,通过正压呼气装置的固定孔洞或可变洞可产生 $10\sim20cmH_2O$ 的压力。清除分泌物及帮助肺扩张的功能是如何实现的? 理论上,正压呼气和振荡正压呼气装置通过提供一个恒定的正压来防止呼气时气道塌陷,侧支通气使黏液后的气道重新充满气体,从而帮助将分泌物转移到更大的气道中。振荡正压呼气在患者呼气时还可产生快速的气道内振荡。据报道,在 $10\sim25L/min$ 的流量下,振动的频率范围为 $10\sim30$ Hz。而 $12\sim25Hz$ 的振动频率被认为可以物理性地松动分泌物,并将它们移向大气道,从而提高气道廓清能力。能产生如此振动频率的装置,除振荡正压呼气外,还包括高频气道正压装置和高频胸壁振荡。

正压呼气和振荡正压呼气治疗的临床研究发现,可改善住院率,与其他气道廓清方法(如 AD、ACBT 等)相比,正压呼气治疗提供了相似的分泌物清除能力,并且具有潜在的自我管理和成本效益。与 CPT 相比,患者可能更喜欢正压呼气。正压呼气和振荡正压呼气疗法不能用于 3 岁以下儿童。患者还必须能够进行深呼吸($>10\sim12mL/kg$)以产生足够的压力维持振动和持久呼气。正压呼气和振荡正压呼气与雾化治疗联合应用,由于能够使气体更好地分布于外周气道,可以优化支气管扩张剂的输送,提高支气管扩张剂的疗效。

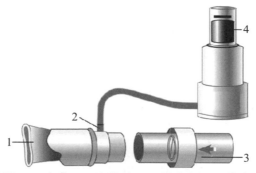

图 49.8　正压呼气装置。1:咬嘴。2:连接管。3:单向阀。4:带有孔洞的呼气阻力装置

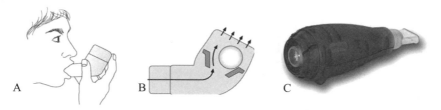

图 49.9　振荡正压呼气装置。A:Flutter 阀放置于患者口中。B:呼气时,钢球上下弹跳滚动时,即产生了气道内振荡。C:另一种振荡正压呼气装置,Acapella。(图摘自《呼吸诊断和治疗设备》,第 1 版,郑州大学出版社,2012)

正压呼气治疗的实施：尽量采取舒适的体位；一般的治疗策略通常为 2～4 组/天；指导患者吸气，比正常潮气量大，但不用达到肺总量。接着主动呼气，但不要用力呼气。吸：呼大约在 1：3 至 1：4；使用 10～20 次后，接着完成 2～3 次 Huff 呼气；10～20 次正压呼气使用、Huff 呼气、咳痰应按顺序进行，重复 4～8 次，总的正压呼气时间不超过 20min；如果患者在用支气管扩张剂雾化，可与正压呼气结合使用；每次治疗后进行评估，每 72h 进行完整肺评估。

49.3.8 高频气道正压装置

高频气道正压装置（high frequency positive pressure ventilation，HFPAP）也称为肺内叩击通气（intrapulmonary percussive ventilation，IPV）。HFPAP 或 IPV 设备（见图 49.10）使用气动设备以 100～225 次/分钟的速度向气道快速输送一系列加压气体。研究表明，IPV 与其他气道廓清技术在促进患者排痰方面是等效的。稳定期患者对这种治疗有很好的耐受性，并且可以为无法深吸气的患者提供一种更有效的气道廓清方法。

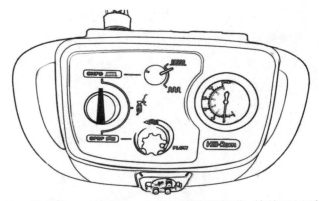

图 49.10 MetaNeb 装置（IPV 的一种），具有持续高频振荡、持续正压呼气及雾化功能

49.3.9 高频胸壁振荡

高频胸壁振荡（high frequency chest wall oscillation，HFCWC）装置是一种被动振荡装置（见图 49.11）。空气压缩机通过真空管连接至背心，不断进行充气与放气，对胸部产生压力脉冲，并导致胸壁振荡，使分泌物向前移动。初始治疗频率通常为每天进行 2～6 次，每次 30min，振荡频率在 5～25Hz 之间。治疗频率最终取决于患者对治疗的反应。

临床试验表明，在 CF 患者中，与其他 ACT 相比，其分泌物清除率更好或相当。对其他人群的研究显示，从患者的主观感受、依从性的提高或效果来衡量，也有所改善。

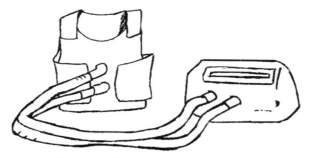

图 49.11　背心式高频胸壁振荡装置

49.3.10　活动和体育锻炼

活动和体育锻炼是患者比较容易接受且依从性较高的气道廓清方法。早期活动，体位的交替变化，可有效清除分泌物，维持肺部健康。体育锻炼被推荐作为所有慢性高分泌患者的分泌物清除技术的辅助治疗。体育锻炼也可以改善肺功能及运动耐力，提高生活质量和对治疗的依从性。

49.4　气道廓清技术的选择

49.4.1　选择因素

呼吸治疗师在选择气道廓清技术时应考虑许多因素（见表 49.3）。无论选择何种方式，正确的操作方法和患者执行 ACT 的动机都是至关重要的因素。同时，年龄、疾病进程、可用资源和患者偏好也会影响 ACT 的选择。另外，患者常常因疲劳拒绝某些方法，所以在选择合适技术时应该考虑到这一点。

表 49.3　选择气道廓清技术时应考虑的关键因素

序号	选择气道廓清技术时应考虑的关键因素
1	患者的积极性
2	患者的目标
3	患者的理解能力、识字和认知水平的能力
4	患者的身体限制
5	医生/护理者目标
6	技术的有效性
7	易于学习和教学
8	呼吸治疗师的技能
9	与患者疲劳相关或工作相关的因素
10	使用设备需要帮助

续表

序号	选择气道廓清技术时应考虑的关键因素
11	基于疾病类型和严重程度的技术限制
12	成本(直接和间接)
13	组合方法的可取性

49.4.2 气道廓清技术的流程

许多呼吸治疗师主导的气道廓清治疗方案已在临床得到应用。所有这些方案都涉及对患者进行严格的评估,以确定初步需求,并确定治疗的继续或调整(见图 49.12)。

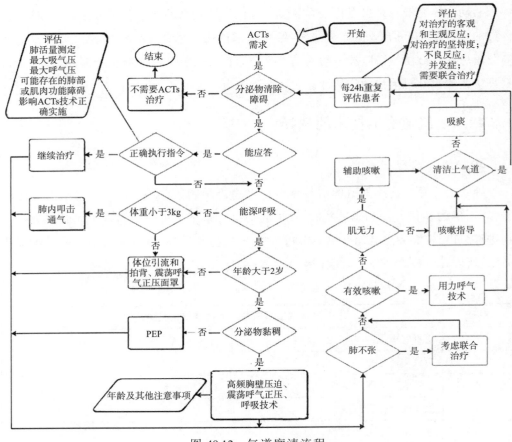

图 49.12 气道廓清流程

言芳

第50章 肺膨胀治疗

肺部并发症是重症患者常见的严重问题。这些并发症包括肺不张、肺炎和急性呼吸衰竭。如果在治疗期间实施适当的气道管理，可以减少或避免这些呼吸问题。对这些高危患者最常见的治疗方式是肺膨胀疗法。

肺膨胀治疗是通过仪器设备，为患者提供主动的或被动的吸气动力，以增加患者的肺容量、改善肺内的气体分布，从而帮助患者进行有效咳嗽，预防或治疗肺不张。最常见的方式包括：深呼吸/指导咳嗽、激励式肺量计治疗（incentive spirometry，IS）、持续气道正压通气治疗（continuous positive airway pressure，CPAP）、呼气相正压治疗（positive expiratory pressure，PEP）和间歇正压通气治疗（intermittent positive airway pressure breathing，IPPB）。所有这些技术的共同目的是通过最大限度地增加肺泡和优化气道清除率来引导患者改善肺功能。

不同的肺膨胀治疗可以有效预防或纠正肺不张。然而，在特定情况下没有任何一种方法的优点被确定，如何最有效地利用资源是任何肺膨胀治疗计划首先要考虑的。

如果将上述疗法进行比较，它们的共同点是旨在增加功能残气量（functional residual capacity，FRC）。换而言之，这些都是模拟深呼吸或叹息的辅助技巧。在气道未受损害的患者中，这种机制是有效的。在这种情况下，呼吸治疗师（RT）起着至关重要的作用。在咨询临床医生的情况下，RT应协助确定最有可能受益于肺膨胀治疗的患者，推荐和启动适当与最有效的治疗方法，监测患者的反应，并根据需要调整治疗方案。

50.1 肺不张的原因和类型

虽然肺不张可由多种原因引起，但本章主要介绍两种与术后或长期卧床患者相关的主要类型：气体吸收性肺不张和压缩性肺不张。

当肺某一部分的通气完全中断，或通气/血流（V/Q）发生显著变化时，可发生气体吸收性肺不张。阻塞远端的气体被肺毛细血管内的血液吸收，导致不通气的肺泡部分塌陷。当大气道或支气管的通气受到影响时，就可能发生肺不张。

压缩性肺不张是由胸壁和肺内压力失调所致，特别是胸膜压力超过了跨壁压力时,而跨壁压力使肺泡膨胀并保持开放状态。压迫性肺不张主要是由患者持续使用小潮气量引起的。常见于全身麻醉、使用镇静剂和卧床休息,深呼吸时感到疼痛,如肋骨骨折或上腹部手术。膈肌运动的减弱或膈肌损伤也可导致压迫性肺不张。压迫性肺不张的结果是患者没有定期深呼吸和充分扩张肺部。这是住院患者肺不张的常见原因。如果患者有过多的气道分泌物,而且长时间用小潮气量呼吸,则可能与气体吸收性肺不张同时发生。

50.2　引起肺不张的有关因素

肺不张可发生于不能定期深呼吸的患者和因任何原因只能卧床休息的患者,在没有辅助的情况下有深呼吸困难的患者,包括严重肥胖的患者、神经肌肉疾病的患者、处于重度镇静状态的患者以及接受过上腹部或胸外科手术的患者。膈肌的位置和功能是引起肺不张的主要因素。在麻醉患者中,膈肌向上移位。对于仰卧的患者,膈肌下部的依赖部分的运动量最大。肌松患者的情况正好相反,其膈肌的上半部分参与运动。接受下腹部手术的患者发生肺不张的风险比接受上腹部或胸外科手术的患者要小,但是他们仍然有很大的风险。脊髓损伤的患者容易出现呼吸系统并发症,最常见的是肺不张。卧床不起的患者,例如从严重创伤中恢复的患者,特别容易由于缺乏活动能力而发展为肺不张。肺不张是腹部手术后低氧血症最重要的决定因素之一,可能占手术后 6 天内死亡人数的 24%。临床上的谨慎做法是在对术后患者进行评估时考虑肺不张。

肺表面活性物质功能的受损也会影响肺不张的发展。表面活性物质会降低肺泡的表面张力。当这种重要蛋白质的功能恶化时,表面张力的相对增加会导致肺泡塌陷。大多数术后患者由于深呼吸能力下降,也存在有效咳嗽的问题。无效的咳嗽损害正常的黏液清除机制,增加分泌物滞留的可能性,这可能导致这类患者出现气体吸收性肺不张。有肺部疾病史的患者会有黏液分泌增加(如慢性支气管炎),最容易在术后出现并发症。同样,有吸烟史的患者应警惕术后呼吸道并发症的高风险。这类患者必须在术前被确定,并被认为是进行气道清除和肺扩张治疗的有力人选。在某些情况下,这些患者的择期手术可能需要推迟,直到这些治疗可以纳入治疗计划。术后肺膨胀治疗和胸部物理治疗可通过提高咳嗽和分泌物清除的有效性来帮助提高分泌物的清除率。

50.3　肺不张的临床表现

呼吸治疗师必须能够识别肺不张患者的临床症状,以便及时对其实施适当的治疗。患者的病史通常是确定肺不张的第一个线索。最近做过上腹部或胸部手术的患者都可能出现肺不张。慢性肺部疾病或吸烟史或两者皆有,提供了患者在大手术或长时间卧床休息后容易出现呼吸系统并发症的额外证据。

如果患者有轻微的肺不张,那么肺不张的体征可能不明显或非常轻微。当肺不张累及较大的肺部分时,患者的呼吸频率会成比例增加。在受感染的肺区,可听到细微的吸气后的啰音。这些啰音是通过深呼吸突然打开远端气道而产生的。当肺不张使肺变得更坚固时,可出现支气管呼吸音。当过多的分泌物阻塞气道并阻止呼吸音的传播时,呼吸音减弱是常见的。如果肺不张导致严重低氧血症,可能会出现心动过速。既往有肺部疾病的患者,即使肺不张并不严重,也常常表现出明显的呼吸和心率异常。

胸片常用于确认肺不张的存在。肺不张区的不透明性增加是提示肺不张患者存在肺容量减少的证据。胸片上容积减少的直接征象包括叶间裂移位、肺血管拥挤和支气管充气征。间接标志包括膈肌抬高;气管、心脏或纵隔移位;肺不透明;肋骨间隙变窄;以及周围肺的代偿性过度扩张。

50.4　肺膨胀治疗

所有的肺膨胀疗法都是通过增加跨肺压梯度来增加肺容量。跨肺压梯度(P_L)表示肺泡压(P_{alv})与胸膜压(P_{pl})之间的差值:

$$P_L = P_{alv} - P_{pl}$$

在其他条件不变的情况下,P_L 梯度越大,肺泡扩张得越多。

如图 50.1 所示,通过降低周围的 P_{pl}(见图 50.1,A)或增加 P_{alv}(见图 50.1,B)来增加 P_L 梯度。因而,可通过自发的深吸气降低 P_{pl} 来增加 P_L 梯度。也可通过肺正压通气增加肺内的压力来增加 P_L 梯度。

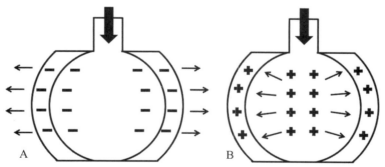

图 50.1　肺膨胀治疗的原理

所有的肺膨胀疗法都使用这两种方法中的一种。IS 通过自发性持续降低 P_{pl} 来促进肺扩张。正压通气技术增加 P_{alv} 以膨胀肺。正压肺膨胀疗法可以仅在吸气时施加压力(如 IPPB),仅在呼气时施加压力(如 PEP 和 EPAP),或在吸气和呼气时同时施加压力（如 CPAP）。虽然所有这些方法都用于肺膨胀治疗，但降低 P_{pl}（如 IS）的方法比增加 P_{alv} 的方法更具有生理作用，通常是最有效的。然而，这些方法要求患者可以进行深呼吸并配合治疗。

任何肺膨胀治疗的目标都应该是实施一个以最有效的方式提供有效策略的计划。工作人员的时间和设备是与效率有关的两大问题。对于术后肺不张风险最小的患者，深呼吸练习、频繁的重新定位和早期的活动通常是有效的，并且可以在不使用设备的情况下，从临床医生那里获得最少的指导和时间。对于肺不张的高危患者（如正在接受上腹部手术的患者），通常进行 IS 治疗。在这一高风险群体中，额外的工作人员时间和设备是合理的。正压治疗需要更多的工作人员时间和设备，而且是为不能执行 IS 技术的高危患者保留的。本章将介绍 IS 和正压疗法在预防或纠正肺不张中的应用。

50.4.1　激励式肺量计

激励式肺量计的目的是引导患者持续最大限度地吸气，从而降低 P_{pl}，并使有可能陷闭的气道保持通畅。由于简单，IS 多年来一直是肺膨胀治疗的主流。IS 装置通过鼓励患者进行缓慢的深呼吸来模拟自然的叹息。当达到所需的吸气流量或吸气量时，可以使用为患者提供视觉提示的设备进行吸气。IS 已被证明是一种有效的预防高危患者术后肺不张的方法。1972 年，激励式肺量计第一次被用作治疗手段，这导致了 1973 年视觉反馈装置的发展。

所需的重复量和重复次数最初由 RT 或其他合格的医务人员设置。吸气量的目标建立在预测值或对初始性能的观察的基础上。IS 的真正好处是通过反复使用和适当的技术来实现的。美国呼吸治疗协会（AARC）已经制定并发布了一份关于 IS 的临床实践指南，该指南的摘录见临床实践指南（表 50.1）。

（1）生理基础：IS 的基本操作是持续最大吸气（sustained maximal inspiration，SMI）。SMI 是一种缓慢的深吸气，从功能残气量（FRC）到肺总量（理想情况下），然后屏气 5～10s。SMI 在功能上相当于执行深吸气量操作，然后屏气。图 50.2 比较了 IS 期间正常自发呼吸时肺泡和 P_{pl} 的变化。

在自主呼吸的吸气阶段，由胸腔扩张引起的 P_{pl} 下降传导到肺泡。当 P_{alv} 为负时，在气道开口和肺泡之间产生了压力梯度。这种跨肺压力梯度导致气体从气道流入肺泡。在一定范围内，跨肺压梯度越大，肺越容易扩张。

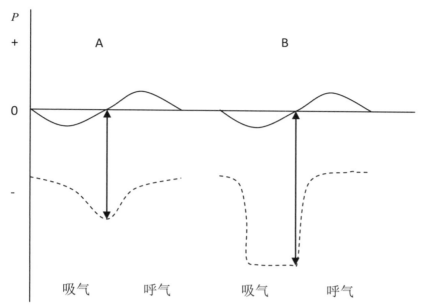

图 50.2　肺泡(实线)和胸膜(虚线)压力在自主呼吸(A)和 SMI(B)期间的变化。
注意 P_L 梯度的差异(双箭头)

表 50.1　激励式肺量计(AARC 临床实践指南节选)

项目	内容
适应证	存在诱发肺不张发生的基础(上腹部手术、胸外科手术、慢阻肺患者手术)
	存在肺不张
	四肢瘫痪和(或)由膈肌功能失调引起的肺限制性缺陷
禁忌证	患者不能按指导正确地使用 IS 设备
	患者无法配合或患者不能理解如何正确使用 IS 设备
	患者不能有效进行深呼吸(如潮气量低于 10mL/kg 或吸气量小于1/3 预测值)
	开放的手术创口需要选择合适的 IS 设备
风险和并发症	除非严密监控或按指导进行操作,否则是无效的
	不能作为大面积肺不张或肺实变的唯一治疗手段
	过度通气
	气压伤
	未充分镇痛的患者会继发不适
	如果患者进行面罩吸氧,会由于吸氧的中断引起缺氧
	支气管痉挛发作期
	疲劳

项目	内容
疗效评估	肺不张症状消失或改善
	呼吸频率下降
	体温下降
	心率正常
	听诊无粗湿性啰音，或之前消失的呼吸音重新恢复
	胸片正常
	动脉氧合改善
	肺活量及呼气峰流速增加
	对于无肺叶切除的患者，功能残气量或肺活量回到预计水平
	改善吸气肌功能（如达到术前流量和潮气量水平，增加 FVC）
监测	在患者掌握了技术之后，不必对每个患者的表现进行直接监督；但是，术前指导、容量目标和反馈对最佳表现至关重要
	观察患者的表现和使用情况
	每一阶段的使用频率
	每次呼吸次数
	达到吸气量或流量目标，并保持 3～5s 的屏气
	努力的动力
	定期观察患者对技术的依从性，必要时提供额外指导
	设备触手可及，并鼓励患者独立操作
	每天建立新的不断增加的吸气量
	生命体征

* 摘自 American Association for Respiratory Care：Clinical practice guidelines：incentive spirometry. Respir Care 36：1402，1991.

（2）适应证：IS 的适应证见表 50.1。IS 的主要适应证是治疗现有的肺不张。当存在可能发展为肺不张的条件时，也可作为一种预防措施。

（3）禁忌证：IS 是一种简单而安全的方式，因此，禁忌证很少（表 50.1）。

（4）风险和并发症：鉴于其正常的生理基础，IS 很少出现重大的风险和并发症；可能出现的情况列在表 50.1 中。急性呼吸性碱中毒是最常见的问题，发生时患者很快出现临床症状。头晕和口腔周围麻木是呼吸性碱中毒最常见的症状。通过对患者的仔细指导和监控，这个问题很容易得到纠正。术后疼痛引起的深吸气不适通常是由于术后患者疼痛控制不当造成的，这个问题可以通过确保适当的镇痛来纠正。此外，止痛药应配合 IS 使用。

（5）设备：IS 所需的设备通常是简单、便携和廉价的。尽管技术进步已经制造出了更复杂的设备，但没有证据表明这些设备比成本更低的一次性设备效果更好。IS 设备通常可以分为容量导向和流量导向两类。真正的容量导向装置测量并直观地显示患者在 SMI 中达到的容量。最流行的真正容量导向设备采用了一个风箱，根据吸入的体积上升。当患者达到目标吸气量时，设备中的受控泄漏允许患者在短时间（通常为 5~10s）内维持吸气努力。由于风箱类型的 IS 装置体积庞大，已经开发出基于流经固定孔板的流量间接导向容量的小型装置。这些设备牺牲了对吸入量的精确测量，以实现便携性和更小的尺寸（图 50.3）。

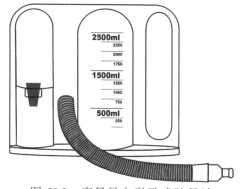

图 50.3　容量导向激励式肺量计

流量导向装置测量并不能直观地显示吸入流量的程度（图 50.4）。通过评估吸气持续时间和流量，可根据"流量×时间＝容积"评估吸入容积。以流量为导向和以容量为导向的装置都试图鼓励患者达到相同的目标：持续最大吸气，以防止或纠正肺不张。迄今为止，没有证据表明一种类型比另一种更有益。

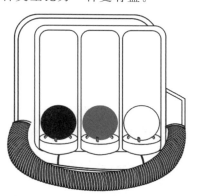

图 50.4　流量导向激励式肺量计

（6）管理：IS 的成功应用包括三个阶段：计划、实施和随访。因为这个过程的许多组成部分与前面描述的相似，所以我们只强调关键点和方法上的差异。

在初步规划期间，应通过仔细的患者评估来确定是否需要 IS。一旦确定需要，针对 IS 的计划应该侧重于选择明确的治疗结果。表 50.1 列出了接受 IS 治疗的患者可以考虑的潜在结果。

适用于特定患者的结果取决于支持 IS 需求的诊断信息。在这方面，基线患者评估是至关重要的。计划进行上腹部或胸部手术的患者在接受手术前应进行筛查。在这一点上进行的评估有助于识别术后并发症的高风险患者，并可以确定他们的基础肺活量。手术前为患者提供了手术成功的机会，同时也为手术后的成功提供了机会。

成功的 IS 需要有效的患者教育。RT 应该为患者设定一个可达到但需要适度努力的初始目标。设定一个对患者来说太低的初始目标会导致缺乏激励和无效的操作，至少在最初是这样的。应指导患者缓慢而深度地吸气，以最大限度分配通气。

RT 应观察患者进行初始吸气的动作，并确保患者使用正确的技术。正确的方法是要求膈肌在中等程度的吸气流量下呼吸。示范可能是帮助患者理解和合作的最有效方法。当 RT 以自己为例时，可以很容易地解释该设备的操作和正确的呼吸技巧，避免了许多错误的尝试。

RT 应指导患者持续 5～10s 的最大吸气。很多患者在这方面有困难。尽管如此，应该鼓励患者尽量不要吸入太快或太慢，并尝试短暂的屏气。

在屏气之后应该有一个正常的呼气，患者应该在下一次 SMI 操作前有足够的时间休息。一些患者在术后早期阶段可能需要休息 30s 到 1min。这段休息时间有助于避免一些患者快速重复动作，导致呼吸性碱中毒。目标不是快速的——部分肺膨胀，而是间歇的——最大限度地吸气。

逆转或预防肺不张所需的持续最大吸气次数尚不清楚，可能根据患者的临床情况而有所不同。然而，因为健康人平均每小时有 6 次叹息，IS 方案应该以确保每小时至少 5～10 次 SMI 为目标。

评估患者的表现对于确保目标的实现是至关重要的。为此，RT 应该进行回访来监测治疗过程，直到达到正确的技术和适当的努力。建议对 IS 进行的监测活动见表 50.1。

在患者证明掌握了技术后，可以在最少的监督下进行 IS。即使是自行给药，在整个治疗过程中，也必须保持与患者临床状态有关的进展记录同步。评估的结果可以指导医生和 RT 在达到目标后修改呼吸治疗计划或终止治疗。对于患有神经肌肉疾病或脊髓损伤的患者，使用机械咳嗽装置（在排气装置中）可提供类似的治疗目的。然而，需要进一步的研究来评估这种方法。

50.4.2 无创通气

无创通气（non-invasive ventilation，NIV）为通气能力不足的患者提供呼吸支持。据文献记载，NIV 对那些可能需要定期、短期支持的患者或正在经历肺部疾病恶化的患者提供有益作用。与传统的有创通气相比，NIV 具有一定的优势，因为感染风险较低，并且由于没有人工气道而减少了镇静剂的需要。其他章节已对 NIV 进行了详细讨论。此外，NIV 的变体，包括 IPPB 和 PEP 治疗，可能是有潜在价值的肺扩张工具，将在下面的章节中讨论。

（1）间歇正压通气治疗。

生理基础：IPPB 是一种特殊形式的 NIV，用于相对较短的治疗周期（每次治疗大约15min）。IPPB 的目的不是像其他形式的呼吸辅助系统那样提供全通气支持，而是提供一些机器辅助的深呼吸来帮助患者深呼吸和刺激咳嗽。本节重点介绍间歇使用 IPPB 作为治疗肺不张的一种方式。

在 IPPB 治疗的吸气阶段，正压从肺泡传导至胸膜腔，导致吸气时 P_{pl} 增加。根据肺的机械特性，P_{pl} 可能在吸气的部分时间超过大气压。与自主呼吸一样，在正压呼吸时，肺的弹性阻力作为势能被储存起来，导致被动呼气。随着气体从肺泡流出到气道开口，P_{alv} 下降到大气水平，P_{pl} 恢复到原来的低气压范围（图 50.5）。AARC 制定并发布了 IPPB 临床实践指南；该指南的节选见临床实践指南表 50.2。

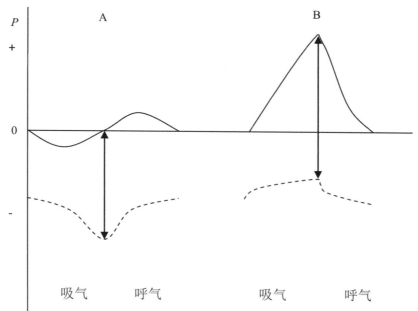

图 50.5　肺泡（实线）和胸膜（虚线）压力在自主呼吸（A）和 IPPB（B）期间的变化。
　　　　注意 P_L 梯度的差异（双箭头）

适应证：很少有研究支持使用 IPPB 作为雾化剂输送系统。然而，有证据支持周期性无创正压通气在治疗肺部并发症或肺部疾病加重中是有用的。NIV，或者更具体地说 IPPB，对于临床诊断为肺不张的患者，对其他疗法（如 IS 和胸部理疗）无反应者，可能是有用的。此外,对于肺不张的高危患者和不能参与更多指导技术(如 IS 或深呼吸)的患者,以 IPPB 的形式短期使用 NIV 可能是有用的。对于因气道分泌物过多而导致气体吸收性肺不张的患者,IPPB 不应作为单一治疗方式。此外,RT 还应注意潜在的并发症,如黏液堵塞,由于 IPPB 治疗可能出现湿度不足而恶化。由于需要专门的机器和培训,IPPB 本身不应该被认为是第一线的治疗。在这种情况下,对肺施加正压会导致未受分泌物影响的肺区域过度膨胀,并导致受影响的肺段极少或没有膨胀。气道清除湿化疗法应与 IPPB 结合考虑,以优化分泌物滞留患者的治疗效果。

从概念上讲,正确的 IPPB 治疗应该以最小的努力增加患者的潮气量。用 IPPB 使塌陷的肺单位进行再充气的最佳呼吸模式是缓慢的深呼吸,在吸气结束时持续保持。这种吸气动作增加了吸气气体在肺顺应性低的区域,特别是肺不张区的分布。

表 50.2　间歇正压通气(AARC 临床实践指南节选)

项目	内容
适应证	需要改善肺部扩张
	当其他治疗方式(如 IS)不成功或患者不能配合时,出现临床上显著的肺不张
	不能充分清除分泌物,因为病理学严重限制了有效通气或咳嗽的能力,并且对其他治疗方式没有反应
	高碳酸血症患者需要短期无创通气支持(作为插管和持续通气支持的替代方案)
	需要提供气雾剂药物
	尽管一些学者反对在严重支气管痉挛(如急性哮喘)的治疗中使用 IPPB,但当使用其他技术(计量吸入器或雾化器)治疗不成功时,我们建议对 IPPB 进行仔细、严密的监督试验
	IPPB 可用于为呼吸肌无力、疲劳或需要间歇性无创通气支持的慢性疾病患者提供气雾剂药物
禁忌证(虽然目前尚无使用 IPPB 治疗的绝对禁忌证(张力性气胸除外)的报告,但在决定开始 IPPB 治疗前,应仔细评估具有以下任何一种情况的患者)	ICP>15mmHg
	血流动力学不稳定
	最近做过面部、口腔或颅骨手术
	气管食管瘘
	近期食管手术
	活动性咯血
	恶心
	吞咽空气
	活动性未治疗的结核病
	有肺大疱的影像学证据
	呃逆(打嗝)

续表

项目	内容
风险和 并发症	气道阻力增加
	气压伤、气胸
	院内感染
	换气过度或低碳酸血症
	咯血
	以氧气为气源时为高氧状态
	胃扩张
	分泌物阻塞(湿度不足)
	心理依赖
	静脉回流障碍
	低氧血症加重
	肺换气不足
	V/Q 比例失调
	气道闭陷,内源性 PEEP,肺泡过度膨胀
疗效评估	建议最小潮气量至少为预测 IC 的三分之一(1/3×50mL/kg)
	FEV_1 或峰值流量增加
	治疗后咳嗽更有效
	由于深呼吸和咳嗽,分泌物清除能力增强
	胸片改善
	呼吸音改善
	患者的主观反应良好

续表

项目	内容
监测	机器性能(触发灵敏度、峰值压力、流量设置、F_iO_2、吸气时间、呼气时间、平台压力、PEEP)
	呼吸速率和呼吸量
	峰值流量或 FEV_1/FVC
	心电图的脉搏率和节律(如有)
	患者对治疗的主观反应(疼痛、不适、呼吸困难)
	痰液生成(数量、颜色、稠度和气味)
	心理功能
	皮肤颜色
	呼吸音
	血压
	脉搏血氧白饱和度(如果怀疑是低氧血症)
	对于 ICP 非常重要的患者的 ICP
	胸片

注：摘自 American Association for Respiratory Care：Clinical practice guidelines：incentive spirometry. Respir Care，1991，36：1402。

禁忌证：在几种临床情况下不应使用 IPPB(表 50.2)。除了未经治疗的张力性气胸外，大多数的禁忌证都是相对的。与所有程序一样，RT 在决策过程中应对患者病情充分了解，并具备良好的临床洞察力。在决定是否开始 IPPB 治疗之前，对任何有表 50.2 所列条件的患者都应该仔细评估。

风险和并发症：与任何临床干预一样，某些危险和并发症与 IPPB 有关。这些潜在问题应在 IPPB 规划的初始阶段加以解决。此外，在整个治疗过程中，必须将危险和并发症作为评估患者不良反应的一部分加以考虑。IPPB 最常见的并发症是引起呼吸性碱中毒。呼吸性碱中毒是患者在治疗过程中过度通气而引起的。深而急促的呼吸会导致 PCO_2 的急剧下降和动脉 pH 的显著升高。患者通常会感到头晕，口腔周围麻木。如果碱中毒严重或患者的心脏不稳定，也可能出现心律失常。可通过在治疗前和治疗期间对患者进行适当的指导避免这个问题发生。

IPPB 的另一个潜在并发症是胃扩张。当 IPPB 装置的气体直接进入食管时，就会发生这种情况。胃扩张在警觉的患者中是不常见的，但对神经障碍的患者是一个严重的风险。正常情况下，食管只有在压力达到 $20\sim25cmH_2O$ 时才会打开。胃扩张是在高压下接受 IPPB 的患者的最大风险。IPPB 的主要危害和并发症列于表 50.2。

管理：有效的 IPPB 需要仔细的初步规划、个性化的患者评估和实施，以及周到的随访。在治疗过程的三个阶段中,RT 应与处方医生密切合作,以确定患者的需求,选择适当的治疗方法,并评估患者的进展,以达到预先确定的临床结果。只有确保将这些要素作为整体呼吸康复计划的一部分进行组合,才能达到预期的结果。

在初步计划中,确定患者对 IPPB 的需求,并确定预期的治疗结果。对患者的结果选择是基于支持 IPPB 治疗需要的诊断信息。此外,治疗结果应尽可能明确和可测量。结果还必须与先前描述的治疗适应证一致。与这些指标不一致的结果通常是不合适的。表 50.2 列出了 IPPB 的潜在接受和期望结果。并非表 50.2 中列出的所有结果都适用于每个患者。例如,对于出现术后肺不张临床症状和体征的患者,可以设置以下结果:改善患者的舒适度,听诊后增加通气量,降低呼吸频率和呼吸功,从而改善胸片。

早期计划的一个关键部分必须是考虑替代疗法。具体地说,在开始 IPPB 之前,RT 和开处方医生必须确定更简单和更便宜的方法是否能同样有效地达到预期的结果。如果能,就应该推迟对 IPPB 的进一步考虑,直到患者对简单治疗的反应得到评估后。

在开始治疗之前,应该对患者进行基线评估。这一信息有助于个体化治疗,并允许客观评估患者对治疗的后续反应。连同患者的病史,基线评估还提醒 RT 对患者进行 IPPB 治疗可能存在的问题或危险。基线评估包括对患者临床状况的一般评估和与所选择的治疗目标相关的具体评估。一般评估包括生命体征的测量、对患者的外观和感觉的观察评估以及呼吸模式和胸部听诊。

IPPB 的实施包括设备准备、对患者的定位以及根据患者的反应仔细调整治疗参数。

虽然所有 IPPB 设备都应定期进行预防性维护和校准,但 RT 有责任确保所有部件在患者使用前都处于适当的工作状态。大多数呼吸科都有标准的治疗方案。由于压力循环式 IPPB 装置不会在系统发生泄漏时终止吸气,因此在每次使用前检查患者呼吸回路的通畅性非常重要。这种检查可以通过无菌操作封住患者的连接器,并在低流量设置下手动触发呼吸来完成。如果系统压力升高而机器停止循环,则回路没有任何重大泄漏。

IPPB 治疗的成功主要取决于初始患者定位的有效性。在第一次治疗之前,RT 必须仔细地向患者解释治疗的目的。这种解释应该根据患者的理解程度进行调整,至少要解决以下几点:医生为什么要安排治疗;治疗做什么;感觉如何;以及预期结果如何。

在 RT 认为患者已充分理解治疗过程和合作的重要性之前,不应将 IPPB 设备带到床边。当 RT 决定将设备带到床边时,简单的功能描述可以减轻使用这种不熟悉设备的恐惧或焦虑。在这方面,程序的模拟演示尤其有用。这个演示可以用一个模拟肺有效地完成,必要情况下,使用一个单独的呼吸回路进行自我应用。对一些患者来说,一个有效的演示可以决定治疗方案的成败。

为达到最佳效果,患者应保持半卧位。应该劝阻患者懒散,因为这会削弱膈肌的运动,并减少吸气量。对于某些禁止直立位的患者,可以接受仰卧位。

为了消除警觉患者的气道泄漏,可能需要对鼻夹进行初步试验,直到患者了解了该技术,并且可以在不使用鼻夹的情况下进行治疗。咬口必须远远超过嘴唇的位置,并且必须鼓励患者密封,以防止气体从该部位泄漏。一般不推荐使用面罩作为 IPPB 的接口。为了提供充分的治疗,面罩常常需要紧紧地贴在患者的脸上,而且往往会很不舒服。如果需要一个面罩来提供肺扩张治疗,一般建议寻找另一种方法,如 CPAP 或 NIV。

机器的设置应使患者以最小的努力开始呼吸。对大多数患者来说,$-2\sim-1cmH_2O$ 的敏感度或触发水平就足够了。最初,系统压力设置得足够低,以便患者能够触发 IPPB 机器进行吸气和呼气。应在流量和压力相应调整后进行处理。如果装置有流量控制装置,RT 应以低流量开始治疗,并根据患者的呼吸模式进行调整。一般来说,目标是建立一个呼吸模式,大约每分钟 6 次,呼气时间至少比吸气长 3～4 倍（吸呼比 [I∶E]≤1∶4 到 1∶3）。这些设置可能需要根据个人需求和患者反应进行调整。在整个治疗过程中,必须仔细监测呼吸模式并指导保持呼吸模式。

在治疗开始并建立了患者的基本通气模式后,应根据治疗目标分别调整和监测压力与流量。IPPB 治疗肺不张时应以容量为导向。在这些情况下,任意的压力设置是不可接受的,必须监测潮气量。必须为每个患者设定潮气量目标,并根据这些目标进行治疗。

有多种方法可以确定这些目标。大多数临床中心努力使 IPPB 潮气量达到 10～15mL/kg 或至少为患者预测 IC 的 30%。如果初始容量达不到这个目标,并且患者能够忍受,压力可逐渐增加,直到达到目标。当肺顺应性降低时,可能需要 $30\sim35cmH_2O$ 来达到这个目标。如果需要高压,则需要注意尽量减少胃胀气的风险。

为了在 IPPB 期间获得最大的吸气量,RT 应鼓励患者在正压呼吸时积极呼吸。然而,目前还没有明确的研究表明需要患者积极参与呼吸。不管采用何种方法,只有当输送容量超过患者自发努力所获得的容量时,IPPB 在肺不张的治疗中都是有用的。

根据治疗的目标和患者的情况,IPPB 治疗通常持续 15～20min。随访活动包括治疗后对患者的评估、记录保存和设备维护。

在治疗结束时,对患者进行重复评估。与基线评估一样,后续评估有两个组成部分。对患者的临床状况的一般随访评估应集中在确定生命体征、感觉和呼吸音的任何相关变化,重点是确定可能的不良影响。更具体的随访评估提供了相关信息,以评估达到治疗目标的进展。

治疗频率应通过评估患者对治疗的反应来确定。对于急性患者,医嘱应根据患者对治疗的反应,至少每 72h 或患者状态的任何变化进行重新评估。

根据批准的机构方案,必须在患者的病历中填写简明而完整的治疗过程记录,包括预评估和后继评估结果。患者的任何不适反应也必须立即报告给负责人员,至少包括开处方的医生和主管护士。

如表 50.2 所示,IPPB 治疗的监测包括患者反应和机器性能。从监测中获得的信息可用于滴定治疗,并有助于早期识别常见问题。

就机器性能而言,在吸气早期出现较大的负压波动,说明灵敏度或触发设置不正确。在这种情况下,RT 应该增加灵敏度或改变触发水平,直到只需要 $1\sim2cmH_2O$ 就可以触发装置进入吸气状态。如果系统压力在吸气开始后下降,或直到呼吸结束时才稳定增加,则说明流量过低。在这种情况下,应该增加流量(如允许),直到系统压力稳定增加并保持在预设值附近。

了解正确的 IPPB 机器操作对于能够排除最常见的问题至关重要。其中一些问题包括过早过渡到呼气,无法触发机器,或气流输送不当。检查电路并正确指导患者是预防或纠正这些问题的最佳方法。

泄漏带来了另一个问题。在存在泄漏的情况下,压力循环的 IPPB 装置没有达到其预设的循环压力,也没有关闭循环。当吸气持续时间远远超过预期时间时,这个问题就很明显。为了排除泄漏,RT 需要区分机器和患者界面。机器泄漏最常发生在连接点,如喷雾器或呼气阀。此外,呼气阀隔膜破裂或安装不当会导致大的系统泄漏。患者界面泄露通常发生在口腔(嘴部周围的密封松动)或鼻子。如果问题是口腔泄漏,额外的指导可能会有帮助。如果没有,则可能需要凸缘咬口。通过鼻子的泄漏很容易用鼻夹纠正。

关于机器性能的最后一个考虑包括选择能够提供适当 F_iO_2 的 IPPB 机器。一些电动 IPPB 机器只能提供室内空气或稍浓氧气(O_2)浓度(<40%),并可能导致或者加重一些需要氧疗患者的低氧血症。为了避免这类患者出现这个问题,应该选择能够提供高 F_iO_2 的 IPPB 机器,如 Bird Mark 7(Care Fusion,Corp,San Diego)。

在监测患者的反应时,RT 应将治疗的预期目的和患者的临床情况考虑在内。这些因素决定了必须对患者进行什么样的监测。

(2)气道正压疗法。

与 IPPB 类似,气道正压(positive airway pressure,PAP)辅助设备利用正压增加 P_L 梯度,增强肺膨胀。与 IPPB 相比,PAP 治疗不需要复杂的机械。有些方法甚至不需要加压气源。

目前有三种治疗 PAP 的方法:PEP、EPAP 和 CPAP。这三种方法对大多数术后肺不张的治疗都是有效的。由于 PEP 和 EPAP 最常用于气道廓清,将在其他章节中进行描述。本章介绍间歇使用 CPAP 治疗肺不张。持续使用 CPAP 在本书的其他地方进行讨论。

PEP 和 EPAP 只产生呼气正压,而 CPAP 在吸气和呼气过程中维持气道正压。图 50.6 比较了正常自主呼吸(图 50.6,A)和 CPAP(图 50.6,B)期间发生的肺泡和 Ppl 的变化。可以看出,在整个呼吸周期中,CPAP 升高并维持较高的肺泡和气道压力,这增加了整个吸气和呼气的 P_L 梯度。典型的情况下,CPAP 患者通过呼吸回路加压,压力保持在 5～20cmH$_2$O 之间。为了在整个呼吸循环中保持系统压力,CPAP 需要加压气源。

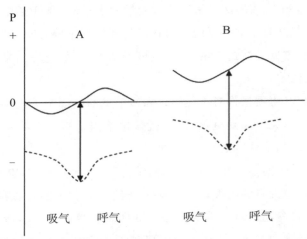

图 50.6　肺泡压(实线)和胸膜(虚线)在自主呼吸(A)和 CPAP(B)。注意 P_L 梯度的差异(双箭头)

以下因素包括 PAP、EPAP 和 CPAP 治疗有助于产生有益的效果:①通过增加 FRC 来复张塌陷的肺泡;②由于顺应性增加或内源性呼气末正压(PEEP)的消除,呼吸功降低;③通过侧支通道(如 Kohn 孔)改善气体分布;④提高分泌物的清除效率。

尽管有证据支持使用 CPAP 治疗术后肺不张,但与所有机械技术一样,其有效作用的持续时间似乎是有限的。相应的 FRC 增加可能在治疗结束后 10min 内消失。因此,有人建议应持续使用 CPAP 直至患者康复。

面罩式 CPAP 也被用于治疗心源性肺水肿。在这类患者中,CPAP 减少静脉回流和心脏充盈压力,有助于减少肺血管充血,提高肺顺应性,降低呼吸功。

在某些临床情况下,间歇使用 CPAP 治疗肺不张是禁忌的。例如,一个血流动力学不稳定的患者即使在很短的时间内也不可能耐受 CPAP。怀疑有低通气量的患者不适合进行 CPAP,因为它不能保证通气,但可能是考虑 NIV 的理想候选者。其他已表明 CPAP 可能不是一种合适的治疗方法的情况,包括恶心、面部外伤、未经治疗的气胸和颅内压升高。

与 CPAP 相关的大多数危险和并发症是由压力增加或设备引起的。该装置引起的呼吸功增加会导致低通气和高碳酸血症。此外,由于 CPAP 不能增强自主性通气,伴有通气功能不全的患者在应用时可能出现通气不足。气压伤是 CPAP 的一个潜在危险,更容易发生在肺气肿和肺大泡的患者中。当 CPAP 值大于 15cmH$_2$O 时,尤其可能发生胃胀气,这种情况可能引起呕吐和气道保护能力不足,患者易发生误吸。

用于输送 CPAP 的设备在设计和复杂性上有很大的不同。为了便于说明,图 50.7 显示了一个简单的连续气流 CPAP 回路的关键元件。来自氧气混合器(A)的混合气体连续流经加湿器(B)而进入呼吸回路(C)的吸气支。如果患者的吸气流量超过系统的吸气流量,则储气袋(D)提供储备容积。患者通过一个简单的无瓣膜 T 形接头(E)吸气和呼气。带有压力计(F)的压力报警系统监测患者气道的 CPAP。报警系统可以警告系统压力过低(通常是由于断开连接)或系统压力过高。电路(G)的呼气支连接到阈值电阻器,在本例中为水柱。

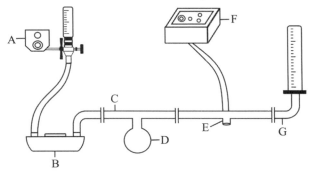

图 50.7　连续流动 CPAP 系统

可以看出,除了封闭式储气袋和监测系统外,CPAP 回路与 EPAP 回路基本相同。因为它是一个封闭系统,CPAP 回路也应该有一个安全阀(未显示)。该紧急进气阀确保在主气源发生故障时,患者可从安全阀吸入空气。

与所有的呼吸治疗一样,有效的 CPAP 治疗需要仔细的计划、个性化的患者评估和实施以及随访。

在计划过程中,应确定对 PAP 疗法的需求,并设定预期的治疗结果。具体来说,呼吸音的改善、生命体征的改善(如呼吸频率降低)、异常 X 线片结果的解决以及正常氧合的恢复都表明治疗已经达到了目的。

无论是间歇或连续使用,CPAP 都是一种复杂和潜在危险的患者管理方法。与所有治疗方法一样,患者的适当 CPAP 水平必须根据个体情况来确定。最初的应用和监测比简单的肺膨胀疗法需要更充足的知识和技能。

CPAP 存在通气不足的危险。长期 CPAP 的经验表明,如果治疗成功,患者必须能够保持足够的二氧化碳排泄量。由于这些原因,接受 CPAP 治疗的患者必须密切和持续地监测不良反应。此外,重要的是,CPAP 装置要配备一种手段来监测传递到气道的压力,并发出警报,以指示由于系统断开或机械故障造成的压力损失。还应该有一个装置,允许过度的压力释放(弹出)。这些是任何 CPAP 设备都应该具备的基本组件。

PAP 治疗最常见的问题是系统泄漏。当使用面罩时,必须保持紧密密封,以使压力水平高于大气压。系统中任何重大的泄漏都会导致 PAP 的损失。为了密闭性,需要一个贴合紧密的面罩,特别是在治疗时间延长时一些患者可能会出现面部皮肤疼痛和刺激的情况。

新型鼻用 CPAP 装置的开发和接口本身的改进已经解决了一些舒适问题及纠正与 CPAP 相关的泄漏。与 CPAP 相关的一个更严重的问题是胃胀气和胃内容物吸入的可能性。与面罩式 IPPB 一样,在更高压力要求下使用鼻胃管可以消除这种潜在危险,尽管这会增加泄漏的风险。

RT 还必须确保使用 CPAP 系统时,流量足以满足患者的需求。通过仔细观察气道压力来进行流量调节。当系统压力在吸气过程中下降不超过 $1\sim2cmH_2O$ 时,通常认为流量足够。

50.5　选择方法

实现给定临床目标的最佳方法始终是对单个患者最安全、最简单、最有效的方法。选择肺膨胀治疗的方法需要深入了解现有的方法,并考虑治疗患者的具体情况和需求。

图 50.8 显示了选择肺膨胀治疗方法的样本方案。如方案所示,患者首先必须通过具有一个或多个先前指定的适应证来满足治疗标准。对于符合纳入标准的患者,RT 首先应确定其意识。因为意识障碍的患者不可能配合 IS、PEP 或 EPAP 治疗,IPPB 或 NIV 应在适当的监测下启动。如果患者很清醒,就进行床边评估。该评估应包括 IC 或肺活量(VC)的测量,以及对患者的分泌物量和性状的评估。

对于无分泌物清除困难的患者,如果 VC 超过 15mL/kg 或 IC 大于预测值的 33%,则给予 IS;如果 VC 或 IC 低于这些阈值水平,则启动 IPPB,并从初始设置开始逐渐控制压力,以提供至少 15mL/kg 的潮气量。

如果痰液分泌过多是一个复合因素,可以用 PEP 疗法代替 IS。根据患者的反应,可以在这个方案中加入支气管扩张剂和气道廓清措施。如果监测显示不能改善和肺不张持续存在的情况,应考虑进行 CPAP 试验。由于 CPAP 的有效性证据仍然是矛盾的,它的使用应该局限于治疗肺不张,因为其他方法都没有成功。

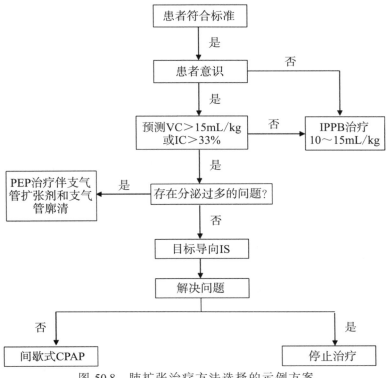

图 50.8　肺扩张治疗方法选择的示例方案

50.6　总　结

（1）肺不张是由持续小潮气量通气或阻塞气道远端的气体被完全吸收引起的。

（2）接受过上腹部或胸外科手术的患者发生肺不张的风险最大。有肺病病史或经常吸烟会增加患肺不张的风险。

（3）肺不张患者通常表现为呼吸急促,呼吸微弱,吸气延迟,胸片异常。

（4）肺膨胀治疗通过增加 P_L 梯度来纠正肺不张;这可以通过深呼吸或应用正压来实现。

（5）肺膨胀治疗最常见的问题是呼吸性碱中毒,当患者呼吸过快时就可能会发生。

（6）呼吸治疗师负责实施、监测和记录肺膨胀治疗的结果。

吴亮

参考文献

1. ALLEN K，HOFFMAN L. Enteral nutrition in the mechanically ventilated patient. Nutr Clin Pract，2019：1-18.

2. AMBROSINO N，CLINI E. Long-term mechanical ventilation and nutrition. Respiratory Medicine，2004，98(5)：413-420.

3. AMERICAN ASSOCIATION FOR RESPIRATORY CARE. AARC clinical practice guideline：directed cough. Respir Care，1993，38(5)：495.

4. AMERICAN ASSOCIATION FOR RESPIRATORY CARE. AARC clinical practice guideline. Respir Care，1991，36(12)：1418.

5. AMERICAN ASSOCIATION FOR RESPIRATORY CARE. Clinical practice guidelines：incentive spirometry. Respir Care，1991，36：1402.

6. AMERICAN ASSOCIATION FOR RESPIRATORY CARE. Endotracheal suctioning of mechanically ventilated patients with artificial airways 2010. Respiratory Care，2010，55(6)：758.

7. AMERICAN ASSOCIATION FOR RESPIRATORY CARE. Intermittent positive pressure breathing spirometry. Respir Care，1991，36.

8. AMERICAN SOCIETY FOR TESTING AND MATERICALS(ASTM)：Standard specification for humidifiers for medical use (F1690). Conshohocken，1996.

9. ANDERSON S，HERBRING B，WIDMAN B.Accidental profound hypothermia. Br J Anaesth，1970，42：653-655.

10. ANDREWS J，SATHE N A，KRISHNASWAMI S，et al. Nonpharmacologic airway clearance techniques in hospitalized patients：a systemic review. Respir Care，2013，58(12)：2187-2193.

11. ARENDS J，BODOKY G，BOZZETTI F，et al. ESPEN guidelines on enteral nutrition：non-surgical oncology. Clin Nutr，2006，25(2)：245-259.

12. ARMI N，ERNS T，JOSEP H，et al. Carbon monoxide poisoning. New England Journal of Medicine，1998，339(22)：1603.

13. BACH J. A quick reference on hypoxemia.Vet Clin North Am Small Anim Pract，2017，47：175-179.

14. BARR J，FRASER G L，PUNTILLO K，et al. Clinical practice guidelines for the management of pain，agitation，and delirium in adult patients in the intensive care unit：executive summary. Am J Health Syst Pharm，2013，70：53-58.

15. BARR J，FRASER G L，PUNTILLO K，et al. Clinical practice guidelines for the management of pain，agitation，and delirium in adult patients in the intensive care unit. Crit Care Med，2013，41：263-306.

16. BEACHEY W. Respiratory care anatomy and physiology：foundations for clinical practice. 2 ed. 2007.

17. BECKER E A，HOERR C A，WILES K S，et al. Utilizing respiratory therapists to reduce costs of care. Respir Care，2018，63（1）：102-117.

18. BEKHEIRNIA M，SCHRIER R. Pathophysiology of water and sodium retention：edematous states with normal kidney function. Curr Opin Pharmacol，2006，6：202.

19. BIEN S，OKLA S，AS-BROOKS C J，et al. The effect of a heat and moisture exchanger（Provox HME）on pulmonary protection after total laryngectomy：a randomized controlled study. Eur Arch Otorhinolaryngol，2010，267：429-435.

20. BOCKENHAUER D，ZIEG J. Electrolyte disorders. Clin Perinatol，2014，41：575.

21. BOLES J M，BION J，CONNORS A，et al. Weaning from mechanical ventilation. Eur Respir J，2007，29（5）：1033-1056.

22. BOYER A，THIERY G，LASRY S，et al. Long-term mechanical ventilation with hygroscopic heat and moisture exchangers used for 48 hours：a prospective clinical，hygrometric，and bacteriologic study. Crit Care Med，2003，31：823-829.

23. BOZZETTI F，ARENDS J，LUNDHOLM K，et al. ESPEN guidelines on parenteral nutrition：non-surgical oncology. Clin Nutr，2009，28（4）：445-454.

24. BRANSON R，DAVIS K. Evaluation of 21 passive humidifiers according to the ISO 9360 standard：moisture output，deadspace，and flow resistance. Respir Care，1996，41：736-743.

25. BREWER L M，ORR J A，PACE N L. Anatomic dead space cannot be predicted by body weight. Respir Care ，2008，53：885.

26. BROWER R G. Consequences of bed rest. Crit Care Med，2009，37：S422.

27. BUCKLEY M S，LEBLANC J M，CAWLEY M J. Electrolyte disturbances associated with commonly prescribed medications in the intensive care unit. Crit Care Med，2010，38：S253.

28. CAIRO J M. 机械通气学：生理学与临床应用//卞金俊，邓小明，译. 北京：人民卫生出版社,2014.

29. CERIANA P, NAVA S, VITACCA M, et al. Noninvasive ventilation during weaning from prolonged mechanical ventilation. Pulmonology, 2019, 25(6):328-333.

30. CHALON J, LOEW D, MALBRANCHE J.Effects of dry air and subsequent humidification on tracheobronchial ciliated epithelium. Anesthesiology,1972,37:338-343.

31. CHARRON C, BOUFERRACHE K, CAILLE V, et al.Routine prone positioning in patients with severe ARDS: feasibility and impact on prognosis. Intensive Care Med, 2011,37:785.

32. CHATBURN R L, KHATIB M, SMITH P. Respiratory system behavior with constant inspiratory pressure or flow. Respir Care,1994,39:979.

33. CHATBURN R L. High-frequency assisted airway clearance. Respir Care, 2007, 52:1224.

34. CHATBURN R, PRIMIANO F. A rational basis for humidity therapy. Respir Care, 1987,32:249-254.

35. CHEN T.The effect of heated humidifier in the prevention of intra-operative hypothermia. Acta Anaesthesiol Sin,1994,,32:27-30.

36. CHIEK O, MITAK A, MASAHIK O, et al. High-flow oxygen via tracheostomy facilitates weaning from prolonged mechanical ventilation in patients with restrictive pulmonary dysfunction: two case reports. Journal of Medical Case Reports, 2018,12:292.

37. CHIUMELLO D, PELOSI P, PARK G, et al. Vitro and in vivo evaluation of a new active heat moisture exchanger. Crit Care,2004:R281-R288.

38. COMBES A, HAJAGE D, CAPELLIER G, et al. Extracorporeal membrane oxygenation for severe acute respiratory distress syndrome. N Engl J Med, 2018,378:1965.

39. COMROE J H.Physiology of respiration. 2 ed.Chicago:Year Book,1974.

40. CONWAY J H. Humidification as an adjunct to chest physiotherapy in aiding tracheobronchial clearance in patients with bronchiectasis. Respir Med,1992, 86:109.

41. COWEN L E, HODAK S P, VERBALIS J G.Age-associated abnormalities of water homeostasis. Endocrinol Metab Clin North Am,2013,42:349-370.

42. CROCI M, PELOSI P, CHIUMELLO D, et al.Regulation of pressurization rate reduces inspiratory effort during pressure support ventilation: a bench study. Respir Care, 1996, 41:880-884.

43. Cystic fibrosis pulmonary guidelines: airway clearance therapies.Respir Care, 2009,54(4):522-537.

44. DARIN J，BROADWELL J，MACDONELL R. An evaluation of water-vapor output from four brands of unheated，prefilled bubble humidifiers. Respir Care，1982，27：41-50.

45. DATTA D，SCALISE P. Hypothyroidism and failure to wean in patients receiving prolonged mechanical ventilation at a regional weaning center. Chest，2004，126（4）：1307-1312.

46. DEL S L，GOLIGHER E C，MCAULEY D F ，et al. Mechanical ventilation in adults with acute respiratory distress syndrome. summary of the experimental evidence for the clinical practice guideline.Ann Am Thorac Soc，2017，14：S261-S270.

47. DEMPSEY J A，WAGNER P D. Exercise-induced arterial hypoxemia. Journal of Applied Physiology，1999，87（6）：1997-2006.

48. DEVLIN J W，SKROBIK Y，GÉLINAS C，et al. Clinical practice guidelines for the prevention and management of pain，agitation/sedation，delirium，immobility，and sleep disruption in adult patients in the ICU.Crit Care Med，2018，46：e825-e873.

49. DHAND R. Ventilator graphics and respiratory mechanics in the patient with obstructive lung disease. Respir Care，2005，50：246-261.

50. DIFFICULT AIRWAYSOCIETY INTUBATION GUIDELINES WORKING GROUP. Difficult Airway Society 2015 guidelines for management of unanticipated difficult intubation in adults. British Journal of Anaesthesia，2015，115（6）：827，848.

51. DREYFUSS D.Mechanical ventilation with heated humidifiers or heat and moisture exchangers：effect on patient colonization and incidence of nosocomial pneumonia. Am J Respir Crit Care Med，1995，151：986-992.

52. DU H L，OHTSUJI M，SHIGETA M，et al.Expiratory asynchrony in propor-tional assist. Am J Respir Crit Care Med，2005，165.

53. DUGGAN M，KAVANAGH B P.Atelectasis in the perioperative patient. Curr Opin Anesthesiol，2007，20：37.

54. DURBIN C G.Applied respiratory physiology：use of ventilator wave-forms and mechanics in the management of critically ill patients. Respir Care，2005，50：287-293.

55. DWYER T J，ALISON J A，MCKEOUGH Z J，et al. Effects of exercise on respiratory flow and sputum properties in patients with cystic fibrosis. Chest，2011，139：8709.

56. EASTWOOD G M，PECK L，YOUNG H，et al. Oxygen administration and monitoring forward adult patients in a teaching hospital. Internal Medicine Journal，2011，

41(11)：784-788.

57. ELKE G，ZANTEN A R H，LEMIEUX M，et al. Enteral versus parenteral nutrition in critically ill patients：an updated systematic review and meta-analysis of randomized controlled trials. Critical Care，2016，20(1)：1-14.

58. ENRICO CLINI. 呼吸康复基础教程//王辰，译.北京：人民卫生出版社，2019.

59. FAHY J V，DICKEY B F. Airway mucus function and dysfunction. New Engl J Med，2010，363：2233.

60. FERREYRA G P，BAUSSANO I，SQUADRONE V，et al.Continuous positive airway pressure for treatment of respiratory complications after abdominal surgery. Ann Surg，2008，247：617.

61. FINE L G. Ernest Henry Starling（1866—1927）on the formation and reab-sorption of lymph. Nephron Physiol，2014，126：9.

62. FINK J B，ARI A.Humidity and aerosol therapy. In：Mosbyity and aerosol therapy. Louis：Mosby，2013.

63. FINK J B. Forced expiratory technique，directed cough and autogenic drainage. Respir Care，2007，52：1210.

64. FLUME P A，ROBINSON K A，et al. High-flow oxygen via tracheostomynary guidelines：airway clearance therapies. Respir Care，2009，54：522-537.

65. FLUME P，MOGAYZEL P，ROBINSON K，et al. Concise clinical review. Am J Respir Crit Care Med，2009，53(4)：522-537.

66. FRANKENFIELD D C，ALAM S，BEKTESHI E，et al. Predicting dead space ventilation in critically ill patients using clinically available data.Crit Care Med，2010，38：288.

67. FRIEDMANA.Fluid and electrolyte therapy：a primer. Pediatr Nephrol，2009，25：843.

68. GAJIC O，DARA S I，MENDEZ J L，et al. Ventilator-associated lung injury in patients without acute lung injury at the onset of mechanical ventilation. Crit Care Med，2004，32：1817.

69. GARVEY C，TIEP B，CARTER R，et al.Severe exercise-induced hypoxemia. Respir Care，2012，57：1154-1160.

70. GIESBRECHT G，YOUNES M.Exercise and cold-induced asthma. Can J Appl Physiol，1995，20：300-314.

71. GOLIGHER E C，FERGUSON N D，BROCHARD L J. Clinical challenges in

mechanical ventilation. Lancet，2016，387(10030)：1856-1866.

72. GORE C J，CLARK S A，SAUNDERS P U. Nonhematological mechanisms of improved sea-level performance after hypoxic exposure. Med Sci Sports Exerc，2007，39 (9)：1600-1609.

73. GRAY H.Humidifiers. Probl Respir Care，1991，4：423-429.

74. GRETCHEN L S，SETH R B ，ISHAQ L.Vasoactive agent use in septic shock：beyond first-line recommendations.Pharmacotherapy，2019，39(3)：369-381.

75. GRIFFITHS J，HATCH R A，BISHOP J，et al. An exploration of social and economic outcome and associated health-related quality of life after critical illness in general intensive care unit survivors：a 12-month follow-up study. Crit Care，2013，17：R100.

76. GROCOTT M P W，MARTIN D S，LEVETT D Z H，et al. Arterial blood gases and oxygen content in climbers on Mount Everest.N Engl J Med，2009，360(2)：140-149.

77. GUIMARAES M M，EL DIB R，SMITH A F，et al. Incentive spirometry for prevention of postoperative pulmonary complications in upper abdominal surgery. Cochrane Database Syst Rev，2009(3).

78. HAIG K，SUTTON S，WHITTINGTON J.SBAR：a shared mental model for improving communication between clinicians. Jt Comm J Qual Patient Saf，2006，32：171.

79. HALL J E. Guyton and hall：textbook of medical physiology. 12th. Philadelphia，2010.

80. HAREN F，ZACHAROWSKI K.Whatysiology of water and sodium retention：edematous states with normal kidney function. Curr Opin Ph.

81. HARRIS R S，HESS D R，VENEGAS J G.An objective analysis of the pressure-volume curve in the acute respiratory distress syndrome. Am J Respir Crit Care Med，161：432.

82. HEDLEY R，ALLT-GRAHAM J.A comparison of the filtration properties of heat and moisture exchangers. Anaesthesia，1992，47：414-420.

83. HENNING R J，SHUBIN H，WEIL M H. The measurement of the work of breathing for the clinical assessment of ventilator dependence. Crit Care Med，1977，5：264.

84. HESS D R，BRANSON R D.Mechanical ventilation. In Hess DR，MacIntyre NR，Mishoe SC，et al.Respiratory care principles and practice.2ed .Sudbury：Jones and Bartlett，2012.

85. HESSD R. Mechanical ventilation strategies：what's new and what's worth keeping? Respir Care，2002，47：1007-1017.

86. HEYLAND D K, DHALIWAL R, JIANG X, et al. Identifying critically ill patients who benefit the most from nutrition therapy: the development and initial validation of a novel risk assessment tool. Crit Care, 2011, 15(6): R258.

87. HILLEGAS E. Essentials of cardiopulmonary physical therapy. 3 ed. St Louis: Saunders, 2011.

88. HOPKINS S R. Exercise induced arterial hypoxemia: the role of ventilation-perfusion inequality and pulmonary diffusion limitation. Adv Exp Med Biol, 2006, 588: 17-30.

89. HUANG C J, LIN H C. Association between adrenal insufficiency and ventilator weaning. Am J Respir Crit Care Med, 2006, 173(3): 276-280.

90. HUGHES K T, BEASLEY M B. Pulmonary manifestations of acute lung injury: more than just diffuse alveolar damage. Arch Pathol Lab Med, 2017, 141: 916.

91. HUNTING P. Thomas Beddoes(1760—1808), founder of the Pneumatic Medical Institution. Journal of Medical Biography, 2008, 16(4): 235-236.

92. IKUTA Y, FUJITA M, MIYAZAKI N, et al. Increased airway resistance in the prone position associated with heat and moisture exchangers with integral bacterial/viral filters. J Anesth, 2007, 21: 291-292, .

93. INTENSIVE CARE UNIT. Hospital de cl and pressure control ventilation. The Journal of Trauma Injury Infection and Critical Care , 1996: 808-814.

94. International Organization for Standardization: Heat and moisture exchangers for use in humidifying respired gases in humans (ISO 9360). Geneva: International Organization for Standardization, 1992.

95. INUI D, OTO J, NISHIMURA M. Effect of heat and moisture exchanger (HME) positioning on inspiratory gas humidification. 2007.

96. JACOB C J, JAMES C C, CHRISTOPHER B L, et al. Pharmacotherapy update on the use of vasopressors and inotropes in the intensive care unit. J Cardiovasc Pharmacol Ther, 2015, 20(3): 249-260.

97. JEAN-CLAUDE L. Impact of humidification systems on ventilator-associated pneumonia. Am J Respir Crit Care Med, 17: 1276.

98. JENSEN GL, CEDERHOLM T, MITD C, et al. Glim criteria for the diagnosis of malnutrition: a consensus report from the global clinical nutrition community. JPEN J Parenter Enteral Nutr, 2019, 43(1): 32-40.

99. JEON K, JEONG B H, KO M G, et al. Impact of delirium on weaning from

mechanical ventilation in medical patients. Respirology，2016，21（2）：313-320.

100. JOHN E H，BARTOLOME R C，GERILYNN L C.肺康复成功指南//袁月华,解立新,葛慧青,等,译. 北京：人民卫生出版社,2019.

101. KACMAREK R M，HESS D，STOLLER J K.Monitoring in respiratory care.St Louis：Mosby，1993.

102. KALIL A C,METERSKY M L,KLOMPAS M,et al.Management of adults with hospital. acquired and ventilator. associated pneumonia：2016 clinical practice guidelines by the infectious diseases society of America and the American thoracic society dl. Clin Infect Dis,2016,63（5）：e61.

103. KALLET R H. Developing a research program within a respiratory care department. Respir Care,2020,65（3）：388-399.

104. KAPADIA F，SHELLEY M.Normal mechanisms of humidification. Probl Respir Care,1991，4：395-402.

105. KAPADIA F.Changing patterns of airway accidents in intubated ICU patients. Intensive Care Med,2001,27：296-300.

106. KAPIL S，WILSON J G. Mechanical ventilation in hypoxemic respiratory failure. Emerg Med Clin North Am，2019,37：431-444.

107. KELLY M，GILLIES D，TODD D A，et al.Heated humidification versus heat and moisture exchangers for ventilated adults and children. Cochrane Database Syst Rev,2010（4）.

108. KENNETH D，RICHARD D B，ROBERT S C，et al. Comparison of volume control and pressure control ventilation. The Journal of Trauma Injury Infection and Critical Care，1996：808-814.

109. KOLA A，ECKMANNS T，GASTMEIER P. Efficacy of heat and moisture exchangers in preventing ventilator-associated pneumonia：meta-analysis of randomized controlled trials. Intensive Care Med,2005,31：5-11.

110. KONDILI E，PRINIANAKIS G，GEORGOPOULOS D. New concepts in respiratory function. Br J Anaesthesiol,2003,91：106-119.

111. KONDRUP J，RASMUSSEN H H，HAMBERG O，et al. Nutritional risk screening（NRS 2002）：a new method based on an analysis of controlled clinical trials. Clin Nutr,2003,22（3）：321-336.

112. LACHERADE J C，AUBURTIN M，CERF C，et al.Impact of humidification systems on ventilator-associated pneumonia：a randomized multicenter trial. Am J Respir

Crit Care Med,2005,172:1276-1282.

113. LAPIN C. Airway physiology, autogenic drainage, and active cycle of breathing. Respir Care,2002,47:778.

114. LAWRENCE V A, CORNELL J E, SMETANA G W. Strategies to reduce postoperative pulmonary complications after noncardiothoracic surgery: systematic review for the American College of Physicians. Ann Intern Med,2006,144:596.

115. LELLOUCHE F, TAILLE S, LEFRANCOIS F, et al.Humidification performance of 48 passive airway humidifiers: comparison with manufacturer data. Chest,2009,135: 276-286.

116. LEMMENS H, BROCK-UTNE J.Heat and moisture exchange devices: are they doing what they are supposed to do? Anesth Analg,2004,98:382-385.

117. LEVITZKY M G. Pulmonary physiology. 8 ed. New York: McGraw-Hill Medical,2013.

118. LI J, NI Y, TU M, et al. Respiratory care committee of chinese respiratory disease society//Respiratory care education and clinical practice in Mainland China. Respir Care,2018,63(10):1239-1245.

119. LIM S C, ADAMS A B, SIMONSON D A, et al. Intercomparison of recruitment maneuvers in three models of acute lung injury. Crit Care Med,2004,32(12):2371977.

120. LORENTE L, LECUONA M, JIMENEZ A, et al. Ventilator-associated pneumonia using a heated humidifier or a heat and moisture exchanger: a randomized controlled trial. Crit Care,2006,10:R116.

121. LUCANGELO U, BERNABKIS G, GEORG O. Respiratory mechanics derived from signals in the ventilator circuit. Respir Care,2005,50:55-65.

122. LUONGO C, IMPERATORE F, CUZZOCREA S, et al. Effects of hyperbaric oxygen exposure on a zymosan-induced shock model. Crit Care Med,1998,26:1972.

123. MACINTYRE N R. Tissue hypoxia: implications for the respiratory clinician. Respir Care, 2014, 59(10):1590-1596.

124. MACINTYRE NR, EPSTEIN SK, CARSON S, et al. Management of patients requiring prolonged mechanical ventilation: report of a NAMDRC consensus conference. Chest, 2005, 128(6): 3937-3954.

125. MADER J T, BROWN G L, GUCKIAN J C, et al. A mechanism for the amelioration by hyperbaric oxygen of experimental staphylococcal osteomyelitis in rabbits. J Infect Dis,1980,142:915.

126. MARFATIA S, DONAHOE P, HENDERSON W.Effect of dry and humidified gases on the respiratory epithelium in rabbits. J Pediatr Surg,1975,10:583-592.

127. MART M F, BRUMMEL N E, ELY E W.The ABCDEF bundle for the respiratory therapist. Respir Care,2019,64(12):1561-1573.

128. MARTIN J T. Principles and Practice of mechanical ventilation. 3 ed. 2013.

129. MARTIN L.Pulmonary physiology in clinical practice: the essentials for patient care and evaluation.St Louis:Mosby,1987.

130. MARX R E, EHLER W J, TAYAPONGSAK P,et al. Relationship of oxygen dose to angiogenesis induction in irradiated tissue. Am J Surg,1990,160:519.

131. MCCLAVE S A, TAYLOR B E, MARTINDALE R G,et al. Guidelines for the provision and assessment of nutrition support therapy in the adult critically ill patient: society of critical care medicine (SCCM) and american society for parenteral and enteral nutrition (A.S.P.E.N.). J Parenter Enteral Nutr,2016,40(2):159-211.

132. MCCOOL F, ROSEN M. Nonpharmacologic airway clearance therapies. ACCP evidence-based clinical practice guidelines. Chest, 2006 ,129(1):250.

133. MEHTA S, COOK D, DEVLIN J W,et al. Prevalence, risk factors, and outcomes of delirium in mechanically ventilated adults.Crit Care Med, 2015, 43: 557-566.

134. METER K W. A systematic review of the application of hyperbaric oxygen in the treatment of severe anemia: an evidence-based approach. Undersea Hyperb Med, 2005,32: 61.

135. MICHAEL P, KATHLEEN K. Managing vasoactive medications following cardiothoracic surgery.Crit Care Nurs Clin North Am,2019 ,31(3):349-366.

136. MICHAEL R P. Cardiopulmonary interactions: physiologic basis and clinical applications. Ann Am Thorac Soc, 2018,15(1):S45.

137. MILLER R G, JACKSON C E, KASARSKIS E J, et al. Practice parameter update: the care of the patient with amyotrophic lateral sclerosis: drug, nutritional and respiratory therapies (an evidence-based review) Report of the quality standards subcommittee of the American Academy of Neurology. Neurol , 2009,73(15):1218-1226.

138. MILROY C. Deaths from environmental hypoxia and raised carbon dioxide. Academic Forensic Pathology,2018,8(1):2-7.

139. MITSUOKA M, KINNINGER K H, JACOBSON K L, et al.Utility of measurements of oxygen cost of breathing in predicting success or failure in trials of reduced mechanical ventilatory support. Respir Care,2001,6:902.

140. MORADKHAN R，SINOWAY L I．Revisiting the role of oxygen therapy in cardiac patients. Journal of the American College of Cardiology，2010，56(13)：1013-1016.

141. MORANDI A，PIVA S，ELY E W，et al. Worldwide survey of the "assessing pain，both spontaneous awakening and breathing trials，choice of drugs，delirium monitoring/management，early exercise/mobility，and family empowerment" (ABCDEF) Bundle. Crit Care Med，2017，45(11)：e1111-e1122.

142. MURIAS G，BLANCH L，LUCANGELO U. The physiology of ventilation. Respiratory Care，2014，59(11)：1795-1807.

143. MUSCEDERE J，DODEK P，KEENAN S，et al. Comprehensive evidence-based clinical practice guidelines for ventilator-associated pneumonia：prevention. Journal of critical care，2008，23(1)：126-137.

144. MYERS T. Positive expiratory pressure and oscillatory positive expiratory pressure therapies. Respir Care，2007，52：1308.

145. NARENDRA D K，HESS D R，SESSLER C N，et al. Update in management of severe hypoxemic respiratory failure.Chest，2017，152：867-879.

146. NARITA M，TANIZAWA K，CHIN K，et al.Noninvasive ventilation improves the outcome of pulmonary complications after liver resection. Intern Med，2010，49：1501.

147. NATIONAL H L，MOSS M，HUANG D T，et al. Early neuromuscular blockade in the acute respiratory distress syndrome. N Engl J Med，2019，380：1997.

148. NETZER N，STROHL K，FAULHABER M，et al. Hypoxia-related altitude illnesses.Journal of Travel Medicine，2013，20(4)：247-255.

149. NILSESTUEN J O，HARGETT K D.Using ventilator graphics to identify patient-ventilator asynchrony. Respir Care，2005，50：202-234.

150. NILSESTUEN J O，HARGETT K.Managing the patient-ventilator system using graphic analysis：an overview and introduction to graphics corner.Respir Care，1996，41：1105-1122.

151. ORMIN，ERNST，JOSEPH，et al. Carbon Monoxide Poisoning. New England Journal of Medicine，1998，339(22)：1603.

152. PAPAZIAN L，KLOMPAS M，LUYT C E.Ventilator-associated pneumonia in adults：a narrative review.Intensive Care Med.

153. PARMAR V.Heat and moisture exchanger：importance of humidification in an aesthesia and ventilatory breathing system. J Indian Med Assoc，2008，106：533-535，537.

154. PELOSI P，BRAZZI L，GATTINONI L. Prone position in acute respiratory

distress syndrome. European Respiratory Journal，2002，20：1017.

155. PESSOA K C，ARAUJO G F，PINHEIRO A N，et al.Noninvasive ventilation in the immediate postoperative of gastrojejunal derivation with roux-en-y gastric bypass. Rev Bras Fisioter，2010，14：290.

156. Pharmacologicagents that promote airway clearance in hospitalized subjects：a systematic review.Respir Care，2015，60（7）：1061-1070.

157. PHILIPSON E A，DUFFIN J.Hypoventilation and hyperventilation syndromes// MASON R J，BROADDUS V C，MARTIN T R，et al.Murray and nadel's text book of respiratory medicine. 5 ed.Philadelphia，2010.

158. PIERSON D J. Tracheostomy and Weaning. Respiratory Care，2005，50（4）：526-533.

159. PILCHER J，CAMERON L，BRAITHWAITE I，et al. Comparative audit of oxygen use in the prehospital setting in acute COPD exacerbation over 5 years. Emergency Medicine Journal，2015，32（3）：234-238.

160. PIRAINO T，FAN E. Acute life-threatening hypoxemia during mechanical ventilation.Curr Opin Crit Care，2017，23：541-548.

161. PRIMIANO F P，CHATBURN R L.Zen and the art of nomenclature maintenance：a revised approach to respiratory symbols and terminology. Respir Care，2006，51：1458.

162. PRIMIANO F，MONTAGUE F，SAIDEL G.Measurement system for water vapor and temperature dynamics. J Appl Physiol，1984，56：1679-1685.

163. PRYOR J A，WEBBER B A，HODSON M E，et al. Evaluation of the forced expiration technique as an adjunct to postural drainage in treatment of cystic fibrosis.BMJ，1979，2：417-418.

164. RATHGEBER J.Devices used to humidify respired gases. Respir Care Clin N Am，2006，12：165-182.

165. RAZZAQUE M S. Phosphate toxicity：new insights into an old problem. Clin Sci，2011，120：91.

166. RELLO J，SONORA R，JUBERT P，et al. Pneumonia in intubated patients：role of respiratory airway care. American journal of respiratory and critical care medicine，1996，154（1）：111-115.

167. RESTREPO R D，WALSH B K.Humidification during invasive and noninvasive mechanical ventilation：2012. Respir Care，2012，57：782-788.

168. RHAME F，STREIFEL A，MCCOMB C.Bubbling humidifiers produce micro

aerosols which can carry bacteria. Infect Control, 1986, 7: 403-407.

169. RICARD J D, BOYER A, DREYFUSS D. The effect of humidification on the incidence of ventilator-associated pneumonia. Respir Care, 2006, 12: 263-273.

170. RODRIGUEZ P O, BONELLI I, SETTEN M, et al. Transpulmonary pressure and gas exchange during decremental peep titration in pulmonary ARDS patients. Respir Care, 2013, 58(5): 754-763.

171. ROSE B D, POST T W. Clinical physiology of acid-base and electrolyte disorders. 5 ed. New York: Mc Graw-Hill, 2001: 441.

172. ROTH R N, WEISS L D. Hyperbaric oxygen and wound healing. Clin Dermatol, 1994, 12: 141.

173. SAHNI A S, WOLFE L. Respiratory care in neuromuscular diseases. Respir Care, 2018, 63(5): 601-608.

174. SANBORNW G. Monitoring respiratory mechanics during mechanical ventilation: where do the signals come from? Respir Care, 50: 28.

175. SARKAR M, NIRANJAN N, BANYAL P K. Mechanisms of hypoxemia. Lung India, 2017, 34(1): 47-60.

176. SASSOON C S H, MAHUTTE C K. What you need to know about the ventilator in weaning. Respir Care, 1995, 40: 249-256.

177. SAUGSTAD O D, AUNE D. Optimal oxygenation of extremely low birth weight infants: a meta-analysis and systematic review of the oxygen saturation target studies. Neonatology, 2014, 105(1): 55.

178. SCALISE P J, VOTTOL J J. Weaning from long-term mechanical ventilation. Chronic Respiratory Disease, 2005, 2: 99-103.

179. SCHEINHORN D J, CHAO D C, STEARN-HASSENPFLUG M, et al. Outcomes in Post-ICU Mechanical Ventilation. Chest, 2001, 119(1): 236.

180. SCHRIER R W, BANSAL S. Diagnosis and management of hyponatremia in acute illness. Curr Opin Crit Care, 2008, 14: 627.

181. SEEGOBIN R D, VAN H G L. Endotracheal cuff pressure and tracheal mucosal blood flow: endoscopic study of effects of four large volume cuffs. Br Med J (Clin Res Ed), 1984, 288(6422): 965-968.

182. SEHLIN M, OHBERG F, JOHANSSON G, et al. Physiological responses to positive expiratory pressure breathing: a comparison of the PEP bottle and PEP mask. Respir Care, 52: 1000.

183. SHELLEY M, LLOYD G, PARK G. A review of the mechanisms and the methods of humidification of inspired gas. Intensive Care Med, 1988, 14: 1-9.

184. SHELLY M. Inspired gas conditioning. Respir Care, 1992: 37: 1070-1080.

185. SIEMPOS II, VARDAKAS KZ, KOPTERIDES P, et al. Impact of passive humidification on clinical outcomes of mechanically ventilated patients: a metanalysis of randomized controlled trials. Crit Care Med, 2007, 35: 2843-2851.

186. SINGER P, BLASER A R, BERGER M M, et al. ESPEN guideline on clinical nutrition in the intensive care unit. Clin Nutr, 2019, 38(1): 48-79.

187. SLONIM N B, HAMILTON L H. Respiratory physiology. 5 ed. St Louis: Mosby, 1987.

188. SLUTSKY A S, RANIERI V M. Ventilator-induced lung injury. N Engl J Med, 2013, 369: 2126.

189. SMITH G B, PRYTHERCH D R, WATSON D, et al. PO_2 values in acute medical admissions breathing air: implications for the british thoracic society guideline for emergency oxygen use in adult patients? Resuscitation, 2012.

190. STERBA M, BANERJEE A, MUDALIAR Y. Prospective observational study of levosimendan and weaning of difficult-to-wean ventilator dependent intensive care patients. Crit Care Resusc, 2008, 10(3): 182-186.

191. STERNS R H, HIX J K, SILVER S. Treatment of hyponatremia. Curr Opin Nephrol Hypertens, 2010, 19: 493.

192. STEVENM H. Vasoactive drugs in circulatory shock. Am J Respir Crit Care Med, 2011, 183(7): 847-855.

193. STILLER K. Physiotherapy in intensive care: towards an evidence-base practice. Chest, 2013, 118: 1801.

194. STRICKLAND S, RUBIN B, DRESHER G, et al. AARC clinical practice guideline: effectiveness of nonpharmacologic airway clearance therapies in hospitalized patients. Respir Care, 2013, 58(12): 2187-2193.

195. STRØM T, MARTINUSSEN T, TOFT P. A protocol of no sedation for critically ill patients receiving mechanical ventilation: a randomised trial. Lancet, 2010, 375: 475-480.

196. SUPINSKI G S, MORRIS P E, DHAR S, et al. Diaphragm dysfunction in critical illness. Chest, 2018, 153(4): 1040-1051.

197. TELIAS I, KATIRA B H, BROCHARD L. Is the prone position helpful during

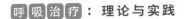

spontaneous breathing in patients with COVID-19? JAMA, 2020, 323(22): 2265-2267.

198. TELIAS I, SPADARO S. Techniques to monitor respiratory drive and inspiratory effort. Curr Opin Crit Care, 2020, 26(1): 3-10.

199. THOM S R. Hyperbaric oxygen: its mechanisms and efficacy. Plast Reconstr Surg, 2011, 127: 131S.

200. THOMACHOT L, BOISSON C, ARNAUD S, et al. Changing heat and moisture exchangers after 96 hours rather than after 24 hours: a clinical and microbiological evaluation. Crit Care Med, 2000, 28: 714-720.

201. THOMACHOT L, LEONE M, RAZZOUK K, et al. Randomized clinical trial of extended use of a hydrophobic condenser humidifier: 1 vs 7 days. Crit Care Med, 2002, 30: 232-237.

202. TIETSORT J, MCPECK M, RINALDO-GALLO S. Respiratory care protocol development and impact. Respir Care Clin N Am, 2004, 10(2): 223-234.

203. VASSILAKOPOULOS T, ZAKYNTHINOS S, ROUSSOS C. The tension-time index and the frequency/tidal volume ratio are the major pathophysiologic determinants of weaning failure and success. Am J Respir Crit Care Med, 1998, 158(2): 378-385.

204. VICTORIA A, BENNETT I, HOLLMANN D, et al. Evaluation of cardiac function using heart-lung interactions. Ann Transl Med, 2018, 6(18): 356.

205. VINCENT J L, SHEHABI Y, WALSH T S, et al. Comfort and patient-centred care without excessive sedation: the eCASH concept. Intensive Care Med, 2016, 42(6): 962-971.

206. VOLSKO T A. Airway clearance therapy: finding the evidence. Respir Care, 2013, 58: 1669.

207. VOLSKO T, DIFIORE J, CHATBURN R L. Performance comparison of two oscillating positive expiratory pressure devices: acapella versus flutter. Respir Care, 2003, 48(2): 124-130.

208. VYAS D, INWEREGBU K, PITTAID A. Measurement of tracheal tube cuff pressure in critical care. Anaesthesia, 2002, 57(3): 275-277.

209. WANG W F, LIU S, XU B. A study of the protective effect and mechanism of ketamine on acute lung injury induced by mechanical ventilation. Eur Rev Med Pharmacol Sci, 2017, 21: 1362.

210. WATTEL F, MATHIEU D, NEVIE I, et al. Comparative audit of oxygen use in the prehospital setting in acute COPD exacerbation over 5 years. Emergency Medicine J.

211. WAUGH J B，DESHPANDE V M，BROWN M K，et al.Rapid interpretation of ventilator waveforms. 2 ed . Upper Saddle River：Prentice Hall，2007.

212. WEBBER B A，PRYOR J A，HODSON M E. Effect of chest physiotherapy on oxygen saturation in patients with cystic fibrosis.Thorax，1990，45：77.

213. WEINBERG A.Hypothermia. Ann Emerg Med，1993，22：370-377.

214. WESTJ B.Causes of and compensations for hypoxemia and hypercapnia.Compr Physiol，2011，1：1541-1553.

215. WEST J B.Respiratory physiology：the essentials. 9 ed.Philadelphia：Lippincott Williams & Wilkins，2011.

216. WILKINS R，STOLLER J. Egans fundamentals of respiratory care.11 ed. 2017.

217. WILL B.呼吸治疗解剖与生理学//李亚军，王胜昱，译.西安：世界图书出版社，2014.

218. WONG J W，KEENS T G，WANNAMAKER E M，et al. Effects of gravity on tracheal mucus transport rates in normal subjects and in patients with cystic fibrosis. Pediatrics，1977，60（2）：146-152.

219. YAMADA Y，DU H L.Effects of different pressure support termination on patient-ventilator synchrony. Respir Care，1998，43：1048-1057.

220. ZAMBONI W A，WONG H P，STEPHENSON L L. Effect of hyperbaric oxygen on neutrophil concentration and pulmonary sequestration in reperfusion injury. Arch Surg，1996，131：756.

221. ZHAO Z Q. Thoracic electrical impedance tomography in Chinese hospitals：a review of clinical research and daily applications. 2020.

222. 赫斯.机械通气精要.//袁月华，译.北京：人民卫生出版社，2016.

223. 杜斌，雷红，孙红，等.通过触觉不能准确判断气管插管套囊内压力.中华结核和呼吸杂志，2004，27（10）：710-712.

224. 段均，梁宗安，王辰，等.成年人气道分泌物的吸引专家共识（草案）.中华结核和呼吸杂志，2014，37（11）：809-811.

225. 顾春红，赵明华，高云，等.237例机械通气呼吸机常见报警和原因分析国际呼吸杂志，2014，34（13）.

226. 急诊氧气治疗专家共识组. 急诊氧气治疗专家共识. 中华急诊医学杂志，2018（4）：355-360.

227. 廖理粤，杜秀芳，李寅环，等. 经双腔鼻导管吸氧时实际吸入氧浓度的影响因素. 中华急诊医学杂志，2007，16（6）：626-630.

228. 林忠款,郑焜,沈云明,等.ICU 呼吸机警报状况的调查分析与讨论.中国医疗器械杂志,2017,41(6).

229. 刘大为,邱海波,许媛,等.实用重症医学.2 版.北京:人民卫生出版社,2017.

230. 刘喜文,郎红娟,郝璐,等.呼吸机报警的原因分析及处置.2007,13(8).

231. 刘又宁,王辰,康健,等.呼吸内科学高级教程.北京:人民军医出版社,2010.

232. 慢性气道炎症性疾病气道黏液高分泌管理中国专家共识.中华结核和呼吸杂志,2015,38(10):723-729.

233. 彭文伟.传染病学.6 版.北京:人民卫生出版社,2006.

234. 王辰.呼吸治疗教程.北京:人民卫生出版社,2010.

235. 稳定期慢性气道疾病吸入装置规范应用中国专家共识.中华结核和呼吸杂志,2019,42(4):241-253.

236. 杨月欣,葛可佑.中国营养科学全书.2 版.北京:人民卫生出版社,2019.

237. 余晓,田刻平,叶青.ICU 患者误吸的危险因素分析及评估.中华危重症医学杂志:2015,8(4):251-255.

238. 袁月华,郭丰,译.呼吸治疗学精.北京:人民军医出版社,2015.

239. 郑劲平.一口气呼吸法肺弥散功能测试的质量控制及注意事项.中华结核和呼吸杂志,2007.

240. 中国医师协会呼吸医师分会危重症专业委员会.中国呼吸危重症患者营养支持治疗专家共识.2020,100(8):573-585.

241. 中华医学会肠外肠内营养学分会.成年人口服营养补充专家共识.中华胃肠外科杂志,2017,20(4):361-365.

242. 中华医学会呼吸病学分会肺功能专业组.肺功能检查指南.中华结核和呼吸杂志,2017.

243. 中华医学会呼吸病学分会感染学组.中国成年人医院获得性肺炎与呼吸机相关性肺炎诊断和治疗指南.中华呼吸和结核杂志,2018,41(4):255-280.

244. 中华医学会呼吸病学分会呼吸治疗学组.人工气道气囊的管理专家共识(草案).中华结核和呼吸杂志,2014,37(11).

245. 中华医学会重症医学分会.呼吸机相关性肺炎诊断、预防和治疗指南(2013).中华内科杂志,2013,52(6).

246. 钟南山,刘又宁.呼吸病学.北京:人民卫生出版社,2012.